PROBLEME DER CORONARDURCHBLUTUNG

BAD OEYNHAUSENER GESPRÄCHE II
18. BIS 19. OKTOBER 1957

MIT BEITRÄGEN VON

A. ALELLA · H. J. BRETSCHNEIDER · L. DELIUS · W. GIESE
H. HARDERS · W. H. HAUSS · D. LÜBBERS · K. MATTHES
W. MEESMANN · H. MERCKER · E. MÖLBERT · H. MÜLLER-MOHNSSEN
J. SCHMIER · W. SCHOEDEL · J. SCHOENMACKERS · E. WITZLEB

ZUSAMMENGESTELLT VON

W. LOCHNER   UND   E. WITZLEB
GÖTTINGEN   BAD OEYNHAUSEN

MIT 127 ZUM TEIL FARBIGEN ABBILDUNGEN

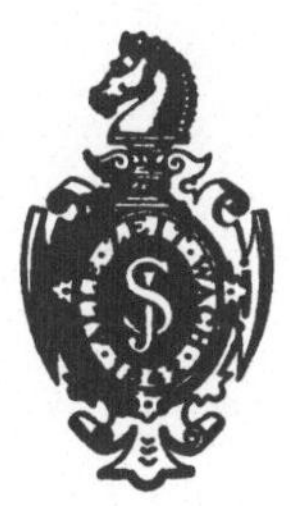

SPRINGER-VERLAG
BERLIN · GÖTTINGEN · HEIDELBERG
1958

ISBN-13: 978-3-540-02248-0   e-ISBN-13: 978-3-642-99862-1
DOI: 10.1007/978-3-642-99862-1

Inhaltsverzeichnis

Anschriftenverzeichnis

Prof. Dr. A. ALELLA	Via Borgone 42, Torino/Italia
Priv.Doz. Dr. H.J. BRETSCHNEIDER	Göttingen, Medizinische Klinik der Universität
Prof. Dr. L. DELIUS	Bad Oeynhausen, Gollwitzer-Meier-Institut
Prof. Dr. W. GIESE	Münster/Westf., Pathologisches Institut der Universität
Priv. Doz. Dr. H. HARDERS	Hamburg-Eppendorf, 1. Medizinische Klinik der Universität
Prof. Dr. W. H. HAUSS	Münster/Westf., Medizinische Klinik der Universität
Dozent Dr. D. LÜBBERS	Kiel, Physiologisches Institut der Universität
Prof. Dr. K. MATTHES	Heidelberg, Medizinische Klinik der Universität
Dr. W. MEESMANN	Heidelberg, Medizinische Klinik der Universität
Prof. Dr. H. MERCKER	Göttingen, Pharmakologisches Institut der Universität
Dr. E. MÖLBERT	Freiburg/Br., Pathologisches Institut der Universität
Dr. H. MÜLLER-MOHNSSEN	Homburg/Saar, Physiologisches Institut der Universität
Prof. Dr. W. SCHOEDEL	Göttingen, Medizinische Forschungsanstalt der Max-Planck-Gesellschaft
Priv. Doz. Dr. J. SCHMIER	Heidelberg, Max-Planck-Institut für Medizinische Forschung, Physiologisches Institut
Prof. Dr. J. SCHOENMACKERS	Düsseldorf, Pathologisches Institut der Medizinischen Akademie
Priv. Doz. Dr. E. WITZLEB	Bad Oeynhausen, Gollwitzer-Meier-Institut

Einleitung

Von

W. Schoedel

Als Herr Delius mich fragte, ob ein zweites Oeynhausener Gespräch über Coronardurchblutung und Herzstoffwechsel geführt werden sollte, habe ich mit Freuden zugestimmt. Ich dachte dabei in allererster Linie an die relativ große Zahl von Forschern, die in Deutschland gerade auf diesem Gebiet tätig sind und glaubte, daß es gut wäre, wenn wir sie zu einer Aussprache nach Oeynhausen zusammenführen könnten. Man hat heute etwas Sorgen, andere Leute zum Reisen zu ermuntern. Dabei haben sich die Wanderjahre verschoben. Es sind heute die älteren Jahrgänge, die sich dauernd auf Wanderschaft befinden. Ich habe den Eindruck, daß man im Gegensatz dazu die jüngeren Jahrgänge manchmal noch zum Reisen ermuntern muß. Sie reisen weniger, teilweise vielleicht zu wenig. Das hängt mit ihren amtlichen Verpflichtungen und mit ihren wirtschaftlichen Verhältnissen zusammen. Teilweise hält sie auch der Eifer, mit dem sie ihre Laboratoriumsarbeit betreiben, vom Reisen ab. Hier scheint es mir manchmal angebracht, die Reiselust zu fördern und Reisemöglichkeiten zu schaffen. Ich denke dabei in erster Linie an wechselseitige Laboratoriumsbesuche. Die Älteren sollten jede Hilfe geben, um kürzere Besuche wie längere Aufenthalte an einem andern Laboratorium zu ermöglichen. Es würde manchem von unseren Forschern aus der Einseitigkeit seines Denkens heraushelfen. Es würde die wissenschaftliche Arbeit befruchten. Es würde Verständigung und Freundschaft zwischen denen schaffen, die früher oder später für die Gestaltung der Wissenschaft verantwortlich sein werden.

Symposien können ähnlichen Zielen dienen. Ich halte es für eine große Gefahr, daß die Teilnehmerzahl bei Symposien zu groß wird. Wir sollten scharf unterscheiden zwischen Symposien einerseits und Kongressen und Fortbildungsveranstaltungen andererseits. Leute, die sich informieren wollen, sollten auf Kongresse und Fortbildungsveranstaltungen verwiesen werden. Auch bei besten Charaktereigenschaften der Diskussionsteilnehmer ist es nicht gleichgültig, ob eine Diskussion vor 5, 20 oder 100 Leuten stattfindet, auch wenn der größte Teil dieser Leute nur Zuhörer sind. Die Zahl der Teilnehmer an einem Symposion wird trotzdem nie ganz klein gehalten werden können. Da sind zunächst einmal die aktiven Forscher, die möglichst vollständig eingeladen werden müssen. Ihnen sind auch die jüngsten Mitarbeiter zuzurechnen, wenn man annehmen darf, daß sie in den nächsten Jahren auf dem behandelten Gebiet aktiv Forschung treiben werden. Die zweite Gruppe, auf die nicht verzichtet werden kann, ist die der Beratenden. Wenn über Physiologie der Coronardurchblutung gesprochen wird, dann sollten Morphologen, Biochemiker, Pharmakologen und Kliniker zur Beratung zur Verfügung stehen. Auch auf eine dritte Gruppe wird nicht verzichtet werden können, die Gruppe, der ich hier auch angehöre und die ich im Jargon der Olympischen Spiele und anderer sportlicher Veranstaltungen als „Reisebegleiter" bezeichnen möchte. Sie können für den Ablauf eines Symposions sehr förderlich sein, vorausgesetzt, daß ihre Zahl nicht zu groß ist und daß das Schwergewicht bewußt bei den anderen beiden Gruppen von Symposionteilnehmern liegt.

Aus der Medizinischen Forschungsanstalt der Max-Planck-Gesellschaft, Göttingen

Probleme der Coronardurchblutung

Von

W. SCHOEDEL

Mit 4 Abbildungen

Ich möchte zur Einleitung des Symposions drei Fragen anschneiden: 1. die Frage nach den Beziehungen zwischen vasomotorischen und nicht-vasomotorischen Einflüssen auf die Coronardurchblutung, 2. die Frage nach dem Einfluß des intramuralen Druckes auf die Coronardurchblutung, 3. die Frage nach der gleichmäßigen Verteilung der Coronardurchblutung oder besser die Frage, wie weit in den einzelnen Herzabschnitten Durchblutung und Stoffwechsel aufeinander abgestimmt sind.

Wie weit sind die Druckverhältnisse — arterieller und venöser Druck, intravasaler und intramuraler Druck — für die Größe der Coronardurchblutung von Bedeutung? Es ist das Verdienst HERMANN REINs, auf die große Regulationsfähigkeit des Coronarsystems hingewiesen zu haben im Gegensatz zu der Schule WIGGERS, die anfangs die mechanischen Einflüsse auf die Coronardurchblutung betonte und wahrscheinlich überbetonte. Es ist ALELLAs Verdienst, in ausgedehnten Experimenten die Regulationsfähigkeit des Coronarsystems aufgezeigt zu haben. Nach seinen Untersuchungen und den Ergebnissen anderer Laboratorien hat man heute den Eindruck einer beinahe unerschöpflichen Regulationsfähigkeit, so daß dadurch alle druckpassiven Einflüsse auf die Coronardurchblutung überdeckt werden. Mir scheint es fraglich, ob die regulatorischen Fähigkeiten des Coronarsystems wirklich unerschöpflich sind, ob es nicht Fälle gibt, wo die Gefäße schon maximal erweitert sind. In diesem Moment müssen die druckpassiven Einflüsse eine entscheidende Bedeutung gewinnen. Solche Fälle gibt es sicherlich unter pathologischen Bedingungen. Ob die Grenze der Regulationsfähigkeit auch unter normalen, physiologischen Bedingungen erreicht werden kann, das scheint mir eine Frage zu sein, die nochmals diskutiert werden muß.

Das Schema der Abb. 1 findet sich in ähnlicher Form bei KATZ u. Mitarb. (3). Es soll die Beziehungen zwischen den einzelnen Faktoren zeigen, die die Coronardurchblutung beeinflussen. Auf der linken Seite des Schemas sind die regulatorischen Einflüsse, auf der rechten die mechanischen aufgezeichnet. Die Coronardurchblutung ist bestimmt durch das arterio-venöse Druckgefälle und den Strömungswiderstand. Das arterio-venöse Druckgefälle ergibt sich aus Aortendruck und Druck auf der venösen Seite des Coronarkreislaufes, d. h. den Drucken in den Vorhöfen und zum Teil auch in den Kammern, da das Coronarblut ja in alle 4 Herzhöhlen abfließt. Der Strömungswiderstand hängt teils von der

Beschaffenheit des Blutes, hauptsächlich aber vom Gefäßquerschnitt ab. Hier
muß auf eine Schwierigkeit hingewiesen werden. Man nimmt gerne an, daß der
gesamte Strömungswiderstand des Gefäßsystems in den Arteriolen sitzt, daß die
Arteriolen wie Hähne in einer Wasserleitung sind, die praktisch allein die Größe des
Strömungswiderstandes für die gesamte Strecke bestimmen. Dieses Denkschema
ist für viele Fragen zu stark vereinfacht und kann zu falschen Schlüssen führen.
Im Coronarsystem kann sicherlich der Capillarwiderstand unter bestimmten
Bedingungen sehr groß werden. Aber auch der Widerstand größerer zuführender

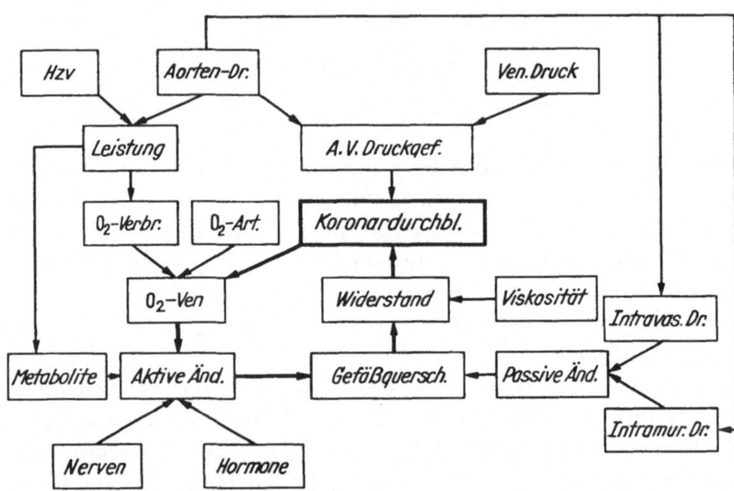

Abb. 1. Beziehung zwischen verschiedenen Größen, die die Coronardurchblutung beeinflussen. Die verdickt gezeichneten Pfeile kennzeichnen einen Regelkreis, bei dem der venöse Sauerstoffdruck die Regelgröße ist

und abführender Gefäße darf nicht in jedem Falle vernachlässigt werden nach
dem, was zwar noch nicht am Herzen, aber an anderen Organen gemessen werden
konnte.

Änderungen des Strömungswiderstandes sind in erster Linie durch Änderungen
des Gefäßquerschnitts bedingt. Diese Änderungen können passiv oder aktiv
sein. Aktiv bedeutet, daß vasomotorische Vorgänge zu Änderungen im Gefäßquerschnitt führen. Betrachten wir zunächst die aktiven Änderungen. Durch die
dicken Pfeile des Schemas ist ein Teil der Regulationen herausgehoben, der von
besonderer Bedeutung ist und, um ein heute sehr gängiges Wort zu gebrauchen,
als „Regelkreis" bezeichnet werden kann. Der Sauerstoffdruck in den Venen,
besser gesagt in den venösen Enden der Capillaren, ist die Regelgröße. Er führt
zur aktiven Veränderung des Gefäßquerschnittes und damit des Strömungswiderstandes und der Coronardurchblutung. Wird die Coronardurchblutung aus
irgendeinem Grunde herabgesetzt, so vermindert sich der venöse Sauerstoffdruck.
Das führt aber regulatorisch zu Gefäßerweiterungen und damit zum Wiederanstieg der Coronardurchblutung. Ähnliches gilt für eine Senkung des arteriellen
Sauerstoffdruckes. Sie führt bei gleicher Sauerstoffentnahme durch das Gewebe
zu einer Senkung des venösen Sauerstoffdruckes und damit wieder über Änderungen des Strömungswiderstandes zur Steigerung der Coronardurchblutung. Über
den venösen Sauerstoffdruck wird die Coronardurchblutung einer größeren Herz-

leistung und einem größeren Sauerstoffverbrauch angepaßt. Wird mehr Sauerstoff vom Gewebe aufgenommen, so senkt das den venösen Sauerstoffdruck und führt damit zur Verminderung des Strömungswiderstandes und zur Mehrdurchblutung der Coronarien. Es ist eine interessante Frage, wie der für die Regelung verantwortliche Sauerstoffdruck vom Herzen gemessen wird. Auf diese Frage wird Herr BRETSCHNEIDER in seinem Referat noch näher eingehen. Neben dem Sauerstoffdruck können auch andere Vorgänge die Vasomotorik der Coronarien beeinflussen, obwohl diese Einflüsse vielleicht im Vergleich zu dem des Sauerstoffdruckes weniger bedeutungsvoll sind. Es sind das Stoffwechselprodukte aus der Herzmuskulatur, nervöse und hormonale Einflüsse.

Wie sieht es nun mit den *druckpassiven Einflüssen* auf die Coronardurchblutung aus? Aortendruck und Druck in den Herzhöhlen bestimmen als Einfluß- und Ausflußdruck das Druckgefälle und damit direkt die Coronardurchblutung. Sie wirken aber auch auf den Strömungswiderstand des Coronargefäßsystems, indem sie seinen intravasalen Druck bestimmen. Ein erhöhter intravasaler Druck dehnt die Gefäße und vermindert dadurch den Strömungswiderstand. Die druckpassive Beeinflussung des Strömungswiderstandes erfolgt aber nicht allein durch den intravasalen Druck, sondern auch durch den intramuralen Druck, d. h. den Druck in der Herzwand. Soweit vasomotorische Einflüsse ausgeschaltet sind, wird die Weite der Coronargefäße bestimmt durch die Differenz zwischen intravasalem und intramuralem Druck.

Nehmen wir an, daß aus irgendeinem Grunde der Aortendruck ansteigt, so erhöht sich das arterio-venöse Druckgefälle und damit die Coronardurchblutung. Gleichzeitig steigt der intravasale Druck, dehnt die Gefäße und vermindert den Strömungswiderstand. Ein erhöhter Aortendruck führt schließlich in der Systole zu erhöhten Kammerdrucken. Dieser Druck pflanzt sich auf die Herzwand fort und wirkt über die Steigerung des intramuralen Druckes der Steigerung des intravasalen Druckes entgegen. Es sind also verschiedene Faktoren, die in beiden Richtungen bei Änderungen des Aortendruckes die Coronardurchblutung rein druckpassiv beeinflussen.

Damit ist eine Voraussage über das Verhalten der Durchblutung bei steigendem Aortendruck gar nicht ohne weiteres möglich, auch unter der Annahme, daß die Vasomotorik völlig ausgeschaltet ist. Während der Systole wird die Steigerung des intramuralen Druckes zu einer Durchblutungsminderung führen. Dagegen wird in der Diastole wegen des gesteigerten arterio-venösen Druckgefälles und des gesteigerten intravasalen Druckes die Durchblutung erhöht sein. Im allgemeinen werden die durchblutungssteigernden Einflüsse überwiegen. Es wird aber zu einer verstärkt rhythmischen Durchblutung kommen. Das Verhalten der mittleren Durchblutung über die gesamte Herzphase wird dabei in höherem Maße abhängig von dem Verhältnis von Systolendauer zu Diastolendauer und damit von der Herzfrequenz.

Der *intramurale Druck*, der Druck in der Kammerwand, kompliziert jede Betrachtung der Herzdurchblutung recht stark. Er führt zu einer Ungleichmäßigkeit der Durchblutung sowohl in zeitlicher als auch in örtlicher Hinsicht. In zeitlicher Hinsicht bedeutet, daß die Durchblutung in den einzelnen Phasen der Herztätigkeit verschieden wird. In örtlicher Hinsicht bedeutet, daß die Durchblutungsbedingungen in den kammernahen Abschnitten der Herzwand andere sind als in den kammerferneren. Betrachten wir zunächst die *Ungleich-mäßigkeiten der Durchblutung in zeitlicher Hinsicht.*

Die Durchblutung eines Skeletmuskels ist während einer tetanischen Kontraktion trotz des erhöhten Sauerstoffbedarfs gering. Die kontrahierten Muskelfasern drücken auf die peripheren Gefäße und erhöhen damit den Strömungswiderstand. Nur bei einer rhythmischen Tätigkeit findet man eine Arbeitsmehrdurchblutung schon während der Arbeitsleistung. Auch hier kann man meist einen weiteren Anstieg der Durchblutung beobachten, wenn die Arbeit beendet ist. Man hat teilweise angenommen, daß bei rhythmischer Tätigkeit des Skeletmuskels zwar der Einfluß in den Muskel gehemmt, gleichzeitig aber durch eine

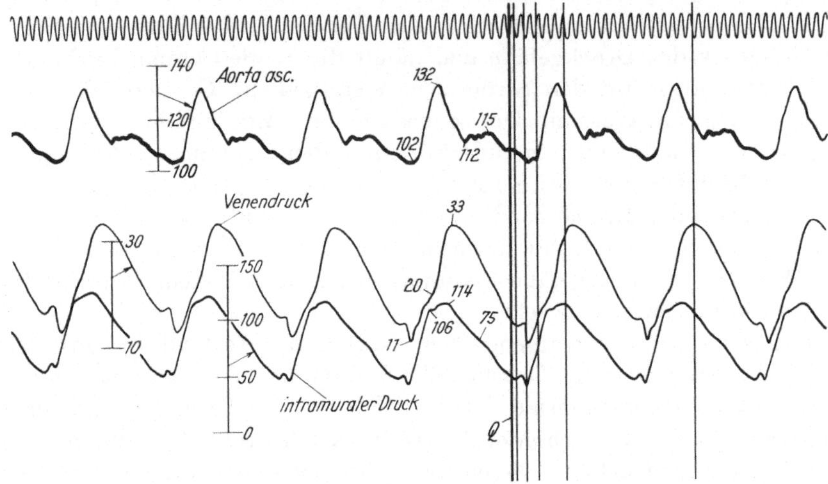

Abb. 2. Verlauf des Druckes in der Aorta 18 mm distal der Aortenklappe, des Druckes im mittleren Abschnitt der Vena cordis magna und des intramuralen Druckes in der Mittelzone des Herzmuskels nahe der Herzspitze. Alle Druckangaben in cm H₂O (Laszt und Müller, 1957)

Art Massage der Abfluß gesteigert und dadurch insgesamt doch eine durchblutungsfördernde Wirkung zustande käme. Eine rhythmische Tätigkeit der Muskulatur wirkt nun sicherlich wirklich massierend auf das Venensystem, entleert es und fördert damit den Blutrückstrom zum Herzen. Für die Durchblutung des entsprechenden tätigen Muskels spielt aber dieser Effekt keine entscheidende Rolle. Für den Herzmuskel muß man ähnliche Überlegungen anstellen. Wiggers glaubte, daß die Rhythmik der Herztätigkeit die Coronardurchblutung fördern könnte. Greggs Befunde sprechen für einen hemmenden Einfluß der Herzrhythmik. Stellt man im Tierversuch das Herz durch Vagusreizung still, so steigt die Coronardurchblutung um rund 50% an. Es ist nicht auszuschließen, daß bei der Vagusreizung Vasodilatoren mitgereizt werden und dadurch die Mehrdurchblutung zustande kommt. Die engen zeitlichen Beziehungen zwischen den mechanischen Vorgängen und den Durchblutungsänderungen scheinen aber mehr dafür zu sprechen, daß es sich wirklich um einen mechanischen Effekt, um den verminderten intramuralen Druck im asystolischen Zustand handelt.

Rhythmische Änderungen des intramuralen Druckes führen zu rhythmischen Änderungen in den Drucken und der Durchblutung des Coronarsystems *(2).*

Eine neue Arbeit von Laszt und Müller (4) scheint mir einen methodischen
Fortschritt darzustellen. Es gelang ihnen, T-förmige Kanülen in die Hauptäste
der Coronararterien und in die Vena coronaria magna einzuführen und auf diese
Weise die Drucke und mit Hilfe einer Stromborste die Durchströmung zu messen,
ohne daß ein besonderes künstliches System zwischen Aorta und Coronararterien
eingeschaltet werden mußte. Die aus dieser Arbeit stammende Abb. 2 zeigt die
Beziehungen zwischen dem intramuralen Druck, dem Druck in der V. coronaria
magna und dem in der Aorta. Die Druckamplitude des Venendrucks kann größer
sein als die der Aorta. Sie ist bedingt durch den veränderten intramuralen Druck.
Die aus der gleichen Arbeit stammende Abb. 3 zeigt oben die Druckkurven in der

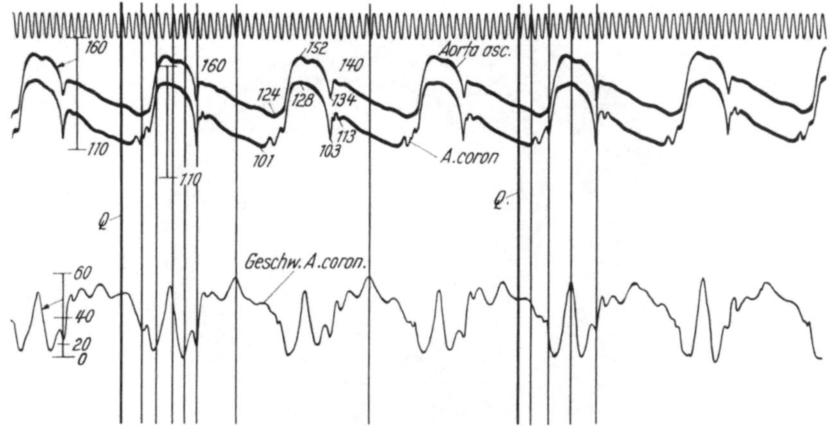

Abb. 3. Druckkurve in der Aorta ascendens 20 mm oberhalb der Aortenklappe und im Ramus descendens anterior
30 mm von dessen Ursprung im Bulbus aortae. Die Geschwindigkeitskurve wurde an der gleichen Stelle der
Coronararterie registriert. Q entspricht dem Zeitpunkt der Q-Zacke im EKG. Drucke in cm H_2O, Strömungsgeschwindigkeit in cm/sec. (Laszt und Müller, 1957)

Aorta und in der Coronararterie. Sie laufen weitgehend parallel. Unter Umständen
kommt es zu Abweichungen, die auf Reflexionen der Druckwelle in der Peripherie
des Coronarsystems zurückzuführen sind. Unten ist die Durchblutungskurve
der A. coronaria mit einer erhöhten Durchblutung in der Diastole und einer
allgemein verminderten Durchblutung in der Systole aufgezeichnet. Dabei führt
der systolische Druckanstieg in der Aorta zu einem zweiten kurzdauernden Durch-
blutungsmaximum in der Systole. Es handelt sich wahrscheinlich um eine
Auffüllung des extramural gelegenen Teils des arteriellen Systems bei steigendem
Aortendruck (2).

Bei den Messungen im Tierexperiment liegen die Schlagfrequenzen im
allgemeinen recht hoch. Wir wissen nicht, wie groß Durchblutungsänderungen
unter anderen Funktionszuständen, also etwa bei Ruhefrequenzen von 60 bis
80 Schlägen/min, sind. Sie dürften aber in die gleiche Richtung gehen wie in
den gezeigten Experimenten. Diese phasischen Veränderungen der Durchblutung
machen sehr viele Überlegungen recht schwierig, besonders da ja gleichzeitig
auch noch mit phasischen Änderungen des Stoffwechsels in der Herzmuskelfaser
zu rechnen ist. Alle Berechnungen des kritischen Sauerstoffdruckes in der Muskelfaser sind deshalb mit Vorsicht zu bewerten, und das kann sich auch auf regula-
torische Betrachtungen auswirken.

Der intramurale Druck schwankt zeitlich mit der Herztätigkeit, er ist aber auch zur gleichen Zeit *in verschiedenen Abschnitten der Herzwand verschieden.* Zeitlichen Differenzen in den Drucken und der Durchblutung des Coronarsystems sind demnach auch noch örtliche Differenzen in den einzelnen Abschnitten der Herzwand zugeordnet. Örtliche Differenzen des intramuralen Druckes kommen auf zwei Wegen zustande. 1. Im kontrahierten Muskelgewebe ist der Gewebsdruck höher als im erschlafften. Der intramurale Druck pflanzt sich also mit dem Erregungszustand und dem Kontraktionszustand der Herzmuskulatur in der Herzwand fort. So stellten Laszt und Müller fest, daß der Druckanstieg in der inneren Schicht der Herzspitze durchschnittlich 20 mm/sec früher erfolgt als

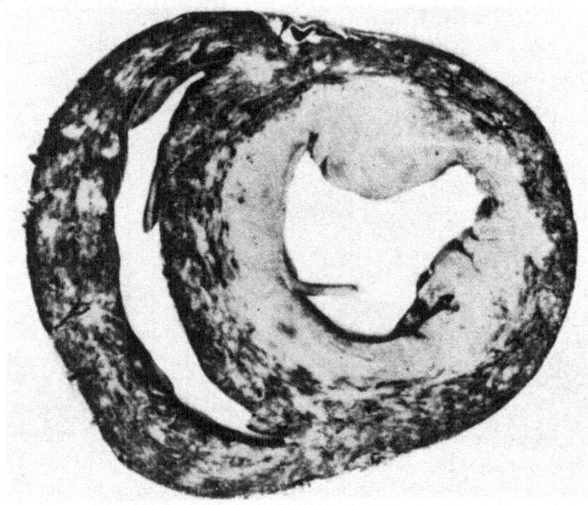

Abb. 4. Querschnitt durch das Herz eines Schweines, dessen Coronarsystem von der Aorta mit einem Druck von 150 Torr eine ½ Std. lang mit Tusche-Ringerlösung durchströmt wurde. Dabei stand der linke Ventrikel gleichfalls unter einem Druck von 150 Torr (Schütz, 1956)

in den oberflächlichen Schichten der Herzbasis. Solche Beobachtungen sind vorläufig mehr von theoretischer Bedeutung. 2. Die Herzkontraktion führt zum Druckanstieg in der Kammer, und es entsteht dadurch ein Druckgefälle in der Herzwand von innen nach außen. Diese lokalen Unterschiede im intramuralen Druck können für die Durchblutungsverteilung von sehr großer Bedeutung sein.

Abb. 4 stammt von Herrn Schütz (5). Sie zeigt den Querschnitt eines Schweineherzens, dessen Coronarsystem über längere Zeit von der Aorta aus mit einer Tuschelösung durchströmt wurde. Dabei war in der linken Kammer und in der Aorta ein konstanter Druck von 150 mm Hg eingestellt. Die ungleichmäßige Verteilung der Tuscheteilchen deutet auf eine ungleichmäßige Durchströmung innerhalb der Kammerwand unter den genannten Bedingungen hin. Am schlagenden Herzen liegen die Verhältnisse insofern sehr viel günstiger, als in der Diastole ein Ausgleich geschaffen werden kann. Dieser Ausgleich ist sicherlich erstaunlich vollkommen. Sonst müßten wir Schädigungen der Innenwand bei jeder Mitralstenose erwarten. Dabei liegen ja die Verhältnisse besonders ungünstig, da der Aortendruck niedrig, der Kammerdruck und damit auch der intramurale Druck erhöht sind.

Es ist möglich, sich Konstruktionen auszudenken, die die intramuralen Druckunterschiede ausgleichen. Bei geeigneter Widerstandsverteilung des Coronarsystems im erschlafften Herzen könnte die verminderte Durchblutung der kammernahen Gebiete in der Systole durch eine erhöhte Durchblutung in der Diastole ausgeglichen werden. Es bleibt fraglich, ob bei jedem Funktionszustand, auch beim schwer belasteten Herzen und bei relativ verlängerter Systolendauer, die Kompensation vollständig ist, und ob sie so beschaffen ist, daß die Ausnutzung des Coronarblutes in allen Herzabschnitten gleich ist.

Wir wissen nichts über die *Durchblutungsverteilung innerhalb der Herzwand.* Es liegt das natürlich notwendigerweise an unseren Methoden. Wir wollen so wenig wie möglich zerstören. So untersuchen wir die Größe der Gesamtdurchblutung des Herzens und die Zusammensetzung des arteriellen Blutes und des venösen Blutes, das aus den verschiedensten Herzabschnitten stammt. Das ist für viele Fragestellungen der Coronarforschung günstig, denn wir mitteln damit über die gesamte Herzmuskulatur und solche Mittelungen sind häufig die entscheidenden Größen. Aber man kann auch falsch mitteln. Es kann auch ebenso wichtig sein, Extremwerte zu erfassen, wozu wir andere Methoden brauchten. Jedenfalls muß man auf diese Schwierigkeit und auf diese Grenzen unserer jetzigen Kenntnisse hinweisen in der Hoffnung auf neue Methoden, die uns ermöglichen, diese Grenzen zu überschreiten.

Literatur

1. Gregg, D. E.: Verh. Ges. Kreislaufforsch. **21**, 22 (1955).
2. — and H. D. Green: Amer. J. Physiol. **130**, 114 (1940).
3. Katz, A. M., L. N. Katz and F. L. Williams: Amer. J. Physiol. **180**, 392 (1955).
4. Laszt, L., u. A. Müller: Helv. physiol. Acta **15**, 38 (1957).
5. Schütz, E.: Z. Kreislaufforsch. **45**, 708 (1956).

Steuerung der Coronardurchblutung

Von

A. ALELLA

Mit 15 Abbildungen

Einleitung

Man kann eine Coronardurchblutung dann als wirksam bezeichnen, wenn sie in der Lage ist, den energetischen Herzbedarf durch das Angebot der notwendigen Sauerstoffmenge und der Nährstoffe zu decken, und das Innenmilieu der Herzmuskelzellen durch den Abtransport von CO_2 und anderer Katabolyten zu erhalten.

Diese funktionelle Fähigkeit muß sich von der Grundumsatzlage bis hin zu den schwersten Arbeits- und Stressbedingungen ausdehnen, so daß die durch das Myokard fließende Blutmenge in jedem Augenblick funktionell dosiert ist. Die Breite dieser Anpassung kann man als „*Coronarreserve*" bezeichnen.

Die bestimmenden Faktoren für die Art und Größe dieser Anpassung der Coronardurchblutung an die wechselnden Tätigkeits- und Umsatzbedingungen des Herzens liegen hauptsächlich in der Herztätigkeit selbst und nur zu einem kleinen Teil in der Wirkung von extrakardialen Organen und Systemen. Da die Coronargefäße auf ihrem Weg zum Herzen zum größten Teil innerhalb des Myokards verlaufen, werden sie von der metabolischen und mechanischen Tätigkeit des Herzens entscheidend beeinflußt. So liefert diese mechanische Tätigkeit nicht nur die notwendige Energie für die Durchblutung der Kranzgefäße, sondern hat auch einen hemmenden Effekt auf den coronaren Durchfluß. Die Kontraktion des Herzens schafft den für die Coronardurchblutung notwendigen Blutdruck, wirkt dabei aber gleichzeitig als entgegengerichtete Kraft auf die Coronargefäße.

Abgesehen von diesen besonderen Bedingungen liegen die Möglichkeiten der funktionellen Anpassung der Coronargefäße in den anatomischen und funktionellen Eigenschaften der Gewebe, die ihre Wand bilden. Die Coronargefäße stellen normalerweise ein sehr selbständiges Gefäßsystem dar und besitzen einen hohen Muskeltonus. Dieser hohe Tonus der Gefäßmuskulatur bildet die notwendige Voraussetzung für die Änderung der Coronargefäßweite unter verschiedenen Bedingungen. Trotz dieser funktionellen Eigenart der Kranzgefäße muß die Anpassung der Coronardurchblutung an die Tätigkeit des Herzens „in situ" als das Ergebnis des Zusammenwirkens von mechanischen, metabolischen, nervösen und humoralen Faktoren aufgefaßt werden.

Die Notwendigkeit, die relative Bedeutung dieser verschiedenen Faktoren zu analysieren, hat die klassische Forschung zum Gebrauch von vereinfachten experimentellen Präparaten, wie des Herz-Lungen-Präparates, gezwungen. Leider wird bei diesen experimentellen Bedingungen nur eine ungenügende Kontrolle einiger Faktoren, wie des Aortendruckes und des Herzminutenvolumens, erreicht und außerdem fällt es schwer, die normale Funktion der Coronargefäße zu überblicken, da der Restgefäßtonus absolut niedrig ist und die Rolle einiger wichtiger Faktoren ausfällt.

Diese experimentellen Begrenzungen förderten den Übergang vom Herz-Lungen-Präparat zum Herzen „in situ", wobei man auf die Kontrolle einiger zirkulatorischer Größen zugunsten eines mehr physiologischen Zustandes der Coronardurchblutung verzichtete.

Die Möglichkeit, den Aortendruck und das Herzminutenvolumen, also die Herzarbeit zu kontrollieren, begünstigt die Erklärung der funktionellen Eigenschaften der Coronardurchblutung, wenn sich diese Kontrolle am Herzen „in situ" erreichen läßt.

Gerade hier wurde vor kurzem ein neuer Weg betreten (Abb. 1). Dieser gestattet, Art und Größe der Herzarbeit unabhängig voneinander zu ändern, während das Herz sich noch im eigenen Milieu und unter der Wirkung der nervösen und humoralen Faktoren befindet (1).

Mittels eines Kurzschlusses wurde das Blut von der V. cava inferior zur V. cava superior geleitet, und das rechte Herz diente nur als Treffpunkt des venösen Coronarblutes. Unter diesen Bedingungen gelangen ungefähr

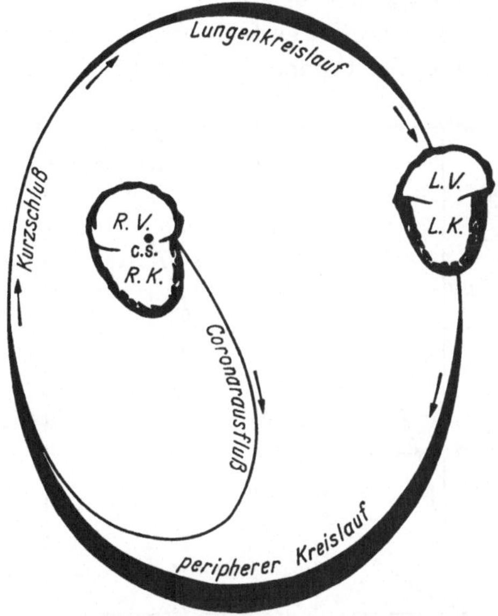

Abb. 1. *Kurzschluß des rechten Herzens.* Das venöse System-Blut fließt direkt zur Lunge. Das rechte Herz ist nur Treffpunkt des venösen gemischten Coronarblutes. Das Coronarblut schließt sich an das von dem allgemeinen Blutkreislauf zurückkommende Blut an, ehe dieses die Lunge erreicht. [ALELLA, A.: (6)], *R. V.* Rechter Vorhof, *R. K.* Rechte Kammer, *L. V.* Linker Vorhof, *L. K.* Linke Kammer, *C. S.* Sinus Coronarius

90% des Coronarblutes, in erster Linie durch den Coronarsinus, die Vv. card. anteriores und die Thebesischen Gefäße zum rechten Herzen.

Die Anwendung dieses Präparates, der fortlaufenden Drainage des Sinus coronarius und die sorgfältige Vermeidung der Hypoxie erlauben es, neue Gesichtspunkte über die Steuerung der Coronardurchblutung am Herzen „in situ" zu gewinnen.

Aortendruck

Als Folge der klassischen Arbeiten wurde der Blutdruck in der Aorta im allgemeinen als der wichtigste Faktor für die Steuerung der Coronardurchblutung anerkannt. Darüber hinaus hat man verschiedene Typen von Beziehungen zwischen Aortendruck und Coronardurchfluß beschrieben (2, 3, 4). Diese Beziehungen wechseln je nach den experimentellen Bedingungen vom linearen zum exponentiellen Typ über. Letzterer wurde als Folge theoretischer Überlegungen auch von WEZLER angenommen (5).

Solche Korrelationen müssen jedoch als das Ergebnis besonderer experimenteller Bedingungen betrachtet werden, wobei das Herz keine oder nur ganz niedrige Arbeit leistet und gewöhnlich nicht unter dem Einfluß der Herznerven und der humoralen Faktoren steht. Auch das unbemerkte Auftreten einer Hypoxie kann hierbei eine Rolle spielen (6). Unter diesen Bedingungen können selbstverständlich einige wichtige Faktoren der Steuerung der Coronardurchblutung nur unvollkommen wirken, wie die Herzfrequenz, der Sauerstoffverbrauch des Myokards, die Abbauprodukte des Herzstoffwechsels, der Resttonus der Coronargefäße usw.

Es wäre zu einfach anzunehmen, daß solche Beziehungen zwischen Aortendruck und Coronardurchfluß noch am Herzen „in situ" bestehen würden, d. h. wenn das Herz als selbstperfundierendes System wirkt. In diesem Fall läßt sich eine scheinbare Beziehung

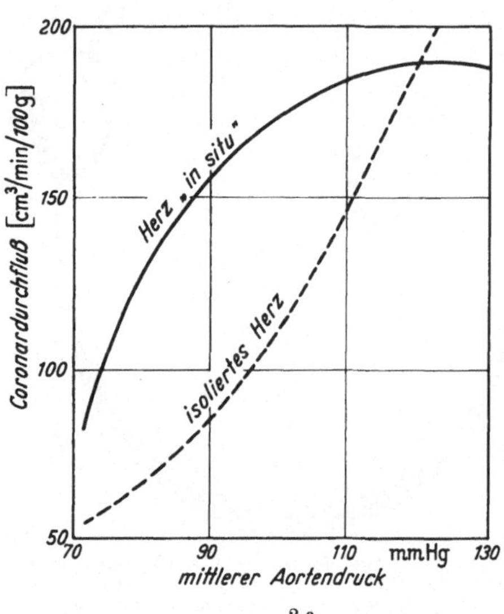

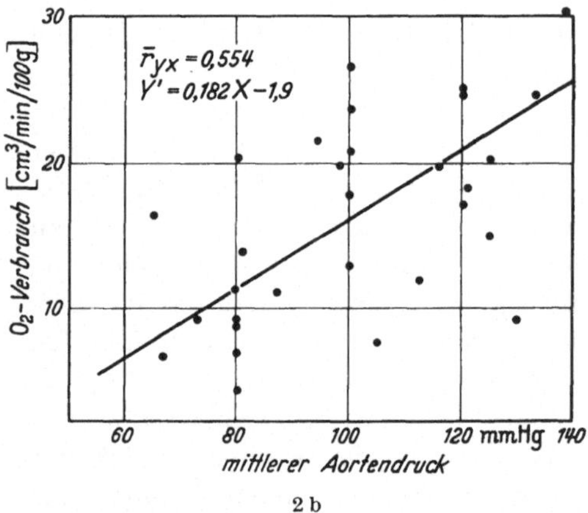

Abb. 2a. Verschiedenartiger Verlauf der scheinbaren Beziehung zwischen Aortendruck und Cornardurchfluß am Herzen „in situ" und am isolierten Herz. [A. Alella (6)]
Abb. 2b. Allgemeine Beziehung zwischen Aortendruck und Sauerstoffverbrauch bzw. Coronardurchfluß. Die große Streuung zeigt, daß andere Faktoren nicht mechanischer Natur bei einem gegebenen Druck eine größere Rolle spielen. [Alella et al. (1)]

(Abb. 2 a) nur aufstellen, wenn man annimmt, daß die gefundenen Coronardurchflußwerte ausschließlich vom Blutdruck bestimmt werden.

Der Unterschied zwischen dem Herzen „in situ" und dem isolierten Herzen besteht also darin, daß der Resttonus bei letzterem so niedrig ist, daß hier jeder Rückschluß auf die Funktion der Coronargefäße schwierig wird.

In Wirklichkeit sind die Schwankungen des Aortendruckes mit Änderungen des Sauerstoffverbrauchs verknüpft. Wenn das metabolische Niveau des Herzens betrachtet wird, ist es nicht mehr möglich, eine enge Beziehung zwischen Aortendruck und Coronardurchfluß im Herzen „in situ" zu beweisen (Abb. 2b)[1].

---

[1] Da eine enge Beziehung zwischen Coronardurchfluß und Sauerstoffverbrauch des Herzens besteht, ist es bedeutungslos, ob man die Werte in Sauerstoffverbrauch oder Durchfluß ausdrückt. In der Folge werden in dieser Arbeit die Ausdrücke „Sauerstoffverbrauch" und „Coronardurchfluß" gleichbedeutend angewendet. Wenn der Ausdruck Sauerstoffverbrauch auftaucht, können die betreffenden Werte für den Coronardurchfluß direkt aus Abb. 7a und b entnommen werden.

Obwohl die große Streuung der einzelnen Werte die Möglichkeit einer solchen Beziehung nicht vollkommen ausschließt, betont sie sicher die Tatsache, daß andere Faktoren, die nicht mechanischer Natur sind, gleichzeitig einen größeren Einfluß ausüben (siehe auch Abb. 7b) (*1*).

Herzminutenvolumen

Das beschriebene experimentelle Vorgehen erlaubt auch Aussagen über die Bedeutung des Herzminutenvolumens für die Coronardurchblutung zu machen. Am denervierten Herz-Lungen-Präparat, in einer Lage also, wo die Coronardurchblutung fast ausschließlich vom Blutdruck abhängig ist, beeinflußt das Herzminutenvolumen die Blutmenge nicht, die durch die Coronargefäße fließt. Im Gegensatz hierzu wurden Änderungen der Coronardurchblutung bei Änderungen des Herzminutenvolumens am innervierten Herz-Lungen-Präparat (*7—10*) und am Herzen „in situ" beschrieben (*11—15*). Nach ECKENHOFF u. Mitarb. sollte sich die prozentuale Menge des Coronardurchflusses mit sinkendem Herzminutenvolumen vergrößern (*12*).

In Wirklichkeit ist es außerordentlich schwierig, sowohl am Herzen „in situ" wie am Herz-Lungen-Präparat, Änderungen des Herzminutenvolumens zu erreichen, ohne gleichzeitig den Blutdruck zu beeinflussen. Die gleichzeitigen Änderungen des Blutdrucks dürfen nicht übersehen werden, da sie am Herzen „in situ" zur Auslösung von Reflexen führen, die von sicheren Änderungen des Herzumsatzes begleitet werden. Wenn der Aortendruck und das Herzminutenvolumen unabhängig voneinander geändert werden können, wie es bei dem oben beschriebenen Präparat möglich ist, zeigen die Änderungen der Coronardurchblutung keinen klaren Zusammenhang mit denen des Herzminutenvolumens. Es ist uns nicht gelungen, an einem Herzen, das unter dem Einfluß der nervösen und humoralen Faktoren stand, einen eindeutigen Effekt des Herzminutenvolumens auf die Coronardurchblutung festzustellen. Dabei haben auch die Schwankungen des Sauerstoffverbrauchs und der CO_2-Ausscheidung einen zufälligen Charakter (*1*).

Herzarbeit

Es ist eine bewiesene Tatsache, daß die beiden Arbeitsformen des Herzens (Hub- und Druckarbeit) vom energetischen Standpunkt aus eine verschiedene Bedeutung besitzen, wobei die Druckarbeit eine größere energetische Belastung darstellt (*2, 10, 16, 17*). Obwohl dieser Unterschied immer wieder bestätigt worden ist, wurde die Bedeutung der zwei verschiedenen Arbeitsarten des Herzens für die Anpassung der Coronardurchblutung nicht immer berücksichtigt.

In Abb. 3a wird die Beziehung zwischen Widerstandsarbeit und Sauerstoffverbrauch und zwischen Volumenarbeit und Sauerstoffverbrauch getrennt wiedergegeben. Die durchgezogenen Kurven stellen die Widerstandsarbeit dar, während die gestrichelten Linien die Volumenarbeit des Herzens zeigen. Es zeigt sich, daß die Unterschiede des Sauerstoffverbrauchs bei der Widerstandsarbeit eine deutliche funktionelle Richtung aufweisen. Dazu ist aus dem Verlauf der Kurven zu entnehmen, daß das Myokard eine bestimmte Änderung der Widerstandsarbeit mit einem kleineren Sauerstoffverbrauch schafft, wenn die Anfangsarbeit größer ist. Diese Änderungen des Sauerstoffverbrauchs drücken infolge der engen Beziehungen zwischen Sauerstoffverbrauch und Coronardurchfluß die Tatsache aus, daß sich die Coronardurchblutung dem energetischen Bedarf des Herzens je nach der Richtung mit einer Vergrößerung oder Verkleinerung des Coronardurchflusses anpaßt. Wenn das Herz eine Volumenarbeit leistet, findet man keine klare funktionelle Richtung der Änderungen des Coronardurchflusses und die gleichzeitigen Schwankungen des Sauerstoffverbrauches und der CO_2-Ausscheidung können von den immer anwesenden zufälligen Schwankungen nicht getrennt werden. Mit anderen Worten: Die Volumenarbeit stellt keine so große Belastung

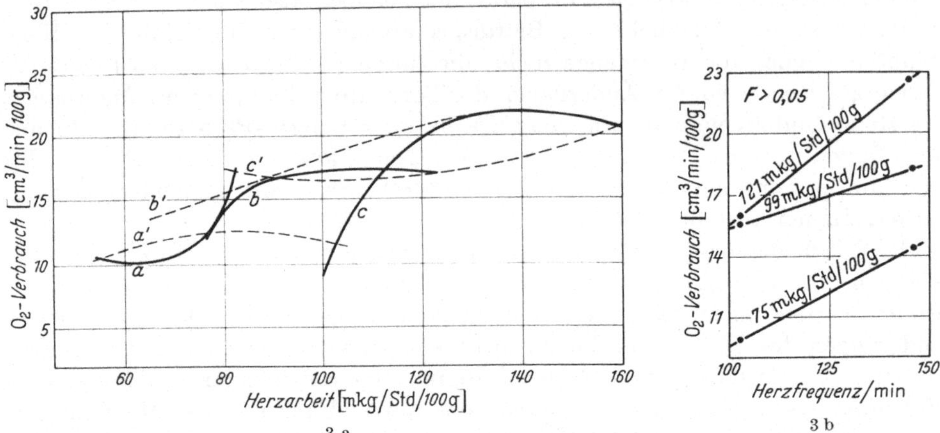

Abb. 3a. *Verhalten des Sauerstoffverbrauchs bzw. des Coronardurchflusses bei Wiederstands- (a, b, c,) und Volumenarbeit (a', b', c')*. Bei der Widerstandsarbeit wächst der Sauerstoffverbrauch (bzw. Coronardurchfluß) deutlich an. Die Unterschiede zwischen den verschiedenen Druck-Arbeitsstufen können von dem Einfluß der Herzfrequenz sicherlich getrennt werden. Bei der Volumenarbeit sind dagegen die Änderungen des Sauerstoffverbrauchs (bzw. des Coronardurchflusses) nicht so deutlich, und die Differenzen zwischen den verschiedenen Niveaus der Herzarbeit zeigen einen zufälligen Charakter. Der mögliche Einfluß der Herzfrequenzänderungen bei der Entstehung dieser Unterschiede bleibt unbestimmt. [ALELLA et al. (*20*)]

a, b, c: Widerstandsarbeit:

a: Mittlerer Aortendruck: 79, 97, 122 mm Hg; mittleres Herzminutenvolumen: 852 cm³/min/100 g
b: Mittlerer Aortendruck: 79, 97, 122 mm Hg; mittleres Herzminutenvolumen: 1208 cm³/min/100 g
c: Mittlerer Aortendruck: 79, 97, 122 mm Hg; mittleres Herzminutenvolumen: 1665 cm³/min/100 g

a', b', c': Volumenarbeit:

a': Mittlerer Aortendruck: 79 mm Hg; mittleres Herzminutenvolumen: 852, 1208, 1665 cm³/min/100 g
b': Mittlerer Aortendruck: 97 mm Hg; mittleres Herzminutenvolumen: 852, 1208, 1665 cm³/min/100 g
c': Mittlerer Aortendruck: 122 mm Hg; mittleres Herzminutenvolumen: 852, 1208, 1665 cm³/min/100 g

Abb. 3b. **Einfluß der Herzfrequenz auf den Sauerstoffverbrauch (bzw. Coronardurchfluß) bei drei verschiedenen und konstanten Herzarbeitsmengen. Bei derselben Arbeitsmenge ruft eine Steigerung der Herzfrequenz einen größeren Sauerstoffverbrauch (bzw. Coronardurchfluß) hervor. [ALELLA et al. (*20*)]**

für die Anpassung der Coronardurchblutung dar, wie die Widerstandsarbeit. Dies ist eine funktionelle Eigentümlichkeit, die mit den energetischen Unterschieden zwischen Widerstands- und Volumenarbeit übereinstimmt.

Herzfrequenz

Bei der Anpassung der Coronardurchblutung an die Herzarbeit spielt die Herzfrequenz sowohl am Herz-Lungen-Präparat (*17, 18, 19, 24—28*) wie am Herzen „in situ" eine nicht zu übersehende Rolle (*12, 20, 21, 22, 29*). Vom mechanischen Standpunkt aus sollte man erwarten, daß die Coronardurchblutung mit der Steigerung der Frequenz absinkt, hauptsächlich als Folge der kürzeren

Diastolendauer. Es muß aber betont werden, daß die Rolle der Herzfrequenz nicht nur vom mechanischen Standpunkt aus betrachtet werden darf, da Frequenzänderungen auch mit deutlichen energetischen Einflüssen verknüpft sind. Wenn das metabolische Niveau des Herzens gleichzeitig mit den Spontanänderungen der Frequenz im Herzen „in situ" betrachtet wird, kann man zwei verschiedene Zustände erkennen (1, 20, 23). Bei Leistung einer gleichbleibenden Arbeitsmenge (Abb. 3b) bedeutet eine Steigerung der Herzfrequenz eine Umstellung auf eine unökonomische Arbeitsart des Herzens, da dieselbe Arbeitsmenge durch einen größeren Sauerstoffverbrauch erzielt wird. Dagegen kann bei einer Steigerung der Widerstandsarbeit die gleichzeitige Verlangsamung der Herzfrequenz die Steigerung des Sauerstoffverbrauches nicht ausgleichen (1, 66).

Hypoxie

Die biochemische Steuerung der Coronardurchblutung spielt unter gewissen Bedingungen eine überwiegende Rolle, obwohl ihre Grenzen schwierig zu bestimmen sind.

Seit Eichholz ist die große Empfindlichkeit der Coronargefäße gegen Senkungen des arteriellen Sauerstoffgehaltes bekannt. Trotzdem ist bei der Bestimmung der Größe des Coronardurchflusses die Rolle der Hypoxie oft nicht genug berücksichtigt worden. Diese Tatsache erklärt zum Teil die große Streuung der Coronardurchflußwerte, die von den verschiedenen Autoren gefunden wurden. Deshalb sind in Tab. 1 die Mittelwerte des Coronardurchflusses gleichzeitig mit Aortendruck, arteriellem Sauerstoffgehalt und Sauerstoffkapazität des Blutes wiedergegeben.

Am Herzen „in situ" bewies Rein als erster (30), daß die hypoxämische Vasodilatation schon bei solchen Änderungen der arteriellen Sauerstoffsättigung

Tabelle 1.

Experimentelle Werte des mittleren Coronardurchflusses am Herzen „in situ" des Hundes (23).

Verfasser	Coronardurchfluß cm³/min/ 100 g	Mittlerer Aortendruck mm Hg	Myokard-Sauerstoff-Verbrauch cm³/min/ 100 g	Art. Sauerstoff-Gehalt Vol.-%	O²-Kapazität Vol.-%
Alella et. al. (1) Coronarausfluß des rechten Herzens. Rotameter in der Lungenarterie	141 ± 38	121 ± 5	17,3 ± 5,8	20,4 ± 2,8	21 ± 3,9
Spencer et al. (15) Unnarkotisierter Hund. Stickstoffoxydul	133 ± 36	122 ± 10	16,2 ± 4,3	16,6 ± 1,9	—
Foltz et al. (29) Narkotisierter Hund. Stickstoffoxydul . .	121 ± 23	127 ± 14	14,5 ± 3,2	16,7 ± 1,6	—
Goodale et al. (40) Narkotisierter Hund. Stickstoffoxydul	71 ± 11	138 ± 10	9,7 ± 1,4	16,9 ± 1,0	—
Eckenhoff et al. (11) Narkotisierter Hund. Stickstoffoxydul	71	129	9,5	16,4	—

Angegeben sind Mittelwerte und Standardabweichungen. Einige dieser Werte wurden nach den Daten der verschiedenen Verfasser ausgerechnet

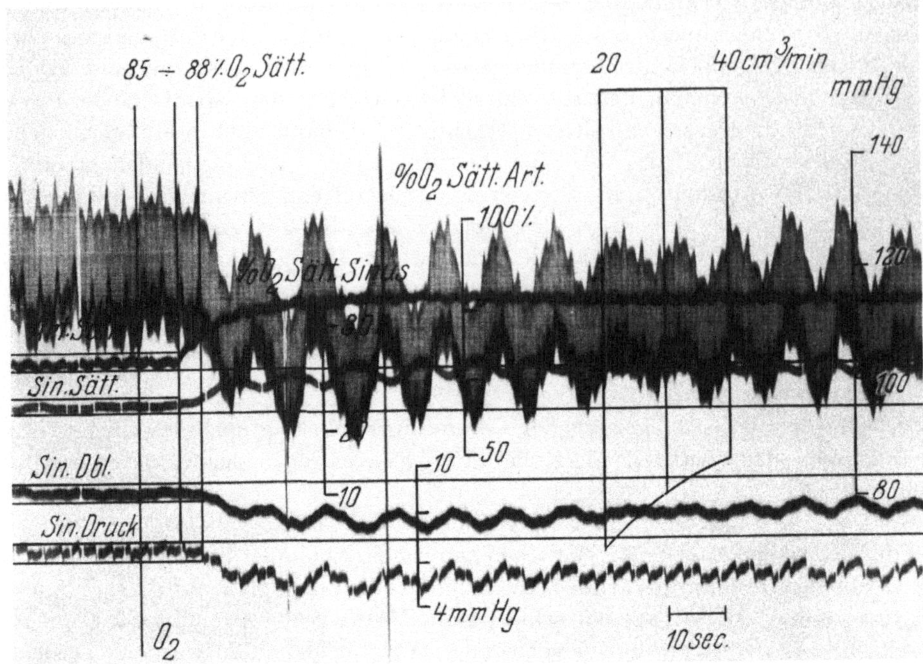

Abb. 4a-c *Hypoxie.* Wirkung von drei verschiedenen arteriellen O₂-Sättigungen auf die Coronardurchblutung. Kleine Änderungen der arteriellen Sauerstoffsättigung (von 1 ÷ 4%) sind imstande, eine Vermehrung der Coronardurchblutung hervorzurufen (b, c). Die Steigerung der O₂-Sättigung (a) erzeugt eine Verminderung des Coronardurchflusses, aber die Größe der notwendigen Änderung der arteriellen Sauerstoffsättigung ist die gleiche. *Von oben nach unten gesehen:* Aortendruck, art. Sättigung, Sinus-Sättigung, Sinus-Durchblutung, Sinus-Druck

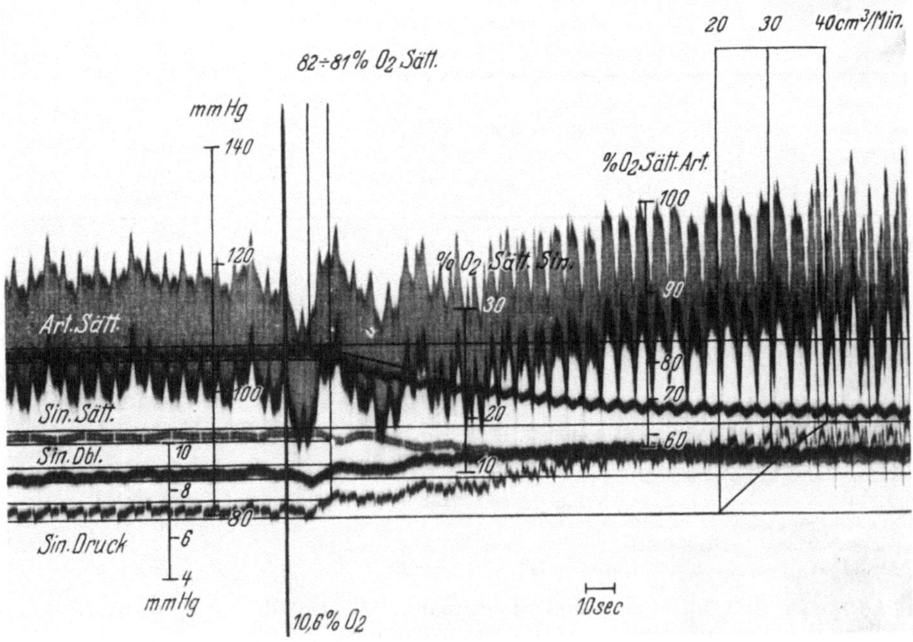

einsetzt, die den Grad einer starken Hypoxie noch nicht erreicht hatten. Die notwendige Änderung der arteriellen Sauerstoffsättigung, die eben imstande ist, eine Coronarvasodilatation hervorzurufen, ist sehr klein. Am Herzen „in situ"

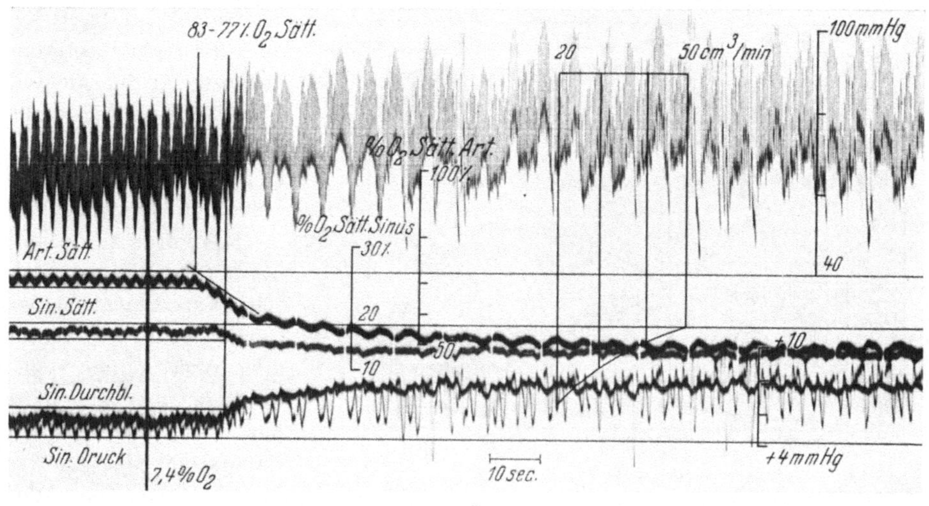

(mit fortlaufender Drainage des Sinus coronarius und gleichzeitiger Bestimmung der Sättigung im arteriellen Blut und im Sinusblut) hat der Coronardurchfluß sein Minimum bei einer physiologischen Sättigung von 95%. Schon Änderungen von ungefähr 5% sind imstande, eine Coronarvasodilatation zu erzeugen (Abb. 4) (31—39).

Unter diesen Bedingungen spielen die gleichzeitigen Änderungen des Aortendruckes, des Herzminutenvolumens und der Herzfrequenz keine so entscheidende

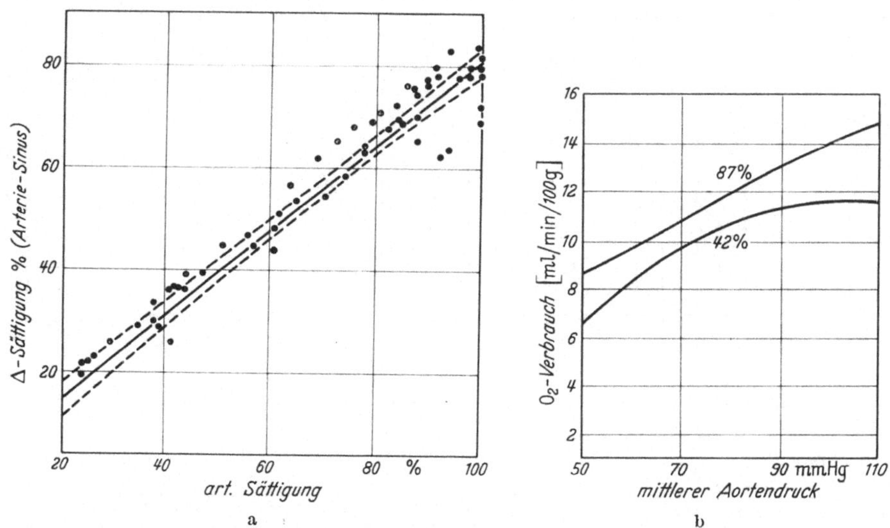

Abb. 5a. Die Ausnutzung des Coronarblutes nimmt mit dem arteriellen Sauerstoffgehalt ab. [A. ALELLA (32)]
Abb. 5b. Der Sauerstoffverbrauch des Myokards steigt mit dem Aortendruck bei zwei verschiedenen Werten (42 u. 87%) der arteriellen O₂-Sättigung. [A. ALELLA (6)]

Rolle, da die Vasodilatation ohne Änderungen des Druckes und der Herzfrequenz eintreten kann. Diese Vasodilatation stellt die Anpassung der Coronardurchblutung an die abfallende Sauerstoffspannung im Myokard dar. Sie versucht, die Folgen der Begrenzung des Sauerstoffangebotes und der Sauerstoffausnutzung zu vermeiden (Abb. 5a) und die oft als Begleiterscheinung auftretende Steigerung des Sauerstoffverbrauchs des Myokards zu decken (Abb. 5b). Die hypoxische Vasodilatation der Coronargefäße bietet allerdings keinen vollkommenen Ausgleich für den augenblicklichen Sauerstoffbedarf, da das Herz bei fortschreitender Hypoxie doch insuffizient wird (hypoxämische Insuffizienz) (Abb. 6).

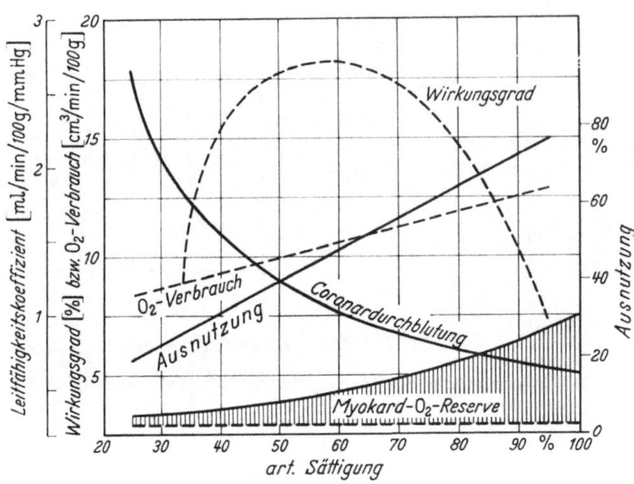

Abb. 6. *Schematische Übersicht der funktionellen Änderungen bei Hypoxie.* Anstieg der Coronardurchblutung (Coronarvasodilatation) und des Herzwirkungsgrades, Verminderung der Coronarblutausnutzung, der Myokardsauerstoffreserve und des Sauerstoffverbrauchs des Herzens. Bei ungefähr 50% arterieller Sättigung tritt Herzinsuffizienz ein (Senkung des Wirkungsgrades). [A. ALELLA (*33*)]

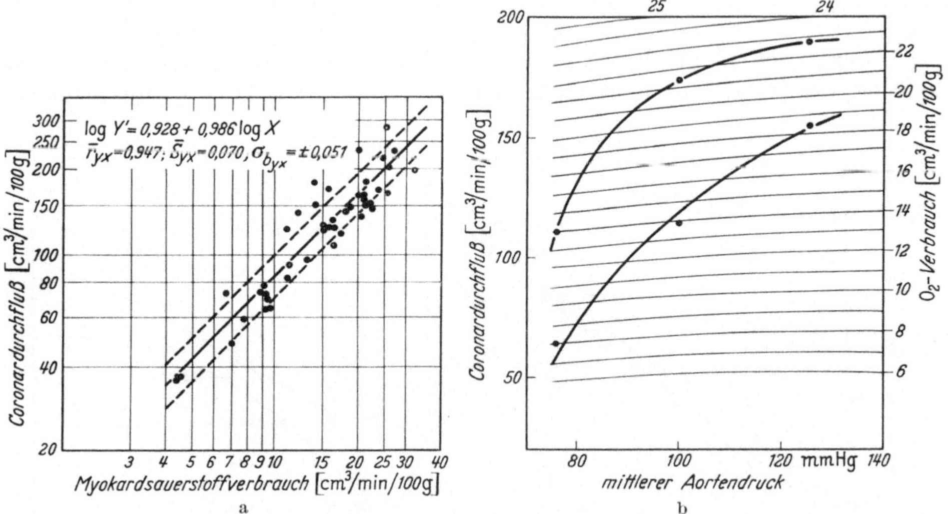

Abb. 7a. Logarithmische Beziehung zwischen Sauerstoffverbrauch des Myokards und Coronardurchfluß. Die durchgezogene Linie ist die in der Gleichung wiedergegebene Regressionsgerade. Die gestrichelten Geraden drücken den Standard-Fehler der Schätzung (± Syx). [A. ALELLA (*1*)]

Abb. 7b. *Das Nomogramm gestattet, den Coronardurchfluß zu bestimmen, wenn der Sauerstoffverbrauch des Myokards bekannt ist und umgekehrt.* Die flachen Kurven drücken die theoretisch konstanten Sauerstoffverbrauche aus. Diese „Isoverbrauch"-Kurven sind für Sauerstoffwerte von 6 bis 25 cm³/min/100 g wiedergegeben. Durch ihren flachen Verlauf zeigen sie den rein hämodynamischen Resteffekt des Aortendrucks an, wenn die gleichzeitige Interferenz des Sauerstoffverbrauchs herausgenommen wird. Die zwei steileren darauf gezeichneten Kurven geben die Mittelwerte des experimentell gefundenen Sauerstoffverbrauchs wieder und beweisen, daß der wahrscheinliche Effekt des mittleren Aortendrucks auf den Coronardurchfluß von dem Sauerstoffverbrauchsniveau des Herzens bestimmt wird. [ALELLA et al. (*1*)]

Folgerungen

Alle diese experimentellen Ergebnisse heben die Bedeutung des Herzumsatzes für die Steuerung der Coronardurchblutung hervor, d. h. des Gleichgewichts zwischen Sauerstoffangebot und Sauerstoffverbrauch, wie es schon 1931 von REIN bewiesen wurde (*21, 22*).

Die Synchronisierung zwischen Coronardurchfluß und Sauerstoffverbrauch des Myokards bei der Anpassung der Coronardurchblutung an die wechselnde Herztätigkeit stellt eine auffallende Eigentümlichkeit dar (Abb. 7a). Zwischen der Blutmenge, die durch das Myokard fließt, und dem Sauerstoffverbrauch desselben besteht eine enge Beziehung. Diese gestattet ohne Rücksicht auf Aortendruck und Herzminutenvolumen, also auf die augenblickliche Arbeit des Herzens, die Werte des Coronardurchflusses vorauszusagen, wenn der Sauerstoffverbrauch des Myokards bekannt ist und umgekehrt. Alles das ist aus der nomographischen Darstellung zu ersehen (Abb. 7b).

Die Anpassung der Coronardurchblutung an den energetischen Bedarf des Herzens geschieht durch eine Gefäßerweiterung, die vom Sauerstoffverbrauch des Herzens gesteuert wird (Abb. 8a). Diese Vasodilatation schafft bei einer wirksamen Coronardurchblutung die Voraussetzung für die Herzarbeit, indem das Angebot von Sauerstoff und Brennstoff durch sie zweckmäßig dosiert wird (Abb. 8b). Die Einstellung auf ein höheres Stoff-

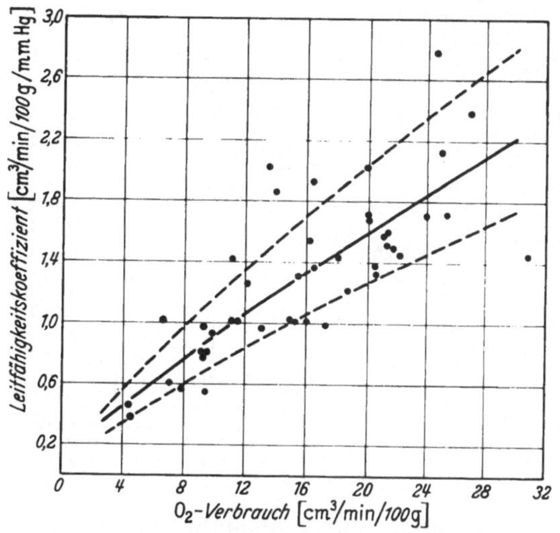

Abb. 8a. *Die Coronarvasodilatation setzt ein, um den Sauerstoffbedarf des Herzens zu decken.* Beziehung zwischen Sauerstoffverbrauch und Leitfähigkeitskoeffizienten der Coronargefäße. Die durchgezogene Kurve gibt die Regressionsgleichung wieder. Die gestrichelten Kurven zeigen den Standard-Fehler der Schätzung ($\pm Syx$). [ALELLA et al. (*1*)]

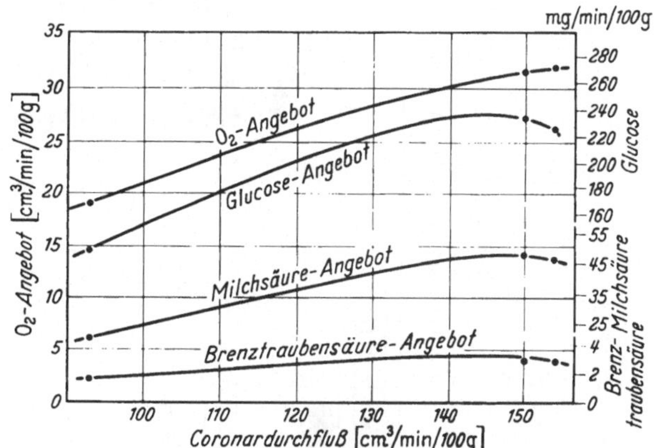

Abb. 8b. Die Vergrößerung des Coronardurchflusses läuft parallel mit einer Steigerung des Sauerstoff-, Glucose-, Milchsäure- und Brenztraubensäureangebots. [ALELLA et al. (*20*)]

wechselniveau bei vermehrter Herzarbeit wird nicht nur durch die mit dem O_2-Verbrauch steigende Coronardurchblutung erreicht, sondern auch durch einen schnellen, dosierten Abtransport der CO_2, deren Produktion beim Herzen „in situ" parallel mit dem Sauerstoffverbrauch geht (Abb. 9). Es darf angenommen werden, daß mit den anderen Abbauprodukten des Myokardstoffwechsels dasselbe geschieht, solange die Coronardurchblutung physiologisch ist.

Die Anpassung der Coronardurchblutung an den energetischen Bedarf des Herzens, sowohl in Hypoxie als auch in Normoxie, zeigt die relative Unabhängig-

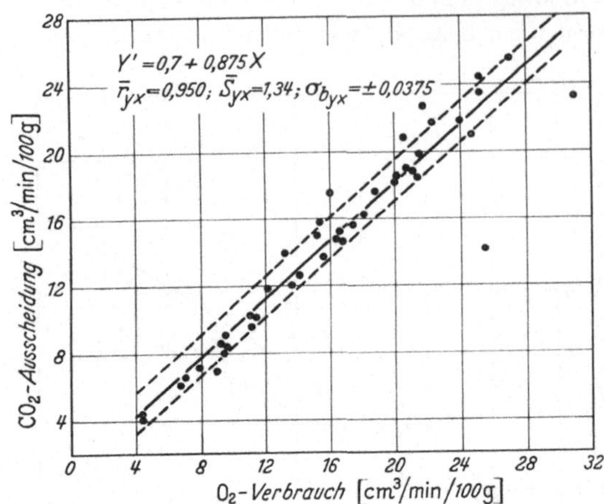

Abb. 9. Am Herzen „in situ" läuft die CO$_2$-Ausscheidung mit dem Sauerstoffverbrauch parallel und zeigt eine Linearregression. Die gestrichelten Linien drücken den ($\pm$ Syx) aus. [ALELLA et al. (1)]

keit der Coronargefäße von den mechanischen Faktoren und betont die Bedeutung der metabolischen Faktoren, wie aus der Beziehung zwischen Coronardurchfluß und Sauerstoffverbrauch hervorgeht. Einige experimentelle Ergebnisse machen die Rolle des Sauerstoffverbrauchs in der Steuerung der Coronardurchblutung begreiflich. Vor allem ist das Herz als ein arbeitender Muskel zu betrachten, dessen Sauerstoffausnutzung normalerweise maximal geschieht. Unter den gewöhnlichen physiologischen Bedingungen wie auch in Hypoxie beträgt die Ausnutzung des Coronarblutes ungefähr 70—80% und die Restmenge des Sauerstoffes im Coronarsinusblut („Myokard-Sauerstoffreserve") ist ungefähr 20% (32). Das ist

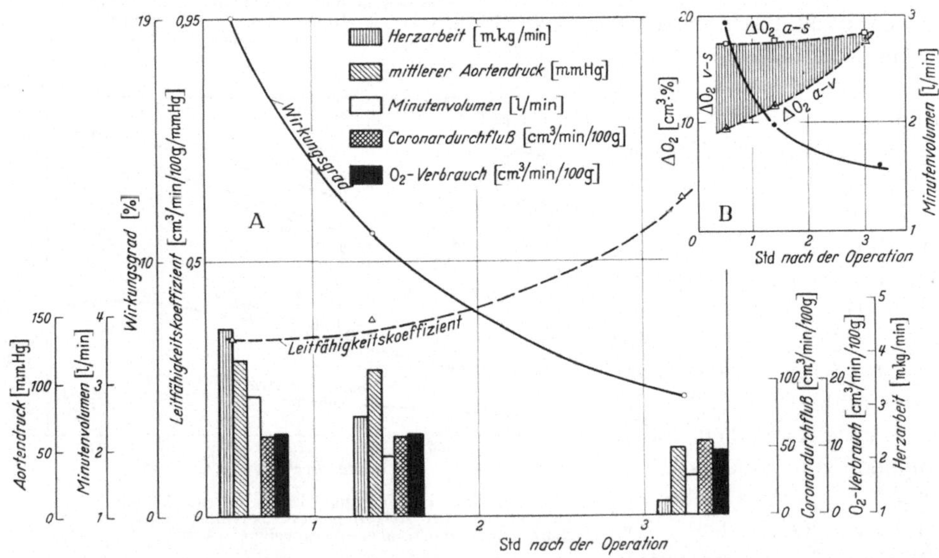

Abb. 10. *Die konstante Ausnutzung des Coronarblutes bei der „Spontaninsuffizienz" des Herzens.* Mittels der fortlaufenden Drainage des Sinus coronarius [A. ALELLA (31)] wurden beim Hund die Herzarbeit und der O$_2$-Verbrauch des Herzens in Abständen, nach dem Ende des chirurgischen Eingriffs, bestimmt (d. h. direkt nach dem Ende, dann nach 1$^1/_2$ Std. und nochmals nach 3$^1/_2$ Std.). Die Herzarbeit [A] verkleinert sich sowohl wegen der Senkung des Aortendruckes als auch wegen der Verminderung des Minutenvolumens (A,B), während der Sauerstoffverbrauch verhältnismäßig groß bleibt. Als Folge nimmt der Wirkungsgrad des Herzens mit der Zeit ab. Die Coronargefäße erweitern sich, wie es aus dem Verhalten des Leitungsfähigkeitskoeffizienten hervorgeht. Während [B] sich die Ausnutzung des Blutes im allgemeinen Kreislauf (ΔO_2 a—v) hauptsächlich als Folge der Verkleinerung des Herzminutenvolumens steigert, bleibt die Ausnutzung des Coronarblutes ($\triangle O_2$ a—s) dagegen praktisch konstant. Std.: Stunden nach Beendigung der Operation, ΔO_2 a—s: Arteriovenöse Sauerstoffdifferenz im Coronarblut cm^3-%, ΔO_2 a—v: Allgemeine arteriovenöse Differenz cm^3-%, ΔO_2 v—s: Ventrikel-Sinusgradient cm^3-%

eine Tatsache, die von den verschiedenen Autoren bei Tieren und Menschen immer wieder gefunden wurde, wie die folgende aus der Arbeit von LOCHNER, MERKER und SCHÜRMEYER entnommene Tabelle sehr deutlich zeigt.

Tabelle 2. *Zusammenstellung von Werten über O_2-Sättigung und O_2-Gehalt im Coronarsinus. Es ist der Mittelwert mit dem mittleren Fehler angegeben (49)*[1]

Untersucher	O_2-Sättigung	O_2-Gehalt Vol.-%	Bemerkungen
ALELLA (32)	21,8 ± 3,9	—	bei einer arteriellen Sättigung von 96 ± 1,4%, narkotisierter Hund
GREEG (51)	26,6	5,2	narkotisierter Hund
MEESMANN u. SCHMIER (52)	21,8	—	narkotisierter Hund
MERKER, LOCHNER u. SCHÜRMEYER (49)	19,3 ± 1,2	4,5 ± 0,3	narkotisierter Hund, 44 Messungen an 16 Hunden
PENROD (59)	27	4,7	6 Beobachtungen an narkotisierten Hunden, arterielle Sättigung 90%
BING u. Mitarb. (60)	28,4	5,05	4 normale Versuchspersonen

[1] Es ist selbstverständlich, daß man die Bedingungen am Herzen „in situ" in bezug auf den Sinussauerstoffgehalt mit denen am Herz-Lungen-Präparat nicht vergleichen kann. In letzterem Fall weist das Coronarsinusblut einen Sauerstoffgehalt auf, der dem Sauerstoffgehalt im rechten Herzen des ganzen Tieres gleicht (32).

Sowohl für das normale wie für das insuffiziente Herz (Abb. 10) gilt, daß der Sauerstoffgehalt des Sinus coronarius und dessen Spannung bei den verschiedenen funktionellen Bedingungen praktisch konstant bleibt, solange der arterielle Sauerstoffgehalt physiologisch ist. Der Sauerstoffbedarf des Herzens wird also in jedem Augenblick durch eine dosierte Änderung (Steigerung oder Minderung) des Coronardurchflusses gedeckt, da die prozentuale Ausnutzung konstant ist. Das Sauerstoffangebot ist an die metabolische Lage des Herzens gerade so angepaßt, daß die „Myokardsauerstoffreserve" nicht ausgenutzt wird. Diese Konstanz der Sauerstoffreserve ist als das Ergebnis eines beständigen Gleichgewichts zwischen Sauerstoffangebot und Sauerstoffverbrauch zu betrachten. Erst wenn der arterielle Sauerstoffgehalt sinkt oder eine dem Sauerstoffverbrauch entgegengerichtete Vasokonstriktion der Coronargefäße eintritt,

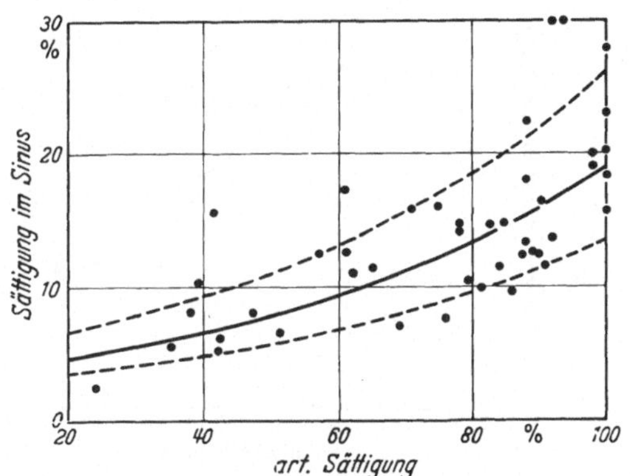

Abb. 11. Die Sauerstoffsättigung des Sinus coronarius nimmt mit dem arteriellen Sauerstoffgehalt ab. [A. ALELLA (32)]

greift das Myokard die Sauerstoffreserve an, d. h. nur dann, wenn dieser kleine O_2-Rest seinen begrenzten Beitrag zur Deckung des Sauerstoffbedarfs des Herzens geben muß (Abb. 11).

Allerdings kann eine unterschiedlich starke Steigerung der O_2-Sättigung im Sinus coronarius durch die Wirkung von Vagusreizung, Acetylcholin, Adrenalin und Nor-Adrenalin (49) oder von Pharmaka, wie Papaverin, Euphyllin, Coffein,

Nicotin usw. hervorgerufen werden (*50*). Diese Ergebnisse schließen jedoch nicht aus, daß die Coronardurchblutung normalerweise genau an den augenblicklichen Sauerstoffbedarf des Herzens angepaßt ist. Im Gegenteil beweisen sie, daß Luxusdurchblutungen, absolute oder relative, die ständig am Herz-Lungen-Präparat vorhanden sind, kurzfristig auch am Herzen „in situ" eintreten können. Ferner muß die Coronarvasokonstriktion, die im Rahmen der vielfältigen Wirkung von „Hypoxie-Linien" entsteht, auch als ein Beweis für die grundsätzliche Regel der Anpassung der Coronardurchblutung an das energetische Niveau des Herzens betrachtet werden (*52—58*).

Auch in Hypoxie, wo die Wirkung der niedrigen O_2-Spannung im Myokard außerhalb jeden Zweifels steht, spielt die Vasodilatation der Coronargefäße im Vergleich zu den mechanischen Faktoren die größte Rolle. Diese Senkung der Sauerstoffspannung im Myokard ruft nicht nur die Vasodilatation der Coronargefäße hervor, sondern steuert auch ihre Größe, die im allgemeinen um so mehr zunimmt, je stärker der arterielle Sauerstoffgehalt sinkt (Abb. 12) (*31*).

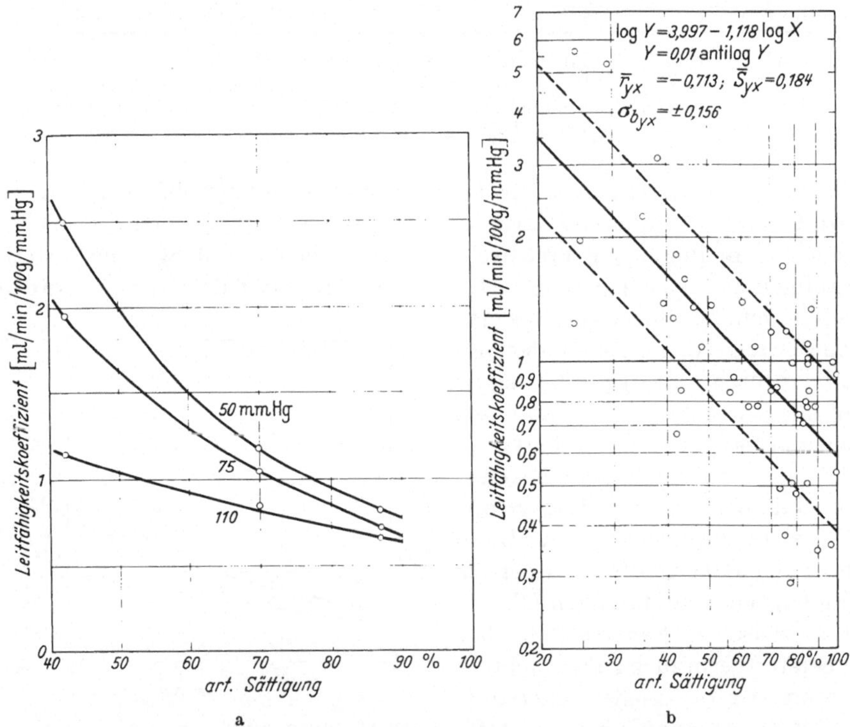

Abb. 12. *Die Coronarrasodilatation nimmt mit absinkendem arteriellem Sauerstoffgehalt zu* [A. ALELLA (*33*)]. a: Der Leitfähigkeitskoeffizient der Coronarien in Abhängigkeit von der arteriellen O_2-Sättigung bei 3 gleichbleibenden mittleren Aortendrucken. Mit sinkender arterieller Sättigung steigt der Koeffizient an. b: Allgemeine Beziehung zwischen arterieller Sättigung und Leitfähigkeitskoeffizient der Coronarien

Während die physiologische Bedeutung der Sauerstoffspannung im Myokard für die Anpassung der Coronardurchblutung an die Hypoxie feststeht, bleibt das innere Wesen ihrer Wirkungsart unklar. Mit anderen Worten, es ist noch nicht geklärt, ob es sich bei diesem Vorgang um eine direkte oder indirekte Wirkung auf die Coronargefäße handelt. Der eigentümliche Verlauf der reaktiven

Hyperämie nach Drosselung der Coronargefäße hat die Annahme wahrscheinlich gemacht, daß im Herzen selbst vasodilatorische Substanzen erzeugt werden (*41, 42*). Leider bietet sich für diese Annahme kein experimenteller Anhaltspunkt, zumal die alten Versuche in dieser Richtung am Herz-Lungen-Präparat ebenso wie die vor kurzem von amerikanischen Verfassern am Herzen „in situ" mitgeteilten Untersuchungen, keinen Beweis dafür liefern können (*43, 47, 48*). Das venöse Coronarblut zeigt also keine coronarvasodilatatorische Wirkung, wenn es im Herz-Lungen-Präparat oder im Herzen „in situ" reinfundiert wird. Es ist aber noch nicht möglich zu beurteilen, ob dieser Mißerfolg die Folge unbekannter experimenteller Schwierigkeiten ist (z. B. große Labilität der Substanzen). In dieser Beziehung bedarf der Befund einer Zunahme der Histaminkonzentration im coronarvenösen Blut bei Änderung der Herzarbeit einer Bestätigung (*44, 45, 46*).

Welche Bedeutung den Herznerven bei dieser Anpassung der Coronardurchblutung an den energetischen Bedarf des Myokards zugeschrieben werden kann, geht aus den bisherigen experimentellen Ergebnissen nicht hervor.

Die klassische Auffassung, daß der Vagus vasoconstrictorische und der Sympathicus vasodilatatorische Fasern für die Kranzgefäße enthalten soll, hat in den letzten Ergebnissen keine Bestätigung gefunden (*23*). Diese Widersprüche hängen hauptsächlich von den mehrfachen Reaktionen ab, die als Folge der Reizung der Herznerven, gleichgültig ob Vagus oder Sympathicus, einsetzen. Dieser Umstand stimmt mit den verschiedenen funktionellen Eigenschaften der Herznervenfasern überein.

Tatsächlich entsteht bei Vagusreizung als Folge der starken Änderung von Frequenz und Herzarbeit in den drei Hauptästen der Coronararterien eine gleichgeschaltete Verminderung der Durchblutung (Abb. 13a, b u. c). Bei diesen experimentellen Bedingungen ist es nicht möglich, die Verminderung des Coronardurchflusses auf die Wirkung vasoconstrictorischer Fasern zurückzuführen. Vielmehr ist es möglich, die Anwesenheit gefäßerweiternder Fasern im Vagus am Herzen „in situ" festzustellen, wenn die Coronargefäße von einem Spenderhund unabhängig durchströmt werden (*65*).

Nicht anders liegen die Verhältnisse bei Erforschung der Sympathicuswirkung (*63, 64*). Auch hier treten Änderungen der Herzfrequenz, der Herzarbeit und der Herzkraft ein, die eine Beurteilung der Bedeutung der gleichzeitigen Steigerung des Coronardurchflusses erschweren (Abb. 14A). Diese Schwierigkeiten werden auch nicht umgangen, wenn die Reizung des Sympathicus entweder nur rechts oder nur links erfolgt, da die Coronargefäße funktionell synchronisiert sind. Das Auftreten einer sympathischen vasodilatorischen Wirkung auf die Coronargefäße kann trotzdem festgestellt werden, wenn sich bei Sympathicusreizung die Herzfrequenz und die Herzarbeit nur geringfügig ändern, oder sich sogar vermindert haben (Abb. 14B).

Abgesehen von der eigentlichen Wirkung der Herznerven auf die Coronargefäße, darf man jedoch die mehrfachen Änderungen der Herztätigkeit, die durch das Hereinspielen von Reflexen hervorgerufen werden, und die damit verbundene Anpassung der Coronardurchblutung nicht als bedeutungslos betrachten. Im Gesamtorganismus erscheint die physiologische Anpassung der Coronardurchblutung oft als Folge der gleichzeitigen Wirkung verschiedener Faktoren. Am

                              A. ALELLA:

besten ist das aus der Möglichkeit einer additiven Wirkung der Hypoxie bei
Sympathicus-Reizung am Herzen „in situ" zu ersehen, wobei sich die Steigerung

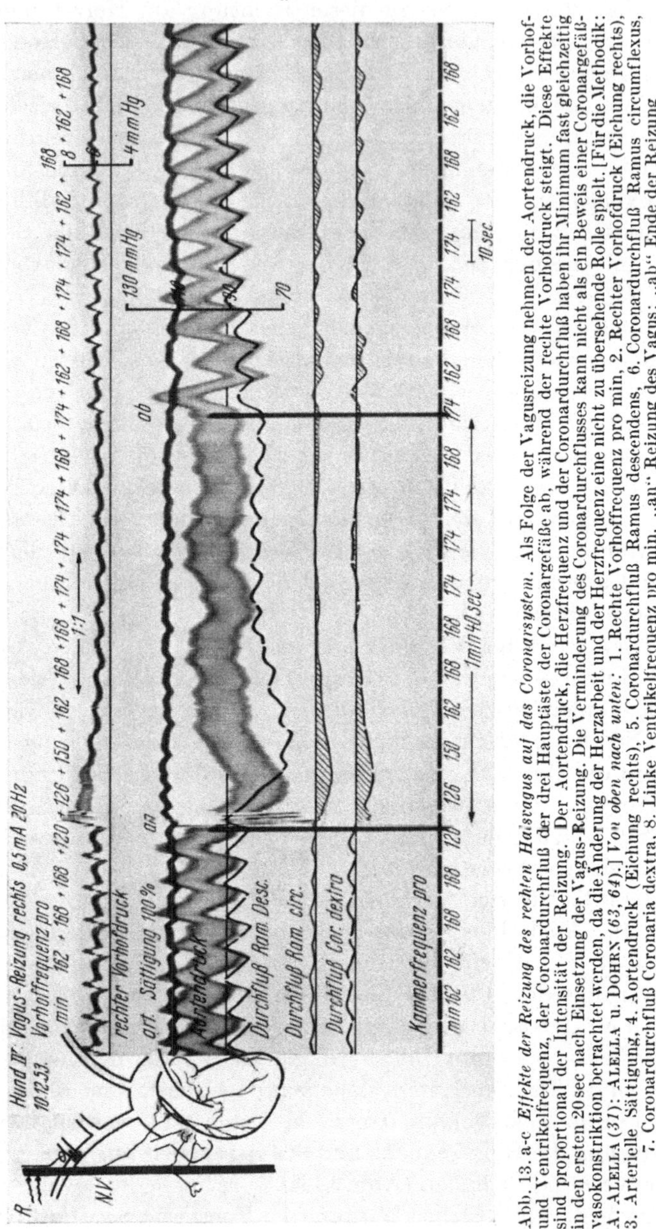

Abb. 13. a–c *Effekte der Reizung des rechten Halsvagus auf das Coronarsystem.* Als Folge der Vagusreizung nehmen der Aortendruck, die Vorhof- und Ventrikelfrequenz, der Coronardurchfluß der drei Hauptäste der Coronargefäße ab, während der rechte Vorhofdruck steigt. Diese Effekte sind proportional der Intensität der Reizung. Der Aortendruck, die Herzfrequenz und der Coronardurchfluß haben ihr Minimum fast gleichzeitig in den ersten 20 sec nach Einsetzung der Vagus-Reizung. Die Verminderung des Coronardurchflusses kann nicht als ein Beweis einer Coronargefäß-vasokonstriktion betrachtet werden, da die Änderung der Herzarbeit und der Herzfrequenz eine nicht zu übersehende Rolle spielt. [Für die Methodik: A. ALELLA (31); ALELLA u. DOHRN (63, 64).] *Von oben nach unten:* 1. Rechte Vorhoffrequenz pro min, 2. Rechter Vorhofdruck (Eichung rechts), 3. Arterielle Sättigung, 4. Aortendruck (Eichung rechts), 5. Coronardurchfluß Ramus descendens, 6. Coronardurchfluß Ramus circumflexus, 7. Coronardurchfluß Coronaria dextra, 8. Linke Ventrikelfrequenz pro min. „an" Reizung des Vagus; „ab" Ende der Reizung

des Coronardurchflusses, die durch die Sympathicus-Reizung erzeugt wird, noch
weiter durch das Einsetzen der Hypoxie vergrößern kann (Abb. 15).

Wenn auch die Wirkung der Herznerven auf die Coronargefäße noch nicht
vollkommen geklärt ist, so scheint sie doch im allgemeinen hinter der Bedeutung

der Sauerstoffspannung im Myokard zurückzutreten (*33, 35, 43*). Sowohl die Herznerven wie auch die Hormone der Nebennieren haben keinen bestimmenden

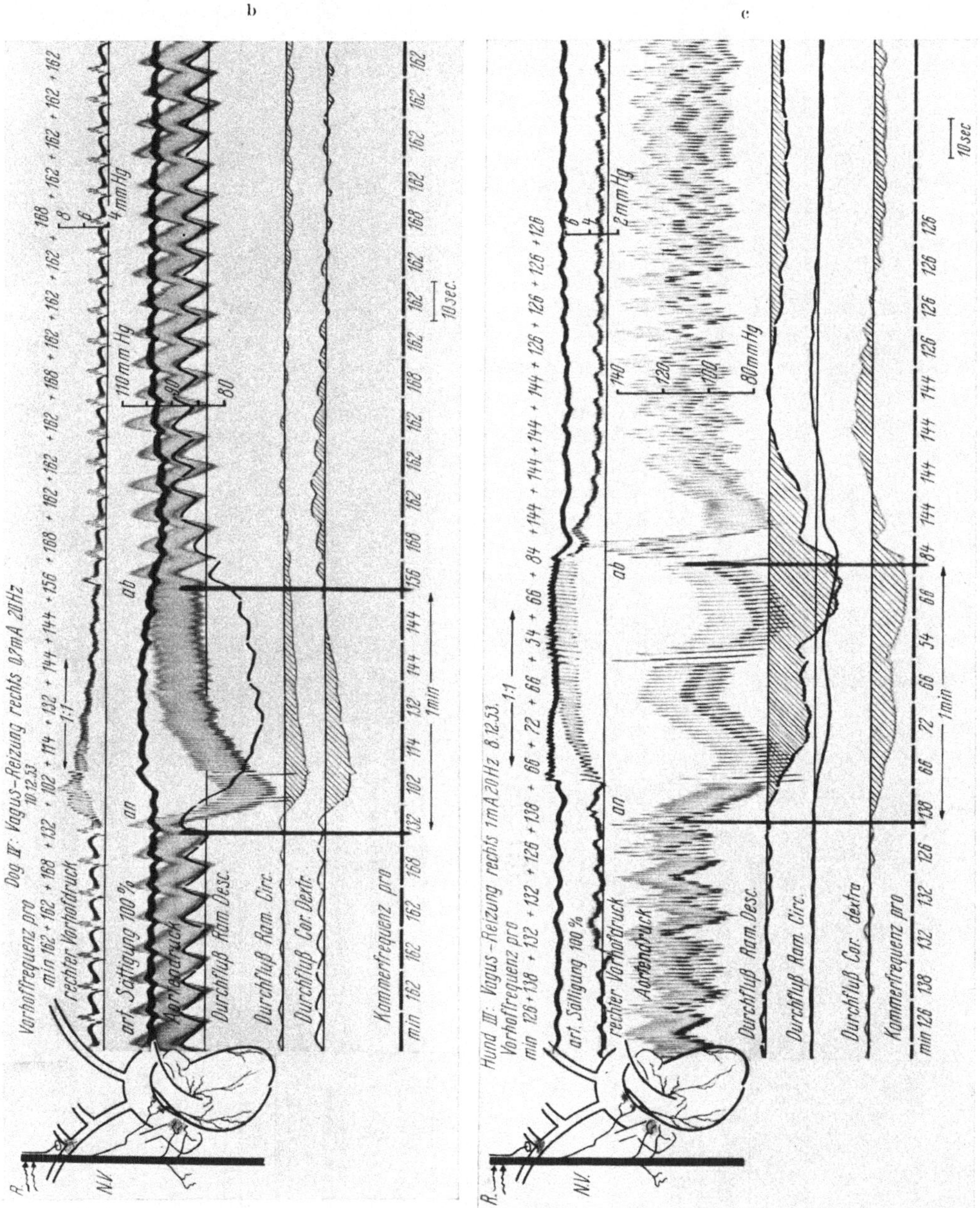

Einfluß auf die Erzeugung der hypoxämischen Vasodilatation der Coronarien, d. h. der wichtigste Mechanismus für die Anpassung der Coronardurchblutung befindet sich zweifellos im Herzen selbst (*6*).

Auf Grund einiger experimenteller Ergebnisse scheint die Annahme sehr berechtigt, daß am Herzen „in situ" sich normalerweise die Sauerstoffspannung

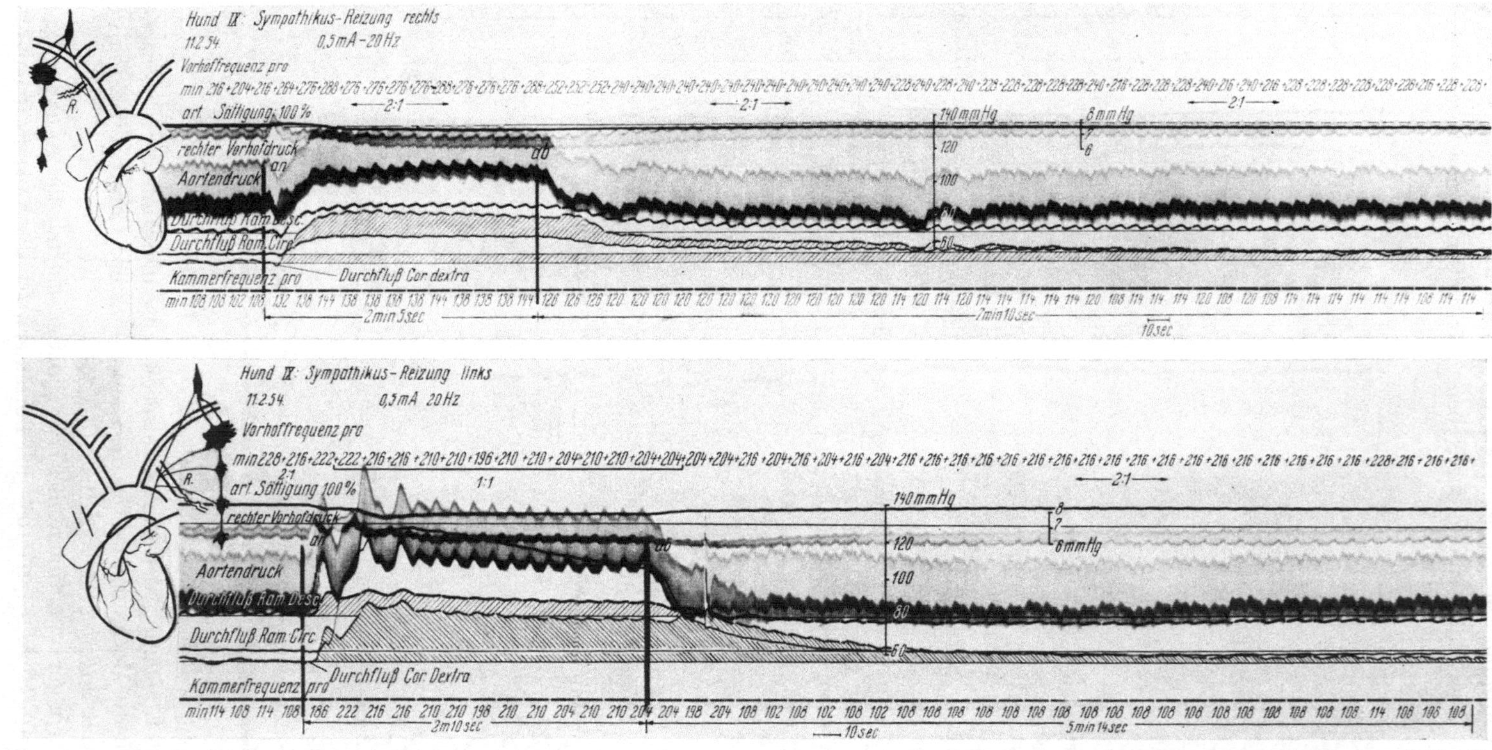

Abb. 14A, a-d *Wirkung der Sympathicus-Reizung auf die Coronardurchblutung.* Die rechte, linke oder auf beiden Seiten gleichzeitige Reizung des Sympathicus erzeugt: I. Eine Verminderung des rechten Vorhofdruckes, die die Reizung überdauert. II. Eine Steigerung des Aortendruckes. III. Eine Steigerung der Herzfrequenz sowohl des Vorhofes wie des Ventrikels im Laufe von 5—10 sec. Die Reizung des rechten Sympathicus (a, d) ruft nur eine geringe Steigerung der Ventrikelfrequenz (höchstens um 33%) hervor und beseitigt den A—V-Block 2:1 nicht. Die Reizung des linken Sympathicus allein, oder des rechten und linken gleichzeitig (b, c) verursacht eine Verdoppelung (von 105—150%) der Ventrikel-Frequenz, da sie während der Reizung den A—V-Block 2:1 durch eine A—V-Überleitung 1:1 ersetzt. IV. Der Coronardurchfluß nimmt gleichzeitig in den 3 Hauptästen der Coronarien zu. Die verschiedenen Gefäße verhalten sich wie ein synchronisiertes Einzelsytrem. Der Mehrdurchfluß überdauert die Reizung und die Änderungen der Frequenz und des Aortendruckes und kehrt langsam zur Ausgangslage zurück. [Methodik: wie Abb. 13]. *Von oben nach unten gesehen:* 1. Rechte Vorhoffrequenz pro min, 2. Arterielle Sättigung, 3. Rechter Vorhofdruck (Eichung rechts), 4. Aortendruck (Eichung rechts), 5. Durchfluß in Ramus descendens, 6. Durchfluß in Ramus circumflexus, 7. Durchfluß in Coronaria dextra, 8. Kammerfrequenz pro min. „*an*" Reizung des Sympathicus, „*ab*" Abschaltung der Reizung

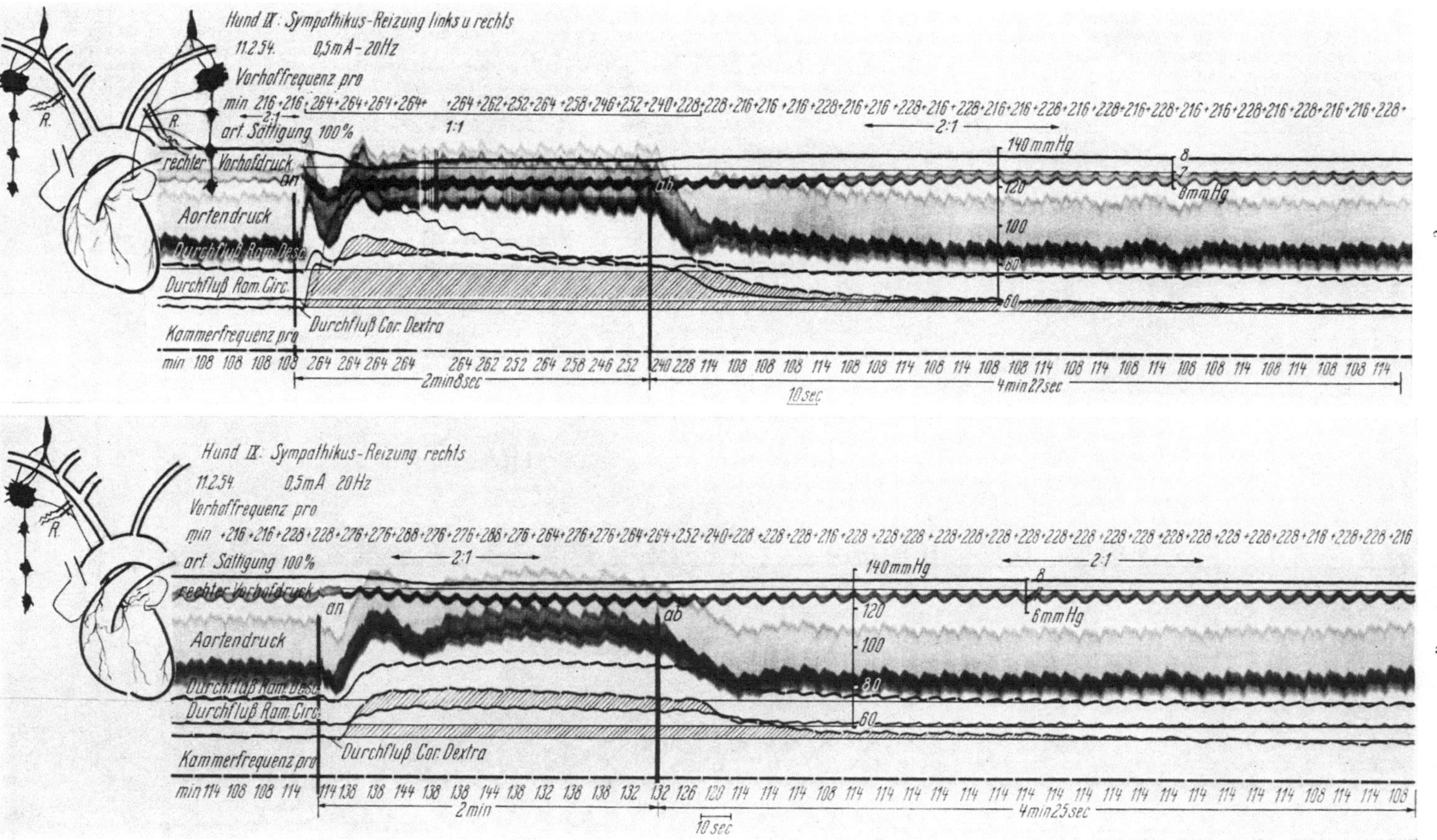
c
Hund IX: Sympathikus-Reizung links u. rechts
11.2.54.   0,5mA – 20Hz
Vorhoffrequenz pro
min 216 · 216 · 264 · 264 · 264 · 264 ·   · 264 · 262 · 252 · 264 · 258 · 246 · 252 · 240 · 228 · 228 · 216 · 216 · 216 · 228 · 216 · 216 · 228 · 216 · 228 · 216 · 216 · 228 · 216 · 228 · 216 · 228 · 216 · 228 · 216 · 216 · 228 · 216 · 228 · 216 · 216 · 228 ·
2:1
art. Sättigung 100%   1:1   2:1   140 mmHg   8   7   8mmHg
rechter Vorhofdruck   120
an   ab
Aortendruck   100
Durchfluß Ram. Desc.
Durchfluß Ram. Circ.   60
Durchfluß Cor. Dextra
Kammerfrequenz pro
min 108 108 108 108 264 264 264 264 264   264 262 252 264 258 246 252 240 228 114 108 108 108 114 108 108 114 108 114 108 108 114 108 114 108 114 108 108 114 108 114 108 103 114
2min8sec   10 sec   4min27sec
d
Hund IX: Sympathikus-Reizung rechts
11.2.54   0,5mA 20Hz
Vorhoffrequenz pro
min · 216 · 216 · 228 · 228 · 276 · 276 · 288 · 276 · 276 · 288 · 276 · 264 · 276 · 276 · 264 · 264 · 252 · 240 · 228 · 228 · 228 · 216 · 228 · 228 · 228 · 228 · 228 · 228 · 228 · 228 · 228 · 228 · 228 · 228 · 228 · 228 · 228 · 218 · 228 · 228 · 216
art. Sättigung 100%   2:1   140 mmHg   8   2:1
rechter Vorhofdruck   120   6 mmHg
an   ab
Aortendruck   100
Durchfluß Ram. Desc.   80
Durchfluß Ram. Circ.   60
Durchfluß Cor. Dextra
Kammerfrequenz pro
min 114 108 108 114 114 138 138 144 138 144 138 132 138 138 132 132 126 120 114 114 114 108 114 114 114 114 114 114 114 114 114 114 114 114 114 114 108 114 114 108
2min   10 sec   4min25sec

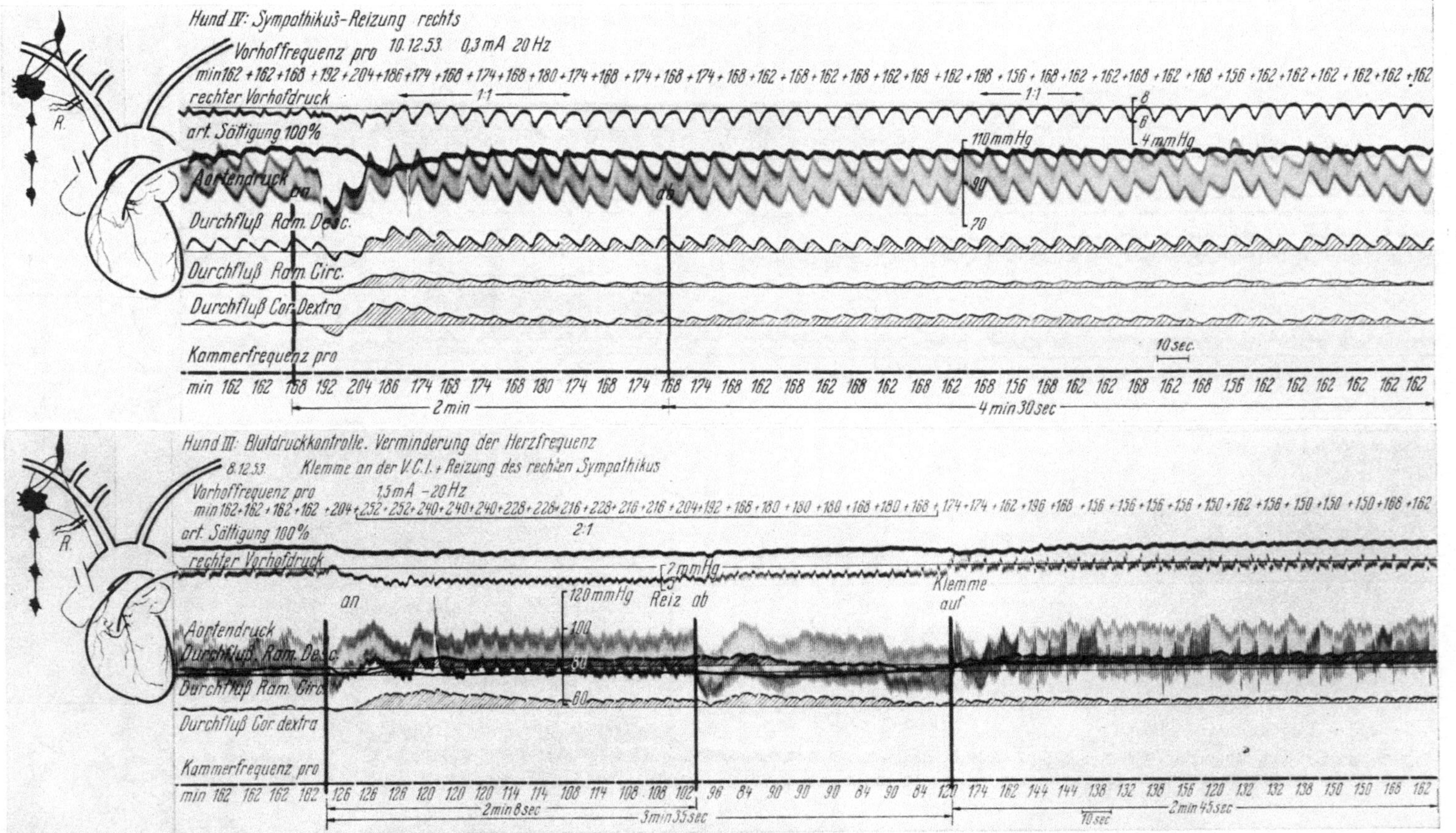

Abb. 14 B. a) *Effekte der rechtsseitigen Sympathicus-Reizung mit niedrigerer Intensität auf die Coronardurchblutung.* Gleichzeitige Steigerung des Coronardurchflusses in allen drei Coronarhauptästen bei praktisch unverändertem Aortendruck. Begrenzte Steigerung der Frequenz des Vorhofes und des Ventrikels (A—V-Leitung 1 : 1). Diese Frequenzsteigerung erreicht ihr Maximum in den ersten 30 sec und klingt danach ab. *Von oben nach unten:* 1. Vorhoffrequenz pro min, 2. Vorhofdruck (Eichung rechts), 3. Arterielle Sättigung; s. weiter wie in Abb. 14 A. b) *Kontrolle der Herzarbeit während der Sympathicus-Reizung durch Drosselung der Vena cava inferior mittels einer Klemme.* Diese Absperrung der Vena cava inferior beseitigt die Steigerung des Aortendrucks und der Herzarbeit. Die Steigerung der Vorhoffrequenz ruft während der Sympathicus-Reizung einen A—V-Block 2 : 1 hervor, der eine Verlangsamung der Ventrikelfrequenz von 50% zur Folge hat. Der Coronardurchfluß vergrößert sich im Ramus descendens und in der Coronaria dextra. Diese Steigerung des Coronardurchflusses überdauert sowohl die Wirkung der Sympathicusreizung wie die der Drosselung der Vena cava inferior. Von oben nach unten s. Abb. 14 A. Bei „an" Drosselung der Vena cava inferior und gleichzeitige Reizung des rechten Sympathicus. [ALELLA u. DOHRN (63, 64)]

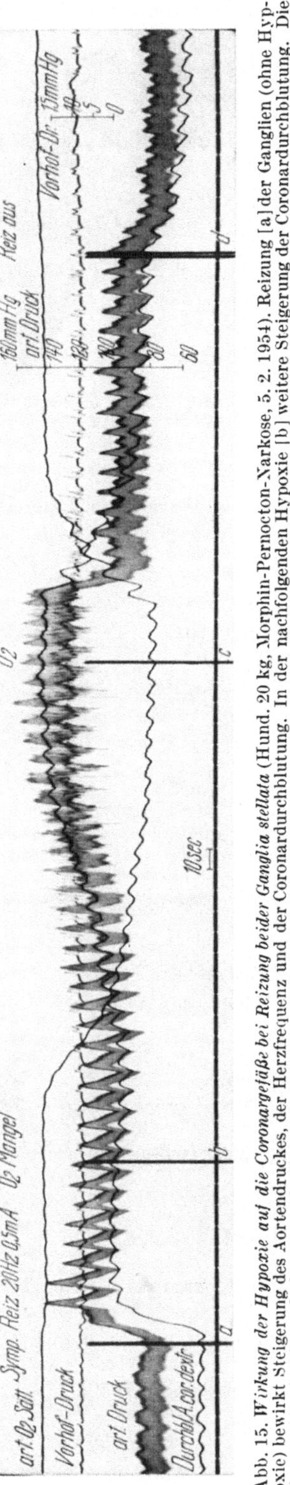

Abb. 15. *Wirkung der Hypoxie auf die Coronargefäße bei Reizung beider Ganglia stellata* (Hund. 20 kg, Morphin-Pernocton-Narkose, 5. 2. 1954). Reizung [a] der Ganglien (ohne Hypoxie) bewirkt Steigerung des Aortendruckes, der Herzfrequenz und der Coronardurchblutung. In der nachfolgenden Hypoxie [b] weitere Steigerung der Coronardurchblutung. Die Beatmung mit reinem O₂ [c] macht die Wirkung der Hypoxie rückgängig, jedoch nicht die Folgen des sympathischen Reizes, die erst nach dessen Ende [d] abklingen. [A. ALELLA(31)]

des Myokards für die Coronargefäßdilatation annähernd am kritischen Punkt befindet. Infolgedessen können schon kleine Änderungen der Sauerstoffspannung eine Vasodilatation hervorrufen. Sollte sich diese Annahme als richtig erweisen, so würde kein Unterschied zwischen der hypoxämischen und der normoxämischen Vasodilatation in bezug auf den erzeugenden Mechanismus bestehen, da die Änderung der Sauerstoffspannung im Myokard in beiden Fällen der bestimmende Faktor wäre. Auf jeden Fall kann man die normoxämische Vasodilatation folgendermaßen von der hypoxämischen unterscheiden: Die normoxämische Vasodilatation wird durch Vorgänge ausgelöst, die sich im Herzen selbst abspielen und deshalb auch als primäre Vasodilatation bezeichnet. Die hypoxämische Gefäßerweiterung tritt als Folge einer Senkung des arteriellen O_2-Gehaltes auf, und kann so als sekundäre Dilatation angesprochen werden.

So gut sich die wichtige Rolle der O_2-Spannung in der Anpassung der Coronardurchblutung aus den oben genannten Experimenten ableiten läßt, so bleibt doch letzten Endes der eigentliche Wirkungsmechanismus vorläufig noch auf Spekulationsebene.

Literatur

1. ALELLA, A., F. L. WILLIAMS, C. BOLENE-WILLIAMS and L. N. KATZ: Amer. J. Physiol. **183**, 570 (1955).
2. GOLLWITZER-MEIER, KL., K. KRAMER u. E. KRÜGER: Pflügers Arch. ges. Physiol. **237**, 68 (1936).
3. OSHER, W. S.: Amer J. Physiol. **172**, 403 (1953).
4. HOCHREIN, M., u. J. KELLER: Naunyn-Schmiedebergs Arch. exp. Path. Pharmak. **159**, 300 (1930).
5. WEZLER, K., u. W. SINN: Das Strömungsgesetz des Blutkreislaufes. Aulendorf i. Württ.: Cantor KG. 1953.
6. ALELLA, A.: Bull. Swiss Acad. med. Sci. **13**, 51 (1957); Symposium on arteriosclerosis. Basel/Stuttgart: Benno Schwabe & Co. 1957.
7. ANREP, G. V.: Studies in cardiovascular regulation. Lane Lectures. Stanford Univ. Publ. Univ. Ser. 11. Sc. **3**, 199 (1936).
8. HAUSNER, E. H., H. E. ESSEX, S. F. HERRICK and E. S. BALDES: Amer. J. Physiol. **131**, 43 (1940).
9. HERRICK, S. F., E. HAUSNER, H. E. ESSEX and E. S. BALDES: Amer. J. Physiol. **129**, 380 (1940).

10. Gollwitzer-Meier, Kl. Chr. Kroetz u. E. Krüger: Pflügers Arch. ges. Physiol. **240**, 263 (1938).
11. Eckenhoff, S. E., S. H. Hafkenschiel and C. M. Landmesser: Amer. J. Physiol. **148**, 582 (1947).
12. — Anesthesiology **11**, 168 (1950).
13. — J. H. Hafkenschiel, C. M. Landmesser and M. Harmel: Amer. J. Physiol. **149**, 634 (1947).
14. Green, H. D., and D. E. Gregg: Amer. J. Physiol. **130**, 126 (1940).
15. Spencer, F. C., D. L. Merrill, S. R. Powers and R. J. Bing: Amer. J. Physiol. **160**, 149 (1950).
16. Gollwitzer-Meier, K., u. E. Krüger: Pflügers Arch. ges. Physiol. **238**, 279 (1937).
17. Bretschneider, H. S., E. Bücherl, A. Frank u. M. Husten: Pflügers Arch. ges. Physiol. **254**, 458 (1952).
18. Gremels, H.: Naunyn-Schmiedebergs Arch. exp. Path. Pharmak. **169**, 689 (1933).
19. Starling, E. H., and M. B. Visscher: J. Physiol. **62**, 243 (1927).
20. Alella, A., F. C. Williams, C. Bolene-Williams and L. N. Katz: Amer. J. Physiol. **185**, 487 (1956).
21. Rein, H.: Z. Biol. **92**, 101 (1932).
22. — Z. Biol. **92**, 115 (1932).
23. Alella, A.: In R. J. S. McDowall, The control of the circulation of the blood. Vol. II. London: Dawson & Sons 1956.
24. Weizsäcker, V. v.: Pflügers Arch. ges. Physiol. **141**, 457 (1911).
25. Eismayer, G., u. H. Quincke: Z. Biol. **89**, 523 (1930).
26. Cohn, A. E., and J. M. Steele: Amer. J. Physiol. **113**, 654 (1935).
27. Katz, L. N., W. Wise and K. Jochim: Amer. J. Physiol. **143**, 463 (1945).
28. — — — Amer. J. Physiol. **143**, 479 (1945).
29. Foltz, E. L., R. G. Page, W. F. Sheldon, S. K. Wong, W. J. Tuddenham and A. J. Weiss: Amer. J. Physiol. **162**, 521 (1950).
30. Rein, H.: Pflügers Arch. ges. Physiol. **253**, 205 (1951).
31. Alella, A.: Pflügers Arch. ges. Physiol. **259**, 422 (1954).
32. — Pflügers Arch. ges. Physiol. **259**, 436 (1954).
33. — Pflügers Arch. ges. Physiol. **261**, 373 (1955).
34. — Ber. Physiol. **154**, 262 (1952).
35. — Ber. Physiol. **162**, 329 (1954).
36. — Boll. Soc. ital. Biol. sper. **29**, 1139 (1953).
37. — Boll. Soc. ital. sper. **29**, 1140 (1953).
38. — Boll. Soc. ital. Biol. sper. **29**, 1141 (1953).
39. — Second World Congress of Cardiology, Washington 1954, Abstracts, S. 101.
40. Goodale, W. T., M. Lubin, J. E. Eckenhoff, J. H. Hafkenschiel and W. G. Banfield jr.: Amer. J. Physiol. **152**, 340 (1948).
41. Rein, H.: Pflügers Arch. ges. Physiol. **253**, 309 (1951).
42. Katz, L. N., and E. Lindner: Amer. J. Physiol. **126**, 283 (1939).
43. Jelliffe, R. W., C. R. Wolf, R. M. Berne and W. Eckstein: Circulat. Res. **5**, 382 (1957).
44. Anrep, C. V., G. S. Barsoum and M. Talaat: J. Physiol. **86**, 431 (1936).
45. Marcou, I.: C.R. Soc. Biol. (Paris) **130**, 575 (1939).
46. — and C. C. Parlion: J. Physiol. Path. gén. **36**, 46 (1938).
47. Morawitz, P., u. A. Zahn: Dtsch. Arch. klin. Med. **116**, 64 (1914).
48. Anrep, G. V.: Physiol. Rev. **6**, 596 (1926).
49. Lochner, W., H. Merker u. E. Schürmeyer: Naunyn-Schmiedebergs Arch. exp. Path. Pharmak. **227**, 360 (1956).
50. Lochner, W., H. Merker u. E. Schürmeyer: Naunyn-Schmiedebergs Arch. exp. Path. Pharmak. **227**, 373 (1956).
51. Gregg, D. E.: Coronary Circulation in Health and Disease. Philadelphia 1950.
52. Meesmann, W., u. J. Schmier: Z. Kreislaufforsch. **44**, 304 (1955).
53. — — Pflügers Arch. ges. Physiol. **263**, 293 (1956).
54. — — Pflügers Arch. ges. Physiol. **263**, 304 (1956).

55. Schmier, J., A. Alella, F. Drawert u. W. Meesmann: Bull. schweiz. Akad. med. Wiss. 13, 396 (1957).
56. Rein, H., O. Mertens u. E. Bücherl: Naturwissenschaften 36, 233 u. 260 (1949).
57. — u. A. Dohrn: Pflügers Arch. ges. Physiol. 253, 435 (1951).
58. Meesmann, W., u. J. Schmier: Z. Kreislaufforsch. 45, 335 (1956).
59. Penrod, K. E.: Amer. J. Physiol. 164, 79 (1951).
60. Bing, R. J., M. M. Hammond, J. C. Handelsmann, S. R. Powers, F. C. Spencer, J. E. Eckenhoff, W. T. Goodale, J. H. Hafkenschiel and S. S. Kety: Amer. Heart J. 38, 1 (1949).
61. Hackel, D. B., and G. H. A. Clowes jr.: Amer. J. Physiol. 186, 111 (1956).
63. — W. T. Goodale and J. Kleinerman: Circulat. Res. 2, 169 (1954).
62. Alella, A., e A. Dohrn: Atti XVIII Congresso Soc. It. Cardiologia S. 177, 1956.
64. — — Sec. European Congress of Cardiology Stockholm, 1956, Abstracts, S. 35.
65. Heidenreich, O., u. L. Schmidt: Pflügers Arch. ges. Physiol. 263, 315 (1956).
66. Alella, A.: Ärztl. Forsch. 12 I, 440, 1958.

Aus dem Physiologischen Institut der Universität Kiel
(Direktor: Prof. Dr. H. Lullies)

Die Gewebsatmung der Herzmuskelfaser*

Von

D. Lübbers

Mit 5 Abbildungen

Die Aufgabe des Herzmuskels ist es, die mechanische Energie zu liefern, die zur Aufrechterhaltung der Blutversorgung im Gesamtorganismus einschließlich des Herzens selbst notwendig ist. Diese mechanische Energie wird als Kontraktionsenergie aus der chemischen Energie der Nährstoffe gewonnen. Den Hauptteil der benötigten Energie gewinnt der Herzmuskel in Prozessen, die mit der Gewebsatmung verknüpft sind. Es ist daher verständlich, daß Fragen der Sauerstoffversorgung bzw. der Coronardurchblutung eine zentrale Stellung in der normalen und pathologischen Physiologie des Herzmuskels einnehmen.

Grundsätzlich kommen als energieliefernde Stoffe Kohlenhydrate, Fette und Eiweiße in Frage. Es war ein bedeutender Fortschritt, als es Bing u. Mitarb. (Zusammenfassung: Bing, 1954/55; Bing, Hammond, Handelsman, Power, Spencer, Eckenhoff, Goodale, Hafkenschiel and Kety, 1949) durch Anwendung des Herzkatheters gelang, den Stoffwechsel des Herzens am intakten *menschlichen* Organismus zu untersuchen. Wird nach einer *Kohlenhydrat*mahlzeit der Verlauf der Glucoseaufnahme durch den Herzmuskel (Bing, Siegel, Vitale, Balboni, Sparks, Taeschler, Klapper u. Edwards, 1953) untersucht, so findet man, daß bei Blutzuckerwerten unter 80 mg-% die arterio-venöse Differenz (AVD) kleiner als 4 mg-% ist. Bei steigendem Blutzucker steigt die AVD schnell an, d. h. das Herz nimmt mehr Kohlenhydrat aus dem Blut auf. Bei 110 mg-% erreicht die AVD einen maximalen Wert von 16—20 mg-%. Anders ist es, wenn eine Traubenzucker*injektion* gemacht wird; die AVD steigt in diesem Fall auf höhere Werte und es scheint ein solcher oberer Grenzwert nicht erreicht zu werden. Welche Regulationsmechanismen für dieses unterschiedliche Verhalten verantwortlich sind, ist nicht bekannt. Die Größe der Coronardurchblutung und der Herzarbeit haben im Gegensatz zu den Befunden, die am Herz-Lungen-Präparat erhoben wurden (s. z. B. Patterson u. Starling, 1914; Visscher u. Mulder, 1930; McGinty u. Miller, 1932; McGinty, 1933; Rühl, 1934; C. L. Evans, 1939; Gremels, 1940) keinen Einfluß auf die Höhe der Glucoseaufnahme.

Werden die Größe der Glucose- und Sauerstoffaufnahme miteinander verglichen, so zeigt sich, daß das Herz *mehr* Sauerstoff verbraucht, als zur Verbrennung der Glucosemenge allein benötigt wird. Unter besonderen Vesuchsbedingungen kann es z. B. dazu kommen, daß nur 20% des Gesamtsauerstoffverbrauches für die Glucoseverbrennung verwandt wird (Visscher u. Mulder, 1930). Es lag

---

* Herrn Prof. H. Lullies zum 60. Geburtstag gewidmet.

daher nahe anzunehmen, daß auch Fette bzw. Eiweiße zur Energiebildung herangezogen werden (EVANS, 1914; BAYLISS, MÜLLER u. STARLING, 1928; CLARK, GADDIE u. STEWART, 1937). Am Herz-Lungen-Präparat konnte der Umsatz und die Aufnahme von Fettsäure und Ketokörpern direkt nachgewiesen werden (CRUICKSHANK u. McCLURE, 1936; CRUICKSHANK, 1936; WATERS, FLETCHER u. MIRSKY, 1938; BARNES, McKAY, MOE u. VISSCHER, 1938; CRUICK-SHANK u. KOSTERLITZ, 1941).

Die neueren Untersuchungen zeigen, daß auch am Herz im intakten Organismus Fettsäuren und Ketokörper umgesetzt werden. Im postabsorptiven Zustand ist bei normaler Kost das Verhältnis Kohlenhydratumsatz zum Fettsäureumsatz 1:2, nach einer fettreichen Mahlzeit kann es sogar auf 1:5 steigen (BING, SIEGEL, UNGAR u. GILBERT, 1954; UNGAR, GILBERT, SIEGEL, BLAIN u. BING, 1955).

Unter den letztgenannten Bedingungen soll es zu einer lokalen Fettspeicherung kommen. Diese lokale Fettspeicherung spielt möglicherweise eine Rolle als Energiereserve, da die Größe des intracellulären Glykogenspeichers ziemlich begrenzt ist.

Aminosäuren vermag das Herz im Herz-Lungen-Präparat nicht umzusetzen (CRUICKSHANK u. McCLURE, 1936), im intakten Organismus dagegen werden sie sogar in erheblichem Umfang verbraucht. Nach einer Aminosäure-Infusion können sogar 40% des Sauerstoffverbrauches zur Verbrennung von Aminosäuren dienen. Der Umsatz von Aminosäuren steigt nicht proportional ihrer arteriellen Konzentration, sondern viel stärker an (BING, SIEGEL, UNGAR u. GILBERT, 1954).

Vom normalen menschlichen Herz werden also sowohl Kohlenhydrate (Glucose, Milchsäure, Brenztraubensäure) als auch Fettsäuren und Aminosäuren umgesetzt. Werden 100 ml O_2 verbraucht, so entfallen davon auf Glucose 17,9%, auf Brenztraubensäure 0,54%, auf Milchsäure 16,46%, auf Fettsäuren 57,0%, auf Ketokörper 4,3% und auf Aminosäuren 5,6%. Kohlenhydrate liefern also normalerweise nur 35% des insgesamt verbrauchten Brennstoffes (BING, 1954/55).

In gewissem Umfang vermag der Herzmuskel aus den eben genannten Substraten auch ohne Sauerstoff Energie zu gewinnen. Am isolierten Kaltblüterherzen fand BACHMANN 1927, daß das Froschherz unter totaler Anoxie bei ausreichender Glucosezufuhr 2 Tage und 13 Std. lang schlagen konnte. Zwar bleibt das isolierte Warmblüterherz bei kräftiger Durchströmung auch in totaler Anoxie einige Stunden funktionstüchtig, doch werden längere Zeiten nur erreicht, wenn die Temperatur auf 30° herabgesetzt wurde (KÖNIG, 1928; s. SCHUMANN, 1950), mit anderen Worten, wenn vorher eine Stoffwechselsenkung erzwungen war. Am Herzen in situ gelang es bisher nicht, bei Anoxie eine Herztätigkeit längere Zeit aufrechtzuerhalten.

Die *Überlebenszeit* für das menschliche Herz, d. h. die Zeit bis zum Beginn des Scheintodes beträgt bei Körpertemperatur etwa 7—18 min und die Wiederbelebungszeit (die Zeit bis zum Beginn des Zelltodes) 5—27 Std. (BOGUE, EVANS u. GREGORY, 1939; GRAUER, 1947, OPITZ, 1950). In Hypothermie ist die Überlebenszeit durch die Stoffwechselsenkung verlängert (GOLLAN u. NELSON, 1957).

Vergleicht man hiermit die entsprechenden Zeiten für das Gehirn (Überlebenszeit $^1/_2$—1 min, Wiederbelebungszeit 3—10 min) (OPITZ u. SCHNEIDER, 1950), so wird deutlich, daß das Herz viel unempfindlicher gegen Sauerstoffmangel ist als das Gehirn. Es muß aber berücksichtigt werden, daß die eben genannten Zahlen für das Herz Grenzwerte darstellen. Am Hund wurde nachgewiesen, daß es schon einige Minuten nach Blockierung der aeroben Energiegewinnung bei intaktem Coronarkreislauf zu histologisch sichtbaren Veränderungen im Herzmuskel kommt. Wenn am Warmblüterherzen bei Körpertemperatur eine Anoxie länger als ungefähr 10 min besteht, muß daher mit histologischen Veränderungen im Herzmuskel gerechnet werden.

Von der Gesamtenergie, die das schlagende Herz verbraucht, wird etwa $^1/_{10}$ für den *Ruheumsatz* verbraucht. Am Kaltblüterherzen läßt sich der Ruhestoffwechsel relativ leicht messen, da es gelingt, das Herz durch eine Ligatur um den Sinus coronarius zum Stillstand zu bringen. Die Messungen am Warmblüterherzen sind methodisch viel schwieriger. Wenn das Warmblüterherz durch Calciumentzug stillgelegt wird, ergab sich nur eine Senkung des Sauerstoffverbrauches auf die Hälfte (ROHDE,1912). SCHUMANN (1950) weist darauf hin, daß diese hohen Werte vielleicht durch experimentell verursachte partielle Anaerobiose zu erklären sind. Neuerdings wurde mit verschiedenen Methoden (Vagusreiz, KCl-Gaben und Leersaugen des Herzens) für den Umsatz des nichtarbeitenden Herzens etwa 15—30% des Arbeitsumsatzes gefunden (McKEEVER, CANNEY u. GREGG, 1957; JARDETZKY, GREENE u. LORBEER, 1956).

Die Größe des Ruhestoffwechsels ist dadurch bestimmt, daß der Muskel, auch wenn er nicht arbeitet, für das Aufrechterhalten seiner Tätigkeitsbereitschaft Energie verbraucht. Diese Tätigkeitsbereitschaft ist an das Vorhandensein bestimmter Strukturen gebunden, von denen im Muskel ein großer Teil sehr labil ist, d. h. nur durch dauernde Zufuhr von Energie aufrechterhalten werden kann. Am Kaltblüterherzen zeigte es sich, daß der Energiebetrag, der für die Erhaltung der Tätigkeitsbereitschaft aufgewendet wird, sehr konstant ist. Seine Größe hängt von der Temperatur und vom Herzgewicht ab, und zwar so, daß kleinere Herzen, auf die Gewichtseinheit bezogen, einen größeren Sauerstoffverbrauch haben als größere Herzen (BARBEY u. LÜBBERS). Wie sich der Ruhestoffwechsel des Warmblüterherzens verhält, ist nicht bekannt. Es liegen zwar Untersuchungen an Herzschnitten im Warburg-Apparat vor, die etwa ähnliche Resultate liefern, jedoch sind Untersuchungen an Gewebsschnitten wenig beweisend, wenn Fragen der absoluten Sauerstoffaufnahme untersucht werden sollen. Beim Froschherzen z. B. läßt sich die erwähnte Beziehung zwischen Gewicht und Atmung nach dem Zerschneiden des Gewebes nicht mehr finden (OPITZ u. LÜBBERS, 1957, S. 447ff. u. 477ff.). Für das schlagende Herz bei unnarkotisierten Hunden wurde von SPENCER, MERRILL, POWERS u. BING, 1950) gefunden, daß der auf die Gewichtseinheit bezogene Sauerstoffverbrauch größer wird, je kleiner das Herzgewicht ist.

Der Sauerstoffverbrauch des intakten menschlichen Herzens wurde erstmals von BING u. Mitarb. 1949 durch Katheterisierung des Coronarsinus und Anwendung der N_2O-Methode von KETY u. SCHMIDT (1945) bestimmt. Unterdessen liegen eine ganze Reihe von Bestimmungen vor. Der O_2-Verbrauch des linken menschlichen Ventrikels beträgt unter Ruhebedingungen zwischen 7,5 und 10 ml $O_2/100$ g/min. Er steigt bei leichter Arbeit um rund 5 ml $O_2/100$ g/min an (BING, HAMMOND, HANDELSMANN, POWER, SPENCER, ECKENHOFF, GOODALE, HAFKENSCHIEL u. KETY, 1949; BING u. DALEY, 1951; BING, 1951; LOMBARDO, ROSE, TAESCHLER, TULUY u. BING, 1953). Zusammenfassung der neueren Befunde s. MERCKER, LOCHNER u. BRETSCHNEIDER, 1958. Für den Hund liegen die Werte in gleicher Größenordnung (GOODALE, LUBIN, ECKENHOFF, HAFKENSCHIEL u. BANFIELD,

1948; SPENCER, MERILL, POWER u. BING, 1950; HACKEL, GOODALE u. KLEINER-
MANN, 1954; MERCKER, FOLTZ u. WEST, 1955). Es müssen also wohl die Werte,
die am Herz-Lungen-Präparat gewonnen wurden, korrigiert werden (z. B. EVANS,
1912/13; CRUICKSHANK u. STARTUP, 1932; GREMELS, 1933; GOLLWITZER-MEIER,
1938), worauf schon REIN (1942, 1949) hingewiesen hat.

Es gibt eine große Anzahl von Arbeiten, die sich mit der Analyse des Arbeitsstoffwechsels beschäftigen und klarzustellen versuchen, von welchen mechanischen,
mit der Herztätigkeit verbundenen Faktoren der O_2-Verbrauch bestimmt wird.
Wesentliche Beiträge zur Klärung dieser Beziehungen verdanken wir GOLL-
WITZER-MEIER (GOLLWITZER-MEIER, 1939). SCHUMANN (1950) gibt in seiner
Monographie über den Muskelstoffwechsel des Herzens eine kritische Übersicht
des bis dahin Erarbeiteten und faßt die Resultate folgendermaßen zusammen:

1. Die Stoffwechselgröße pro Zeiteinheit nimmt zu, wenn die Schlagzahl des
Herzens wächst.

2. Für die einzelne Systole wird in physiologischen Grenzen der Sauerstoff-
verbrauch von der Größe des diastolischen Volumens bestimmt.

3. Sympathische und parasympathische Reize verändern die Größe des
Energieumsatzes,

4. ebenso Temperatur- und p_H-Änderungen.

Ein weiterer wichtige Faktor sei der „Kräftezustand" des Herzens, da für ein
muskelschwaches Herz die gleiche Arbeit relativ größer ist als für ein muskel-
starkes. Unter Berücksichtigung dieser Tatsache versucht SCHUMANN in seiner
Arbeit zu zeigen, daß allen diesen verschiedenen Faktoren eine Grundgröße
gemeinsam ist, die ihrerseits damit den Sauerstoffverbrauch bestimmt: Das ist
die Größe der Muskelspannung, die während der Kontraktion entsteht.

Ähnliche Resultate ergaben neuere Untersuchungen am isolierten, chemisch
unterstützten Warmblüterherzen, bei denen gezeigt wurde, daß keine klare
Beziehung zwischen Sauerstoffverbrauch und Schlagarbeit oder Füllungsdruck
besteht, sondern, daß der Sauerstoffverbrauch von der insgesamt pro Systole
entwickelten Spannung abhängt, die als Fläche unter der Druckkurve des Herzens
gemessen werden kann. Daraus wird der Schluß gezogen, daß die Stoffwechselgröße ausschließlich durch Faktoren bestimmt wird, die nach Beginn der Kontraktion einwirken (SARNOFF, BRAUNWALD, CASE, STAINSBY, WELCH u. MACRUZ,
1957). Im gleichen Sinne lassen sich die Ergebnisse von ALELLA, WILLIAMS,
BOLENE-WILLIAMS u. KATZ (1955) deuten, nach denen der Sauerstoffverbrauch
pro Systole von dem mittleren Aortendruck abhängt. Aus allen diesen Befunden
ergibt sich, daß nach der heutigen Kenntnis hauptsächlich die Herzfrequenz
(COHN u. STEELE, 1935; LAURENT, BOLENE-LOCHNER, WILLIAMS u. KATZ, 1956)
und die insgesamt pro Systole entwickelte Spannung die Größe des Sauerstoff-
verbrauches des Herzens bestimmen.

Trotz der großen experimentellen Anstrengungen, die zur Lösung der Frage
nach der Beziehung zwischen mechanischer Herztätigkeit und Stoffwechselgröße
gemacht wurden, befriedigen die vorgeschlagenen Gesetzmäßigkeiten nicht vollständig. Das mag daran liegen, daß zwischen den Meßgrößen „Sauerstoffverbrauch" und „mechanische Tätigkeit" eine lange und komplexe Reaktionskette
liegt, und daß daher wohl nur unter ganz besonderen Stoffwechselbedingungen
aus der Messung dieser beiden Größen allein allgemeine Gesetzmäßigkeiten, die

den ganzen Mechanismus betreffen, aufgefunden werden können. Es ist daher
zu hoffen, daß die Erforschung der Vorgänge, die sich im Herzmuskel zwischen
Sauerstoffaufnahme und mechanischer Tätigkeit abspielen, wesentlich zum
Verständnis der Gesamtreaktion beitragen werden.

Die aerobe Energiegewinnung im Herzmuskel unterscheidet sich im Prinzip
nicht von der im Skeletmuskel oder in anderen Körperzellen (Zusammenfassende
Darstellungen: CHANCE u. WILLIAMS, 1956; OPITZ u. LÜBBERS, 1957, für den
Herzmuskel: BIÖRCK, 1956; SLATER, 1953). Die intracellulären Organe der
aeroben Energiegewinnung sind die Mitochondrien bzw. die Sarkosomen (RETZIUS,
1890), wie die den Mitochondrien analogen Gebilde im Herzmuskel bezeichnet
werden. Die Sarkosomen lassen sich durch Differentialzentrifugieren von den
übrigen Zellbestandteilen weitgehend trennen. So konnte festgestellt werden,
daß die Atmung an die die Sarkosomen enthaltende Zellfraktion gebunden ist,
und zwar wahrscheinlich an die Sarkosomenmembran.

Als Gesamtreaktion ist die Energielieferung bei der Atmung nichts anderes,
als die aus der anorganischen Chemie bekannte Knallgasreaktion, bei der sich aus
Sauerstoff und Wasserstoff unter erheblicher Energiefreisetzung Wasser bildet.
Den Sauerstoff bekommt das Sarkosom aus der nächstliegenden Capillare. Soweit wir heute wissen, erfolgt diese Sauerstoffwanderung allein durch Diffusion.
Das Empfängerferment für den Sauerstoff ist das Warburgsche Atmungsferment,
das auch als Cytochromoxydase bzw. Cytochrom a_3 bezeichnet wird. Der Sauerstoff verbindet sich schon bei den Drucken, die kleiner sind als 1 mm Hg, vollständig mit der Cytochromoxydase (s. aber BÄNDER u. KIESE, 1955). Der arterielle
Sauerstoffdruck von nicht ganz 100 mm Hg dient also nicht dazu, das Atmungsferment vollständig zu sättigen bzw. die Atmung zu beschleunigen, sonden ausschließlich dazu, um ein Sauerstoffdruckgefälle herzustellen, das genügend groß
ist, so daß der Sauerstoff auch die entfernt gelegenen Sarkosomen erreichen kann.

Innerhalb der Zelle und außerhalb des Sarkosoms, also auf dem Weg des
Sauerstoffs zum Sarkosom, ist das Myoglobin (THEORELL, 1932) lokalisiert.
Seine Konzentration im menschlichen Herzmuskel ist (bezogen auf das Trocken-
gewicht) etwa 1,5 g-% und damit etwa halb so groß wie im Skeletmuskel (Zusammenfassende Darstellung: BIÖRCK, 1949). Eine Erleichterung des Sauerstoff-
transportes, etwa im Sinne einer Sauerstoffwanderung an einer präformierten
Myoglobinstruktur, muß nach unseren Beobachtungen ausgeschlossen werden;
im Gegenteil, das Vorhandensein von Myoglobin verzögert die Aufsättigung des
Gewebes mit Sauerstoff (Abb. 1, LÜBBERS u. RAMIREZ), wie es nach den Rech-
nungen von THEWS (1957) zu erwarten war.

Welche Funktion das Myoglobin bei der Atmung des Herzens hat, ist noch
offen. Die Gesamtsauerstoffmenge, die in ihm gespeichert wird, ist so klein, daß
sie beim Warmblüterherzen nur für einige Sekunden zur Deckung des O_2-Bedarfs
reicht. Wenn man nach einer funktionellen Bedeutung des Myoglobins sucht, kann
daran gedacht werden, daß der Myoglobin-Sauerstoffspeicher gerade groß genug
zu sein scheint, um die Zeit zu überbrücken, die vom Auftreten eines Mehrbedarfs
bis zum Einsatz der Gefäßregulation verstreicht.

Durch Arbeit und Hypoxie soll der Myoglobingehalt des Herzens vermehrt werden können.
Bei Schildkröten tritt das Myoglobin erst im Laufe des Wachstums im Herzen auf, und zwar
zunächst nur in einer Hälfte, während die andere noch vollständig myoglobinfrei ist. Krötenherzen

haben auch bei größeren Tieren überhaupt kein Myoglobin. Froschherzen scheinen ein dem Myoglobin vergleichbares intracelluläres Pigment zu besitzen (JÖBSIS, LÜBBERS u. RAMIREZ). Den Wasserstoff bekommen die Sarkosomen aus dem Nährstoffabbau, und zwar gebunden an die entsprechenden Dehydrogenasen bzw. deren Co-Fermente.

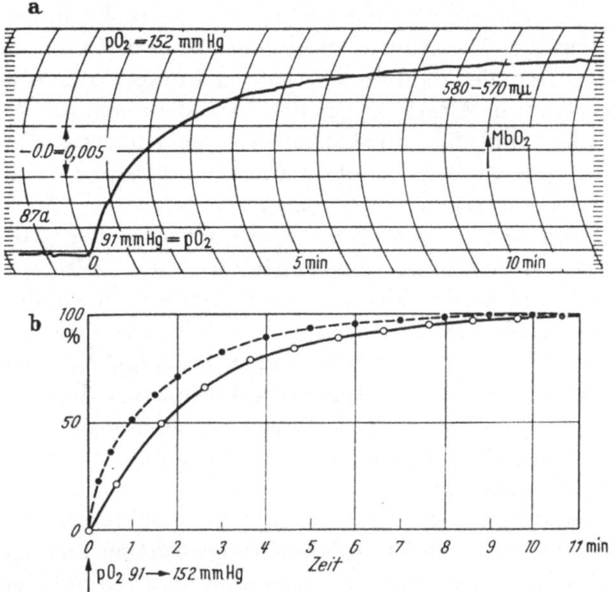

Abb. 1. Beladung des Myoglobins im Herzmuskelstreifen der Schildkröte mit Sauerstoff (wobei die Sauerstoffbindung durch Zunahme der Absorptionsdifferenz zwischen 580 und 570 mμ ausgedrückt wird). a) Die Kurve gibt den zeitlichen Verlauf der Aufsättigung mit Sauerstoff wieder, wenn an der Gewebsaußen- und -innenfläche der Sauerstoffdruck von 91 mm auf 152 mm Hg sprungartig geändert wird. b) Die gepunktete Kurve stellt den berechneten Verlauf der Aufsättigung des Gewebes mit O_2 dar, wenn bei der Rechnung das Myoglobin nicht berücksichtigt wird. Die experimentell ermittelte Kurve (Kreise) liegt unter der berechneten, d. h. die Aufsättigung ist verzögert

Bei diesen anaeroben Reaktionen wird nur ein kleiner Prozentsatz der insgesamt verfügbaren Energie frei. So werden z. B. aus einem Glucosemolekül bei anaerobem Abbau nur rund 23 cal, beim aeroben Abbau 674 cal gewonnen. Die Reaktion von Wasserstoff und Sauerstoff vermitteln eine Reihe von Fermenten, die man als *Atmungskette* bezeichnet. Abb. 2 zeigt eine schematische Darstellung der

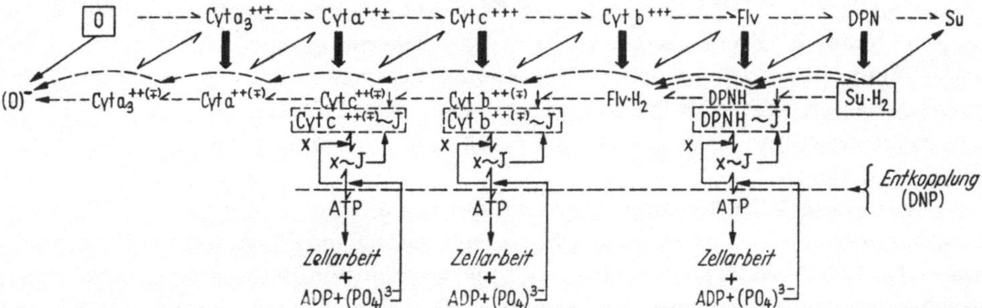

Abb. 2. Hypothetisches Schema der Atmungskettenphosphorylierung und ihre Regulation (nach CHANCE 1956) (Su·H₂ = Substratwasserstoff; DPNH ~ I 1. unbekannte hypothetische Zwischenverbindung, aus der Atmungshemmung erschlossen; X ~ I 2. unbekannte hypothetische Zwischenverbindungen aus kinetischen Daten erschlossen; Cyta₃ Cytocromoxydase; Cyt Cytochrom; Flv Flavoenzym; DPN Diphosphopyridinnucleotid; DPN 2,4-Dinitrophenol). Die Phosphorylierung erfolgt von der reduzierten Form aus, indem sich eine Zwischenverbindung bildet. Von dieser wird die Energie über eine weitere Zwischenverbindung auf ATP übernommen. Die Zwischenverbindung DPNH ~ I hat eine besondere Bedeutung für die Steuerung der O₂-Aufnahme. Die gestrichelten Pfeile zeigen den Weg des Wasserstoffs bzw. der Elektronen an

Atmungskette in Anlehnung an Chance (Opitz u. Lübbers, 1957, S. 465). Mit empfindlichen und schnell arbeitenden spektrophotometrischen Methoden, wie sie von Chance u. Mitarb. (Übersicht s. Chance, 1954) sowie von uns gemeinsam mit Koehler, Niesel u. Thews (Lübbers u. Niesel, 1957) entwickelt wurden, vermag man die Zusammensetzung der Atmungskette in den intakten Sarkosomen zu analysieren und ihre Reaktionen zu verfolgen, da die Cytochrome beim Übergang vom oxydierten in den reduzierten Zustand ihre spektrale Absorption ändern.

Es gelang Chance u. Mitarb., sogar die Veränderungen der Atmungskette im arbeitenden Skelet- und Herzmuskel zu erfassen (Chance u. Conelli, 1957; Weber, 1957; Jöbsis u. Chance, 1957; Chance, Ramirez u. Lübbers). Gehen wir in Abb. 2 vom Substrat aus, so folgen der Reihe nach DPN, Flavoprotein, Cytochrom b, Cytochrom c, Cytochrom a, Cytochrom a_3 (oder Cytochromoxydase). Der Substratwasserstoff wandert nun zunächst an das DPN, wobei sich DPNH bildet, von dort weiter an das Flavoprotein. Von nun an wandern nur die Elektronen des Wasserstoffs, dabei wird das jeweils folgende Substrat reduziert. Wie aus Untersuchungen an isolierten Sarkosomen hervorgeht, vermögen sie für ein Atom Sauerstoff maximal drei energiereiche Phosphatbindungen zu bilden. Die Phosphorylierungen erfolgen an drei Stellen der Atmungskette: beim DPNH, beim Cytochrom b und Cytochrom c, und zwar gehen sie aller Wahrscheinlichkeit nach von der reduzierten Form aus.

Kinetische Messungen und Versuche mit Hemmstoffen machen wahrscheinlich, daß zwischen der eigentlichen Phosphorylierungsreaktion und der Atmungskette eine Reihe von Zwischenreaktionen mit noch unbekannten Substanzen eingeschaltet sind, die im Schema mit den Buchstaben I und X angedeutet wurden. So liegt das DPNH wahrscheinlich in einer Verbindung DPNH-I vor, die sich spektroskopisch nicht von dem DPNH unterscheiden läßt. Wesentlich ist, daß dieses DPNH-I nicht mit dem Flavoprotein reagieren kann, so daß auch beim Überschuß von O_2 und Substratwasserstoff kein Sauerstoffverbrauch erfolgt. Erst wenn ein Energieacceptor vorhanden ist, z. B. das ADP, reagiert ADP unter Bildung von ATP mit der Zwischensubstanz X, die ihrerseits nun mit dem DPNH-I reagiert. Dabei wird der Wasserstoff verfügbar, und eine stärkere Atmung setzt ein. Ähnliche Reaktionen laufen am Cytochrom b und am Cytochrom c ab. Aus diesem Schema wird verständlich, daß die Größe der Atmung unmittelbar durch die Menge an freiem ADP bestimmt wird. Dieses erscheint sinnvoll, da ja die Menge an gebildetem ADP jeweils der verbrauchten Energie entspricht. Chance konnte zeigen, daß, wenn zu isolierten Sarkosomen in Gegenwart von Sauerstoff und Substratwasserstoff ADP hinzugegeben wird, die Atmung auf das Fünf- bis Zehnfache ansteigt; dabei wird ATP gebildet (Zusammenfassung: Chance u. Williams, 1956).

Fügt man zu Mitochondrien Thyroxin hinzu (Martius u. Hess, 1955, Martius, 1956), so zeigt sich, daß die Ausbeute an energiereichem Phosphat pro Sauerstoffatom (das P/O-Verhältnis) abnimmt. Unter bestimmten Bedingungen kann es also zu einer *Entkoppelung* von Atmung und Phosphorylierung kommen. Wieweit Thyroxin physiologisch zu Stoffwechselregulationen herangezogen wird, ist noch offen.

Der Herzmuskel zeichnet sich gegenüber dem Skeletmuskel durch einen großen Sarkosomenreichtum aus (Zusammenfassung s. Kisch, 1957).

Das nächste Bild (Abb. 3) zeigt die Verhältnisse schematisch, wie die Sarkosomen längs der Muskelfasern aufgereiht liegen. Die Querstreifung der Muskulatur entsteht, wie wir aus den Arbeiten von A. F. Huxley (1956) und H. E. Huxley (1956) wissen, aus zwei kammartig ineinandergreifenden Proteinsystemen, den dickeren Myosinfäden und den dünneren Actinfäden. Bei der Kontraktion wird das Myosin in das Actin, das im Z-Streifen fixiert ist, hineingezogen. Wie dieses Aneinandervorbeigleiten beider Fäden vor sich geht, ist leider noch unbekannt. Man darf wohl annehmen, daß die Kenntnis dieses Umwandlungsmechanismus von chemischer in mechanische Energie ermöglichen wird, die Beziehung zwischen O_2-Verbrauch und Herzarbeit besser zu verstehen.

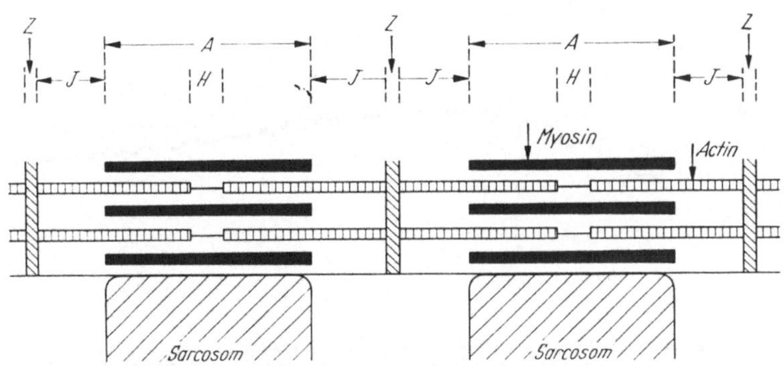

Abb. 3. Schematischer Aufbau der Herzmuskelfaser und ihrer Beziehung zu den Sarkosomen. Die charakteristische Querstreifung entsteht durch Überlagerung der Myosin- und Actinfäden

Hat das ATP als energieliefernde Substanz bei der Muskelkontraktion eine Schlüsselstellung — daß das ADP in sehr geringer Konzentration bei der Skeletmuskelkontraktion den Sarkosomen zur Verfügung steht, wurde von Chance u. Conelli (1957) sehr wahrscheinlich gemacht —, dann müßte das ADP aus der Muskelfaser hinausdiffundieren, um an das Sarkosom zu gelangen. Die Zeit, die für diese Diffusion zur Verfügung steht, ist kurz, da wir an Kaltblüterherzen zeigen konnten, daß beim Herzmuskel im Gegensatz zum Skeletmuskel die Sauerstoffaufnahme synchron mit der Herztätigkeit erfolgt (Lübbers u. Ramirez)*.

Dazu einige methodische Bemerkungen: Es ist möglich, sowohl vom gesamten Kaltblüterherzen, als auch von Herzstreifen ein Absorptionsspektrum zu bekommen. Beim Übergang vom reduzierten in den oxydierten Zustand ändert sich die Absorption bei einigen charakteristischen Wellenlängen nicht: ein solcher isosbestischer Punkt liegt z. B. bei 570 mμ. Eine große Änderung der spektralen Absorption erfolgt dagegen bei 580 mμ. Mit dem von Chance entwickelten Spektrophotometer ist es möglich, die Absorptionsdifferenz zwischen 570 und 580 mμ fortlaufend zu messen und so die Sauerstoffbindung an das Myoglobin zu verfolgen. Auf diese Art läßt sich das Myoglobin als intracellulärer Indicator für die Messung der Zellatmung verwenden, wie es schon früher von Millikan (1937) versucht worden ist.

* Diese Untersuchungen wurden mit Unterstützung der Deutschen Forschungsgemeinschaft in der Johnson Foundation der pennsylvanischen Universität in Philadelphia (Direktor Prof. Dr. B. Chance) ausgeführt.

Abb. 4a zeigt, wie jede Kontraktion des Herzens (gemessen durch die Dichteänderung des Herzens bei dem isosbestischen Punkt bei 570 mμ) von einer Reduktion des Myoglobins begleitet ist. Eine Kontraktionsserie (Abb. 4b) führt zu stärkerem O_2-Verbrauch. Man sieht, daß schon während der Kontraktion die

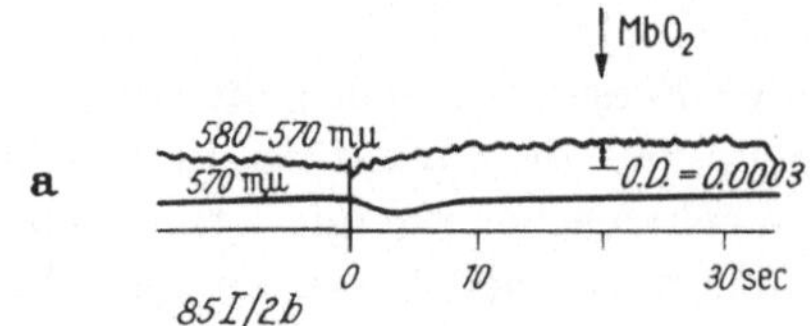
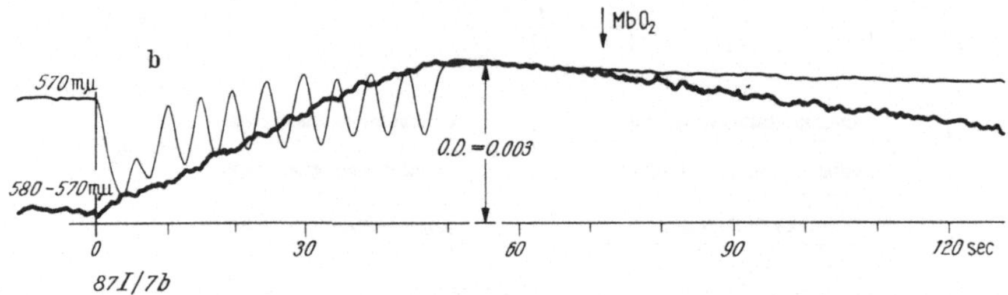

Abb. 4. Zusammenhang zwischen Atmung und Kontraktion des Herzmuskels der Schildkröte. a. Die Kurve 570 mμ zeigt die Dichteänderung des Herzmuskels bei 570 mμ als Indicator für die Kontraktion. Die Kurve „580—570 mμ" zeigt die Änderung der Sauerstoffbeladung des Myoglobins. Man sieht, daß schon bei einer einzigen Kontraktion eine Atmungsteigerung zu sehen ist. b. Die Veränderung der Sauerstoffbeladung des Myoglobins bei 10 Kontraktionen. Die Atmungssteigerung setzt gleich mit dem Beginn der Herzmuskeltätigkeit ein und endet fast gleichzeitig mit ihr

Myoglobinveränderung beginnt und gleich nach Aufhören der Tätigkeit wieder ausgeglichen wird. *Daraus folgt, daß Atmung und Tätigkeit im Herzmuskel synchron verlaufen,* daß also tatsächlich die von OPITZ u. THEWS (1952) theoretisch diskutierte rhythmische Atmung als Atmung im Rhythmus der Herztätigkeit die Atmungsform des Herzmuskels ist.

Der Verlauf der Skeletmuskelatmung ist ganz anders. Abb. 5 zeigt, daß auch hier die Atmung während der Kontraktion beginnt, daß aber das Maximum erst

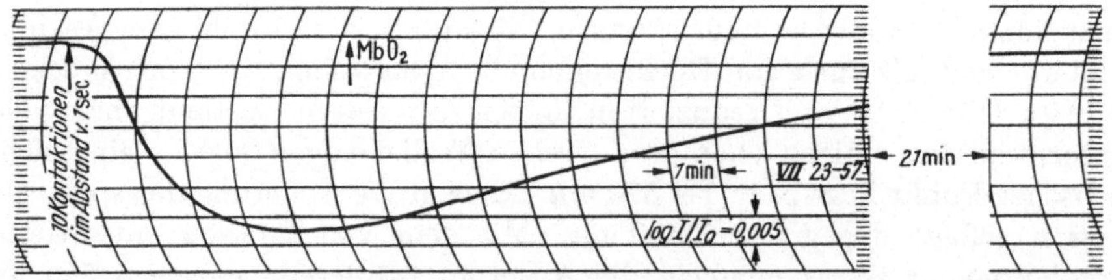

Abb. 5. Zeitliche Veränderung der Skeletmuskelatmung (Schildkröte) während und nach der Kontraktion. Bei dem ersten Pfeil erfolgten 10 Kontraktionen im Abstand von 1 sec. Man sieht eine gleich einsetzende, aber vor allem erst nach Beendigung der Kontraktionsserie sich verstärkende Abnahme der Sauerstoffsättigung des Myoglobins (im Gegensatz zu den vorhergehenden Abbildungen bedeutet in diesem Falle der Kurven*abfall* die Abgabe von Sauerstoff)

einige Minuten nach der Kontraktion erreicht wird. Der Skeletmuskel atmet also im wesentlichen *nach Ablauf* der Tätigkeit, während der Herzmuskel *während* der Tätigkeit selbst atmet (LÜBBERS u. JÖBSIS, 1957). Ein anderer Beweis für die synchrone Atmung ist das Verfolgen des Redoxzustandes von Cytochrom b und Cytochrom c während der Herztätigkeit. Wir konnten zeigen, daß auch hier Tätigkeit und Veränderung des Redoxzustandes der Atmungskette synchron verlaufen (CHANCE, RAMIREZ u. LÜBBERS). Merkwürdigerweise bleibt Cytochrom c unverändert. Das könnte entweder kinetisch gedeutet werden oder als ein Hinweis dafür genommen werden, daß vielleicht die Phosphorylierung im Herzmuskel etwas anders verläuft als bei den Mitochondrien.

Eine nennenswerte Nachatmung oder Sauerstoffschuld gibt es beim Herzmuskel nicht. Das läßt sich daraus folgern, daß der zeitliche Verlauf der Aufsättigung nach verschiedener Tätigkeit gleich ist. Warum die sicher im anaeroben Zustand vermehrt gebildete Milchsäure nicht sofort bei O_2-Zufuhr unter O_2-Verbrauch zu Glykogen resynthetisiert oder verbrannt wird, ist uns noch unbekannt. Wahrscheinlich liegt das an fermentativen Besonderheiten des Herzmuskels, der über eine stark gekoppelte Phosphorylierung zu verfügen scheint, so daß im wesentlichen das ADP oder eine ähnliche Substanz die Größe der Atmung bestimmt und nicht die Substratmenge.

Zusammenfassend läßt sich folgendes sagen: Durch die Kenntnis des zeitlichen Verlaufes der Herzmuskelatmung wird es in Zukunft möglich werden, die O_2-Versorgungsbedingungen durch Diffusion rechnerisch zu erfassen. Damit ist endlich die Grundkenntnis gegeben, die zur umfassenden Deutung aller Coronardurchblutungsversuche notwendig ist. Zum richtigen Verständnis der Beziehungen zwischen Sauerstoffverbrauch und mechanischer Tätigkeit fehlen unserer Meinung nach noch 2 wichtige Erkenntnisse, das ist:

1. wie gleiten die Actin- und Myosinmoleküle aneinander entlang, und

2. welche Zwischenreaktionen laufen wirklich bei der oxydativen Phosphorylierung, bzw. bei dem Zur-Verfügung-Stellen der chemischen Energie ab.

Erst wenn diese Fragen geklärt sind, werden wir wohl die energetischen Grundgesetze im Herzmuskel besser verstehen.

Literatur

ALELLA, A., F. WILLIAMS, C. BOLENE-WILLIAMS and L. N. KATZ: Amer. J. Physiol. **183**, 570 (1955).
BACHMANN, H.: Pflügers Arch. ges. Physiol. **217**, 151 (1927).
BÄNDER, A., u. M. KIESE: Naunyn-Schmiedebergs Arch. exp. Path. Pharmak. **224**, 312 (1955).
BARBEY, K., u. D. LÜBBERS: (In Vorbereitung).
BARNES, R. H., E. M. MACKAY, G. K. MOE and M. B. VISSCHER: Amer. J. Physiol. **123**, 272 (1938).
BAYLISS, L. E., E. A. MÜLLER and E. H. STARLING: J. Physiol. **65**, 33 (1928).
BING, R. J.: Harvey Lect. **49**, 27 (1954/55).
— M. M. HAMMOND, J. C. HANDELSMAN, S. R. POWER, F. C. SPENCER, J. E. ECKENHOFF, W. T. GOODALE, J. H. HAFKENSCHIEL and S. S. KETY: Amer. Heart J. **38**, 1 (1949).
— Bull. N. Y. Acad. Med. **27**, 407 (1951).
— and R. DALEY: Amer. J. Med. **10**, 711 (1951).
— A. SIEGEL, A. VITALE, F. BALBONI, E. SPARKS, M. TAESCHLER, M. KLAPPER and S. EDWARDS: Amer. J. Med. **15**, 284 (1953).
— — J. UNGAR and M. GILBERT: Amer. J. Med. **16**, 504 (1954).
BIÖRCK, G.: Acta med. scand. Suppl. **226** (1949).
— Amer. Heart. J. **52**, 624 (1956).

Bogue, J. Y., E. L. Evans and R. A. Gregory: Quart. J. exp. Physiol. **29**, 83 (1939).

Chance, B.: Science **120**, 767 (1954).

— and C. M. Conelly: Nature (Lond.) **179**, 1235 (1957).

— J. Ramirez u. D. Lübbers: (Unveröffentlichte Befunde).

— and G. R. Williams: Adv. Enzymol. **17**, 65 (1956).

Cohn, A. E., and J. M. Steele: Amer. J. Physiol. **113**, 654 (1935).

Cruickshank, E. W. H.: Physiol. Rev. **16**, 597 (1936).

— and H. W. Kosterlitz: J. Physiol. **99**, 208 (1941).

— and G. S. McClure: J. Physiol. **86**, 1 (1936).

— and G. W. Startup: Amer. J. Physiol. **99**, 408 (1932).

Clark, A. J., R. Gaddie and C. P. Stewart: J. Physiol. **90**, 335 (1937).

Evans, C. L.: J. Physiol. **47**, 407 (1914).

— J. Physiol. **45**, 213 (1912/13).

— Recent advances in Physiology. 6th. ed. Philadelphia: Blakiston 1939.

Gollan, F., and J. A. Nelson: Fed. Proc. **16**, 208 (1957).

Gollwitzer-Meier, Kl.: Klin. Wschr. **18**, 225 (1939).

— C. Kroetz u. E. Krüger: Pflügers Arch. ges. Physiol. **240**, 263 (1938).

Goodale, W. T., M. Lubin, J. E. Eckenhoff, J. H. Hafkenschiel and W. G. Banfield: Amer. J. Physiol. **152**, 340 (1948).

Grauer, H.: Cardiologia (Basel) **12**, 29 (1947).

Gremels, H.: Naunyn-Schmiedebergs Arch. exp. Path. Pharmak. **169**, 689 (1933).

— Naunyn-Schmiedebergs Arch. exp. Path. Pharmak. **194**, 629 (1940).

Huxley, A. F.: Brit. med. Bull. **12**, 167 (1956).

Huxley, H. E.: Brit. med. Bull. **12**, 171 (1956).

Jöbsis, F., and B. Chance: Fed. Proc. **16**, 293 (1957).

Jöbsis, F. F., D. Lübbers u. J. Ramirez: (Unveröffentlichte Befunde).

Kety, S. S., and C. F. Schmidt: Amer. J. Physiol. **143**, 53 (1945).

Kisch, B.: Der ultramikroskopische Bau von Herz und Kapillaren. Darmstadt: Dr. D. Steinkopff 1957.

König, W.: Naunyn-Schmiedebergs Arch. exp. Path. Pharmak. **127**, 349 (1928).

Laurent, D., C. Bolene-Lochner, F. L. Williams and N. L. Katz: Amer. J. Physiol. **185**, 355 (1956).

Lombardo, Th. A., L. Rose, M. Taeschler, S. Tuluy and R. J. Bing: Circulation **7**, 71 (1953).

Lübbers, D., and F. F. Jöbsis: Meeting Soc. Gen. Physiol Woodshole 1957.

— u. W. Niesel: Naturwissenschaften **44**, 60 (1957).

— u. J. Ramirez: (unveröffentlichte Befunde).

Martius, C.: Thyroxin und oxydative Phosphorylierung. Proc. 3. int. Congr. Biochem. **1955**, 1 (1956).

— u. B. Hess: Biochem. Z. **326**, 191 (1955).

McGinty, D. A.: Amer. J. Physiol. **103**, 712 (1933).

— and A. T. Miller jr.: Amer. J. Physiol., **101**, 76 (1932).

McKeever, W. P., P. C. Canney and D. E. Gregg: Fed. Proc. **16**, 373 (1957).

Mercker, H. B., L. Foltz u. J. W. West: Naunyn-Schmiedebergs Arch. exp. Path. Pharmak. **225**, 142 (1955).

— W. Lochner u. H. J. Bretschneider: Dtsch. med. Wschr. **1958**, 17, 61, 102.

Millikan, G. A.: Proc. roy. Soc. Lond. B **123**, 218 (1937).

Opitz, E.: Physiologie der Erstickung und des Sauerstoffmangels. Aus Ponsold, Lehrbuch der gerichtlichen Medizin, Stuttgart: Thieme 1950.

— u. D. Lübbers: Allgemeine Physiologie der Zell- und Gewebsatmung. Handbuch der Allgemeinen Pathologie IV/2. Berlin-Göttingen-Heidelberg: Springer 1957.

— u. G. Thews: Arch. Kreislaufforsch. **18**, 137 (1952).

— u. M. Schneider: Erg. Physiol. **46**, 126 (1950).

Rein, H.: Klin. Wschr. **1942**, 87.

— Naturwissenschaften **36**, 233 (1949).

Retzius, G.: Biol. Unters. N. F. **1**, 51 (1890).

Rohde, E.: Naunyn-Schmiedebergs Arch. exp. Path. Pharmak. **68**, 401 (1912).

Rühl, A.: Klin. Wschr. **1934**, 1529.

PATTERSON, S. W., and E. H. STARLING: J. Physiol. (Lond.) **47**, 137 (1914).

SARNOFF, S. J., E. BRAUNWALD, R. B. CASE, W. N. STAINSBY, G. H. WELCH jr. and R.MACRUZ: Fed. Proc. **16**, 486 (1957).

SCHUMANN, H.: Der Muskelstoffwechsel des Herzens. Darmstadt: Dr. D. Steinhoff 1950.

SLATER, E. C.: Structurally-bound enzymes. Coll. Ges. Physiol. Chem. Mosbach **4**, 64 (1953).

SPENCER, F. C., D. L. MERILL, S. R. POWER and R. J. BING: Amer. J. Physiol. **160**, 149 (1950).

THEORELL, H.: Biochem. Z. **252**, 1 (1932).

THEWS, G.: Pflügers Arch. ges. Physiol. **265**, 138 (1957).

UNGAR, J., M. GILBERT, A. SIEGEL, J. M. BLAIN and R. J. BING: Amer. J. Med. **18**, 385 (1955).

VISSCHER, M. B., and A. G. MULDER: Amer. J. Physiol. **94**, 630 (1930).

WATERS, E. T., J. P. FLETCHER and J. A. MIRSKY: Amer. J. Physiol. **122**, 542 (1938).

WEBER, A.: Fed. Proc. **16**, 1144 (1957).

Aus der Medizinischen Universitäts-Klinik der Georg-August-Universität zu Göttingen
(Direktor: Professor Dr. R. SCHOEN)

Über den Mechanismus der hypoxischen Coronarerweiterung[*]

Von

H. J. BRETSCHNEIDER

Mit 21 Abbildungen

1. Einleitung, hämodynamische Parameter der Coronardurchblutung, Hypothesen einer hypoxischen Coronarregulation

Die zahlreichen Faktoren, welche die Coronardurchblutung beeinflussen können, machen eine Rangordnung nach Gewicht und Wirkungsweise notwendig. Eine Trennung in:

1. Direkte hämodynamische Parameter
2. Korrelierte physiologische Größen
3. Kausale physiologische Größen

erscheint trotz unvermeidlicher Überschneidungen zweckmäßig. Die hämodynamischen Parameter zeigt das folgende Schema:

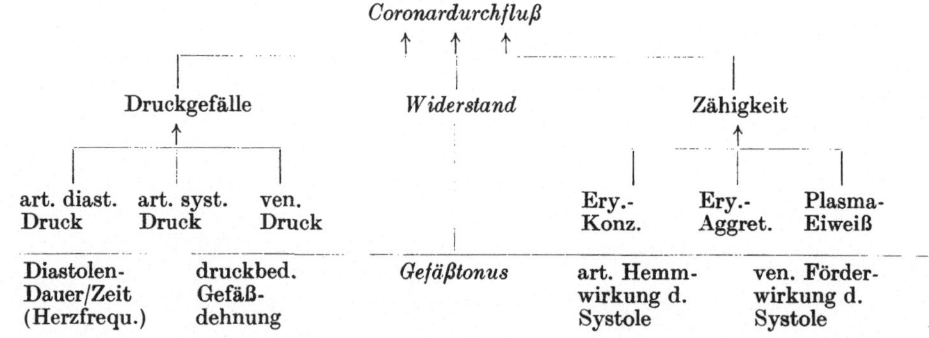

Zähigkeit des Blutes und venöser Druck verhalten sich bei der physiologischen Anpassung der Coronardurchblutung indifferent, die Herzfrequenz wirkt einer Anpassung sogar entgegen. Nur der arterielle, vornehmlich der diastolische Druck, und die mit Gefäßtonus umschriebene aktive Leistung der Gefäßwand, insbesondere der kleineren arteriellen Äste, ermöglichen wesentliche Durchblutungsänderungen. Da unter physiologischen Bedingungen häufig auch der

---

[*] Mit Hilfe der Deutschen Forschungsgemeinschaft

arterielle Blutdruck weitgehend konstant bleibt, läßt sich die Frage nach der Regulation der Coronardurchblutung näherungsweise gleichsetzen mit der Frage nach dem Mechanismus der coronaren Vasodilatation bzw. Konstriktion.

Nach übereinstimmenden Befunden am isolierten fibrillierenden Herzen (KATZ u. LINDNER, 1939), am Herz-Lungen-Präparat (MARKWALDER u. STARLING, 1913; HILTON u. EICHHOLTZ, 1925) und am Ganztier (REIN, 1932; ECKENHOFF, HAFKENSCHIEL u. LANDMESSER, 1947; ALELLA, 1954; BERNE, BLACKMON u. GARDNER, 1957) ist eine auf Sauerstoff-Mangel verschiedenen Ursprungs eintretende Coronarerweiterung von besonderer Bedeutung. Die „hypoxische" Coronarerweiterung beruht danach auf Vorgängen im Herzmuskel selbst, sie ist schon bei Minderung der arteriellen Sauerstoff-Sättigung um 4% zu beobachten (ALELLA) und führt bei Konstanz der hämodynamischen Faktoren im totalen Sauerstoff-Mangel bis zu Durchblutungssteigerungen von 500% (HILTON u. EICHHOLTZ). Die folgenden Untersuchungen haben den Mechanismus dieser hypoxischen Coronarerweiterung zum Gegenstand. Ob daneben extrakardiale nervöse oder hormonale Regulationen Bedeutung haben, ist erst nach Klärung des hypoxischen Mechanismus zu entscheiden. Bisher stehen sich zwei Auffassungen gegenüber, die historisch ältere, erstmals von MARKWALDER und STARLING und später besonders von REIN vertretene Metaboliten-Theorie und die von HILTON und EICHHOLTZ begründete Theorie einer direkten Wirkung des Sauerstoff-Druckes auf die Arteriolen. Theoretisch ergeben sich folgende Möglichkeiten:

a) nach dem adäquaten Reiz

1. Anoxie oder Hypoxie
2. Arterieller oder venöser Sauerstoff-Druck
3. Sauerstoff-Druck, p_H oder CO_2-Druck
4. Größe des Sauerstoff-Verbrauches,

b) nach der Lokalisation

1. Arteriolen oder andere Gefäßabschnitte
2. Normale Herzmuskelzelle der Arbeitsmuskulatur
3. Purkinje-Fasern des Reizleitungssystems oder andere intraventrikuläre Receptoren
4. Extraventrikuläre herznahe Receptoren.

Zwischen Anoxie- und Hypoxie-Hypothese soll durch Bestimmung eines kritischen Sauerstoff-Druckes entschieden werden. Vergleichende Untersuchungen bei venöser Hypoxie mit großem und kleinem Energieumsatz des Herzens und zusätzlicher arterieller Hypoxie sollen Einflüsse des arteriellen und des venösen Sauerstoff-Druckes und des Sauerstoff-Verbrauches erkennen lassen. Zur Lokalisationsfrage des hypoxischen Regelmechanismus wurde die Beeinflußbarkeit der Coronardurchblutung über intraventrikuläre Receptoren untersucht.

2. Stoffwechselkriterien einer unzureichenden Sauerstoff-Versorgung des Herzmuskels

Unter dem kritischen Sauerstoff-Druck des venösen Coronarblutes soll derjenige Sauerstoff-Druck verstanden werden, bei dem eben Zeichen eines unzureichenden aeroben Energienachschubes am Herzstoffwechsel nachweisbar sind.

Auf hämodynamische Kriterien wird verzichtet, da diese in schwer kontrollierbarer Weise durch die Kreislaufperipherie mitbestimmt sind und die Untersuchungen nicht ein isoliertes Herz, wie das Herz-Lungen-Präparat, sondern das intakte Herz im Verband des Gesamtorganismus zum Gegenstand haben. Nach dem heute bekannten Ablauf des intermediären Muskelstoffwechsels sollte sich eine Störung des aeroben Energiegewinns zuerst an dem direkt nachgeschalteten Milchsäureumsatz bemerkbar machen. Das Gleichgewicht zwischen Glykogenaufbau und Glykolyse muß sich dabei zugunsten letzterer verschieben; der Energiespeicher Glykogen ersetzt die fehlende aerobe Energie, nicht nur für Sekundenbruchteile eines Herzzyklus wie im normalen Stoffwechselablauf, sondern in der Bilanz.

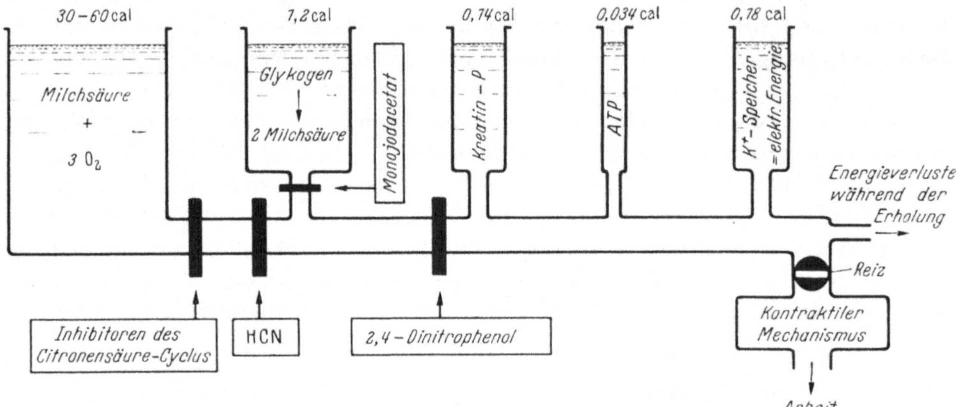

Abb. 1. *Schema der Energievorräte des ruhenden Muskels nach* Fleckenstein (1955) in Anlehnung an Fenn (1947) (modifiziert und durch Aufnahme des K⁺-Speichers ergänzt). Die in den verschiedenen Reservoiren gestapelten Energiemengen in Calorien beziehen sich auf 1 g Froschmuskel. Die Werte für den Abbau von Milchsäure und Glykogen entsprechen den Angaben von Lohmann (1937). Die Werte für den K⁺-Speicher, Kreatinphosphat und ATP resultieren aus den Berechnungen von Fleckenstein. Blausäure, Monojodessigsäure, 2,4-Dinitrophenol und die Inhibitoren des Citronensäurecyclus können die Nachlieferung von energiereichem Phosphat unterbrechen und die Wiederaufladung des K⁺-Speichers verhindern

Die Abb. 1, dem Buch von Fleckenstein entnommen, macht diese Verhältnisse anschaulich. Die Inanspruchnahme der Glykogenreserve muß danach noch vor einem bilanzmäßigen Abbau der energiereichen Phosphate erfolgen. Durch die Untersuchungen von Grauer wird diese Vorstellung experimentell bestätigt: Bei Herzen von Ratten, die reiner Stickstoff-Atmosphäre ausgesetzt waren, ging die Abnahme des Glykogengehaltes dem Abfall an energiereichem Phosphat um etwa 2 min voraus.

Das entscheidende Kriterium des fortschreitenden Glykogenabbaues ist am arbeitenden Herzen nicht direkt meßbar. Durch Verfolgung der Milchsäureabgabe bzw. Aufnahme des Coronarblutes lassen sich jedoch eindeutige Schlüsse ziehen. Einige notwendige Voraussetzungen sind gegeben:

A. Unter physiologischen Bedingungen nimmt der Herzmuskel ständig Milchsäure auf, d. h. die arterio-venöse Milchsäuredifferenz des Coronarblutes (a.v.D.M.) ist normalerweise „positiv" (Evans et al., McGinty, Rühl u. Rohlshoven, Bing et al., Hackel et al.). Da die Glykogenkapazität des Herzmuskels unter 1000 mg-%, die Milchsäureaufnahme aber schon unter Ruhebedingungen zwischen 100 und 200 mg/Std. · 100 g liegt, kann die Milchsäure nicht über längere Zeit zur Vergrößerung des Glykogenbestandes Verwendung finden. Sie wird mit einem Sauerstoff-Äquivalent von 0,75 cm³/mg verbrannt.

B. Eine Milchsäureabgabe an das Coronarblut, eine negative a.v.D.M., muß — zumindest im Sauerstoff-Mangel — überwiegend Folge eines Glykogenabbaues sein, eine nennenswerte Glucosespaltung kommt als Ursache nicht in Frage. Dies zeigen folgende Befunde im totalen Sauerstoff-Mangel:

a) Der Glykogenbestand nimmt — abhängig vom Energieumsatz — innerhalb weniger Minuten auf 10% des normalen Wertes ab (SCHUMANN).

b) Die unter diesen Bedingungen gebildete Milchsäuremenge — negative a.v.D.M. mal Coronardurchblutung — entspricht befriedigend dem Glykogenschwund (BRETSCHNEIDER et al.).

c) Die verschwundene Glykogenmenge enthält gerade so viel anaerob freisetzbarer Energie, wie zur Aufrechterhaltung der Herzarbeit für einige Minuten erforderlich ist (BRETSCHNEIDER et al.).

d) Nach wenigen Minuten totalen Sauerstoff-Mangels und intensiver Glykolyse endet mit Erschöpfung des Glykogenvorrates auch die Arbeitsfähigkeit des Herzens. Die Länge dieser Zeit muß von der Höhe des Energieumsatzes und von der Größe des Glykogenvorrates sowie von seiner Ausnutzbarkeit (die durch Milchsäureanhäufung eingeschränkt wird, SCHUMANN) abhängig sein.

C. Brenztraubensäure scheidet als quantitativ bedeutsames Endprodukt des hypoxischen Glykogenabbaues aus. HACKEL et al. fanden bei totalem Sauerstoff-Mangel ausnahmslos (7 Versuche, narkotisierte Hunde, Kathetertechnik) eine Umkehr der normalen a.v.D.M. des Coronarblutes; Brenztraubensäure wurde dagegen mit einer Ausnahme weiterhin vom Herzen aufgenommen, wenn auch in geringerem Ausmaß.

D. Eine physikalische Speicherung bzw. Entspeicherung von Milchsäure im Herzmuskel ist durch Berücksichtigung von Änderungen des venösen Milchsäuregehaltes hinreichend auszuschließen. Im allgemeinen sind diese Änderungen klein gegenüber der Milchsäure-Umsatzrate im Stoffwechsel.

E. Die Fehlerbreite bei der Bestimmung der a.v.D.M. ist relativ klein, wesentlich kleiner als für die beiden anderen bedeutenden Metaboliten des Herzmuskels, Glucose und Fettsäuren. Das beruht bei etwa gleicher Analysengenauigkeit der genannten Stoffe auf dem hohen Extraktionskoeffizienten „a.v.D./art. Gehalt" der Milchsäure. Die Fehlerbreite einer a.v.D. errechnet sich als Quotient aus zweifachem Analysenfehler und Extraktionskoeffizienten. In Tab. 1 sind die entsprechenden Werte für die wichtigsten Metaboliten des Herzmuskels zusammengestellt. Vereinfachend wurde überall gleiche analytische Fehlerbreite angesetzt. Unter anderem ergibt sich, daß die indirekte Bestimmung des Fettumsatzes über den RQ in der Regel genauer ist, als die direkte Messung. Für die a.v.D.M. liegen die Verhältnisse glücklicherweise 20 mal günstiger als für die Fettsäuren. Am geringsten ist die Fehlerbreite der a.v.D.O$_2$ mit ±2%. Hierdurch behält auch der Quotient a.v.D.M./a.v.D.O$_2$ eine ausreichende Genauigkeit. Er kennzeichnet bei positiven Werten den Anteil der Milchsäureverbrennung am gesamten aeroben Energiegewinn, bei negativen Werten ein Verhältnis des anaeroben zum aeroben Energiegewinn (Einzelheiten: BRETSCHNEIDER et al.). Durch die Quotientenbildung aus zwei a.v.D.'s wird der Einfluß unterschiedlicher Coronardurchblutung ausgeschaltet. Im Folgenden wird daher ausschließlich das Verhältnis a.v.D.M. zu

Tabelle 1

Stoff	art. Konzentration		a.v.D.		$\frac{\text{a.v.D.}}{\text{art. Konz.}}$ (%)	method. Fehlerbreite %	Fehlerbr. d. a.v.D. %	Anteil am aerob. Energiegew. %	Anteil am ges. Energieumsatz %
Fettsäuren	[1] 1,105 mval/100		0,016 mval/100		1,4	±2	286	67	67
Glucose	[1] 91,6 mg-%		2,7 mg-%		2,9	±2	138	18	18
	[2] 93,6 mg-%		4,5 mg-%		4,8		83	33	33
Brenztrauben-	[1] 0,6 mg-%		0,1 mg-%		17,0	±2	24	0,5	0,5
säure	[2] 1,4 mg-%		0,2 mg-%		14,0		29	1,3	1,3
Milchsäure	[1] 8,3 mg-%		2,2 mg-%		27,0		15	16	16
aerob	[2] 10,8 mg-%		2,5 mg-%		23,0	±2	17	17	17
	[3] 7,2 mg-%		2,6 mg-%		36,0		11	15	15
Milchsäure anaerob	[4] 32,0 mg-%		23,0 mg-%		72,0	±2	6	—	80—90}
ATP anaerob	nach Glucose	[5] 15,6 mg-% 31,0 μMol/100	2,8 mg-% 5,5 μMol/100		18,0	±2	22	—	0,1—0,3
	nach Fructose	[5] 19,2 mg-% 38,2 μMol/100	5,4 mg-% 10,8 μMol/100		28,0	±2	14	—	0,2—0,6
O_2	20,0 Vol.-%		12,0 Vol.-%		60,0	±0,1 Vol.-%	2	100	100
CO_2	45,0 Vol.-%		10,0 Vol.-%		22,0	±0,2 Vol.-%	4	100	100
RQ	—		10/12		—	—	6	—	—

[1] Bing, R. J., et al. Amer. J. Med. **16**, 504 (1954).
[2] Bing, R. J., et al. Amer. J. Med. **15**, 284 (1953).
[3] Bretschneider, H. J., A. Frank, E. Kanzow u. U. Bernard: unveröffentlicht.
[4] Bretschneider, H. J., A. Frank, E. Kanzow u. U. Bernard: Pflügers Arch. ges. Physiol. **264**, 399 (1957).
[5] Hockerts, Th., u. W. Lamprecht: Medizinische **1957**, 289 (Versuchsergebnisse).

a.v.D.O_2 betrachtet. Nach Multiplikation mit dem Faktor 0,75 gibt es den auf die Milchsäureverbrennung entfallenden Teil des Sauerstoff-Verbrauches wieder, es wird dann Sauerstoff-extraction ratio der Milchsäure genannt (Bing et al.).

Der Umschlag der a.v.D.M. bzw. des Quotienten a.v.D.M./a.v.D.O_2 im Coronarblut ist also ein guter Indicator für eine kritische Hypoxie des Herzmuskels. Empfindlichere Stoffwechselkriterien sind nicht bekannt. Ob Veränderungen der Herzdynamik vorangehen können oder stets erst nachfolgen, muß offengelassen werden.

Der den Umschlag der a.v.D.M. bestimmende kritische Sauerstoff-Druck der Zelle ist zur Zeit ebensowenig wie die Veränderungen des Glykogengehaltes einer direkten, absoluten Messung zugänglich. Meßbar sind nur arterieller und venöser Sauerstoff-Druck bzw. arterielle und venöse Sauerstoff-Sättigung. Beide Werte können als repräsentativ für die entsprechenden Capillarenden gelten. Arterio-venöse Anastomosen sind im Herzmuskel nicht nachgewiesen. Der Verlauf des capillären Sauerstoff-Druckabfalles zwischen diesen Endpunkten ist unter der

Annahme gleicher Sauerstoff-Aufnahme und Kohlensäure-Abgabe der der Capillare anliegenden Zellabschnitte und bei Vernachlässigung der Längsdiffusion einfach zu berechnen (GROSSE-BROCKHOFF, OPITZ u. SCHNEIDER). Coronardurchblutung und Sauerstoff-Verbrauch gehen nicht in diese Berechnung ein. Obwohl beide Größen einen bestimmten stationären Zustand längs der Capillare entscheidend bedingen, ist dieser ohne sie eindeutig zu beschreiben. Umgekehrt sind Coronardurchblutung und Sauerstoff-Verbrauch des Herzens aber auch nicht aus dem capillären Druckabfall zu entnehmen. Abb. 2 zeigt den Druckabfall unter Normalbedingungen, bei Sauerstoff-Mangel-Atmung (arterielle Hypoxie), bei Anämie und im Entblutungskollaps (venöse Hypoxie). Die Endpunkte sind nach eigenen Versuchsergebnissen festgelegt. Bei normaler arterieller Sauerstoff-Sättigung (Normal, Kollaps, Anämie) wurde vereinfachend einheitlich ein arterieller Sauerstoff-Druck von 100 mm Hg eingesetzt. Zur Umrechnung der über van-Slyke-Analysen (Sauerstoff-Gehalt und Sauerstoff-Kapazität) gemessenen und dann interpolierten Sauerstoff-Sättigungen (Maßstäbe unter der Abbildung) in Sauerstoff-Drucke wurde für die Anämie ein p_H von 7,2, für die anderen Bedingungen ein p_H von 7,4 zugrunde gelegt. Der Verlauf der Kurven ähnelt den zugehörigen Abschnitten einer um 90° gedrehten Sauerstoff-Bindungskurve des Hämoglobins. „Anämie", „Kollaps" und „arterielle Hypoxie" zeigen Grenzbedingungen, bei denen die Sauerstoff-Versorgung des linken Ventrikels eben unzureichend wird, bei denen also eine bilanzmäßige Glykolyse, eine Umkehr der arterio-venösen Milchsäuredifferenz eintritt. Die Maßstäbe unter der Abszisse zeigen die — voraussetzungsgemäß — lineare Änderung von Sauerstoff-Gehalt und -Sättigung längs der Capillare unter den verschiedenen Versuchsbedingungen. Die Kurven sind sowohl in räumlicher wie in zeitlicher Hinsicht Mittelbildungen. Durchblutungsbedingte Unterschiede zwischen rechtem und linkem Ventrikel, zwischen Innen- und Außenschale und zwischen Systole und Diastole — letztere wieder abhängig von den örtlichen Bedingungen — sind wahrscheinlich. Der rechte Ventrikel ist hier allerdings nicht einbegriffen, da das venöse Coronarblut aus dem Sinus coronarius gewonnen wurde, der zu 95% Blut des linken Ventrikels führt (GREGG). Die maximal mögliche Größe der durch die genannten Gegensätze Innen—Außenschale und Systole — Diastole bedingten örtlichen und zeitlichen Abweichungen von dem dargestellten mittleren stationären Zustand läßt sich unter der Annahme rhythmischen Sauerstoff-Verbrauches, rhythmischer Durchblutung der Innen- und gleichmäßiger Durchblutung der Außenschale abschätzen. Wie aus der späteren Diskussion des rhythmischen Sauerstoff-Verbrauches hervorgeht, kann eine kurzfristige Senkung des Sauerstoff-Druckes jedoch kaum eine gefährliche Bedeutung haben, solange der mittlere Sauerstoff-Druck annähernd gleichbleibt. Eine Verfälschung der mittleren venösen Sauerstoff-Sättigung kann nur durch gleichzeitige periodische Schwankungen von Sinusausfluß und venöser Sauerstoff-Sättigung zustande kommen. Während der Sinusausfluß tatsächlich rhythmisch erfolgt (JOHNSON u. WIGGERS), werden mögliche periodische Sättigungsschwankungen des Venolenblutes durch Interferenz in den größeren Venen höchstwahrscheinlich verwischt. Die Lage der Arterien und Venen an der Herzoberfläche bedingt in Richtung des Endokards kontinuierlich zunehmende Kreislaufzeiten. Die venöse Sättigung wird daher als Mittelwert kaum ungenauer sein als die arterielle Sättigung mit ihren respiratorischen Schwankungen.

Der entscheidende celluläre Sauerstoff-Druck verläuft im wesentlichen parallel zum capillären Sauerstoff-Druck. Der Abstand ist durch den die Diffusionsrate bestimmenden radiären Druckabfall „Capillare-Zellzentrum" gegeben. Als Modell für die Berechnung dieses Druckabfalles ist für das stark capillarisierte Herz der Meyerhofsche Gewebszylinder mit der Zelle im Zentrum besser geeignet als der Kroghsche Gewebszylinder mit der Capillare im Zentrum (Opitz u. Thews; Mercker, Ochwadt u. Schoedel). In beiden Fällen wird üblicherweise nur die Querdiffusion rechnerisch berücksichtigt. Durch Längsdiffusion (parallel und

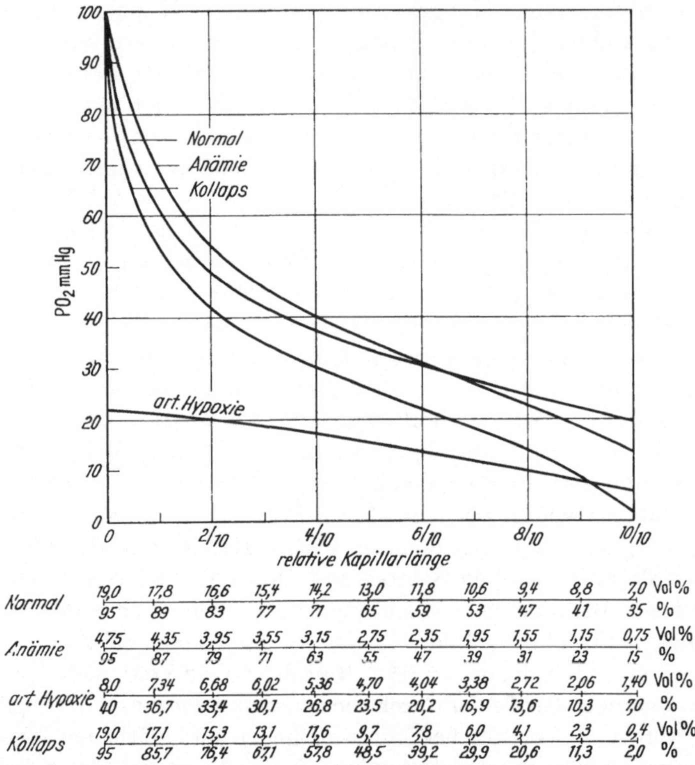

Abb. 2. Sauerstoff-Druck-Abfall in der Capillare des linken Ventrikels unter Ruhebedingungen (Sauerstoff-Kapazität von 20 Vol.-%), bei Anämie (Sauerstoff-Kapazität von 5 Vol.-%), im Kollaps bei einem Blutdruck von 35 mm Hg und unter arterieller Hypoxie bei normalem Blutdruck. Die Endpunkte der Kurven entsprechen experimentell gewonnenen Werten, der Verlauf wurde unter der Voraussetzung gleicher Sauerstoff-Aufnahme und Kohlensäure-Abgabe der einzelnen Abschnitte des Gewebscylinders längs der Capillare und unter Vernachlässigung der Längsdiffusion berechnet (Grosse-Brockhoff, 1944; Opitz und Schneider, 1950). Die Maßstäbe unter der Abszisse zeigen die voraussetzungsgemäß lineare Änderung von Sauerstoff-Gehalt und -Sättigung. Mit Ausnahme des Normalfalles zeigen die Kurven Grenzbedingungen, bei denen die Sauerstoff-Versorgung des linken Ventrikels eben unzureichend wird

außerhalb der Capillare) kann der radiäre Druckabfall am arteriellen Capillarbeginn größer und am venösen Capillarende kleiner werden (Opitz u. Thews); im Extremfall wird die Druckdifferenz Capillare—Zelle am Capillarende Null. Der Einfluß der Längsdiffusion wächst mit dem Verhältnis des Längsgradienten zum Quergradienten, er wird daher bei arterieller Hypoxie geringer. Wenn bei einem Organ mit dichter Capillarisierung und kleinen Zellradien wie dem Herzen der radiäre Druckabfall klein ist (Größenordnung 1 mm Hg), kann die Längsdiffusion auch bei relativ großer Bedeutung nur geringe absolute Abweichungen des cellulären Sauerstoff-Druckes gegenüber der Berechnung zur Folge haben.

Bei arterieller Hypoxie ist der Sauerstoff-Druck längs des Gewebszylinders relativ einheitlich. Da der Druckabfall etwa linear erfolgt, ist der Mitteldruck näherungsweise das arithmetische Mittel aus Anfangs- und Enddruck. Bei venöser Hypoxie ist der mittlere Sauerstoff-Druck über das Flächenintegral zu bestimmen, er liegt hier stets dem venösen Sauerstoff-Druck näher als dem arteriellen. Die im Folgenden zu zeigende sehr enge Korrelation des Milchsäureumschlages zum venösen Sauerstoff-Druck wird aber hierdurch allein nicht befriedigend erklärt, insbesondere nicht bei arterieller Hypoxie. Hinzu kommt, daß die glykolysierenden Gewebsabschnitte auf der venösen Seite pro Gewichtseinheit und Zeit etwa 10mal soviel Milchsäure an die Capillare abgeben wie die nicht glykolysierenden auf der arteriellen Seite aus der gleichen Capillare aufnehmen. Das ist einem Vergleich der normalen Milchsäureaufnahme des Herzens mit der Glykolyseintensität im totalen Sauerstoff-Mangel zu entnehmen (BRETSCHNEIDER et al.). Bei einem Gleichgewicht zwischen Milchsäureaufnahme und Abgabe wird also der Umschlagpunkt des kritischen Sauerstoff-Druckes nur etwa $^1/_{10}$ Capillarlänge vom venösen Ende, aber $^9/_{10}$ vom arteriellen Ende entfernt sein. Eine Drehung der Druckabfallkurve um eine so gelegene Achse muß auf der arteriellen Seite viel größere Ausschläge (Streuung) zur Folge haben als auf der venösen Seite.

3. Methodik

Als Versuchstiere dienten Hunde im Gewicht zwischen 15 und 30 kg in Chloralose-Urethan-Narkose (Anfangsdosis 80 + 400 mg/kg). Die Tiere atmeten spontan durch einen intubierten Trachealkatheter. Außer kleineren Hautschnitten zur Freilegung der Arteria und Vena brachialis sinistra, der Arteria brachialis dextra, der Vena jugularis dextra, der Arteria femoralis dextra und — teilweise — der Arteria femoralis sinistra wurden keine operativen Eingriffe vorgenommen. Nach Präparation der Gefäße wurde die Blutgerinnung mit Thrombophob[1] oder Liquemin[2] gehemmt. Einleitend wurden 400 E/kg (0,08 ml/kg), in 1—2stündlichen Intervallen 200 E/kg (0,04 ml/kg) gegeben.

Die Katheterung des Sinus coronarius erfolgte von der Vena jugularis dextra aus. Die Vena brachialis sinistra diente zur Injektion, die Arteria brachialis sinistra zur Blutdruckmessung (Wismuttauchspulenmanometer von REIN, HAMPEL). Durch die Arteria brachialis dextra wurde die Aorta ascendens katheterisiert. Der verwandte Katheter besitzt an der Spitze 8 radiäre Bohrungen von 0,3 mm Durchmesser. Durch diese wird in Anlehnung an die Farbstoffmethode von PETERSON et al. zimmerwarme Ringerlösung kurzfristig mit konstanter Geschwindigkeit versprüht (14 ml in 7 sec). Hierdurch tritt vorübergehend eine Temperaturerniedrigung des Aortenblutes (0,1—0,5° C) ein, die mit einem tiefer gelegenen zweiten Aortenkatheter gemessen wird. Sie ergibt in Verbindung mit der Temperaturdifferenz „Aorta-Injektionsflüssigkeit", der Injektionsstromstärke und dem Verhältnis der spezifischen Wärme von Blut und Injektionsflüssigkeit eine Bestimmung des Herz-Zeit-Volumens. Der zweite Aortenkatheter wurde durch die Arteria femoralis dextra in die Aorta thoracica descendens bis in Höhe des Sinus coronarius vorgeschoben, an seiner Spitze befinden sich ein NTC-Widerstand zur Registrierung der absoluten Aortentemperatur (Brückenschaltung mit 3 Festwiderständen) und eine Gegenlötstelle für das entsprechende Thermoelement im Sinuskatheter zur Messung der arterio-venösen Temperaturdifferenz des Coronarblutes. Ein Nebenast der Arteria femoralis dextra diente der Entnahme arterieller Blutproben. Die Entblutung im Rahmen der Kollaps- und Anämie-Versuche erfolgte durch die Arteria femoralis sinistra.

Zur Katheterung des Sinus coronarius wird der Stromuhrkatheter von E. KANZOW verwandt. Er trägt an der Spitze einen aufblasbaren Ballon, der sowohl zur Fixierung wie zur Sperrung des Blutflusses zwischen Katheter und Gefäßwand dient. Das venöse Coronarblut wird — abgesehen von zeitweisen Blutentnahmen — nicht nach außen geleitet, sondern fließt

---

[1] Nordmark
[2] Roche

nach Passage einer etwa 3 cm langen und 5 mm weiten Katheterspitze, welche die Stromuhr enthält, den normalen Weg in den rechten Vorhof. Die Stromuhr arbeitet nach dem Prinzip der blutigen Thermostromuhr von Rein. Zur Erzielung größerer Genauigkeit wird mit 8 Lötstellen, die nicht ausschließlich randständig liegen, gemessen. Vor der Stromuhr befindet sich die Lötstelle zur Messung der arterio-venösen Temperaturdifferenz des Coronarblutes. Eine Leitung zur Entnahme von Blutproben führt bis zur Katheterspitze. Der Katheterschaft faßt die Blutentnahmeleitung, die Leitung zum Aufblasen des Fixierballons, eine Mandrinführung und die elektrischen Anschlüsse der Stromuhr (Hochfrequenz und Thermoelemente) und der Temperaturdifferenz zusammen. Weitere methodische Einzelheiten sind den Veröffentlichungen von E. Kanzow zu entnehmen. Ein Schema der gesamten Versuchsanordnung findet sich in den Verhandlungen der deutschen Gesellschaft für Kreislaufforschung 1956.

Arterielle und venöse Blutentnahmen wurden stets gleichzeitig vorgenommen, die Entnahmezeit betrug 1 min. Sauerstoff-Gehalt und Kapazität wurden mit dem manometrischen Apparat von van Slyke bestimmt. Die Fehlerbreite der Blutgasanalysen betrug 0,1 Vol.-%. Für die Milchsäurebestimmung wurde die photometrische Methode von Barker und Summerson verwandt. Die Enteiweißung erfolgte innerhalb der ersten 3 min nach Entnahme. Photometriert wurde bei einer Wellenlänge von 546 mμ (Photometer „Eppendorf" der Netheler und Hinz GmbH mit Hg-Dampf-Lampe). Die Fehlerbreite einer Doppelbestimmung lag bei Werten unter 5 mg-% bei ±4%, bei Werten über 30 mg-% bei ± 1%. Die Steilheit der Eichkurve bewegte sich für 1 cm Schichtdicke zwischen 0,54 und 0,64 Extinktion pro 10 mg-%. Es ist daher notwendig, bei jeder Bestimmungsreihe einen Standardwert mitzuanalysieren. Brenztraubensäure kann bei den im Blut vorkommenden Konzentrationen nur eine Verfälschung von 0,3% verursachen.

Der Sinuskatheter wird ebenso wie der obere Aortenkatheter unter Röntgenkontrolle nach der Technik von Goodale et al. eingeführt. Während der letzten 50 Versuche gelang die Sinuskatheterung ausnahmslos, sie nahm eine Zeit zwischen 10 sec und 10 min in Anspruch. Am Versuchsende wurde regelmäßig eine Sektion durchgeführt. Stets konnte die röntgenologisch und registriermäßig als richtig bewertete Katheterlage bestätigt werden.

Für die Versuche mit arterieller Hypoxie wurden Sauerstoff-Stickstoff-Gemische mit einem Sauerstoff-Gehalt zwischen 5 und 8% benutzt. In einem Versuch wurde stets nur ein Gemisch verwandt. Die Dauer eines Sauerstoff-Mangels lag zwischen 5 und 15 min, sie wurde von der Verträglichkeit und der Erreichung eines Steady state abhängig gemacht.

Die Entblutung zur Erzeugung extrem niedriger Blutdrucke (um 40 mm Hg) erfolgte innerhalb weniger Minuten. In den meisten Versuchen bestand der Kollapszustand nur etwa 15 min, dann begann die Wiederauffüllung des Kreislaufes mit Macrodex, einer kolloidalen Dextranlösung mit 0,9% NaCl[1].

Nach dem gewünschten Grad der Anämie, dem Ausgangswert der Sauerstoff-Kapazität und der Kompensationsweite des Kreislaufes wurden Entblutung und Wiederauffüllung gegebenenfalls ein- bis zweimal wiederholt. Die zugeführte Menge des Blutersatzmittels entsprach der Größe des Aderlasses oder übertraf sie bis zu 500 ml. Die arteriellen Drucke erreichten bei reiner Anämie annähernd die Ausgangswerte (100—150 mm Hg). Teilweise wurde abschließend der arterielle Druck durch erneute Entblutung schrittweise gesenkt. Wie der reine Entblutungskollaps wurde auch die Anämie mit Sauerstoff-Mangel-Atmung kombiniert.

Zur Hypophysin-Konstriktion der Coronargefäße wurden Dosen von 3—8 VE in 1—2 min injiziert. In drei Versuchen wurden sehr viel höhere Dosen als Dauerinfusion gegeben (z. B. 3 VE/min über 40 min). Die relativ gute Verträglichkeit der Dauerinfusion ist wohl ebenso auf die Narkose wie auf die Tachyphylaxie zurückzuführen. Die Hypophysin-Wirkung wurde bei normaler Ausgangslage, bei arterieller Hypoxie und bei Anämie untersucht.

Die fortlaufend gemessenen Größen arterieller Blutdruck (Part) (und damit auch die Herzfrequenz), Sinusausfluß (V_{cor}), arterio-venöse Temperaturdifferenz des Coronarblutes (a.v.D.T.) und Aortentemperatur (Tart) wurden photokymographisch registriert. Die Schwingungszeit der verwandten Galvanometer betrug abgesehen vom Blutdruckgalvanometer 1,2—1,5 sec, letzteres hatte eine Einstellzeit von 0,03 sec.

---

[1] Wir danken der Fa. Knoll AG. für die freundliche Überlassung von Versuchsmengen.

4. Kritischer Sauerstoff-Druck bei arterieller Hypoxie

Ein Registrierbeispiel einer 5 min langen Sauerstoff-Mangel-Atmung mit Unterschreitung des kritischen Sauerstoff-Druckes, d. h. Umschlag der a.v.D.M., während der letzten Minute zeigt Abb. 3.

Die Ergebnisse von 45 Reaktionen auf Sauerstoff-Mangel-Atmung sind in der folgenden Abb. 4 zusammengefaßt. Das Kriterium für eine Unterschreitung des kritischen Sauerstoff-Druckes, das Verhältnis a.v.D.M./ a.v.D.O$_2$ ist Ordinate, die arterielle Sauerstoff-Sättigung Abszisse. Erst unterhalb einer Sättigung von 30% tritt stets bilanzmäßige Glykolyse ein, oberhalb von 50% ist die Milchsäureverwertung ausnahmslos normal. Eine von GOLLWITZER-MEIER angegebene kritische arterielle Sauerstoff-Sättigung von 40% stimmt gut mit dem Mittel unserer Grenzwerte überein. ALLELA nennt als Grenze der hypoxämischen Herzinsuffizienz 50 Sättigungsprozent. Ein von MERCKER nach dem Anstieg des rechten Vorhofdruckes ermittelter Wert von nur 25% (15 mm Hg Sauerstoff-Druck) könnte Ausdruck für ein verzögertes Eintreten der dynamischen Insuffizienzzeichen gegenüber den ersten Erscheinungen einer energetischen Insuffizienz sein. Die große Streuung der kritischen arteriellen Sauerstoff-Sättigung, der eine ähnliche Variabilität der erträglichen Sauerstoff-Konzentration in der Atmungsluft entspricht (HACKEL et al.), ist durch individuelle Unterschiede der Sauerstoff-Kapazität des Blutes, der Leistungsfähigkeit des Herzens, der Erweiterungsfähigkeit der Coronarien und der zentral-nervösen Anpassung von Kreislauf (arterieller Druck, Herz-Zeit-Volumen) und Atmung in Abhängigkeit von der Narkosetiefe zu erklären. Diese Streuung ist nicht gleichbedeutend mit einer starken Variabilität des kritischen cellulären Sauerstoff-Druckes, wie aus Abb. 5 hervorgeht. Als Abszisse ist hier an Stelle der arteriellen Sauerstoff-Sättigung die Sauerstoff-Sättigung des venösen Coronarblutes aufgetragen. Die

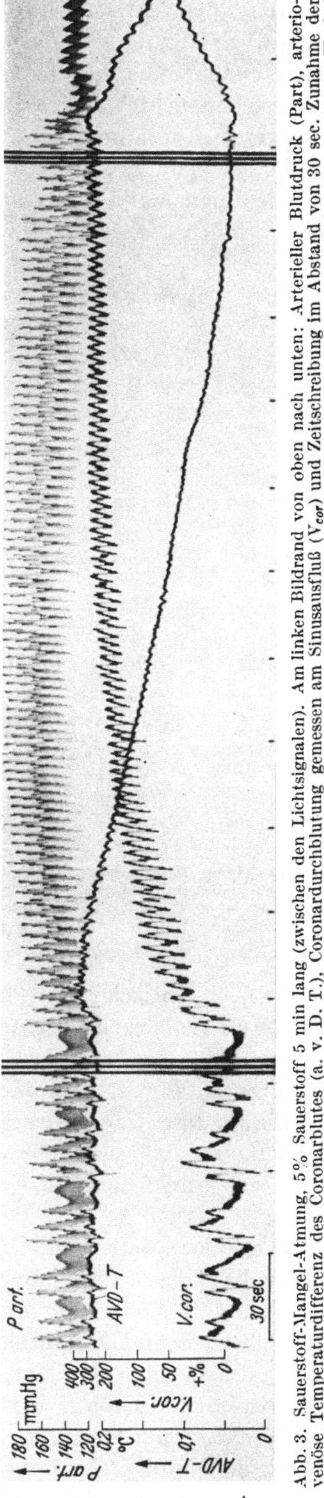

4a

Abb. 3. Sauerstoff-Mangel-Atmung, 5% Sauerstoff 5 min lang (zwischen den Lichtsignalen). Am linken Bildrand von oben nach unten: Arterieller Blutdruck (P art), arteriovenöse Temperaturdifferenz des Coronarblutes (a. v. D. T.), Coronardurchblutung gemessen am Sinusausfluß (V$_{cor}$) und Zeitschreibung im Abstand von 30 sec. Zunahme der Coronardurchblutung um etwa 300%, entsprechend starke Abnahme der arterio-venösen Temperaturdifferenz des Coronarblutes, Anstieg des Blutdruckes um etwa 20 mm Hg bei erhöhter Herzfrequenz und vermehrten respiratorischen Schwankungen. Nach Umschaltung auf Frischluft rasche Rückkehr zu den Ausgangswerten

Streubreite des kritischen Wertes ist auf diese Weise von $\pm 10\%$ auf $\pm 1\%$ Sauerstoff-Sättigung reduziert und fällt damit in die Größenordnung des methodischen Fehlers. Unterhalb von 5% venöser Sauerstoff-Sättigung wurde stets Glykolyse beobachtet, oberhalb von 7% wich das Verhältnis Milchsäureaufnahme zu Sauerstoff-Aufnahme nicht von der Norm ab. Da während eines jeden Sauerstoff-Mangels ein Anstieg der arteriellen Milchsäurekonzentration stattfindet, tritt eine bilanzmäßige Glykolyse des Herzmuskels hierbei aus physikalischen Gründen (Milchsäurespeicherung) im Coronarblut etwas verzögert in Erscheinung.

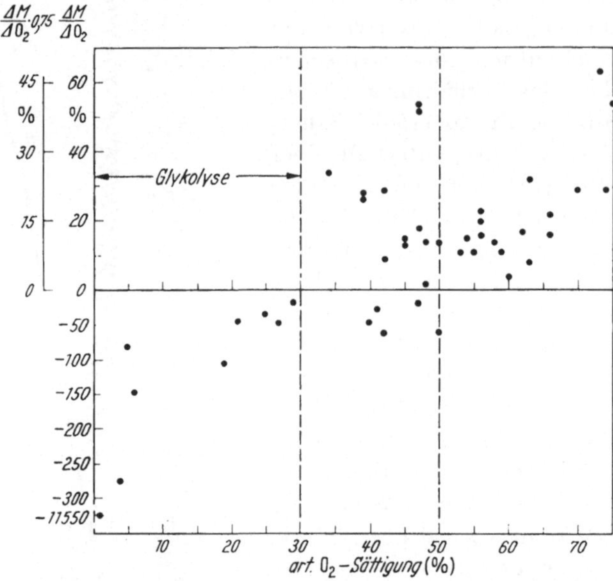

Abb. 4. Beziehung der arteriellen Sauerstoff-Sättigung zu dem Verhältnis „arterio-venöse Milchsäuredifferenz/ arterio-venöse Sauerstoff-Differenz, $\Delta M/\Delta O_2$ ", im Coronarblut. Unterhalb einer arteriellen Sauerstoff-Sättigung von 30% tritt stets bilanzmäßige Glykolyse ein, oberhalb von 50% ist in allen Fällen das Verhältnis Milchsäureaufnahme zu Sauerstoffaufnahme des Herzens normal

Der wirkliche kritische Wert bei einem idealen steady state wird daher mehr in Nähe der oberen Grenze liegen. Einer kritischen venösen Sauerstoff-Sättigung von 7% entspricht ein kritischer venöser Sauerstoff-Druck von 6 mm Hg. Da die Abhängigkeit der Sauerstoff-Bindungskurve des Hämoglobins vom p_H bzw. Kohlensäure-Druck in diesem untersten Bereich gering ist und das Verhältnis von Sättigung zu Druck hier wenig von 1 abweicht, ist die Fehlerbreite des kritischen venösen Sauerstoff-Druckes mit ± 1 mm Hg nicht größer als die der Sauerstoff-Sättigung.

Der celluläre Sauerstoff-Druck ergibt sich aus dem capillären durch Abzug des Druckabfalles „Capillare—Zelle". Mit einer von Meyerhof erstmals angewandten Diffusionsgleichung ist dieser Druckabfall in Abhängigkeit von Sauerstoff-Verbrauch und Zelldurchmesser zu berechnen (vgl. Einleitung). Das Diagramm Abb. 6 zeigt die Ergebnisse. Für einen Zelldurchmesser von 15 μ und einen mittleren Sauerstoff-Verbrauch von 15 ml/min · 100 g unter den experimentellen Bedingungen (Hackel et al.) liegt der Druckabfall bei 1 mm Hg. Nimmt man an, daß infolge rhythmischer Durchblutung und rhythmischen Sauerstoff-

Verbrauches die für die Diffusion verfügbare Zeit nur die Hälfte eines Herzzyklus ausmacht, ist mit dem doppelten Sauerstoff-Verbrauch, 30 ml/min · 100 g, zu rechnen. Der zugehörige Druckabfall beträgt dann 2 mm Hg. Aus den einleitend angeführten Ursachen liegt der durch eine bilanzmäßige Glykolyse definierte kritische Sauerstoff-Druck der Zelle dicht bei dem Sauerstoff-Druck am venösen Ende des Gewebszylinders. Der kritische celluläre Sauerstoff-Druck würde damit zwischen 5 (6—1) und 4 (6—2) mm Hg liegen. Eine Extrapolation um $^1/_{10}$ Capillarlänge vom venösen Ende zurück (vgl. Abb. 2) ergibt einen etwa 2 mm Hg höheren Wert. Infolge der angenäherten Gleichheit des radiären Druckabfalles mit dem längsgerichteten Druckabfall über das letzte Zehntel der Capillarlänge sind also kritischer venöser und kritischer cellulärer Sauerstoff-Druck unter diesen Bedingungen mit 6 mm Hg gleichzusetzen.

Wie OPITZ und SCHNEIDER für das Gehirn gezeigt haben, ist auch für andere Kriterien einer kritischen Sauerstoff-Versorgung das Verhalten des Sauerstoff-Druckes am venösen Ende, in der sogenannten tödlichen Ecke des Gewebszylinders entscheidend. Nach den Definitionen von OPITZ und SCHNEIDER entspricht der „kritische" Sauerstoff-Druck des Herzens dem letalen Sauerstoff-Druck des Gehirns[1]. Beide Drucke sind von annähernd gleicher Größe, ein weiterer Hinweis für den organunspezifischen Bau der sauerstoffübertragenden Fermente. Der

---

[1] Für das Herz läßt sich eine Unterscheidung zwischen kritischem und letalem Sauerstoff-Druck mit den verfügbaren Methoden nicht durchführen.

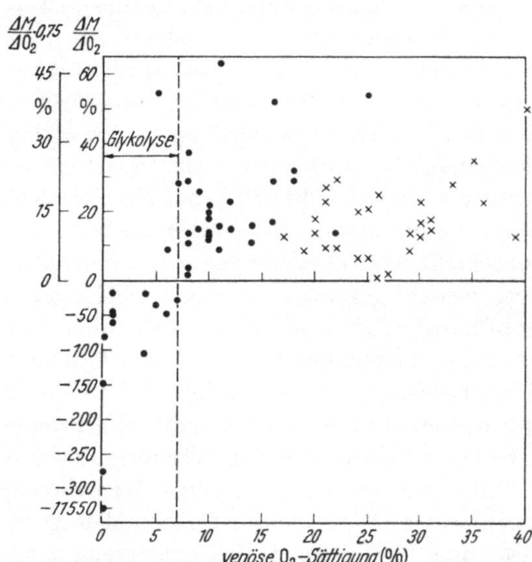

Abb. 5. Beziehung der venösen Sauerstoff-Sättigung des Coronarblutes zu dem Verhältnis „arterio-venöse Milchsäuredifferenz/arterio-venöse Sauerstoffdifferenz, $\Delta M/\Delta O_2$", im Coronarblut. Bis zu einer Sättigung von 7% besteht keine Abhängigkeit, der Anteil der Milchsäureverbrennung am gesamten aeroben Energiegewinn bleibt unverändert. Unterschreitet die venöse Sauerstoff-Sättigung jedoch den kritischen Bereich von 7—5%, kehrt sich die arterio-venöse Milchsäuredifferenz als Zeichen einer bilanzmäßigen Glykolyse des Herzmuskels um. Arterielle Hypoxie durch Punkte, Frischluftatmung durch Kreuze gekennzeichnet

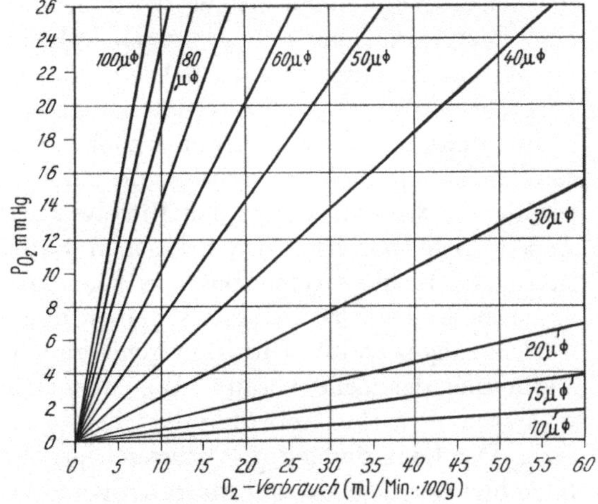

Abb. 6. Sauerstoff-Druckabfall im Gewebe in Abhängigkeit von Zelldurchmesser und Sauerstoff-Verbrauch. Berechnung nach dem Modell eines Gewebszylinders mit der Zelle im Zentrum unter der Annahme homogenen Sauerstoff-Verbrauches und gleichen Sauerstoff-Druckes an der Zelloberfläche (MEYERHOF)

letale venöse Sauerstoff-Druck liegt für das Gehirn mit 10 mm Hg dagegen deutlich höher. Ursache ist der auf Grund geringerer Capillarisierung und größerer Durchmesser der Gewebszylinder höhere Druckabfall Capillare-Gewebe.

Zwar weniger differenziert als das Gehirn besitzt doch auch der Herzmuskel recht unterschiedlich große und verschiedenartige Zellen. Der Zellradius nimmt in der Reihenfolge „Knotenfasern, Kammer-Fasern, Vorhofs-Fasern und Purkinje-Fasern des Reizleitungssystems" zu. Die Purkinje-Fasern sind um ein Zwei- und Mehrfaches dicker als die Fasern der Arbeitsmuskulatur (Benninghoff). Bei gleichem Sauerstoff-Verbrauch wäre für eine Faser von 40 μ Durchmesser ein Druckgefälle von 7 bzw. 14 mm Hg erforderlich. Der celluläre Sauerstoff-Druck würde dadurch während einer stärkeren — für die übrigen Herzabschnitte aber noch nicht kritischen Hypoxie auf Null absinken müssen. Die Purkinje-Fasern sind jedoch gegenüber Sauerstoff-Mangel verschiedenster Art besonders unempfindlich (Pick), sie müssen sich daher durch einen geringeren aeroben Energieumsatz und einen besonders leistungsfähigen anaeroben Stoffwechsel auszeichnen. Möglicherweise macht diese Eigenschaft sie als Receptoren geeignet. Von Schiebler wurde ein kleinerer Sauerstoff-Verbrauch der Purkinje-Fasern gegenüber der Arbeitsmuskulatur mit der Warburg-Methodik direkt nachgewiesen.

Auch innerhalb der Arbeitsfasern des linken Ventrikels variieren die Zelldurchmesser. Die Streuung um den oben genannten Mittelwert von 15 μ ist jedoch wesentlich kleiner als die Gesamtstreuung aller Herzmuskelfasern bei Einschluß der Extreme „Knoten-Fasern und Purkinje-Fasern". Für einen Durchmesser von 20 μ beträgt der Druckabfall 2 bzw. 4 mm Hg (für 15 bzw. 30 ml Sauerstoff-Verbrauch/min · 100 g). Wesentlich größere Durchmesser können selbst bei hochgradiger Hypertrophie aus geometrischen Gründen (Bretschneider et al.) nicht häufig sein, bei Beteiligung einer Hyperplasie muß das Auftreten dicker Fasern noch seltener werden. Eine Glykolyse vereinzelter sehr dicker Fasern kann ebenso wie die Glykolyse eines ganz kurzen Abschnittes aller Zellen (unter 10% der Capillarlänge) durch die milchsäureaufnehmenden Abschnitte überdeckt werden; die aus dem Sinus coronarius gewonnenen Stoffwechseldaten sind ja stets nur eine Resultante über den gesamten linken Ventrikel, sowohl über die Capillarlänge, wie über die Wandschichten, wie über die Richtung Basis—Spitze. Die bei einer Glykolyse zu erwartende nur quantitative Änderung der relativen Milchsäureaufnahme ist weit schwerer nachzuweisen als das Umspringen einer Milchsäureaufnahme in eine resultierende Milchsäureabgabe. Würde der Durchmesser zahlreicher Ventrikelfasern den Mittelwert erheblich überschreiten, müßte längere Arbeit nicht oberhalb des kritischen Sauerstoff-Druckes zu einer Insuffizienz führen, die nicht von einer bilanzmäßigen Glykolyse begleitet wäre. Die bisherigen experimentellen Erfahrungen scheinen diese Möglichkeit aber nicht zu stützen.

Die angewandte Diffusionsgleichung setzt einen homogenen Sauerstoff-Verbrauch der Zelle voraus. Die Mitochondrien oder Sarkosomen haben aber wahrscheinlich eine weit über dem Zelldurchschnitt liegende spezifische Umsatzrate. Der hohe Sauerstoff-Verbrauch pro Volumeneinheit wird jedoch durch die Kleinheit der Gebilde und ihr günstigeres Verhältnis von Oberfläche zu Volumen in bezug auf den notwendigen Druckabfall kompensiert (Bretschneider et al.). Die Berechnungsergebnisse erfahren also durch die Konzentration des Sauerstoff-Umsatzes auf diese Zentren voraussichtlich keine Änderung.

Der auffallend scharfe Wendepunkt in der Beziehung der venösen Sauerstoff-Sättigung zu dem Verhältnis a.v.D.M./a.v.D.O$_2$, wie ihn Abb. 5 zwischen 5% und 7% Sättigung zeigt, erklärt sich aus einer charakteristischen Abhängigkeit der sauerstoffübertragenden Fermente vom Sauerstoff-Druck. Abb. 7 gibt von BÄNDER und KIESE an Mitochondrien von Rattenlebern gewonnene Ergebnisse wieder. Das Verhältnis der Sauerstoff-Aufnahme zu der maximalen Aufnahme unter Frischluft erfährt für 37° C von etwa 5 mm Hg Sauerstoff-Druck abwärts eine rasch fortschreitende Abnahme. Bei 5 mm Hg Sauerstoff-Druck beträgt die Umsatzrate etwa 90% des optimalen Wertes, bei 3 mm Hg etwa 80% und bei 2 mm nur noch etwa 70%. Der Sauerstoff-Druck für 50% des Maximalumsatzes, der Halbwerts-Druck, beträgt für 37° C 1 mm Hg. WINZLER kam bei der Untersuchung von Bäckerhefe zu einem quantitativ gleichen Ergebnis.

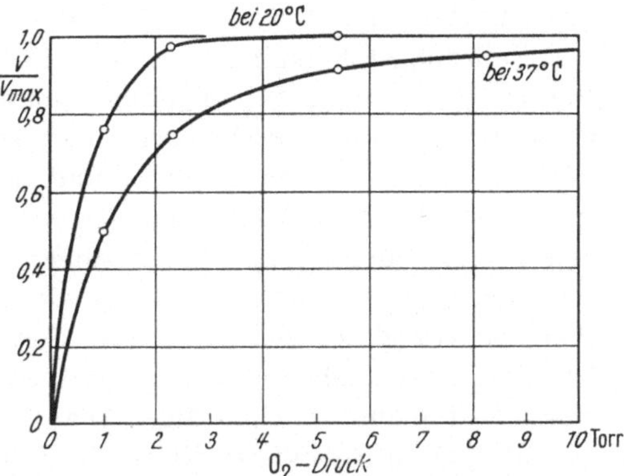

Abb. 7. Beziehung zwischen Sauerstoff-Aufnahme von Mitochondrien aus Rattenlebern und Sauerstoff-Druck; nach A. BÄNDER und M. KIESE, Arch. exper. Path. u. Pharm. 224, 312 (1955). Das Verhältnis der Umsatzgeschwindigkeit zu der maximalen Geschwindigkeit bei Frischluft erfährt für 37° C von 5 mm Hg Sauerstoff-Druck abwärts eine rasch fortschreitende Abnahme

Die Übereinstimmung dieser an Fermentsystemen gewonnenen Ergebnisse mit dem über die Glykolysegrenze ermittelten kritischen Sauerstoff-Druck in situ stützt die Berechnung des Druckabfalles, die Diffusionsformel (MEYERHOF), die Diffusionskonstante (KROGH) und die eingesetzten Faserdurchmesser (DAVIES

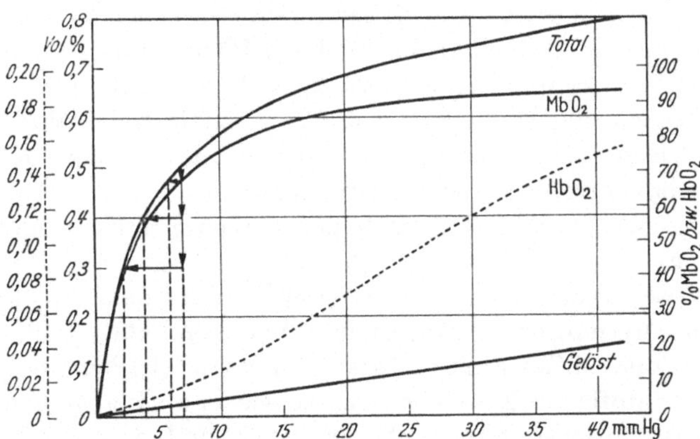

Abb. 8. Sauerstoff-Reserven der reinen Muskelfasersubstanz des linken Ventrikels, modifiziert nach E. OPITZ und G. THEWS, Arch. Kreislauff. 18, 137 (1952). Von unten nach oben: 1. physikalisch gelöster Sauerstoff, 2. Sauerstoffbindungskurve des Hämoglobins (punktiert); nach Handbook of Respiratory Data in Aviation Medicine, National Research Council Washington 1944, 3. Sauerstoffbindungskurve des Myoglobins, nach H. THEORELL Biochem. Zschr. 268, 73 (1934), 4. totale Sauerstoff-Reserve = physikalisch gelöster + myoglobingebundener Sauerstoff (ohne die Sauerstoff-Reserve des venösen Capillarblutes). Beide Bindungskurven für 37° C und ein p$_H$ von 7,4. Die punktierte Ordinate am linken Bildrand bezieht sich nur auf das Hämoglobin des Capillarblutes, die zweite Ordinate links auf die drei anderen Kurven. Abszisse und rechte Ordinate betreffen alle vier Kurven. Die Pfeile zeigen die Änderungen des Sauerstoff-Druckes am venösen Ende des Gewebszylinders bei stoßartigem Sauerstoff-Verbrauch von 0,20, 0,10 und 0,025 ml/100 g und verschiedenem Ausgangsdruck bzw. verschiedener Sauerstoff-Reserve (0,7, 0,6 und 0,5 Vol.-% oder ml/100 g). Die Nachdiffusion und die kleine Sauerstoff-Reserve des Capillarblutes sind dabei vernachlässigt

and Francis; Schiebler). Unter den vorliegenden Bedingungen läßt die Erfüllung der Gleichung „kritischer Fermentdruck + Druckabfall Capillare — Zelle = kritischer venöser Druck" auch keinen Raum für eine stärkere Einflußnahme des von Opitz und Thews rechnerisch behandelten rhythmischen Sauerstoff-Verbrauchs. Nach den neuen Befunden von Lübbers am Schildkrötenherzen ist eine rhythmische Atmung auch für das Warmblüterherz sehr wahrscheinlich. Die Pufferungsfähigkeit des Myoglobins scheint jedoch bis zu einem Sauerstoff-Verbrauch von etwa 0,1 ml/100 g Systole zusätzlich zum Basisstoffwechsel groß genug, um einen stärkeren Drucksturz während der Verbrauchsspitze zu vermeiden. Abb. 8, modifiziert nach Opitz und Thews, zeigt die Sauerstoff-Reserve der Herzmuskelfaser in Abhängigkeit vom Sauerstoff-Druck. Bei einem Ausgangsdruck von 7 mm Hg für die „tödliche Ecke des Gewebszylinders" würde eine Verbrauchsspitze von 0,1 ml/100 g, wie sie etwa bei den Versuchen mit arterieller Hypoxie vorgelegen haben könnte, den Sauerstoff-Druck auf 4 mm Hg senken. Ein doppelt so hoher stoßartiger Sauerstoff-Verbrauch, der bei den maximalen Herzarbeiten unter hochgradiger Anämie erreicht werden könnte, würde allerdings bis auf 2,3 mm Hg führen. Ein kleiner Sauerstoff-Verbrauch pro Zeit, verbunden mit einer hohen Herzfrequenz, bringt die geringsten Stoßbelastungen mit sich. Derartige Bedingungen sind im Entblutungskollaps gegeben. Das Verbrauchsmaximum kann hierbei höchstens um 0,025 ml O_2/100 g liegen. Der entsprechende Druckabfall für die angenommene Ausgangslage von 7 mm Hg beträgt nur 1 mm. Eine schon während des Verbrauchsstoßes einsetzende Sauerstoffdiffusion, die Nachdiffusion, ist in diesen Abschätzungen nicht berücksichtigt. Sie schwächt den Drucksturz zusätzlich ab. Das Ausmaß einer Nachdiffusion hängt entscheidend von Zeitpunkt und Dauer der Verbrauchsspitze und von der Größe der gleichzeitigen capillären Durchblutung ab. Würde die Verbrauchsspitze vollkommen mit einem systolischen Stillstand des Capillarblutes zusammenfallen, wäre die Nachdiffusion bedeutungslos. Die Sauerstoff-Reserve der kleinen Capillarblutmenge ist zu gering: 1 ml Capillarblut für 100 g Herzmuskel mit einer Sauerstoff-Kapazität von 0,2 ml kann bei einem Druckabfall von 7 auf 3 mm Hg nur 0,01 ml Sauerstoff freisetzen, das sind nur 6% der gleichzeitig freiwerdenden intracellulären Sauerstoff-Reserven. Ob der für die Versorgung des Herzmuskels ungünstigste Fall eines Zusammentreffens von Verbrauchsspitze und Stillstand des Capillarblutes wirklich vorliegt, läßt sich nach den derzeitigen Kenntnissen nicht mit Sicherheit sagen.

Möglicherweise werden auch die energiereichen Phosphate und die Glykogenreserve stärker rhythmisch in Anspruch genommen, ohne daß eine kritische Störung des stationären Zustandes entsteht, da die im gleichen Herzcyclus wieder resynthetisierten Stoffe am Ende der Diastole wieder verfügbar sind.

Mit dem rhythmischen Sauerstoff-Verbrauch und der systolischen Durchblutungsdrosselung — besonders der inneren Schichten des linken Ventrikels — einhergehende rhythmische Schwankungen des capillären Sauerstoff-Druckes können nicht größer als die cellulären Druckschwankungen sein. Sie sind daher in letzteren mit berücksichtigt.

Für eine Begrenzung des aeroben Energiegewinns durch unzureichenden Nachschub von Metaboliten besteht kein sicherer Anhalt. Bei hohem Energieumsatz und niedrigen arteriellen Konzentrationen — insbesondere der relativ kleinmolekularen Milchsäure — könnte dieser Faktor Bedeutung gewinnen. In der Regel ist aber jeder Sauerstoff-Mangel-Zustand wie jede physiologische Mehrarbeit mit einem Anstieg des arteriellen Milchsäuregehaltes verbunden. Eine gegenüber Sauerstoff sehr kleine Diffusionskonstante der Milchsäure (Verhältnis 1:100, Opitz u. Thews) wird wahrscheinlich durch bessere Löslichkeit in Verbindung mit besonders lebhafter Konvektion ausgeglichen. Infolge der hohen intramuralen und intracapillären Drucke während der Systole kommt es während dieser Phase zu einem Flüssigkeitseinstrom in die Capillaren, bei dem der kolloidosmotische Druck in voller Höhe über die ganze Capillarlänge wirksam ist. Der diastolische Flüssigkeitsaustritt aus der Capillare wird entsprechend groß sein.

5. Kritischer Sauerstoff-Druck bei venöser Hypoxie mit kleinem Energieumsatz des Herzens

Zur Klärung der Frage, ob die geringe Streuung des bei arterieller Hypoxie ermittelten kritischen Sauerstoff-Druckes des Herzmuskels um 6 mm Hg auf die einheitlichen Versuchsbedingungen zurückzuführen ist oder darüber hinaus auf eine biologische Konstante hinweist, wurden drei verschiedene Formen rein venöser Hypoxie untersucht, die Hypophysinkonstriktion der Coronarien, der Entblutungskollaps und eine durch Wiederauffüllung des Kreislaufes mit Dextran erzeugte Anämie.

Unter Hypophysin und im Entblutungskollaps ist die Herzarbeit sehr klein, im ersten Falle infolge eines stark verminderten Herz-Zeit-Volumens, 1—2 l/min wurden gemessen, im zweiten Fall sowohl wegen des sehr kleinen Herz-Zeit-Volumens (Root et al.) wie wegen der Drucksenkung. Nach der mechanischen Arbeitsleistung sollte der Sauerstoff-Verbrauch im Entblutungskollaps noch geringer als unter Hypophysin sein; durch eine im Mittel doppelt so hohe Herzfrequenz, 140/min gegenüber 70/min, liegt der Sauerstoff-Verbrauch aber unter beiden Bedingungen bei 5—8 ml/min · 100 g. Die Ergebnisse von 31 Messungen, teilweise unter Kombination der Entblutung und Hypophysinwirkung mit arterieller Hypoxie, zeigt Abb. 9. Der Umschlagpunkt der arterio-venösen Milchsäuredifferenz bzw. des Verhältnisses a.v.D.M./a.v.D.O$_2$ liegt noch deutlich tiefer als bei arterieller Hypoxie (vgl. Abb. 5). Erst unterhalb von 2% Sättigung bzw. 2 mm Hg Sauerstoff-Druck im venösen Coronarblut tritt bilanzmäßige Glykolyse ein. Zur Erklärung dieser Abweichung gegenüber arterieller Hypoxie kommen folgende Punkte in Betracht:

1. Der Verlauf des capillären Druckabfalles (Abb. 2).
2. Die Längsdiffusion.
3. Der Druckabfall „Capillare-Zelle" (Abb. 6).
4. Der rhythmische Sauerstoff-Verbrauch (Abb. 8).
5. Die Abhängigkeit des Sauerstoff-Umsatzes der Mitochondrienfermente vom Sauerstoff-Druck (Abb. 7).

zu 1. Die aus Abb. 2 ersichtlichen Unterschiede des capillären Druckabfalles im Entblutungskollaps und unter arterieller Hypoxie betreffen sowohl den arteriellen wie den venösen Schenkel. Die sehr viel höheren Sauerstoff-Drucke im arteriellen Teil der Capillare können jedoch keine Bedeutung haben; sobald der Sauerstoff-Druck eindeutig überkritisch ist, spielt es keine Rolle, ob er 20 oder

100 mg Hg beträgt. Am venösen Capillarende erreicht die Kollaps- ebenso wie die Hypophysin-Kurve den untersten Teil der Hämoglobinbindungskurve. Sie erfährt hierdurch im letzten Teil nochmals einen stärkeren Abfall, welcher bei der etwas höheren venösen Sättigung unter eben kritischer arterieller Hypoxie nicht auftritt. Wie oben ausgeführt, muß der Glykolysepunkt um etwa $^1/_{10}$ Capillarlänge vom venösen Ende entfernt angenommen werden. Hier sind anstelle des venösen Sauerstoff-Druckes von 2 mm 9 mm Hg abzulesen (Abb. 2).

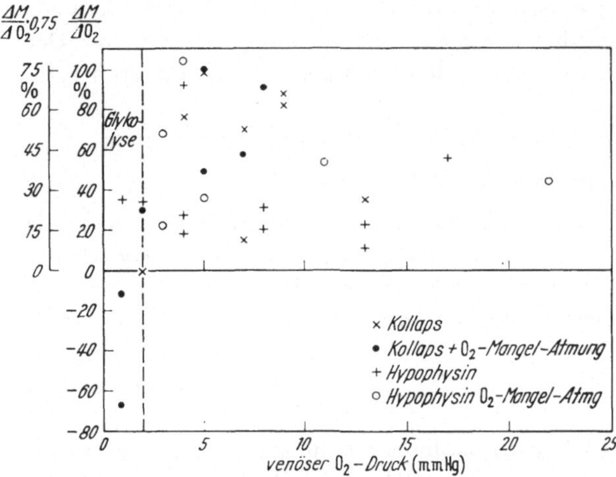

Abb. 9. Beziehung des venösen Sauerstoff-Druckes im Coronarblut zu dem Verhältnis „arterio-venöse Milchsäuredifferenz/arterio-venöse Sauerstoffdifferenz, $\Delta M/\Delta O_2$", bei kleinem Sauerstoff-Umsatz im Entblutungskollaps, unter Hypophysinwirkung und unter Kombination dieser Bedingungen mit arterieller Hypoxie. Gegenüber den Befunden bei reiner arterieller Hypoxie mit einem etwa doppelt so hohen Sauerstoff-Verbrauch ist die Glykolysegrenze nach unten verschoben, sie liegt unterhalb von 2 mm Hg Sauerstoff-Druck im venösen Coronarblut

zu 2. Der Einfluß der Längsdiffusion wächst mit dem Verhältnis des Druckgradienten in Längsrichtung zu dem Druckgradienten in Querrichtung. Dieses Verhältnis ist hier etwa zehnmal größer als bei arterieller Hypoxie und übertrifft den Wert 1,0. Die Längsdiffusion ist daher bei venöser Hypoxie und niedrigem Sauerstoff-Verbrauch nicht mehr zu vernachlässigen. Sie bewirkt einen steileren Druckabfall auf der arteriellen Seite und eine Abflachung der Kurve auf der venösen Seite. Der radiäre Druckabfall „Capillare-Zelle" wird dadurch am venösen Capillarende verkleinert. Außerdem wird die Rückwärtsverfolgung der wirklichen Druckabfallskurve um $^1/_{10}$ Capillarlänge zu einem niedrigeren Wert als den oben angegebenen 9 mm Hg führen.

zu 3. Der Abb. 6 zu entnehmende Druckabfall „Capillare-Zelle" kann in Anbetracht des kleinen Sauerstoff-Verbrauchs von 7 ml/min · 100 g auch bei einer Verkürzung der verfügbaren Diffusionszeit auf die Hälfte nur 1 mm Hg betragen.

zu 4. Die kleineren Verbrauchsspitzen, die nach Abb. 8 nur einen Druckabfall von 1 mm Hg (im Entblutungskollaps) oder 2 mm Hg (unter Hypophysin) bedingen können, sollten den mittleren kritischen cellulären Druck gegenüber arterieller Hypoxie senken.

zu 5. Die in Abb. 7 dargestellte Abhängigkeit des Sauerstoffumsatzes der Mitochondrien vom Sauerstoff-Druck müßte den kritischen cellulären Druck in gleicher Richtung beeinflussen.

Zusammenfassend ist festzustellen: Durch die Längsdiffusion, den kleineren radiären Druckabfall und das Zurücktreten ausgeprägter Verbrauchsmaxima findet am venösen Ende des Gewebszylinders eine weitgehende Angleichung von capillärem und cellulärem Sauerstoff-Druck statt. Die geringe Beanspruchung der Ferment-Leistungsfähigkeit läßt an einen besonders niedrigen kritischen cellulären Sauerstoff-Druck denken. Die Rückwärtsverfolgung des Druckabfalles um

$^1/_{10}$ Capillarlänge ergibt aber einen höheren Druck als unter arterieller Hypoxie. Dieser Widerspruch findet seine Erklärung durch eine in der Konstruktion nicht berücksichtigte Deformierung des capillären Druckabfalles durch die Längsdiffusion, die sich bei rein venöser Hypoxie und kleinem radiärem Druckgradienten besonders stark bemerkbar macht[1]. Trotz eindeutig niedrigeren kritischen venösen Sauerstoff-Druckes gestatten diese Befunde bei reiner venöser Hypoxie nicht, einen dem kleineren Sauerstoff-Verbrauch entsprechenden niedrigeren kritischen cellulären Sauerstoff-Druck gegenüber der arteriellen Hypoxie zu beweisen. Einzelne Messungen unter der Einwirkung zusätzlicher arterieller Hypoxie machen dies aber sehr wahrscheinlich (Abb. 9). Danach ist der kritische celluläre Sauerstoff-Druck des Herzens bei kleinem Sauerstoff-Umsatz mit 3 ± 1 mm Hg anzugeben. Die asymptotische Annäherung der Fermentleistung an einen optimalen Wert (Abb. 7) läßt vermuten, daß Abweichungen des kritischen cellulären Sauerstoff-Druckes nach oben — bei sehr großem Sauerstoff-Verbrauch — leichter zu erfassen sind. Die folgenden Anämieversuche bieten entsprechende Bedingungen.

6. Kritischer Sauerstoff-Druck bei venöser Hypoxie mit großem Energieumsatz des Herzens

Während der akut erzeugten experimentellen Anämien bestanden besonders große Herz-Zeit-Volumina. Bei Herzfrequenzen bis zu 180/min wurden bis zu 9 l/min gemessen. Die arteriellen Drucke lagen dabei zwischen 100 und 140 mmHg, so daß Herzarbeiten zwischen 30 und 40 cal/min, gleich 13—17 mkg/min, resultierten. Die betreffenden Tiere hatten ein Gewicht von etwa 25 kg mit einem Herzgewicht um 200 g[2]. Der Sauerstoffverbrauch betrug bis zu 30 ml/min · 100 g, er war damit etwa doppelt so hoch wie unter arterieller Hypoxie und viermal größer als im Entblutungskollaps. Eine stark reduzierte a.v.D. O_2, bis herab zu 4 Vol.-%, wurde durch eine extrem hohe Coronardurchblutung, bis zu 700 ml/min · 100 g, ausgeglichen. Die Coronardurchblutung bei starker Anämie und normalem arteriellen Druck übertrifft damit alle sonst bekannten Höchstwerte. Von CASE, BERGLUND und SARNOFF wurden ähnliche Werte bei einem nicht ganz so niedrigen Hämatokrit von 19%, etwa einer Sauerstoff-Kapazität von 9 Vol.-% entsprechend, veröffentlicht. Die Ursache dieser extrem hohen Coronardurchblutung ist neben einer maximalen Vasodilatation eine Verminderung der Blutviscosität. Die genaue Bestimmung der Viscositätsminderung in situ stößt auf Schwierigkeiten (WHITTAKER and WINTON; PIROFSKY). Die Verkleinerung aller arterio-venösen Differenzen, die Verminderung der Sauerstoff-Kapazität und die Erhöhung des arteriellen Milchsäuregehaltes bedingen eine größere Fehlerbreite von a.v.D.M., a.v.D. O_2 und venöser Sauerstoff-Sättigung. Trotzdem erscheint es nach den in Abb. 10 zusammengefaßten Ergebnissen sicher, daß die kritische venöse Sauerstoff-Sättigung unter diesen Bedingungen deutlich höher als bei venöser Hypoxie

---

[1] Ein noch kleinerer Abstand des Glykolysepunktes zum venösen Capillarende als die oben angenommenen $^1/_{10}$ Capillarlänge ist wenig wahrscheinlich. Bei vergleichbaren Bedingungen wäre die Lage des Glykolysepunktes durch die Kreuzung der cellulären Druckabfallskurven bei arterieller und venöser Hypoxie gegeben.

[2] Auf den linken Ventrikel entfallen dabei rund 140 g. Ein nach obigen Daten berechneter Wirkungsgrad des linken Ventrikels muß daher bei 20% liegen.

mit kleinem Sauerstoff-Umsatz liegt (Abb. 9). Der kritische Wert ist bei etwa 15% venöser Sauerstoff-Sättigung anzunehmen. Da p_H-Kontrollen eine vom Anämiegrad abhängige Verschiebung zur sauren Seite bis p_H 7,2 ergaben, liegt der zugehörige kritische venöse Sauerstoff-Druck bei 14 mm Hg. Der Verdacht einer zu kurzen capillären Kontaktzeit der Erythrocyten muß auf Grund mehrerer Bestimmungen mit venösen Sauerstoff-Sättigungen unter 5% fallengelassen werden. Bei einer zu kurzen Kontaktzeit der Erythrocyten würde der Sauerstoff-Druck im Plasma des Capillarendes auf Null absinken, ohne daß die Sauerstoff-Reserve der roten Blutkörperchen erschöpft wäre. Erst in den Venen würde das Plasma dann mit dem Sauerstoff-Druck der Erythrocyten zum Ausgleich kommen. Gegen eine zu kurze Kontaktzeit spricht weiterhin, daß die Sauerstoff-Abgabe des einzelnen Erythrocyten, welche prozentual an dem Verhältnis der arterio-venösen Sauerstoff-Differenz zur Sauerstoff-Kapazität abgelesen werden kann, nicht herabgesetzt ist. CASE, BERGLUND und SARNOFF veröffentlichten übereinstimmende Befunde[1]. Zur Begründung der gegenüber den beiden besprochenen Versuchsreihen erhöhten kritischen Sauerstoff-Sättigung kommen daher nur die bereits im vorangegangenen Abschnitt angeführten Punkte in Frage:

1. Der Verlauf des capillären Druckabfalles (Abb. 2).
2. Die Längsdiffusion.
3. Der Druckabfall „Capillare-Zelle" (Abb. 6).
4. Der rhythmische Sauerstoff-Verbrauch (Abb. 8).
5. Die Abhängigkeit des Sauerstoff-Umsatzes der Mitochondrienfermente vom Sauerstoff-Druck (Abb. 7).

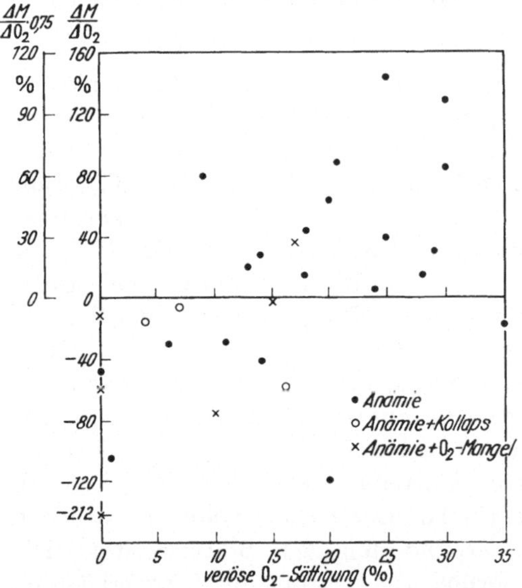

Abb. 10. Beziehung der venösen Sauerstoff-Sättigung des Coronarblutes zu dem Verhältnis „arterio-venöse Milchsäuredifferenz/arterio-venöse Sauerstoffdifferenz, $\Delta M/\Delta O_2$", bei Anämie, d. h. bei venöser Hypoxie mit hohem Sauerstoff-Umsatz und den Ergebnissen bei arterieller Hypoxie mit mittlerem Sauerstoff-Umsatz ist die Glykolysegrenze deutlich nach oben verschoben, sie liegt bei etwa 15% Sauerstoff-Sättigung = 14 mm Hg Sauerstoff-Druck im venösen Coronarblut

Der capilläre Druckabfall erfolgt in dem hier vorliegenden Sättigungsbereich ohne Zunahme des Gradienten am Capillarende. Die Längsdiffusion hat trotz einer annähernd so hohen Druckdifferenz in Längsrichtung infolge eines viermal größeren radiären Druckgradienten geringere Bedeutung als im Kollaps bzw. unter Hypophysinwirkung. Der Druckabfall „Capillare-Zelle" ist mit 2—4 mm Hg anzusetzen. Bei Vernachlässigung der Längsdiffusion gelangt man damit zu einem cellulären Druck von mindestens 10 mm Hg am Capillarende und von 13 mm Hg am Glykolysepunkt. Der kritische celluläre Sauerstoff-Druck bei Anämie liegt damit rund 10 mm Hg höher als bei venöser Hypoxie mit kleinem

---

[1] Das von den Autoren benutzte Verhältnis „a.v.D./art. Gehalt", Extraktionskoeffizient genannt, gibt die prozentuale Sauerstoff-Abgabe des einzelnen Erythrocyten — abhängig von der arteriellen Sauerstoff-Sättigung — nur angenähert wieder.

Sauerstoff-Verbrauch und noch 7 mm Hg über dem kritischen cellulären Druck bei arterieller Hypoxie mit mittlerem Sauerstoff-Verbrauch des Herzens. Ob der unter 4 genannte rhythmische Sauerstoff-Verbrauch (Abb. 8) oder die unter 5 angeführte Abhängigkeit der Fermentleistung vom Sauerstoff-Druck (Abb. 7) oder beide Punkte hierfür verantwortlich sind, zeigt folgender Vergleich: Eine maximale Verbrauchsspitze von 0,2 ml O_2/100 g läßt einen cellulären Druck von 14 mm Hg „nur" auf 5 mm Hg absinken. Unter gleichen Voraussetzungen sinkt der Sauerstoff-Druck bei arterieller Hypoxie mit einer Verbrauchsspitze von 0,1 ml O_2/100 g von 7 auf 4 mm Hg. Die cellulären Druckminima im kritischen Entblutungskollaps sind zwar weniger ausgeprägt, liegen aber sicherlich noch tiefer. Bei einer gerade kritischen Anämie werden also keinesfalls besonders tiefe Druckminima erreicht. Stoßartige Senkungen können danach die Unterschiede im mittleren cellulären kritischen Sauerstoff-Druck nicht allein erklären. Auch wurde ja die Größe der Druckminima unter ungünstigsten Grenzbedingungen abgeschätzt, in Wirklichkeit sind sie wahrscheinlich weniger ausgeprägt. Außerdem sollten die anaeroben Energiereserven in der Lage sein, kurzdauernde starke Senkungen des cellulären Sauerstoff-Druckes zu überbrücken. Als wesentliche Ursache der Variation des kritischen cellulären Sauerstoff-Druckes verbleibt die Abhängigkeit der Fermentleistung vom Sauerstoff-Druck[1]. Die Höhe des Sauerstoff-Umsatzes und der über die Zeit gemittelte celluläre Sauerstoff-Druck wären dann die entscheidenden Parameter für den Eintritt einer bilanzmäßigen Glykolyse[2]. Zusammenfassend lassen sich folgende Zahlen angeben: Für einen Sauerstoff-Verbrauch von 7 $\pm$ 2 ml/min · 100 g liegt der kritische celluläre Sauerstoff-Druck des Herzens bei 3 $\pm$ 1 mm Hg, für einen Sauerstoff-Verbrauch von 15 $\pm$ $\pm$ 4 ml/min · 100 g bei 6 $\pm$ 1 mm Hg und für einen Sauerstoff-Verbrauch von 30 $\pm$ 5 ml/min · 100 g bei 13 $\pm$ 3 mm Hg.

Opitz und Thews kamen zu etwas abweichenden Ergebnissen; auf Grund der damals verfügbaren Daten wurden ein doppelt so hoher rhythmischer Sauerstoff-Verbrauch und erheblich größere Zelldurchmesser eingesetzt. Von Schiebler und Davies und Francis werden für das menschliche Herz wie für das Herz des Hundes die Durchmesser der Arbeitsmuskulatur mit 10 bzw. 12 μ angegeben. Unter Berücksichtigung einer möglicherweise bei der Fixierung eintretenden Schrumpfung rechneten wir mit 15 μ. Opitz und Thews legten Durchmesser von 20 und 40 μ zugrunde. Diese Werte müssen in Anbetracht der bemerkenswert kleinen Streuung der Durchmesser von Arbeitsfasern (Davies und Francis) als zu hoch angesehen werden.

Eine Anwendung der Ergebnisse auf die Verhältnisse bei maximaler körperlicher Arbeit führt zu dem Schluß, daß die venöse Sauerstoff-Sättigung bei einem normalen p_H um 7,4 hierbei nicht während längerer Zeit unter 20% sinken darf. Wir hatten auf Grund unserer ersten Versuche mit arterieller Hypoxie niedrigere Werte angenommen. Die Myoglobinbindungskurve ist auffallend unempfindlich

---

[1] Eine scharfe Trennung gegenüber dem Einfluß kurzdauernder Druckminima ist allerdings schwer durchzuführen, da mit steigendem Sauerstoff-Verbrauch des rhythmisch tätigen Herzens zwangsläufig auch alle vorhandenen Minima und Maxima eine stärkere Ausprägung erfahren.

[2] Unter physiologischen Bedingungen bei Konstanz von Faserdurchmesser, Diffusionsverhältnissen und Fermentaktivität.

gegen p_H-Änderungen (THEORELL), so daß auch stärkere Abweichungen des cellulären p_H nicht ins Gewicht fallen würden.

Eine Übertragung der Befunde auf das hypertrophische Herz führt zu dem überraschenden Ergebnis, daß eine Hypertrophie die Faser primär nicht gefährdet, sondern vor Sauerstoff-Mangel-Erscheinungen schützt. Die Gefahr für die Faser liegt nicht in einer geringen Vergrößerung des Durchmessers, der bei dreidimensionaler Hypertrophie auf 300% des Ausgangsgewichtes nur um 44% zunimmt ($\sqrt[3]{3} = 1{,}44$), sondern in einem dauernd überhöhten Sauerstoff-Verbrauch pro Gewichtseinheit. Ein 200 g normal schwerer linker Ventrikel würde bei einem Sauerstoff-Verbrauch von 30 ml/min · 100 g — den Anämiebedingungen entsprechend — einen kritischen venösen Sauerstoff-Druck von 14 mm Hg und einen kritischen cellulären Sauerstoff-Druck von 13 mm Hg aufweisen. Ein 600 g schwerer hypertrophischer Ventrikel würde bei gleicher Leistung, gleichem Nutzeffekt und gleichem Gesamt-Sauerstoff-Verbrauch nur einen spezifischen Umsatz von 10 ml O_2/min · 100 g besitzen. Für diesen der Norm entsprechenden Sauerstoff-Verbrauch liegt der kritische venöse wie der kritische celluläre Sauerstoff-Druck bei etwa 5 mm Hg. Der intracelluläre radiäre Druckabfall beträgt für den um 44% vergrößerten Faserdurchmesser des hypertrophischen Herzens von 22 μ infolge des geringeren spezifischen Sauerstoff-Verbrauches nur 2,8 mm Hg gegenüber 3,9 mm Hg für den Normaldurchmesser von 15 μ bei dreifach erhöhtem spezifischem Sauerstoff-Verbrauch. Bei Berücksichtigung der Längsdiffusion werden die Verhältnisse für die hypertrophische Faser eher noch günstiger. Der Nachteil des größeren Durchmessers der hypertrophischen Faser wird also durch den Vorteil des niedrigeren spezifischen Sauerstoff-Verbrauches bei weitem überwogen. Der kleinere bzw. normale Sauerstoff-Verbrauch pro Gewichtseinheit hat einmal eine mäßige Verringerung des Druckabfalles „Capillare-Zelle" zur Folge. Als wesentlicher Gewinn erscheint aber, daß der ungünstige asymptotische Bereich der Fermentfunktionskurve im Gebiet großen Energieumsatzes und hoher Sauerstoff-Drucke verlassen werden kann. Wie bei einem Motor ist eine andauernde Vollbelastung offenbar ungünstig, nicht unbedingt hinsichtlich des Nutzeffektes oder Wirkungsgrades, wohl aber hinsichtlich der Lebensdauer. Würde eine ausgeprägte Sauerstoff-Verbrauchsspitze mit einem Stillstand des Capillarblutes zeitlich zusammenfallen und würde damit der Sauerstoff-Kapazität des Myoglobins und der Größe des Sauerstoff-Verbrauches pro Kontraktion vermehrt Bedeutung zukommen, wäre der Vorteil einer Hypertrophie mit Senkung des spezifischen Energieumsatzes besonders groß. Daß durch Hypertrophie der spezifische Energieumsatz des Herzmuskels in normaler Höhe gehalten werden bzw. zur Norm zurückkehren kann, wird durch die tierexperimentellen Ergebnisse von MERCKER, FOLTZ und WEST und durch die Befunde von BING et al. an herzkranken Patienten bewiesen.

Die hypertrophische Faser erreicht allerdings nicht so günstige Verhältnisse wie die normale Faser bei gleichem Sauerstoff-Verbrauch pro Gewichtseinheit. Die Differenz im radiären Druckabfall (Abb. 6) beträgt aber für einen Sauerstoff-Verbrauch von 10 ml/min · 100 g nur 1,5 mm Hg (unter Annahme einer auf die Hälfte eines Herzcyclus verkürzten Diffusionszeit). Außerdem ist die hypertrophische Faser gegenüber einer erneuten Steigerung des spezifischen Sauerstoff-

Verbrauches empfindlicher. Vom Standpunkt der Diffusion könnte jedoch ein weiteres Anwachsen des spezifischen Energieumsatzes mit einem Fortschreiten der Hypertrophie beantwortet werden, bis weit über die beobachteten Maße hinaus. Die Anpassung des Herzens scheint daher mehr durch Grenzen des Wachstums, auch des Coronarsystems, als durch diffusionsbedingte Grenzen der Sauerstoff-Versorgung beschränkt zu werden.

Alle angeführten Ergebnisse basieren auf Versuchen am narkotisierten Hund. Eine Übertragung der Schlußfolgerungen auf das menschliche Herz dürfte infolge weitgehender Übereinstimmung von Hämoglobinbindungskurve, Myoglobingehalt, Faserradius, Herzfrequenz und Sauerstoff-Verbrauch ohne wesentliche Einschränkung erlaubt sein.

7. Verhalten der Coronardurchblutung bei Interferenz verschiedener Formen venöser Hypoxie mit arterieller Hypoxie

Durch die Bestimmung des kritischen Sauerstoff-Druckes im venösen Coronarblut unter den Bedingungen 1. arterieller Hypoxie, 2. venöser Hypoxie mit kleinem Energieumsatz und 3. venöser Hypoxie mit großem Energieumsatz ist ein Teil der einleitend angeführten Hypothesen über den Mechanismus der hypoxischen Coronarerweiterung auszuschließen. Offen bleibt insbesondere die Frage, ob die Masse der Arbeitsmuskulatur oder ein spezielles intrakardiales Receptorensystem die Regulation auslöst. Mit arterieller wie mit rein venöser Hypoxie wird stets das Herz als Ganzes betroffen. Mit diesen Methoden allein ist daher eine Entscheidung nicht möglich. Die Reaktionsgrößen einer akuten mechanischen Drosselung der Coronarien, wie Größe und Dauer der reaktiven Hyperämie, sollten weitere Aufschlüsse bringen können. Die Untersuchungen von REIN „über die Drosselungstoleranz und die kritische Drosselungsgrenze der Herz-Coronargefäße" des intakten innervierten Herzens wurden jedoch unter einer anderen Fragestellung durchgeführt. Die Ergebnisse einer überkritischen Coronardrosselung sind infolge Überlagerung der kompensatorischen Gefäßdilatation durch eine mehr oder weniger partielle Herzinsuffizienz mit arteriellen, intraventrikulären und venösen Druckänderungen (MEESMANN und SCHMIER) und durch unterschiedliche Anzapfung nicht gedrosselter, benachbarter Coronargebiete schwer zu interpretieren. Die von KATZ und LINDNER benutzte Versuchsanordnung mit einem isolierten, fibrillierenden Herzen vermeidet hämodynamische und energetische Störungsquellen. Als Nachteil wird eine im Verhältnis zum Sauerstoff-Verbrauch des fibrillierenden Herzens recht große Coronardurchblutung mit entsprechend erhöhter Sauerstoff-Sättigung des venösen Coronarblutes genannt. Ob diese Luxusdurchblutung mit einer erhöhten Drosselungstoleranz einherging, ist nicht angegeben. Die Coronararterie wurde stets vollkommen gedrosselt, die Drosselungszeiten lagen zwischen 45 sec und 3 min. Die Autoren fanden keine Korrelation zwischen weggedrosseltem Volumen (Durchfluß-Zeit-Integral) und Zusatz-Volumen während der reaktiven Hyperämie und nur eine geringe Korrelation zwischen Dauer der Drosselung und Dauer der reaktiven Hyperämie. Am bemerkenswertesten erscheint die schlechte Korrelation zwischen Drosselungsdauer und reaktivem Zusatz-Volumen. Zur Erklärung werden herangezogen: 1. Die Luxusdurchblutung des fibrillierenden Herzens und 2. eine leichte

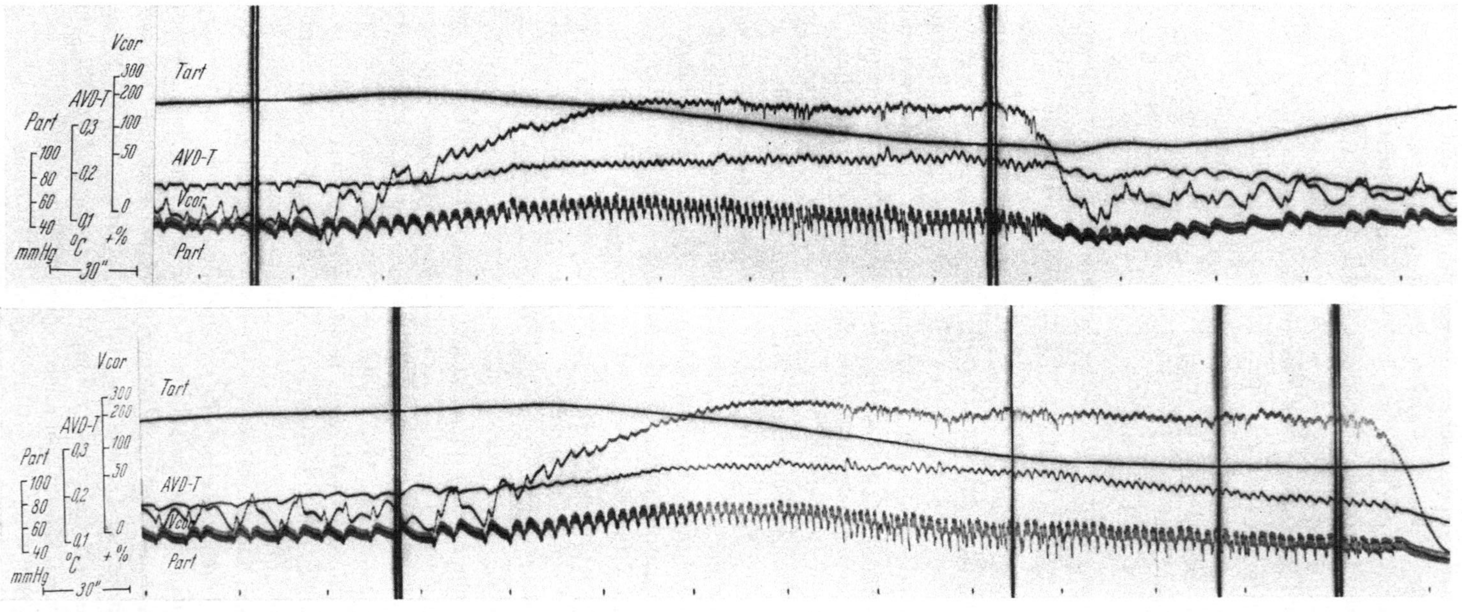

Abb. 11. Reaktion der Coronardurchblutung bei venöser Hypoxie im Entblutungskollaps auf zusätzliche arterielle Hypoxie. Zwischen den doppelten Lichtsignalen jeweils Atmung eines Gemisches von 7% O_2 in N_2. Die untere Kurve ist die direkte Fortsetzung der oberen Registrierung; wie auch alle anderen Abbildungen sind die Kurven von links nach rechts zu lesen. Trotz des niedrigen Blutdruckes von etwa 50 mm Hg, der während des zweiten Sauerstoff-Mangels sogar etwas absinkt, steigt die Coronardurchblutung noch um etwa 200% an. Nach Absetzen des Sauerstoff-Mangel-Gemisches rasche Abnahme der Coronardurchblutung

Diffusibilität der hypothetischen coronarerweiternden hypoxischen Stoffwechselprodukte. Das erste Argument hat nach den heutigen Kenntnissen über die Sauerstoff-Reserve des Herzmuskels für die angewandten Drosselungszeiten von 1—3 min

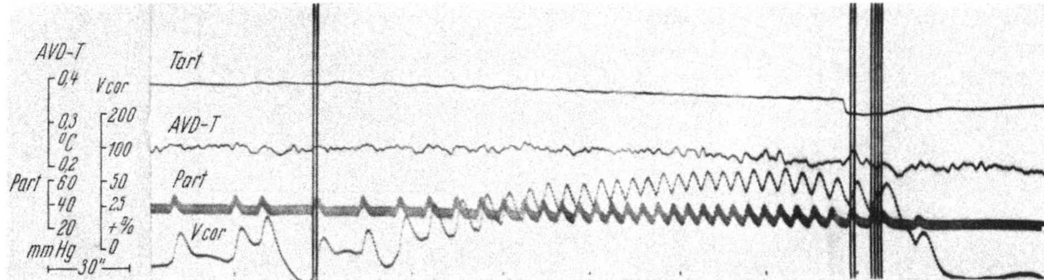

Abb. 12. Coronarerweiterung unter Sauerstoff-Mangel-Atmung (7% O_2 in N_2) nach 50 min langer Dauerinfusion
von 10 mg Novocain pro Minute bei einem 17 kg schweren Tier, insgesamt 500 mg der 1%igen Lösung. Während
der ganzen Infusion war die Ansprechbarkeit der Coronarien auf arterielle Hypoxie erhalten. Die Registrierung
zeigt die letzte Reaktion kurz vor Atemstillstand und Exitus im irreversiblen Kollaps. Zwischen den doppelten
Lichtsignalen Sauerstoff-Mangel-Atmung, hinter dem 4fachen Lichtsignal Ende der Novocaininfusion, 20 sec
später tritt Atemstillstand und Unterschreitung des kritischen Perfusionsdruckes für das Coronargebiet ein, trotz
der Hypoxie durch Atemstillstand kommt eine erneute Mehrdurchblutung nicht zustande

keine Gültigkeit, etwa 10 sec nach totaler Drosselung sind die Sauerstoff-Reserven
des Myokards aufgebraucht, auch wenn die venöse Sauerstoff-Sättigung vorher
hoch lag. Wenn das zweite Argument zuträfe und die vasoaktiven Stoffe gut
diffusibel wären, müßten sie durch die reaktive Mehrdurchblutung rasch aus-
gewaschen werden. Sie sollten daher unter Hypoxiebedingungen im venösen

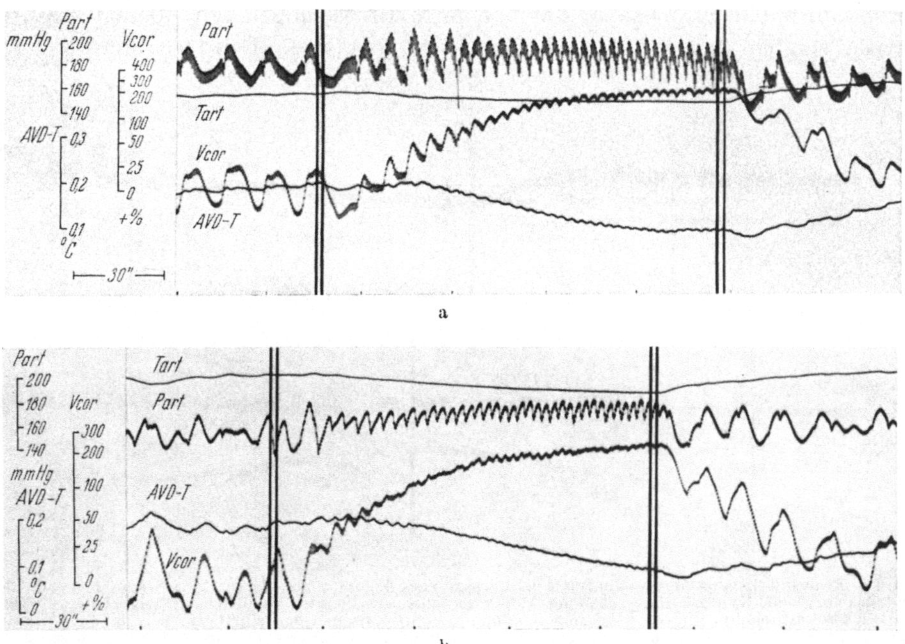

Abb. 13. Reaktion der Coronardurchblutung auf arterielle Hypoxie (7% O_2 in N_2) bei normaler Ausgangslage
(oben) und nach 3 VE Hypophysin (28 kg schweres Tier). Obwohl nach Hypophysin die venöse Sauerstoff-Sättigung mit der Abnahme der Coronardurchblutung unter 10% absinkt (in anderen Versuchen wurden Werte bis zu
2% gemessen), bleibt die Ansprechbarkeit der Coronarien auf zusätzliche arterielle Hypoxie erhalten. Die Sauerstoff-Sättigung des venösen Coronarblutes sinkt dabei nicht mehr weiter ab

Coronarblut gut nachweisbar sein. Jelliffe et al. haben in neuester Zeit einen physiologischen Nachweis vergeblich versucht. Coronarsinusblut hypoxischer Herzen wurde in einer isolierten Lunge oder in einem Oxygenator mit Sauerstoff

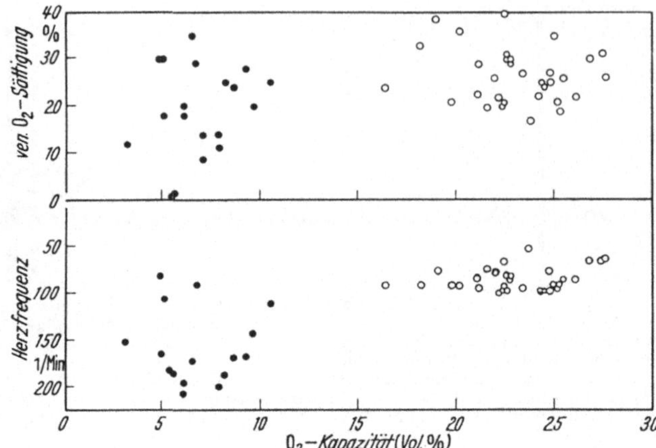

Abb. 14. Sauerstoff-Sättigung des venösen Coronarblutes und Herzfrequenz in Abhängigkeit von der Sauerstoff-Kapazität des Blutes. Die Punkte kennzeichnen Messungen bei akuter experimenteller Anämie, die Kreise Normal-werte. Die venöse Sauerstoff-Sättigung liegt bei den Anämieversuchen in Anbetracht der dabei vorliegenden maximalen Coronarerweiterung überraschend hoch. In Ausnahmefällen werden jedoch auch Sättigungen bis herab zum Nullwert beobachtet. Die Sauerstoff-Kapazität erreicht in diesen Fällen 5 Vol.-%

aufgesättigt und einer Coronararterie eines anderen Tieres zugeleitet. Trotz Ein-haltung konstanter hämodynamischer Bedingungen wurde keine Zunahme der Coronardurchblutung beobachtet. Kontrolldrosselungen an diesem zweiten Herzen zeigten dagegen die physiologische reaktive Mehrdurchblutung. Die

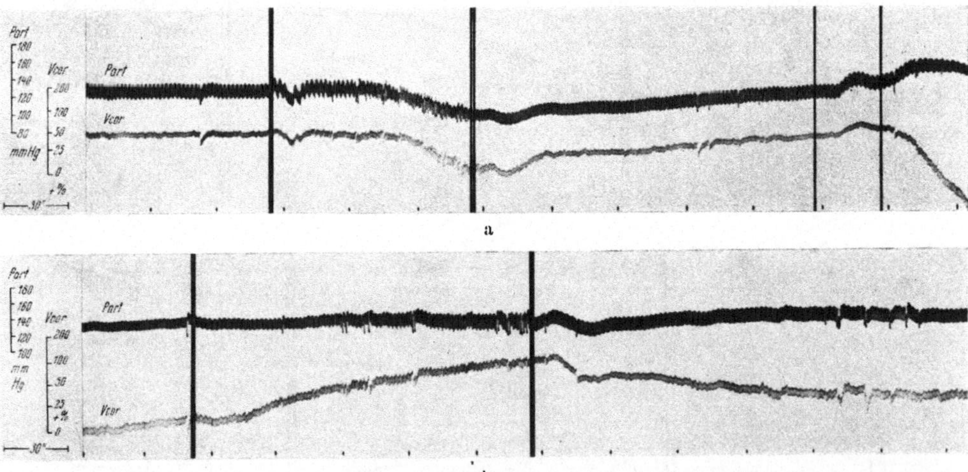

Abb. 15. Reaktion der Coronardurchblutung bei hochgradiger Anämie von 5,4 Vol-% Sauerstoff-Kapazität auf zusätzliche arterielle Hypoxie (oberer Teil der Abbildung links zwischen den doppelten Lichtsignalen), auf Injek-tion von 5 VE Hypophysin (oberer Teil der Abbildung rechts zwischen den einfachen Lichtsignalen) und auf arterielle Hypoxie nach der vorausgegangenen Hypophysininjektion (unterer Teil der Abbildung zwischen den doppelten Lichtsignalen). Zwischen dem Ende der oberen Kurve und dem linken Rand der unteren Kurve sind 2 min der Registrierung ausgelassen, die Thermostromuhr wurde in dieser Zeit um 20% abgeheizt. Während der ersten Sauerstoff-Mangel-Atmung rein druckpassives Verhalten der Coronardurchblutung, deren absolute Größe den extremen Wert von 600—700 ml/min. 100 g erreicht. Nachdem durch Hypophysin eine Konstriktion der maximal erweiterten Coronarien erzeugt worden ist, sprechen diese auf arterielle Hypoxie wieder in reversibler Weise an

Autoren kommen zu dem Schluß, daß die gefäßerweiternden Stoffe, falls überhaupt im Myokard vorhanden, a) nicht in das venöse Coronarblut eintreten oder b) durch die Aufsättigung des Coronarblutes zerstört werden oder c) durch das Blut selbst schon während der kurzen Zeit der Überführung vom Coronarsinus in die Arteria coronaria, die beim Oxygenator 2 min, bei der isolierten Lunge 10 min betrug, unwirksam gemacht werden. Da die erstgenannte Möglichkeit nach den

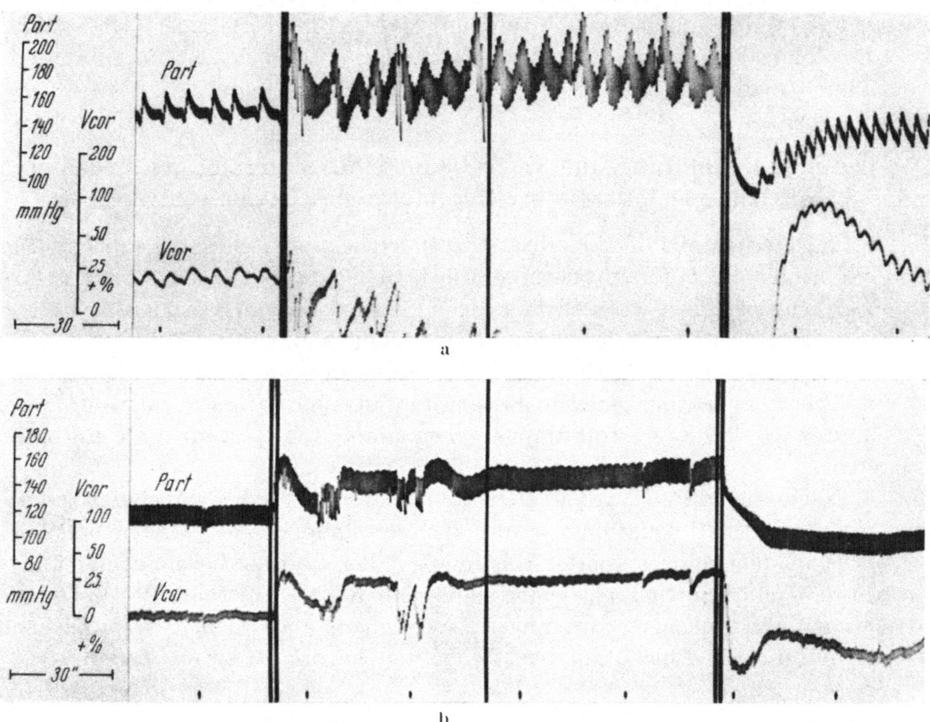

Abb. 16. Verhalten der Coronardurchblutung bei vorübergehender Sperrung der Aorta thoracica mittels eines Ballonkatheters, oben bei normaler Ausgangslage, unten am gleichen Versuchstier 3 Std. später bei einer Anämie von 5,4 Vol.-% Sauerstoff-Kapazität. Zwischen den doppelten Lichtsignalen jeweils Sperrung der Aorta. Während der letzten Minuten der 2 min dauernden Drosselung Blutentnahmen. In beiden Fällen kommt es zu einem Druckanstieg in der oberen Körperhälfte, während der Blutdruck in der Arteria femoralis auf 15 mm Hg absank. Die Coronardurchblutung nimmt bei normaler Ausgangslage ab, bei Anämie dagegen zu. Werte der venösen Sauerstoff-Sättigung und Herzfrequenz: 28 und 30% bzw. 208 und 114/min vor und während der Aortensperre unter Normalbedingungen und 1 und 21% bzw. 184 und 180/min vor und während der Aortensperre unter Anämiebedingungen

Ergebnissen von KATZ und LINDNER unwahrscheinlich ist, macht die Metaboliten-Theorie der hypoxischen Coronarerweiterung die Hilfshypothese einer besonderen Labilität der vasoaktiven hypoxischen Stoffwechselprodukte erforderlich.

Für eine weitere Differenzierung unter den einleitend angeführten denkbaren Hypothesen der hypoxischen Coronarerweiterung scheinen geeignet:

a) Interferenz verschiedener Formen venöser Hypoxie mit arterieller Hypoxie:

1. Entblutungskollaps + Sauerstoff-Mangel-Atmung
2. Novocain-Kollaps + Sauerstoff-Mangel-Atmung
3. Hypophysin + Sauerstoff-Mangel-Atmung
4. Anämie + Sauerstoff-Mangel-Atmung
5. Anämie + Hypophysin
6. Anämie + Hypophysin + Sauerstoff-Mangel-Atmung

b) Verhalten von Coronardurchblutung und venöser Sauerstoff-Sättigung bei plötzlicher Sperrung der Aorta thoracica:

1. Bei normaler Sauerstoff-Kapazität des Blutes

2. Bei stärkerer Anämie

c) Beweis für eine wesentliche Einflußmöglichkeit intrakardialer Receptoren auf Coronardurchblutung und venöse Sauerstoff-Sättigung.

d) Ausschluß einer „reaktiven Minderdurchblutung" nach einer über Receptoren ausgelösten Luxusdurchblutung mit erhöhter venöser Sauerstoff-Sättigung.

Die folgenden Abbildungen bringen Registrierbeispiele der unter a) und b) genannten Bedingungen. Die Besprechung erfolgt in Kapitel IX.

8. Coronardurchblutung und venöse Sauerstoff-Sättigung bei mechanischer Reizung endokardnaher Receptoren des linken Ventrikels

Eine Entscheidung der Lokalisationsfrage des hypoxischen Regelmechanismus im Sinne der Receptorenhypothese würde folgende Beweiskette voraussetzen:

1. Nachweis einer wesentlichen Beeinflußbarkeit von Coronardurchblutung und Sauerstoff-Sättigung des venösen Coronarblutes über intrakardiale Receptoren am intakten Herzen im Verband des Gesamtorganismus.

2. Bestätigung einer gleichen Receptorenfunktion auch am isolierten Herzen.

3. Beweis, daß Sauerstoff-Mangel einen adäquaten Reiz für diese Receptoren darstellt.

4. Nachweis, daß Hypoxie oder Hyperoxie der Arbeitsmuskulatur alleine keinen coronaren Regulationsvorgang auslösen kann.

Eine im folgenden gezeigte Abhängigkeit der Coronardurchblutung und venösen Sauerstoff-Sättigung von mechanischen Reizen innerhalb des linken Ventrikels ist also nur als notwendiges Beweisglied, aber nicht als hinreichendes Kriterium für eine Ablehnung der Metaboliten-Theorie zu betrachten.

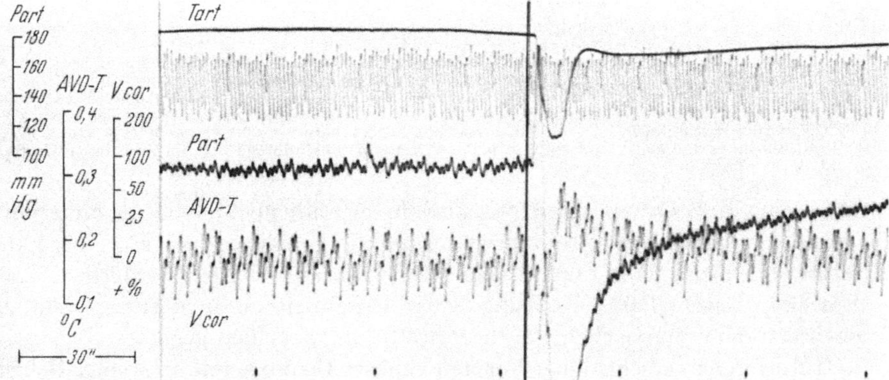

Abb. 17. Injektion von Ringerlösung im Anfangsteil der Aorta vor dem Abgang der Coronararterien, 12 ml in 6 sec, vergleiche Methodik. Ein Teil der zimmerwarmen und sauerstoffarmen Flüssigkeit gelangt in die Coronarien und bewirkt hier eine rasch vorübergehende Umkehr der arterio-venösen Temperaturdifferenz des Coronarblutes und eine ebenfalls sehr kurzfristige Zunahme der Coronardurchblutung. Aus dem Ablauf von Temperaturdifferenz und Coronardurchblutung sind folgende Zeiten zu entnehmen: 1. Kürzeste Kreislaufzeit im Coronargebiet unter den vorliegenden Normalbedingungen, vom Beginn des Anstieges bis zum scharfen Umkehrpunkt der arteriovenösen Temperaturdifferenz, etwa 2 sec. 2. Reaktionszeit der hypoxischen Coronarerweiterung, von der Ankunft der Ringerlösung im Capillargebiet bis zum Anstieg der Coronardurchblutung, angenähert gleich der Summe aus halber Kreislaufzeit und dem Zeitintervall zwischen Umkehrpunkt der Temperaturdifferenz und Anstieg der Coronardurchblutung, etwa 6 sec

Die Receptorenreizung geschah auf folgende, sicherlich inadäquate Weise: Der sonst zur Herz-Zeit-Volumen-Bestimmung im Anfangsteil der Aorta ascendens liegende Katheter wurde durch die Aortenklappe in den linken Ventrikel vorgeschoben. Mit Hilfe eines geeigneten Mandrins gelingt dies auch von der Arteria brachialis dextra aus. Anstelle der für die Herz-Zeit-Volumen-Messung in der Regel angewandten Injektion von 14 ml in 7 sec wurden 5—12 ml in etwa 1 sec injiziert. Die aus den 8 radiären Bohrungen von 0,3 mm Durchmesser austretenden Strahlen entwickeln dabei eine erhebliche lokale Druck- bzw. Stichwirkung. Nach

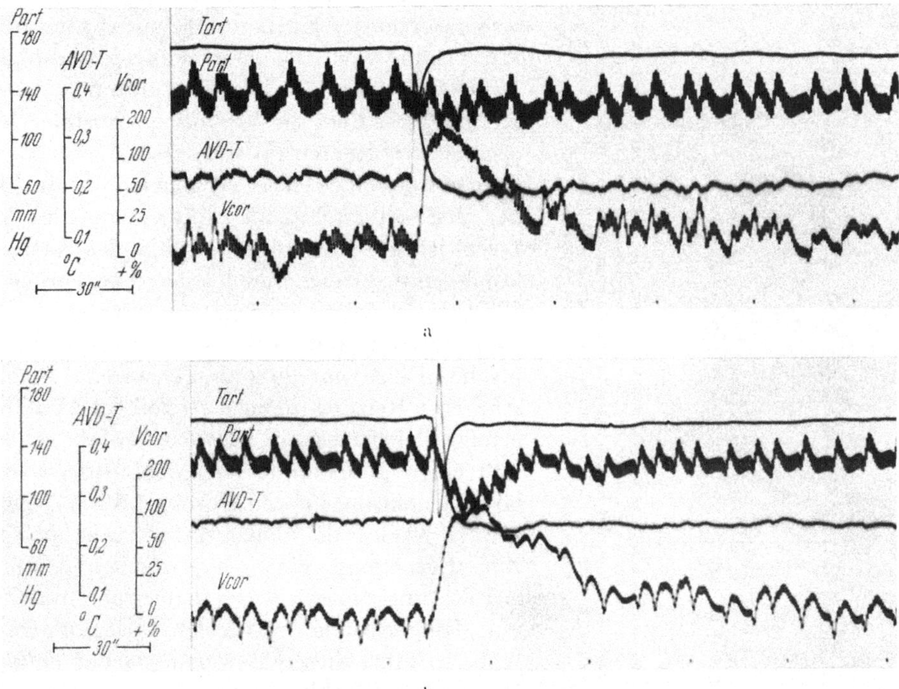

Abb. 18. Strahl-Injektion zimmerwarmer Ringerlösung durch 8 radiäre Katheterbohrungen von 0,3 mm Durchmesser in den linken Ventrikel, oben 5 ml, unten 10 ml in etwa 1 sec. Zwischen beiden Injektionen ein Abstand von 10 min. Wie aus dem Verhalten der arterio-venösen Temperaturdifferenz hervorgeht, gelangt nur ein unbedeutender Anteil der injizierten Menge in die Coronarien. Trotzdem tritt eine wesentliche stärkere Durchblutungszunahme ein als bei der intraaortalen Injektion in Abb. 17. Der Zeitraum von Beginn der Injektion bis zum Anstieg der Coronardurchblutung ist mit 3 bzw. 2 sec erheblich kürzer als bei intracoronarer Injektion. Bei der noch höheren lokalen Druckwirkung der Flüssigkeitsstrahlen im unteren Teil der Abbildung hält die Durchblutungszunahme länger an. Der Durchblutungsgipfel erreicht dabei trotz eines begleitenden arteriellen Druckabfalles von 140 auf 90 mm Hg angenähert gleiche Höhe wie bei der geringeren Injektionsgeschwindigkeit im oberen Teil der Abbildung. In beiden Fällen überdauert die Mehrdurchblutung bei weitem die Injektionsdauer, ganz im Gegensatz zu der Wirkung einer intracoronaren Injektion von Ringerlösung (Abb. 17)

der Beziehung „$p = {}^1/_2\, \varrho u^2$" ergibt sich für eine Austrittsöffnung von 0,3 mm Durchmesser bei einer Stromstärke von 1 ml/sec und einer Geschwindigkeit von 14 m/sec ein Druck von etwa 750 mm Hg. Der Strahlendruck auf das Endokard hängt von den mit dem Abstand wechselnden Reibungsverlusten ab. Diese lassen sich schwer abschätzen, es ist aber damit zu rechnen, daß zumindest einige Strahlen noch mit einem Druck von mehreren Hundert mm Hg auftreffen. Die allgemeine Druckerhöhung in der Kammer muß demgegenüber gering sein: 8 ml/sec würden sich in dem Versuch der Abb. 18 bei einer Herzfrequenz von 120/min auf zwei Herzcyclen verteilen, auf eine Systole und Diastole entfielen also je 2 ml.

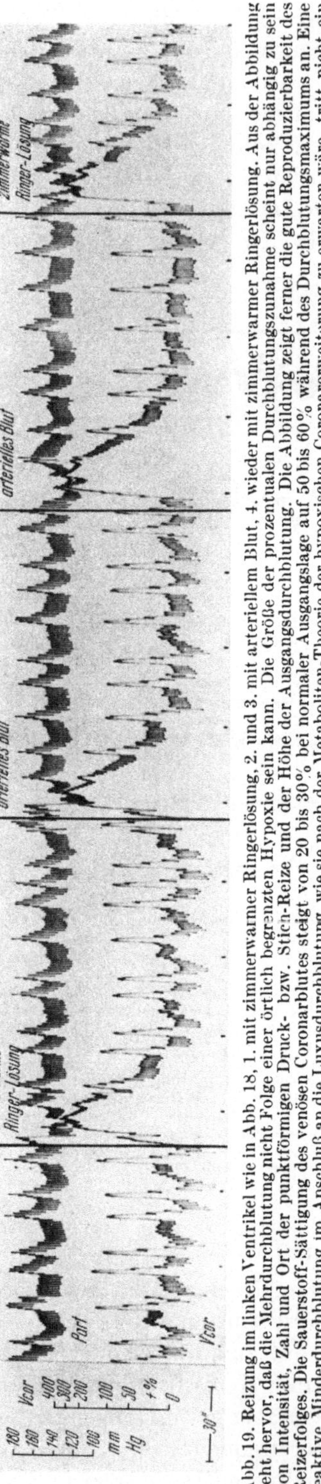

Abb. 19. Reizung im linken Ventrikel wie in Abb. 18, 1. mit zimmerwarmer Ringerlösung, 2. und 3. mit arteriellem Blut, 4. wieder mit zimmerwarmer Ringerlösung. Aus der Abbildung geht hervor, daß die Mehrdurchblutung nicht Folge einer örtlich begrenzten Hypoxie sein kann. Die Größe der prozentualen Durchblutungszunahme scheint nur abhängig zu sein von Intensität, Zahl und Ort der punktförmigen Druck- bzw. Stich-Reize und der Höhe der Ausgangsdurchblutung. Die Abbildung zeigt ferner die gute Reproduzierbarkeit des Reizerfolges. Die Sauerstoff-Sättigung des venösen Coronarblutes steigt von 20 bis 30% bei normaler Ausgangslage auf 50 bis 60% während des Durchblutungsmaximums an. Eine reaktive Minderdurchblutung im Anschluß an die Luxusdurchblutung, wie sie nach der Metaboliten-Theorie der hypoxischen Coronarerweiterung zu erwarten wäre, tritt nicht ein

Das Schlagvolumen des 220 g schweren Herzens ist mit etwa 30 ml anzusetzen, das eingespritzte Zusatzvolumen beträgt also nur 7% des Schlagvolumens. Mit größeren Bohrungen von etwa 1 mm Durchmesser und entsprechend kleineren Geschwindigkeiten für eine gleiche Stromstärke ist kein Effekt zu erwarten, da die Druckwirkung dem Quadrat der Austrittsgeschwindigkeit proportional ist. Auch eine Abhängigkeit des Reizerfolges von der Katheterlage spricht gegen die Mitwirkung einer allgemeinen intraventrikulären Druckerhöhung. In Übereinstimmung mit den Kenntnissen über die Verteilung sensibler Endorgane im Herzen (WAGNER) und den Erfahrungen über eine relativ geringe Empfindlichkeit der Herzspitze (WELCH, BRAUNWALD and SARNOFF) ist der Reizerfolg bei Lage des Katheterkopfes in der Herzspitze weniger ausgeprägt.

Abb. 18 zeigt typische Reaktionen der Coronardurchblutung auf zwei derartige mechanische Reize im linken Ventrikel. Bei der stärkeren Reizung im unteren Teil der Abbildung erfolgt gleichzeitig ein Blutdruckabfall. Abb. 17 läßt einen Einfluß des bei der intraventrikulären Injektion in den Coronarkreislauf gelangenden Teiles der Ringerlösung ausschließen. Zur Erzeugung einer hypoxischen Coronarerweiterung müssen wesentlich größere Mengen von Ringerlösung in die Coronarien eintreten. Abb. 19 führt diesen Beweis noch auf anderem Wege: Die Strahlinjektion mit arteriellem Blut hat den gleichen Erfolg wie die Reizung mit Ringerlösung. Gleichzeitig scheidet damit lokal begrenzte Hypoxie endokardnaher Bezirke als ursächlicher Faktor aus. Eine derartige Wirkungsweise ist nach der räumlichen und zeitlichen Ausdehnung des Reizes auch nicht zu erwarten. Die Temperatur der Injektionsflüssigkeit spielt gleichfalls keine Rolle. Bedeutsam erscheint das aus den Abb. 18—21 hervorgehende regelmäßige Ausbleiben einer reaktiven Minderdurchblutung. Im Anschluß an eine bis auf 60% erhöhte Sauerstoff-Sättigung des venösen Coronarblutes während des Durchblutungsgipfels wäre eine reaktive Minderdurchblutung nach der Metaboliten-Theorie eigentlich zu erwarten, insbesondere, da die arterielle Sauerstoff-Sättigung häufig unter

85% lag. Abb. 20 läßt erkennen, daß die typische blutdruckunabhängige und nach
1 sec langer Reizung bis zu 1 min andauernde Mehrdurchblutung nur nach Reizung
im linken Ventrikel eintritt. Auffallend ist die Ähnlichkeit des Durchblutungsablaufes mit der Wirkung einer raschen Injektion des adenosinhaltigen Herzextraktes Lacarnol (Abb. 21)[1]. Bei einem entsprechenden Dosis-Reizintensität-
Verhältnis sind die coronaren Reaktionen kaum zu unterscheiden.

Ein Vergleich dieser Befunde mit den von DAWES und COMROE zusammengefaßten Kenntnissen über den Bezold-Jarisch Reflex ist naheliegend. Die auslösenden Receptoren beider Mechanismen sitzen — wenigstens beim Hund — im

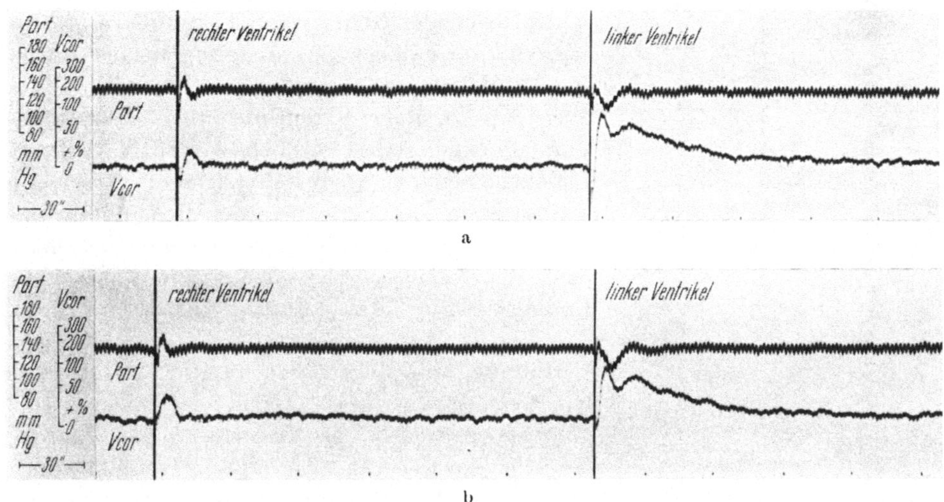

Abb. 20. Abwechselnde mechanische Reizung im rechten und linken Ventrikel mit Strahlinjektion von 10 ml in
1 sec (vgl. Legende zu Abb. 18). Die untere Kurve ist die direkte Fortsetzung der oberen Registrierung. Im linken
Ventrikel ähnlicher Reizerfolg wie in Abb. 18 unten. Infolge höherer Ausgangsdurchblutung bei höherer Herzfrequenz liegt die maximale prozentuale Durchblutungszunahme mit etwa 100% niedriger als in den Abbildungen
18 und 19. Nach Injektion im rechten Ventrikel tritt eine wesentlich geringere und nur kurzdauernde Durchblutungssteigerung ein, sie läuft weitgehend parallel zu einer begleitenden Blutdruckschwankung und scheint überwiegend druckpassiv zu erfolgen

linken Ventrikel, sie haben auch mit 2—3 sec eine gleiche Latenzzeit. Zumindest
einige der den Bezold-Jarisch Reflex auslösenden Substanzen, wie Adenosin-
triphosphat, wirken in geringer Dosierung allein coronarerweiternd. Bei stärkerer
mechanischer Auslösung der Coronarreaktion tritt andererseits ein Blutdruckabfall ein, jedoch ohne Bradykardie. Der Erfolg des Bezold-Jarisch Reflexes,
Blutdruckabfall mit Bradykardie, bleibt nach Vagusdurchtrennung aus. Entsprechende Untersuchungen für den proprioceptiven Coronarreflex sind noch
nicht durchgeführt. Möglicherweise liegen beiden Vorgängen die gleichen Receptoren zugrunde, bei schwacher Reizung könnte es zu einem auf das Herz beschränk-
ten Reflexablauf kommen, bei stärkerer Reizung würde die Kreislaufperipherie
über den Nervus vagus mitgegriffen. Eine zentrale Beeinflußbarkeit der Receptoren müßte damit nicht verbunden sein, sie könnten in Analogie zu den sekundären Reizbildungszentren weitgehend selbständig arbeiten. WAGNER diskutiert
die Möglichkeit, daß Mechanoreceptoren des Herzens durch Intermediärprodukte

[1] Wir danken den Farbwerken Hoechst AG für die freundliche Überlassung von Versuchsmengen.

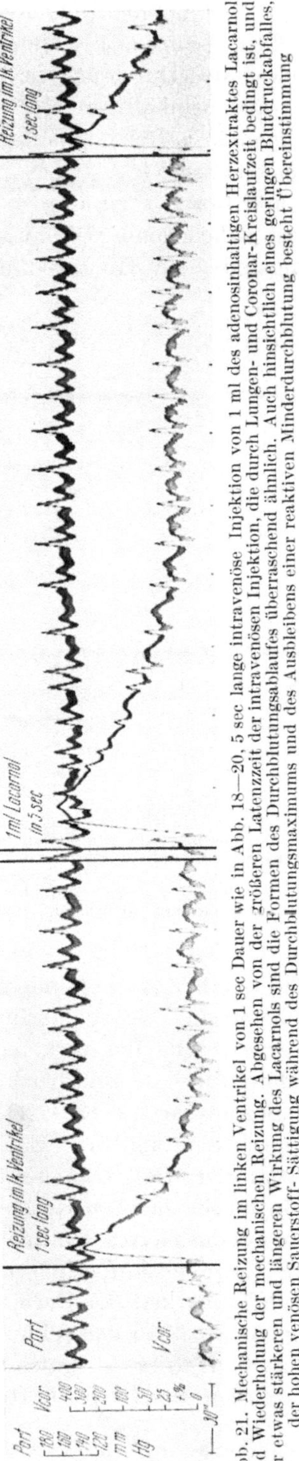

Abb. 21. Mechanische Reizung im linken Ventrikel von 1 sec Dauer wie in Abb. 18—20, 5 sec lange intravenöse Injektion von 1 ml des adenosinhaltigen Herzextraktes Lacarnol und Wiederholung der mechanischen Reizung. Abgesehen von der größeren Latenzzeit der intravenösen Injektion, die durch Lungen- und Coronar-Kreislaufzeit bedingt ist, und der etwas stärkeren und längeren Wirkung des Lacarnols sind die Formen des Durchblutungsablaufes überraschend ähnlich. Auch hinsichtlich eines geringen Blutdruckabfalles, der hohen venösen Sauerstoff-Sättigung während des Durchblutungsmaximums und des Ausbleibens einer reaktiven Minderdurchblutung besteht Übereinstimmung

des Stoffwechsels in ähnlicher Weise sensibilisiert werden, wie durch Veratrin oder andere Detektorstoffe des Bezold-Jarisch-Reflexes. Auf diese Weise würde eine einzige Receptorenart die Versorgung des Herzens sicherstellen können. Nimmt man an, daß nur Intermediärprodukte des Receptors selbst eine Wirkung zu entfalten vermögen, würde das Mißlingen eines Nachweises vasoaktiver Stoffe im venösen Coronarblut verständlich (Jelliffe, Wolf, Berne u. Eckstein); die Konzentrationen der Spuren von Receptor-Intermediärprodukten müssen im coronaren Mischblut wohl stets unterschwellig bleiben, sofern diese Stoffe überhaupt in das Capillarblut übertreten. Diese Vorstellungen haben jedoch vorläufig nur die Bedeutung einer Arbeitshypothese. Über die histologische Beschaffenheit der Receptoren sind nur Vermutungen möglich. Für eine Beziehung zum Reizleitungssystem, insbesondere zu dessen Endausläufern, den Purkinje-Fasern, würden sprechen: 1. Die endokardnahe Lage, 2. die enge Verbindung mit Nervengeflechten, 3. die spezielle Gefäßversorgung und geringere Capillarisierung (Benninghoff), die es gestatten würde, Widersprüche zu der Theorie einer Durchblutungssteuerung über den Metabolismus der Arbeitsmuskulatur zu erklären (Abschnitt IX und X), 4. Besonderheiten der pharmakologischen Beeinflußbarkeit, der Struktur und des Stoffwechsels dieser Zellen (Pick; Benninghoff; Schiebler), 5. die Koppelung mit der Herzfrequenz, welche die Größe des Energieumsatzes in der Arbeitsmuskulatur entscheidend mitbestimmt. Ein Ansprechen auf die unphysiologisch hohe lokale Strahldruckwirkung kann noch nicht als Beweis für das Vorliegen von Dehnungsreceptoren angesehen werden. Über Beziehungen zu den von Schaefer beschriebenen Aktionspotentialen zentripetaler Herznerven sind vorerst keine Aussagen möglich.

Das Verhalten der Coronardurchblutung nach intraventrikulärer mechanischer Reizung zeigt keinerlei Ähnlichkeit mit den Reaktionen auf Vagus- und Sympaticusreizung. Unter Vagusreizung nimmt die Sauerstoff-Sättigung des venösen Coronarblutes zu, während Frequenz, Sauerstoff-Verbrauch und Durchblutung des Herzens abnehmen. Unter Sympaticusreizung tritt der umgekehrte Effekt ein (GOLLWITZER-MEIER; LOCHNER, MERCKER u. SCHÜRMEYER). Ein qualitativ gleiches Verhalten findet sich bei spontanen und durch die Narkosetiefe bedingten Frequenzänderungen (BRETSCHNEIDER et al.). Diese Veränderungen sind nach neuen Befunden von SCHREINER, BERGLUND, BORST und MONROE am elektrisch getriebenen Herzen nicht auf einen frequenzunabhängigen Einfluß des Vagus zurückzuführen. Entsprechende Untersuchungen mit den sympathischen Herz-nerven sind technisch schwierig und bisher nicht durchgeführt. Der hier beschrie-bene Coronarreflex zeigt weit auffälligere Erscheinungen, der starke Anstieg der venösen Sauerstoff-Sättigung ist nicht mit einer Frequenzsenkung verbunden — die Herzfrequenz steigt im Gegenteil um 10—50 Schläge pro Minute an —, und die Zunahme der Coronardurchblutung — bis auf 300% des Ausgangswertes — geht ohne wesentliche Erhöhung des Sauerstoff-Verbrauches vonstatten. Eine Mehrdurchblutung bleibt nur aus, wenn bereits eine maximale Coronarerweiterung vorliegt — wie beispielsweise bei hochgradiger Anämie — und auch arterielle Hypoxie und coronarerweiternde Pharmaka wirkungslos sind.

In einem Versuch gelang es, ähnliche Reaktionen durch Strahlinjektion im Anfangsteil der Aorta zu erhalten. Wie die Temperaturmessungen ergaben, kam dabei keine Ringerlösung in die Coronarien. In anderen Versuchen konnte aber von der Aorta keine Coronarerweiterung ausgelöst werden. Anscheinend sind die Receptorenfelder in der Aorta ascendens weniger dicht, sie bedürfen weiterer Untersuchung. Wichtig erscheint, daß auch hier schwächere Reize allein eine Coronarerweiterung, stärkere Reize zusätzlich einen Blutdruckabfall zur Folge hatten.

Die in der Einleitung dieses Abschnittes geforderten Beweispunkte 2 und 3, Sicherung der Receptorenfunktion am isolierten Herzen und Nachweis des Sauer-stoff-Mangels als eines adäquaten Reizes, müssen offengelassen werden. Sie erfordern Reiz- und Anämieversuche am Herz-Lungen-Präparat. Die trotz hoher arterieller und venöser Sauerstoff-Sättigung maximalen Durchblutungswerte in den Anämieversuchen am intakten Tier (Abb. 14 u. 15) erlauben infolge einer gleichzeitigen erheblichen Zunahme des Sauerstoff-Verbrauches keinen eindeutigen Schluß. Dieser Faktor ist am Herz-Lungen-Präparat konstant zu halten. Auf das Ausbleiben einer reaktiven Minderdurchblutung nach einer über die intraventri-kulären Receptoren ausgelösten Luxusdurchblutung wurde bereits hingewiesen. Der umgekehrte Weg, einen Einfluß der Arbeitsmuskulatur auf die coronaren Regulationsvorgänge auszuschließen, eine Hypoxie ohne reaktive Hyperämie zu erzeugen, würde nur nach Ausschaltung der fraglichen Receptoren gangbar sein. Leider gehen fast alle Vergiftungen des Herzmuskels mit einer starken und weit-gehend irreversiblen Coronarerweiterung einher, so daß auf diese Beweisführung verzichtet werden muß. Auf gewisse Widersprüche im Verhalten der Coronar-durchblutung bei Interferenz verschiedener Formen von Hypoxie und Kombination von Hypoxie mit arterieller Drucksteigerung (Abb. 11—16) wird im folgenden Abschnitt eingegangen.

9. Art und Angriffspunkt des adäquaten Reizes für die hypoxische Anpassung der Coronardurchblutung

Abschließend sollen die einleitend genannten Hypothesen über den Mechanis-mus der hypoxischen Coronarerweiterung anhand der besprochenen Arbeiten und angeführten Ergebnisse nach Möglichkeit eingeengt werden. Da die Mehrzahl der beschriebenen coronaren Mehrdurchblutungen mit irgendeiner Form verminderten Sauerstoff-Angebotes einhergeht, erscheint der Versuch gerechtfertigt, alle Befunde einem einheitlichen Regelvorgang zuzuordnen.

Sauerstoff-Druck, p_H oder CO_2-Druck

Änderungen des Blut-p_H oder CO_2-Druckes sind gegenüber Änderungen des Sauerstoff-Druckes mit großer Wahrscheinlichkeit bedeutungslos. Bei kurzdauernder Sauerstoff-Mangel-Atmung ist der CO_2-Druck im arteriellen wie im venösen Coronarblut erniedrigt, im Entblutungskollaps und bei der experimentellen Anämie dagegen erhöht. Der p_H-Wert ist bei arterieller Hypoxie kurzer Dauer in Richtung einer Alkalose, bei den venösen Hypoxieformen in Richtung einer Acidose verlagert. Trotzdem resultiert in allen Fällen eine starke Coronarerweiterung. ECKENHOFF et al. konnten keinen Einfluß des arteriellen CO_2-Gehaltes feststellen; bei einer Erniedrigung des Blut-p_H durch intravenöse Infusion von 0,1 n HCl trat dagegen eine Coronarerweiterung ein, sie entsprach bei einer Änderung des p_H-Wertes von 7,35 auf 7,08, aber nur einer Mehrdurchblutung von etwa 20%.

Anoxie oder Hypoxie

Die Schwelle für eine Coronarerweiterung auf arterielle Hypoxie beginnt nach ALELLA schon bei 90% arterieller Sauerstoff-Sättigung. Eine von BERNE et al. angegebene venöse Schwelle von 5,5 Vol.-% entspricht bei einer normalen Sauerstoff-Kapazität einer Sättigung des venösen Coronarblutes von etwa 25%. Aus ALELLAS Arbeiten ist ein venöser Schwellenwert von 20% Sauerstoff-Sättigung zu entnehmen. Diese Zahlen stimmen auch mit den eigenen Erfahrungen überein. Die bei arterieller Hypoxie unter ähnlichen Arbeitsbedingungen des Herzens gemessenen kritischen arteriellen und venösen Sauerstoff-Sättigungen liegen zwischen 50 und 30% bzw. zwischen 7 und 5%. Die Schwelle für eine hypoxische Mehrdurchblutung liegt damit weit oberhalb kritischer Werte. Anoxie der Masse der Arbeitsmuskulatur kann also nicht Ursache der Coronarerweiterung sein. Für eine Anoxie vereinzelter dicker Arbeitsfasern bietet die geringe Variation der Faserdurchmesser keinen Anhalt. Auch müßte längeres Bestehen einer umschriebenen Anoxie zu einem Versagen der betroffenen Zellen führen. Eine alternierende Capillardurchblutung ist bei einem Organ mit großem Energieumsatz und kleiner Sauerstoff-Reserve sehr unwahrscheinlich. Wenn die Durchblutungsregulation auf einer „Minimumkorrelation zwischen Mangeldurchblutung und reaktiver Hyperämie" basieren würde, die OPITZ und SCHNEIDER für das Gehirn ablehnen, müßte das Herz dauernd am Rande einer energetischen Insuffizienz arbeiten. Im Experiment sind stundenlang andauernde hypoxische Coronarerweiterungen zu beobachten, ohne daß es zu Insuffizienzerscheinungen oder zu Zeichen einer Erschöpfung des gefäßerweiternden Mechanismus kommt. Die extremen Mehrdurchblutungen bei chronischen Anämien müssen sogar jahrelang anhalten. Die gleichen Gesichtspunkte lassen sich gegen eine Anoxiewirkung auf spezielle Zellen mit Receptorenfunktion anführen. So ist also Anoxie jeder Form als adaequater Reiz für die Anpassung der Coronardurchblutung abzulehnen.

Arterieller Sauerstoff-Druck, venöser Sauerstoff-Druck und Sauerstoff-Verbrauch des Herzens

Die Intensität einer Hypoxie ist durch den Mittelwert des Sauerstoff-Druckes im Gewebe zu kennzeichnen. Da der radiäre Druckabfall Capillare-Zelle im Herzmuskel nur die Größenordnung von 1 mm Hg besitzt, wird der mittlere Gewebs-Sauerstoff-Druck durch den Mittelwert des Sauerstoff-Druckes längs der Capillare hinreichend genau wiedergegeben. Der mittlere capilläre Sauerstoff-Druck ist bei arterieller Hypoxie annähernd das arithmetische Mittel aus arteriellem und venösem Sauerstoff-Druck, bei rein venöser Hypoxie liegt er erheblich dichter am venösen Wert und muß über das Flächenintegral berechnet werden (Abb. 2).

Die Wirkung einer Hypoxie wird jedoch nicht allein von der Höhe des mittleren Gewebs-Sauerstoff-Druckes bestimmt. Wie bereits die Diskussion des kritischen Sauerstoff-Druckes zeigte, geht noch entscheidend die Form der Abhängigkeit der maßgeblichen Stoffwechselprozesse vom Sauerstoff-Druck ein. Die charakteristische Druckabhängigkeit der sauerstoffübertragenden Fermente (Abb. 7) in Verbindung mit einer etwa spiegelbildlichen Zunahme der Glykolyse war die Ursache der engen Korrelation des Umschlages der arterio-venösen Milchsäuredifferenz zum venösen Sauerstoff-Druck (Abb. 5). Die Korrelation zum arteriellen Sauerstoff-Druck war dagegen trotz des Vorliegens einer arteriellen Hypoxie sehr viel lockerer (Abb. 4). Wenn ALELLA eine recht gute Korrelation des arteriellen Sauerstoff-Druckes bzw. der arteriellen Sauerstoff-Sättigung zum Ausmaß der coronaren Vasodilatation findet, so geht schon daraus — abgesehen von den Schwellenunterschieden — hervor, daß die Coronarerweiterung einen anderen Stoffwechselprozeß als den kompensatorischen anaeroben Energiegewinn der Arbeitsmuskulatur zur Grundlage haben muß. Über die Lokalisation dieses Prozesses ist damit allerdings keine Aussage gemacht.

Eine Beurteilung der Bedeutung von arteriellem und venösem Sauerstoff-Druck wird durch widerspruchsvolle Befunde erschwert: BERNE et al. fanden bei einer durch künstliche Erhöhung des coronaren Perfusionsdruckes erzeugte Luxusdurchblutung keinen Einfluß der arteriellen Sauerstoff-Sättigung bis herab zu etwa 60%, wenn die venöse Sauerstoff-Sättigung oberhalb von 25% blieb. Wir beobachteten dagegen im Kollaps mit sehr tiefer venöser Sättigung um 5%, einem Zustand, bei dem bereits eine Coronarerweiterung vorliegt (ALELLA), noch einen deutlichen Einfluß zusätzlicher arterieller Hypoxie (Abb. 11 u. 12). Auch nach Hypophysinkonstriktion mit ähnlich tiefer venöser Sauerstoff-Sättigung ruft Sauerstoff-Mengel-Atmung eine druckunabhängige Mehrdurchblutung hervor (Abb. 13 u. 15). Im Kollaps ist die Coronarreserve, d. h. die erzielbare prozentuale Durchblutungssteigerung, infolge schon vorliegender partieller Dilatation verständlicherweise geringer als bei Wirkung einer arteriellen Hypoxie auf eine normale oder unternormale Ausgangslage, wie sie bei der Hypophysinkonstriktion vorliegt. Noch schwieriger erscheint die Einordnung der Anämieversuche. Sie zeigen bei normal hoher arterieller und venöser Sauerstoff-Sättigung extrem große Durchblutungswerte (Abb. 15 u. 16). CASE et al. veröffentlichten gleichartige Ergebnisse. Zwar ist auch der kritische venöse Sauerstoff-Druck als Folge eines großen Energieumsatzes erhöht (Abschnitt VI), die maximale Coronardilatation tritt aber bereits deutlich oberhalb dieser Grenze, bei 30—40% venöser Sauerstoff-Sättigung, ein. Zusätzliche arterielle Hypoxie vermag bei Anämien unter 7 Vol.-%

Sauerstoff-Kapazität, ohne arterielle Druckerhöhung keine weitere Durchblutungssteigerung zu erzeugen, eine arterielle Hypoxie wird erst nach vorausgegangener Hypophysinkonstriktion wieder wirksam (Abb. 15). Umgekehrt hat eine Erhöhung der venösen Sauerstoff-Sättigung durch Sperrung der Aorta thoracica auch keine Durchblutungsminderung, sondern eine druckbedingte Mehrdurchblutung zur Folge (Abb. 16). Wenn nicht auf Hypophysin und arterielle Hypoxie ein reversibles Ansprechen zu beobachten wäre, könnte die anämische Coronarerweiterung für einen irreversiblen Endzustand gehalten werden.

Da arterieller, venöser und mittlerer Sauerstoff-Druck die hohen Anämiedurchblutungen nicht zu erklären vermögen, ist es naheliegend, die Größe des Sauerstoff-Verbrauches, vielleicht des Sauerstoff-Verbrauches pro Systole, verantwortlich zu machen. Durch die Sperrung der Aorta thoracica (Abb. 16) sollte unter anderem auch eine stärkere Senkung der Arbeit und des Sauerstoff-Verbrauches des Herzens erreicht werden. Doch liegen noch zu wenig Messungen vor, um einen Einfluß des Energieumsatzes auf die Anämiedurchblutung ausschließen zu können. Anämieversuche am Herz-Lungen-Präparat sind nicht bekannt.

Die Gegenüberstellung dieser teilweise widerspruchsvollen Befunde muß bei Festhalten an einer Hypoxiewirkung auf den ganzen Herzmuskel, also bei Verfolgung der Metabolitenhypothese, zu der Ansicht führen, daß die wesentliche Steuergröße der Coronarweite eine Relation zwischen mittlerem capillären Sauerstoff-Druck und Sauerstoff-Verbrauch des Herzens ist. Erreicht einer dieser beiden Faktoren einen Extremwert, erzeugt er bereits alleine eine maximale Coronarerweiterung. Der Widerspruch zwischen der Wirkung einer arteriellen Hypoxie im Kollaps mit niedriger venöser Sauerstoff-Sättigung und ihrer Wirkungslosigkeit bei mechanischer Luxusdurchblutung mit hoher venöser Sauerstoff-Sättigung bleibt aber bestehen. Das entgegengesetzte Verhalten wäre verständlich. Methodische Differenzen zur Erklärung dieser Gegensätze sind nicht zu finden. Der Ausweg, extrakardiale Einflüsse zur Deutung heranzuziehen, ist durch keine experimentellen Ergebnisse zu begründen. Der hypoxische Regulationsvorgang ist nach allen bisherigen Erfahrungen der einzige Mechanismus, welcher bedeutende — von Blutdruck, Energieumsatz und Dynamik des Herzens unabhängige — Durchblutungsänderungen bewirken kann. Nach den übereinstimmenden Ergebnissen am isolierten Herzen und am Herzen im Verband des Gesamtorganismus läuft der Regelvorgang mit Sicherheit im Herzmuskel selbst ab.

Arteriolen oder andere Gefäßabschnitte

Die Hypothese einer direkten Wirkung des Sauerstoff-Druckes auf die Arteriolen des Coronarsystems (Hilton u. Eichholtz) wird durch das Eintreten einer maximalen Vasodilatation bei Anämien mit normalem arteriellem Sauerstoff-Druck widerlegt. Ein Venolenmechanismus ist durch die Anämiebefunde gleichfalls auszuschließen, denn der venöse Sauerstoff-Druck bzw. die venöse Sauerstoff-Sättigung ist — extremste Grade ausgenommen — bei Anämien ebenfalls normal. Eine im Kollaps mit normaler arterieller Sauerstoff-Sättigung nachweisbare Vasodilatation (Alella) bestätigt das Fehlen einer direkten Wirkung des Sauerstoff-Druckes auf die Arteriolen. Den umgekehrten Weg einer Widerlegung dieser

Hypothese gingen BERNE et al. in ihrer schon erwähnten Arbeit: Bei einer durch hohe coronare Perfusionsdrucke erzeugten Luxusdurchblutung konnte die arterielle Sauerstoff-Sättigung bis auf etwa 60% gesenkt werden, ohne daß eine Mehrdurchblutung zu beobachten war. Erst nach Unterschreitung eines venösen Sättigungswertes von etwa 25% trat eine Coronardilatation ein.

Arbeitsmuskulatur oder Receptoren

Eine Lokalisation des entscheidenden Anpassungsmechanismus der Coronardurchblutung in der normalen Herzmuskelzelle würde sehr sinnvoll erscheinen. Die enge Verknüpfung der Durchblutungsregulation mit dem Arbeitsstoffwechsel sollte die Sauerstoffversorgung am besten sichern können. Die Widerlegung der Anoxiehypothese ist — wie besprochen — kein Gegenargument. Es ist denkbar, daß den energetisch ausschlaggebenden Stoffwechseländerungen bei sehr niedrigen Sauerstoff-Drucken andere unbekannte Veränderungen bei höheren Drucken vorausgehen. Fraglich ist jedoch, ob eine solche ideale Autonomie einer jeden Zell-Capillar-Einheit biochemisch und physiologisch auf ökonomische Weise zu verwirklichen ist. Eine gute Korrelation zwischen Energieumsatz des Herzens und Coronardurchblutung, die immer wieder betont wurde (REIN, GOLLWITZER-MEIER et al., KATZ et al., ECKENHOFF et al., GREGG, ALELLA), besagt noch nichts über einen Kausalzusammenhang. Jede Regulation einer Organdurchblutung hat den Sinn, ein wechselndes Sauerstoffbedürfnis und Angebot in Einklang zu bringen. Ein jeder diesen Zweck erfüllende Mechanismus muß daher zwangsläufig eine Korrelation zwischen Durchblutung und Sauerstoff-Verbrauch zeigen. Diese Korrelation muß besonders gut sein, wenn der arterielle Sauerstoff-Gehalt konstant und schon die normale Sauerstoff-Ausnutzung des Blutes — wie im Falle des Herzens — hoch ist.

Für eine räumliche Trennung von Arbeitsstoffwechsel und Durchblutungsregulation, d. h. für die Receptorenhypothese, sprechen folgende Befunde:

1. Über Receptoren des linken Ventrikels ist die Coronardurchblutung ohne eine entsprechende Stoffwechselsteigerung auf eindrucksvollste Weise zu erhöhen. Die so ausgelöste Luxusdurchblutung ist nicht von einer reaktiven Minderdurchblutung gefolgt.

2. Zahlreiche coronarerweiternde Pharmaka (Theophylline, Papaverin, Adenosin) haben nach eigenen Beobachtungen im Anschluß an die Mehrdurchblutung mit erhöhter venöser Sauerstoff-Sättigung niemals eine reaktive Minderdurchblutung zur Folge gehabt. Dies Verhalten ist auch festzustellen, wenn arterielle und venöse Sauerstoff-Sättigung der Ausgangslage unter der Reaktionsschwelle der hypoxischen Coronarerweiterung liegen. Ein direkter Angriff dieser Pharmaka an der glatten Gefäßmuskulatur ist danach sowohl vom Standpunkt der Metaboliten- wie der Receptoren-Hypothese nicht sehr wahrscheinlich. Ein Eingriff in den Stoffwechsel der Arbeitsmuskulatur sollte andererseits auffallendere Nebenwirkungen zur Folge haben als bei der üblichen Dosierung beobachtet wird. So gewinnt die Hypothese einer Wirkung der coronarerweiternden Pharmaka auf die nachgewiesenen Receptoren an Wahrscheinlichkeit. Besitzen die Receptoren eine entwicklungsbedingte Verwandtschaft mit den Arbeitsfasern, wie es für die Purkinje-Fasern des Reizleitungssystems zutreffen würde, wäre bei hohen Dosen

allerdings auch eine übergreifende Beeinflussung der Arbeitsmuskulatur denkbar. Für ein Theophyllinderivat konnte eine Veränderung des Arbeitsstoffwechsels unter hohen Dosen nachgewiesen werden (Frank et al.). Die Ergebnisse von Mokotoff und Katz, die durch intensive Behandlung mit coronarerweiternden Mitteln (Euphyllin und Papaverin) eine Verkleinerung experimentell gesetzter Infarktbezirke erreichten, sprechen ebenfalls gegen eine metabolische Regulation der Coronardurchblutung. Die Durchblutung der Randbezirke müßte sonst — bezogen auf einen gleichen Aortendruck — bereits ohne äußere Unterstützung optimal sein.

3. Ein Nachweis vasoaktiver Substanzen im venösen Coronarblut ist bisher trotz empfindlicher biologischer Methodik auch unter Hypoxiebedingungen nicht gelungen (Jelliffe et al.).

4. Die quantitative Auswertung von Drosselungsversuchen ergab unbefriedigende Korrelationen zwischen der Drosselungsdauer und den Bestimmungsgrößen der reaktiven Hyperämie (Katz u. Lindner). Hilfshypothesen können keine ausreichende Erklärung geben.

5. Am fibrillierenden Herzen (Katz u. Lindner; Berne et al.) und am Herz-Lungen-Präparat (Gollwitzer-Meier, Kramer u. Krüger) besteht eine relative Luxusdurchblutung mit einer venösen Sauerstoff-Sättigung von etwa 60%. Bei einem verminderten Sauerstoff-Verbrauch sind Ruhedurchblutung und Coronarreserve des Herz-Lungen-Präparates gegenüber dem intakten Herzen von normaler Größe. Die Schwelle für eine hypoxische Coronarerweiterung (Hilton u. Eichholtz) ist dabei anscheinend nicht größer als am Herzen unter physiologischen Bedingungen mit einer venösen Sauerstoff-Sättigung von 20 bis 25% (Alella). Untersuchungen über eine unvermindert kleine Drosselungstoleranz des Herz-Lungen-Präparates sind leider nicht bekannt.

6. Der Widerspruch zwischen der Wirkung arterieller Hypoxie im Kollaps mit niedriger venöser Sauerstoff-Sättigung und ihrer Wirkungslosigkeit bei mechanischer Luxusdurchblutung mit hoher venöser Sauerstoff-Sättigung sowie das auffallende Verhalten von Coronardurchblutung und venöser Sauerstoff-Sättigung bei Anämie.

Receptoren mit einer speziellen Lokalisation könnten durch besondere Gefäßverhältnisse ausgezeichnet sein. Wären sie dem Reizleitungssystem angegliedert, träfe dies sicher zu (Benninghoff). Abnorme hämodynamische Verhältnisse, wie sehr niedrige (Kollaps) und sehr hohe coronare Perfusionsdrucke (mechanische Luxusdurchblutung) und eine stärkere Viscositätsminderung (Anämie), könnten dann zu einer unterschiedlichen Ausprägung der Hypoxie in Receptoren und Arbeitsmuskulatur führen. Bei Viscositätsminderung und hoher Strömungsgeschwindigkeit könnte die Sauerstoff-Versorgung der Receptoren relativ schlecht (Anämie), bei Viscositätserhöhung und kleiner Strömungsgeschwindigkeit (Entblutungskollaps) relativ gut sein. Ein Teil der angeführten Widersprüche würde durch eine enge Beziehung der Receptoren zum Reizleitungssystem erklärlich sein. Bei hohen Frequenzen und kleiner Arbeit mit niedrigem Sauerstoff-Verbrauch, wie am Herz-Lungen-Präparat und am fibrillierenden Herzen, wäre dann eine Luxusdurchblutung zu erwarten, die ja auch wirklich vorliegt. Es ist auch vorstellbar, daß mechanische Faktoren wie die Herzgröße die Receptoren mitbeeinflussen. REIN betont das regelmäßige Auftreten einer sehr hohen Durchblutung bei akuter Herzinsuffizienz, die wahrscheinlich mit einer Dilatation verbunden war.

Unter normalen hämodynamischen Bedingungen sind keine zwingenden Beweise für eine räumliche Trennung von Arbeitsstoffwechsel und Durchblutungsregulation zu erwarten. Die Receptoren würden sonst ihren Zweck, die Anpassung von Sauerstoff-Angebot an Sauerstoff-Bedarf, verfehlen. In Hinblick auf pathologische Zustände und ihre Therapie erscheint es aber wesentlich, eine endgültige Entscheidung herbeizuführen, ob eine allgemeine Hypoxiereaktion des Arbeitsstoffwechsels oder eine spezifische Hypoxieempfindlichkeit von Receptoren vorliegt.

10. Zusammenfassung

Der kritische Sauerstoff-Druck des venösen Coronarblutes beträgt für arterielle Hypoxie mit mittlerem Sauerstoff-Verbrauch des Herzens 6 ± 1 mm Hg, für venöse Hypoxie mit kleinem Sauerstoff-Verbrauch 2 ± 1 mm Hg und für venöse Hypoxie mit großem Sauerstoff-Verbrauch 14 ± 3 mm Hg.

Die Reaktionsschwelle einer hypoxischen Coronarerweiterung liegt deutlich oberhalb der genannten kritischen Werte, Anoxie ist daher als Ursache des Regulationsvorganges abzulehnen.

Die Interferenz verschiedener Formen venöser Hypoxie mit arterieller Hypoxie, die Kombination eines erhöhten coronaren Perfusionsdruckes mit arterieller Hypoxie und Anämie, das Verhalten der reaktiven Hyperämie nach Drosselung und die Höhe der venösen Sauerstoff-Sättigung am fibrillierenden Herzen und am Herz-Lungen-Präparat zeigen Widersprüche zu der Metaboliten-Hypothese der hypoxischen Coronarerweiterung.

Über endokardnahe Receptoren des linken Ventrikels sind mittels mechanischer Reize durch Strahlinjektion von 1 sec Dauer 1 min lang anhaltende Durchblutungssteigerungen bis zu 300% des Ausgangswertes mit Erhöhung der venösen Sauerstoff-Sättigung über 60% zu erzeugen.

Die über diese Receptoren ausgelöste Luxusdurchblutung ist ebensowenig von einer reaktiven Minderdurchblutung gefolgt wie die Erhöhung der venösen Sauerstoff-Sättigung durch coronarerweiternde Pharmaka. Dies trifft auch dann zu, wenn arterielle und venöse Sauerstoff-Sättigung der Ausgangslage die Reaktionsschwelle der hypoxischen Coronarerweiterung unterschritten haben.

Ein Vergleich der diskutierten Untersuchungen über die Regulation der Coronardurchblutung und das Mißlingen eines Nachweises vasoaktiver Substanzen im Coronarblut spricht mehr für eine Steuerung über intrakardiale Receptoren als für eine direkte Abhängigkeit vom Metabolismus der Arbeitsmuskulatur.

Literatur

ALELLA, A.: Pflügers Arch. ges. Physiol. **259**, 422 (1954).
— Pflügers Arch. ges. Physiol. **261**, 373 (1955).
— F. L. WILLIAMS, C. BOLENE-WILLIAMS and L. N. KATZ: Amer. J. Physiol. **183**, 570 (1955).
BÄNDER, A., u. M. KIESE: Naunyn-Schmiedebergs Arch. exp. Path. Pharmak. **224**, 312 (1955).
BARKER, S. B., and W. H. SUMMERSON: J. biol. Chem. **138**, 535 (1941).
BARTELS, H.: Verh. dtsch. Ges. inn. Med. **62**, 25 (1956).

Benninghoff, A.: Im Handbuch der mikroskopischen Anatomie des Menschen. Bd. 6, Teil I, S. 198, 1930.

Berne, R. M., J. R. Blackmon and T. H. Gardner: J. clin. Invest. 36, 1101 (1957).

Bing, R. J.: In Fortschr. Kardiol. 1, 54 (1956).

— A. Siegel, A. Vitale, F. Balboni, E. Sparks, M. Taeschler, M. Klapper and S. Edwards: Amer. J. Med. 15, 284 (1953).

— — I. Ungar and M. Gilbert: Amer. J. Med. 16, 504 (1954).

Bretschneider, H. J., A. Frank, E. Kanzow u. U. Bernard: Verh. dtsch. Ges. Kreislaufforsch. Nauheim 1956, 300.

— — — — Pflügers Arch. ges. Physiol. 264, 399 (1957).

Case, R. B., E. Berglund and S. J. Sarnoff: Amer. J. Med. 18, 397 (1955).

Davies, F., and E. T. B. Francis: J. Anat. 86, 302 (1952).

Dawes, G. S., and J. H. Comroe jr.: Physiol. Rev. 34, 167 (1954).

Eckenhoff, J. E., J. H. Hafkenschiel and C. M. Landmesser: Amer. J. Physiol. 148, 582 (1947).

Evans, C. L., A. C. de Graff, T. Kosaka, K. Machenzie, G. E. Murphy, T. Vacek, D. H. Williams and F. G. Young: J. Physiol. (Lond.) 80, 21 (1934).

Fleckenstein, A.: Der Kalium-Natrium-Austausch als Energieprinzip in Muskel und Nerv. Berlin-Göttingen-Heidelberg: Springer 1955.

Frank, A., H. J. Bretschneider, E. Kanzow u. U. Bernard: Z. ges. exp. Med. 128, 520 (1957).

McGinty, D. A.: Amer. J. Physiol. 98, 224 (1931).

Gollwitzer-Meier, Kl.: Pflügers Arch. ges. Physiol. 220, 434 (1928).

— K. Kramer u. E. Krüger: Pflügers Arch. ges. Physiol. 237, 68 (1936).

— u. Ch. Kroetz: Klin. Wschr. 1940, 580.

— — Klin. Wschr. 1940, 616.

— — u. E. Krüger: Pflügers Arch. ges. Physiol. 240, 263 (1938).

— u. E. Krüger: Pflügers Arch. ges. Physiol. 240, 89 (1938).

Goodale, W. T., M. Lubin, J. E. Eckenhoff, J. H. Hafkenschiel and W. G. Banfield: Amer. J. Physiol. 152, 340 (1948).

Grauer, H.: Cardiologia (Basel) 31, 86 (1957).

Gregg, D. E.: Philadelphia: Lea & Febiger 1950.

Grosse-Brockhoff, F.: Klin. Wschr. 1944, 145.

Hackel, D. B., W. T. Goodale and J. Kleinermann: Circulat. Res. 2, 169 (1954).

Hilton, R., and F. Eichholtz: J. Physiol. (Lond.) 59, 413 (1925).

Hockerts, Th., u. W. Lamprecht: Medizinische 1957, 289.

Jelliffe, R. W., C. R. Wolf, R. M. Berne and R. W. Eckstein: Circulat. Res. 5, 382 (1957).

Johnson, I. R., and C. J. Wiggers: Amer. J. Physiol. 118, 38 (1937).

Kanzow, E.: Diss. Göttingen 1956.

— Ber. Physiol. 180, 124 (1956).

Katz, L. N., and E. Lindner: Amer. J. Physiol. 126, 283 (1939).

Krogh, A.: J. Physiol. (Lond.) 52, 391 (1919).

— Berlin: Springer. 2. Aufl. 1929.

Lochner, W., H. Mercker u. E. Schürmeyer: Naunyn-Schmiedebergs Arch. exp. Path. Pharmak. 227, 360 (1956).

Markwalder, J., and E. H. Starling: J. Physiol. (Lond.) 47, 275 (1913).

Meesmann, W., u. J. Schmier: Pflügers Arch. ges. Physiol. 261, 32 (1955).

— — Pflügers Arch. ges. Physiol. 261, 41 (1955).

— — Pflügers Arch. ges. Physiol. 261, 48 (1955).

Mercker, H.: Luftfahrmed. 8, 217 (1943).

— E. L. Foltz u. J. W. West: Naunyn-Schmiedebergs Arch. exp. Path. Pharmak. 225, 142 (1955).

— W. Lochner u. H. J. Bretschneider: Dtsch. Med. Wschr. 1958, 17.

— B. Ochwadt u. W. Schoedel: Pflügers Arch. ges. Physiol. 251, 73 (1949).

Meyerhof, O.: Berlin: Springer 1930.

Mokotoff, R., and L. N. Katz: Amer. Heart J. 30, 215 (1945).

Opitz, E., u. D. Lübbers: Im Handbuch der allgemeinen Pathologie, Bd. 4, Der Stoffwechsel
II. S. 395. Berlin-Göttingen-Heidelberg: Springer 1957.
— u. M. Schneider: Erg. Physiol. **46**, 126 (1956).
— u. G. Thews: Arch. Kreislaufforsch. **18**, 137 (1952).
Peterson, H. L., M. Helrich, L. Greene, C. Taylor and G. Coquette: Appl. Physiol. **7**,
258 (1954).
Pick, E. P.: Klin. Wschr. **1924**, 662.
Pirofsky, B.: J. clin. Invest. **32**, 292 (1953).
Rein, H.: Z. Biol. **92**, 101 (1932).
— Z. Biol. **92**, 115 (1932).
— Pflügers Arch. ges. Physiol. **253**, 205 (1951).
— Pflügers Arch. ges. Physiol. **253**, 309 (1951).
Root, W. S., W. W. Walcott and M. I. Gregersen: Amer. Physiol. **151**, 34 (1947).
Rühl, A.: Klin. Wschr. **1934**, 1529.
— u. H. Rohlshoven: Klin. Wschr. **1933**, 776.
Schaefer, H.: Erg. Physiol. **46**, 71 (1950).
Schaumann, O.: In Handbuch der experimentellen Pharmakologie, Ergänzungsband 3,
S. 61, 1937.
Schiebler, Th. H.: Z. Zellforsch. **39**, 152 (1953).
— Z. Zellforsch. **43**, 243 (1955).
Schreiner, G. L., E. Berglund, H. G. Borst and R. G. Monroe: Circulat. Res. **5**, 562 (1957)
Schumann, H.: Kreislaufbücherei Bd. 10. Darmstadt: Dietrich Steinkopf 1950.
Theorell, H.: Biochem. Z. **268**, 73 (1934).
Wagner, R.: Probleme und Beispiele biologischer Regelung. Stuttgart: G. Thieme 1954.
Welch, G. H., E. Braunwald and S. J. Sarnoff: Circulat. Res. **5**, 546 (1957).
Whittaker, S. R. F., and F. R. Winton: J. Physiol. (Lond.) **78**, 339 (1933).
Winzler, R. J.: J. cell. comp. Physiol. **17**, 263 (1941).

Aus dem Pharmakologischen Institut der Universität Göttingen
(Leiter: Prof. Dr. L. LENDLE)

Der Einfluß von Pharmaka auf die Sauerstoffversorgung des Herzmuskels

Von

H. MERCKER

Mit 6 Abbildungen

Die Wirkung der Pharmaka auf die Blutversorgung des Herzmuskels wird häufig nur unter dem Gesichtspunkt der Erhöhung oder Erniedrigung der Coronardurchblutung betrachtet. Die entsprechenden experimentellen Untersuchungen werden am Langendorff-Herz, am Herzlungenpräparat oder am Herzen in situ durchgeführt. Derartige Untersuchungen sind sicher auch erforderlich, um die Wirkungen eines Pharmakons am Coronarkreislauf aufzuklären. Am gesamten Organismus sind jedoch noch andere Wirkungen eines Pharmakons zu berücksichtigen, die einen am isolierten Herzen beobachteten Effekt modifizieren können. Unter dem Gesichtspunkt der therapeutischen Anwendung eines Pharmakons sollte man diese Wirkungen kennen und berücksichtigen. Wird z. B. durch ein Pharmakon der arterielle Blutdruck stark gesenkt, so wird dadurch rein druckpassiv die Coronardurchblutung erniedrigt. Ob eine Mangeldurchblutung resultiert, läßt sich kaum voraussagen, da bei niedrigem Blutdruck auch die Herzarbeit und damit der Energiebedarf der Herzmuskulatur geringer wird. Andererseits kann eine durch Kreislaufreflexe ausgelöste Tachykardie den Energiebedarf erhöhen. Schon bei der Berücksichtigung nur einer möglichen Nebenwirkung eines Pharmakons — der Blutdrucksenkung — lassen sich also über das Endresultat für die Versorgung der Herzmuskulatur kaum Voraussagen machen. Es kommt eben nicht so sehr auf die absolute Größe der Coronardurchblutung, als vielmehr auf das Verhältnis von Energiebedarf zum Angebot von Nahrungsstoffen und Sauerstoff an. GOLLWITZER-MEIER und KROETZ (1939) haben hierauf besonders hingewiesen und sprachen von der „Güte" der Coronardurchblutung.

Wenn man die Wirkungen eines Pharmakons am Coronarkreislauf beurteilen will, so erscheint es wünschenswert, möglichst gleichzeitig die wichtigsten Kreislaufgrößen wie Blutdruck, Pulsfrequenz und Herzzeitvolumen und am Herzen selbst die Coronardurchblutung und die Sauerstoffaufnahme der Herzmuskulatur zu bestimmen. Selten werden sich im gleichen Versuch alle interessierenden Größen messen lassen. Methodisch hat jedoch die Katheterisierung des Coronarsinus unter Röntgenkontrolle ohne größere operative Eingriffe wesentliche Ergebnisse erbracht. Sie ist auch beim Menschen möglich (GOODALE et al., 1948; BING et al., 1949). Sie erlaubt auch die Anwendung der Stickoxydulmethode zur Durchblutungsmessung (KETY u. SCHMIDT, 1945) am Herzmuskel (ECKENHOFF et al., 1948). Bei der Stickoxydulmethode gewinnt man jedoch nur einen Mittelwert der Durch-

blutung über eine Zeit von etwa 10 min. Sie ist in ihrer praktischen Anwend-
barkeit durch die Anzahl der notwendigen N_2O-Bestimmungen im Blut begrenzt.
KANZOW (1956) hat daher in die Katheterspitze noch ein Stromührelement eingebaut, das es erlaubt, fortlaufend den Ausfluß aus dem Coronarsinus zu bestimmen.

Wenn man summarische Angaben über die Wirkung eines Pharmakons auf
die Sauerstoffversorgung der Herzmuskulatur erhalten will, so gibt unseres Erachtens auch die einfache Messung des Sauerstoffgehaltes bzw. der Sauerstoff-
sättigung des Coronarsinusblutes wichtige Informationen. Aus dem Verhältnis
von Sauerstoffangebot und Sauerstoffbedarf des Herzmuskelgewebes ergibt sich
der Sauerstoffgehalt bzw. die Sauerstoffsättigung des venösen Coronarblutes. Für
die Diffusion des Sauerstoffes in das Gewebe ist zwar letztlich die Sauerstoffspannung des Blutes entscheidend. Die unmittelbare Messung der Sauerstoffspannung ist jedoch bei den niedrigen Spannungen, die im venösen Coronarblut
herrschen, methodisch schwierig. Da aber in der Sauerstoffbindungskurve des
Hämoglobins gesetzmäßige Beziehungen zwischen Sauerstoffspannung im Blut
und prozentualer Sättigung des Hämoglobins vorliegen, genügt unseres Erachtens
auch die Bestimmung der Sauerstoffsättigung. Sie ist methodisch relativ einfach
durchzuführen. Das spektrophotometrische Verfahren von NAHAS (1951) (Modi-
fikation durch PIJPER, 1956) erscheint geeignet. Aber auch die fortlaufende
photometrische Bestimmung mit Hilfe der Kramerschen Sauerstoffuhr ist möglich.
Bei den im Coronarsinusblut auftretenden sehr niedrigen Sättigungen muß die
Meßanordnung jedoch verhältnismäßig empfindlich sein. Darum muß besonders
darauf geachtet werden, daß die Strömungsgeschwindigkeit des Blutes im Oxymeter sich nicht ändert, da die Strömungsgeschwindigkeit die Lichtdurchlässigkeit
beeinflussen kann. Ein gleichmäßiger Blutstrom wird zweckmäßig mit einer
geeigneten Pumpe hergestellt, die auch entnommenes Blut reinfundiert (LOCH-
NER, MERCKER u. SCHÜRMEYER, 1956).

Bei der Verwendung der Sauerstoffsättigung des Coronarsinusblutes als
Kriterium für die Sauerstoffversorgung des Herzmuskelgewebes muß jedoch eine
Einschränkung gemacht werden. Bei Störungen des Zellstoffwechsels kann die
Sauerstoffaufnahme des Gewebes gehemmt sein, wodurch eine höhere Sauerstoff-
sättigung im Coronarsinusblut resultiert. Ein typisches Beispiel hierfür ist die
Cyanidvergiftung. Hinzu kommt bei einer derartigen Schädigung des Zellstoffwechsels noch die Steigerung der Coronardurchblutung, wodurch ebenfalls die
Sauerstoffsättigung im venösen Blut erhöht wird. In Fällen von Störungen der
Sauerstoffverwertung kann dann natürlich nicht eine Beurteilung der Sauerstoffversorgung anhand der Sauerstoffsättigung des venösen Blutes erfolgen. Sieht
man aber von dieser Möglichkeit ab, so erlaubt die Messung der Sauerstoffsättigung
des Coronarsinusblutes Aussagen darüber, ob unter der Wirkung eines Pharmakons
die Sauerstoffversorgung des Herzmuskels verbessert oder verschlechtert wird.

Eindeutige Verbesserungen sollte man von denjenigen Pharmaka erwarten,
die in der Therapie der Coronarerkrankungen eine Rolle spielen. Eine schlechtere
Sauerstoffversorgung kann als unerwünschte „Nebenwirkung" beobachtet werden,
z. B. nach Hypophysingabe. Auch bei stärkeren Blutdrucksenkungen mit erheblicher druckpassiver Minderdurchblutung könnte sie auftreten. Das wird
besonders dann der Fall sein, wenn die Coronargefäße sklerotisiert und verengt
sind. Hier ist besonders an die medikamentöse Hypertoniebehandlung zu denken.

Aus der großen Zahl der in Betracht kommenden Pharmaka können hier nur einige besprochen werden. Für viele Pharmaka liegen auch noch keine experimentellen Daten vor.

Adrenalin und Nor-Adrenalin. Adrenalin und Nor-Adrenalin sind recht eingehend untersucht worden. In den älteren Untersuchungen wurde am denervierten Herzlungenpräparat unter Adrenalin ein Absinken der Sauerstoffsättigung des Coronarsinusblutes gefunden (Evans u. Ogawa, 1913/14; Gollwitzer-Meier, Kramer u. Krüger, 1936). Dieser Befund mußte zunächst den Eindruck erwecken, als ob unter Adrenalin das Verhältnis von Sauerstoffbedarf zu Sauerstoffangebot ungünstig wird. Nun liegen aber am denervierten Herzlungenpräparat die Sauerstoffsättigungen im Coronarsinusblut recht hoch. Unter Adrenalin werden dann eigentlich erst wieder Werte erreicht, die im Bereich der Norm von etwa 20—30 Sätt.-% liegen. Ursache für diesen Adrenalineffekt am denervierten Herzlungenpräparat ist die im Verhältnis zum Sauerstoffbedarf zu hohe Coronardurchblutung. Wird unter Adrenalin dann der Sauerstoffbedarf erhöht, so wird das Coronarblut stärker ausgenutzt.

Am innervierten Herzlungenpräparat wurde daher auch gefunden, daß durch Adrenalin und Nor-Adrenalin die Sauerstoffsättigung des Coronarsinusblutes erhöht wird (Gollwitzer-Meier u. Kroetz, 1939; Gollwitzer-Meier u. Witzleb, 1952). Es wurde angenommen, daß der Effekt nur dann eintritt, wenn ein deutlicher „Entlastungsreflex" nach der Adrenalininjektion eintritt. Es kommt unter Adrenalin bzw. Nor-Adrenalin zu einer Blutdrucksteigerung, die über die Erregung der Pressoreceptoren zu einer Senkung der Herzfrequenz führt. Der durch Adrenalin so reflektorisch ausgelöste verstärkte Vaguseinfluß soll für das Zustandekommen des Effektes wesentlich sein. In eigenen Versuchen (Lochner, Mercker u. Schürmeyer, 1956) haben wir den Anstieg der Sauerstoffsättigung des Coronarsinusblutes nach Adrenalin aber auch nach Ausschaltung der Kreislaufentlastungsreflexe durch Vagusdurchtrennung, Denervierung des Carotissinus und Atropinisierung beobachtet. In diesen Versuchen wurde bei uneröffnetem Thorax unter Röntgenkontrolle der Katheter in den Coronarsinus eingeführt. Coronarsinusblut wurde kontinuierlich mit Hilfe einer Pumpe durch ein Oxymeter gesaugt und die Sauerstoffsättigung registriert. Die folgenden Abbildungen zeigen die Wirkung einer Adrenalininjektion (Vagi intakt) und einer Nor-Adrenalininjektion nach Vagusdurchtrennung.

Auch Dauerinfusionen von Adrenalin und Nor-Adrenalin erhöhen die Sauerstoffsättigung des Coronarsinusblutes (West, Mercker, Lessner u. Metzger, 1954). Die anfängliche Blutdrucksteigerung geht bei länger fortgesetzter Infusion wieder zurück. Die Sinussättigung bleibt aber trotzdem erhöht. Darum kann auch nicht die Blutdrucksteigerung und eine druckpassive Mehrdurchblutung der Coronargefäße die alleinige Ursache für die Erhöhung der Sauerstoffsättigung des Coronarsinusblutes nach Adrenalin und Nor-Adrenalin sein.

Der Einfluß von Adrenalin und Nor-Adrenalin auf die Sauerstoffversorgung des Herzmuskels ist im Zusammenhang mit der Therapie von Schockzuständen beim Coronarinfarkt von Interesse. Von Binder et al. (1945) wird dabei eine Dauerinfusion von Nor-Adrenalin empfohlen. Die Infusion soll so dosiert werden, daß der systolische Blutdruck 100 mm Hg erreicht. Die dafür notwendige Dosis Nor-Adrenalin liegt in der Größenordnung von 0,5—4 mg pro Stunde. Bei dieser

Therapie geht man von dem Gedanken aus, daß sich ein zu niedriger Blutdruck ungünstig auf die Blutversorgung des Herzens auswirkt. Andererseits erwächst dem Herzmuskel durch erhöhten Blutdruck eine Mehrarbeit, weshalb stärkere Blutdrucksteigerungen zu vermeiden sind. Das Nor-Adrenalin scheint aus folgendem Grunde geeigneter zu sein als das Adrenalin: Beide Stoffe erhöhen zwar den arteriellen Blutdruck. Nach GOLDENBERG (1951) wird aber durch das Adrenalin beim Menschen vorwiegend das Herzminutenvolumen, durch Nor-Adrenalin bevorzugt der periphere Strömungswiderstand erhöht. Außerdem steigert Adrenalin den Sauerstoffverbrauch des Organismus. Wenn auch im

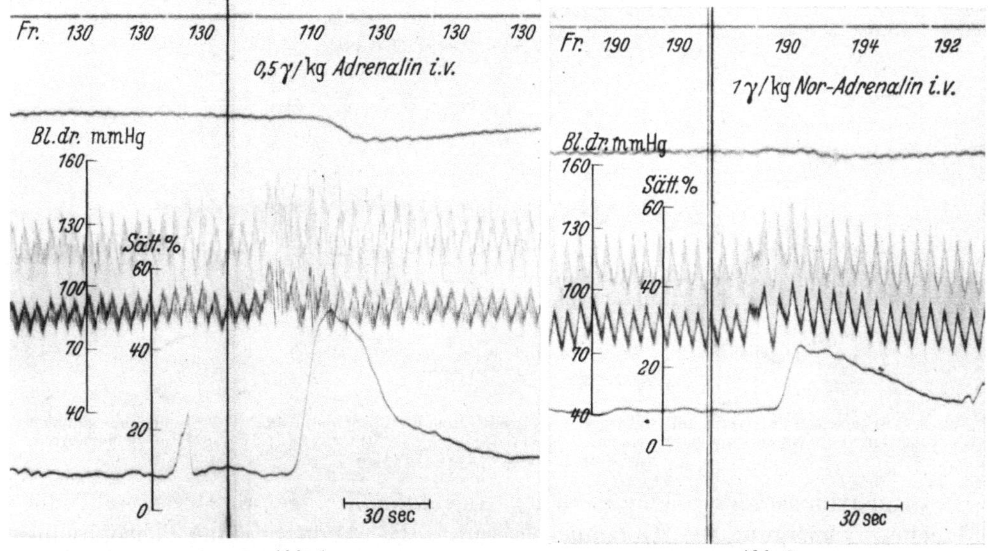

Abb. 1   Abb. 2

Abb. 1. Wirkung einer i. v. Injektion von Adrenalin auf O_2-Sättigung des Coronarsinusblutes, Blutdruck und Pulsfrequenz. Die registrierten Kurven bedeuten von unten nach oben: O_2-Sättigung des Coronarsinusblutes, arterieller Blutdruck, O_2-Sättigung in der A. carotis communis (ohne Eichung). *Fr.* Pulsfrequenz. Darüber Zeitschreibung alle 30 sec unterbrochen. (Der Ausschlag in der Registrierung der Sinussättigung kurz vor der Adrenalininjektion ist ein Artefakt, hervorgerufen durch die Umschaltung der Pumpe.) [Nach LOCHNER, MERCKER u. SCHÜRMEYER: Naunyn-Schmiedebergs Arch. exp. Path. Pharmak. **227**, 360 (1956)]

Abb. 2. Wirkung einer i. v. Injektion von Nor-Adrenalin nach Vagusdurchtrennung; Bezeichnung wie Abb. 1 [Nach LOCHNER, MERCKER u. SCHÜRMEYER: Naunyn-Schmiedebergs Arch. exp. Path. Pharmak. **227**, 360 (1956)].

Tierexperiment sowohl nach Adrenalin wie auch nach Nor-Adrenalin die Sauerstoffversorgung des Coronarsinusblutes erhöht wird, so ist aber darauf hinzuweisen, daß hier ein normaler Coronarkreislauf vorliegt. Bei pathologisch-anatomisch veränderten Coronargefäßen wird zweckmäßig jede Sauerstoffbedarfssteigerung des Herzmuskels nach Möglichkeit vermieden, da dann das Gefäßsystem weniger anpassungsfähig ist.

Papaverin. Auf Grund klinischer Erfahrung werden Papaverin und ihm verwandte Verbindungen (z. B. Eupaverin) in der Therapie der Angina pectoris empfohlen (SCHOEN, 1955). Bei einer derartigen Therapie mit gefäßerweiternden Pharmaka wird immer vorausgesetzt, daß die Anpassung des Coronarkreislaufes an den Bedarf des Herzmuskels gestört ist und durch das Pharmakon verbessert werden kann. In Frage kommen z. B. Gefäßspasmen. Nur bei derartigen funktionellen Störungen wird man therapeutische Erfolge erwarten können. Bei sklerotischen Wandveränderungen werden bei starrer Gefäßwand keine

Erweiterungen eintreten. Wenn dann der arterielle Blutdruck als Folge einer allgemeinen Gefäßerweiterung absinkt, so wird die Durchblutung des Herzmuskels sogar geringer werden. Für die Therapie der Coronarerkrankungen erscheinen Pharmaka mit vorwiegender Wirkung am Coronarkreislauf am besten geeignet. Im Tierexperiment sahen wir (Lochner, Mercker u. Schürmeyer, 1956) nach i.v. Injektion von Papaverin wesentliche Zunahmen der Sauerstoffsättigung des Coronarsinusblutes. Stärkere Blutdrucksenkungen traten dabei nicht ein (s. Abb. 3).

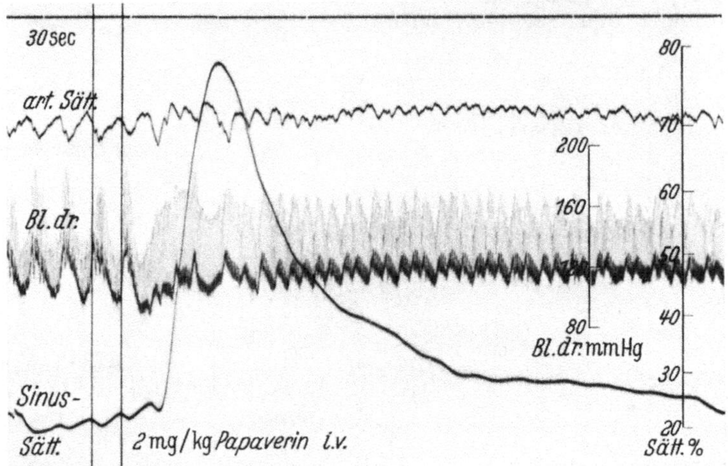

Abb. 3. Wirkung von Papaverin auf Blutdruck und O_2-Sättigung des Coronarsinusblutes. Zwischen den Signalen i. v. Injektion von 2 mg/kg Papaverin. [Nach Lochner, Mercker u. Schürmeyer: Naunyn-Schmiedebergs Arch. exp. Path. Pharmak. **227**, 373 (1956)]

Theophyllinderivate. Unter dem Gesichtspunkt des Einflusses auf die Sauerstoffversorgung des Herzmuskels wurde das Aminophylline (Theophyllin + Äthylendiamin) von Foltz u. Mitarb. (1950) im Tierexperiment untersucht. Dabei wurde mit der N_2O-Methode die Coronardurchblutung gemessen. Der Sauerstoffgehalt bzw. die Sättigung des arteriellen Blutes und des venösen Coronarblutes wurden in entnommenen Proben bestimmt.

Es wurden folgende Werte für den Sauerstoffgehalt und die Sauerstoffsättigung im Coronarsinusblut und für die arterio-venöse Differenz gefunden:

Tabelle 1

	Coronarsinus		Diff. (art.-Cor.Sinus)	
	Gehalt Vol.-%	Sätt.-%	Gehalt Vol.-%	Sätt.-%
Kontrollen m. Inj. von Kochsalz- lösung; $n=6$.				
vor Inj. v. NaCl-Lsg.	5,8	31,6	10,8	58,6
nach Inj. v. NaCl-Lsg.	5,4	29,0	11,5	61,7
Mittlere Änderung	— 0,4	— 2,6	+ 0,7	+ 3,1
Versuche m. Inj. von Amino- phylline (4 mg/kg) $n=8$.				
vor Injektion	5,4	30,2	10,7	62,1
nach Injektion (Entnahme 4.—8. min nach Inj.)	3,1	17,7	12,9	74,1
Mittlere Änderung	— 2,3	— 12,5	+ 2,2	+ 12,0

[Nach Foltz et al.: Circulation **2**, 215 (1950), Tabelle S. 219.]

Aus den Werten geht hervor, daß die Sauerstoffsättigung des Coronarsinusblutes niedriger gefunden wurde als in den Kontrollen. Dementsprechend ist die
Sauerstoffausnutzung des Coronarblutes nach Aminophylline auch größer als in
den Kontrollen.

In eigenen tierexperimentellen Untersuchungen (LOCHNER, MERCKER u.
SCHÜRMEYER, 1956) sahen wir nach Euphyllin in kleinen Dosen im allgemeinen
einen mäßigen, kurzdauernden Anstieg der Sauerstoffsättigung des Coronarsinusblutes. Bei höherer Dosis war dieser Anstieg stärker, wurde jedoch häufig von
einer Erniedrigung unter den Ausgangswert gefolgt. Es wurden dann auch
Blutdrucksenkungen beobachtet. Die folgende Abbildung gibt ein Beispiel für
die Euphyllinwirkung (Abb. 4).

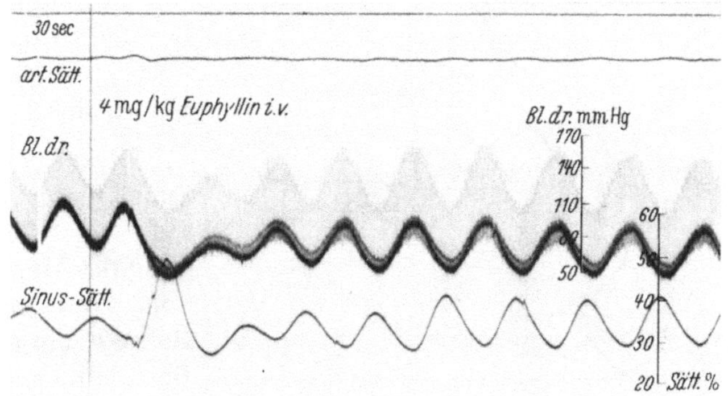

Abb. 4. Wirkung von Euphyllin auf Blutdruck und die O_2-Sättigung des Coronarsinusblutes. Beim Signal i.v.
Injektion von 4 mg/kg Euphyllin. [Nach LOCHNER, MERCKER u. SCHÜRMEYER: Naunyn-Schmiedebergs Arch. exp.
Path. Pharmak. **227**, 373 (1956)]

Wasserlösliche Theophyllinderivate und ein Kombinationspräparat mit
Lacarnol (Parmanil) wurden von FRANK, BRETSCHNEIDER, KANZOW und BERNARD
(1957) untersucht. In diesen Versuchen wurde auch der Einfluß auf die Milchsäureverwertung im Herzmuskel berücksichtigt. Neben den wichtigsten Kreislaufgrößen und dem Sinusausfluß wurden die arterio-venösen Differenzen des Coronarblutes für Sauerstoff, Kohlensäure und Milchsäure bestimmt. Das Verhältnis
arterio-venöse Milchsäuredifferenz zur arterio-venösen Sauerstoffdifferenz
$\left(\dfrac{\text{a.v.D.} - \text{M.}}{\text{a.v.D.} - \text{O}_2} \right)$ gibt den Anteil der Milchsäureverbrennung am gesamten aeroben
Energiegewinn wieder. Normalerweise wird dem Coronarblut Milchsäure ent-
nommen. Bei Störungen des oxydativen Stoffwechsels und der dabei evtl. auftretenden Umkehr der arterio-venösen Milchsäuredifferenz ist dieser Quotient
ein Maß für das Verhältnis von anaerobem zu aerobem Energiegewinn. Die von
FRANK u. Mitarb. (1957) erhobenen Befunde sind in der folgenden Abbildung
(Abb. 5) dargestellt.

Unter Dioxypropyltheophyllin nahm das Verhältnis $\left(\dfrac{\text{a.v.D.} - \text{M.}}{\text{a.v.D.} - \text{O}_2} \right)$ ab, durch
die Kombination von Dioxypropyltheophyllin mit Lacarnol wurde es sogar
negativ. Die Coronardurchblutung und die Sauerstoffsättigung des Coronarsinusblutes stiegen nach Dioxypropyltheophyllin an. Unter Oxyäthyltheophyllin
und Lacarnol (= Parmanil) wurden geringere Durchblutungszunahmen beobachtet. Auch war der Anstieg der venösen Sauerstoffsättigung nicht so stark. Die

Milchsäureverwertung im Herzmuskel war jedoch nicht beeinträchtigt. Der Sauerstoffverbrauch des Herzens wurde nur mäßig erhöht. Unerwünschte Kreislaufwirkungen, wie stärkere Herzfrequenzzunahme, Abnahme des Herzzeitvolumens und stärkere Blutdrucksenkung, traten nicht ein.

Mit einer ganz anderen Methodik haben Mokotoff und Katz (1945) die Wirkung von Papaverin und Euphyllin beim Coronarinfarkt untersucht. Sie setzten bei Hunden Herzinfarkte durch Ligatur eines Coronararterienastes. Im Mittel war der Infarktbezirk bei Nachbehandlung mit Euphyllin kleiner als in den Kontrollen. Als noch günstiger erwies sich jedoch das Papaverin.

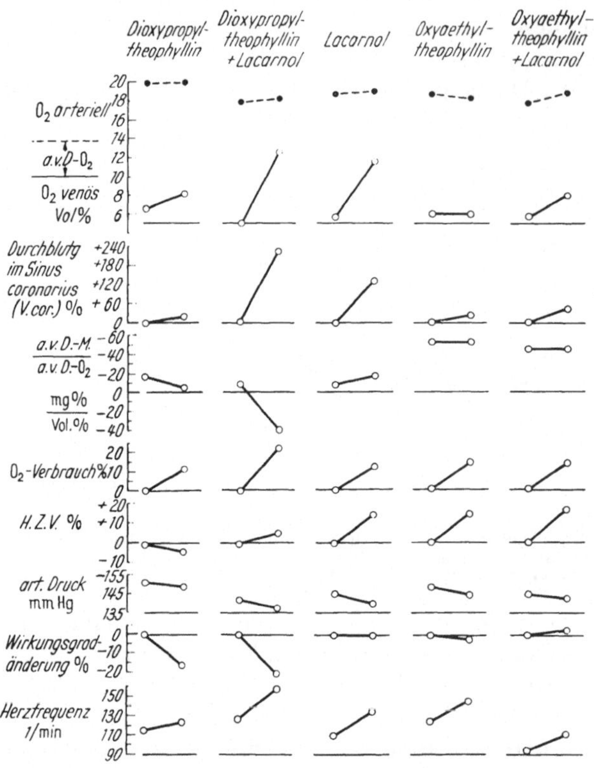

Abb. 5. Wirkung von Theophyllinderivaten auf Sauerstoffversorgung und Energetik des Herzmuskels. [Nach Frank, Bretschneider, Kanzow u. Bernard: Z. ges. exp. Med. **128**, 520 (1957)]

Nitroglycerin. Zur Wirkung des Nitroglycerins auf die Sauerstoffversorgung des Herzmuskels sind von Foltz et al. (1950) Befunde mitgeteilt worden. Bei Hunden wurde die Sauerstoffsättigung des Coronarsinusblutes eine Minute nach Injektion von 0,6 mg Nitroglycerin bestimmt. Sie wurde im Mittel um 10,7 Sätt.-% höher gefunden als vor der Injektion.

Apresolin. Aus der Gruppe der Pharmaka, die in der Hypertoniebehandlung eine Rolle spielen, sei als ein Beispiel das *Apresolin* (= 1-Hydrazinophthalazine) erwähnt. Von Rowe und Mitarb. (1955) wurden die Wirkungen dieses Pharmakons am Coronarkreislauf des Menschen untersucht. Eine Gruppe von 5 Patienten diente als Kontrollgruppe, bei welcher die gleichen Messungen vor und nach Injektion von Kochsalzlösung durchgeführt wurden. Bei 6 Patienten wurde die Messung vor und nach Injektion von Apresolin (0,17—0,25 mg/kg) durchgeführt. Durch Apresolin wurde der Sauerstoffverbrauch des Herzmuskels nicht beeinflußt. Der mittlere arterielle Blutdruck wurde im Mittel um 28 mm Hg (= 20%) erniedrigt, die Coronardurchblutung wurde trotzdem um 28 cm³ (= 34%) gesteigert. Der Sauerstoffgehalt des Coronarsinusblutes wurde im Mittel um 3,9 Vol.-% erhöht (von 4,8 Vol.-% auf 8,7 Vol.-% nach Gabe des Apresolins).

Nicotin. Im Zusammenhang mit dem Tabakrauchen ist die Wirkung des Nicotins von Interesse. Sicherlich muß man zwischen einer akuten und einer chronischen Nicotinwirkung unterscheiden. Bei der akuten Nicotinwirkung auf den Coronarkreislauf ergaben sich im Tierexperiment z. T. einander widersprechende Befunde. Die Verhältnisse sind dadurch kompliziert, daß Nicotin auch zu einer Sympathicuserregung und Adrenalinausschüttung führt. Von BÜLBRING, BURN und WALKER (1949) wird auch noch angenommen, daß Nicotin eine Abgabe von Hypophysenhinterlappenhormon bewirken kann, das bekanntlich eine starke konstriktorische Wirkung im Coronargebiet hat. Die erwähnte Sympathicuserregung durch Nicotin bewirkt eine Blutdrucksteigerung, welche die unmittelbare Beurteilung der Nicotinwirkung auf den Coronarkreislauf erschwert. SCHOFIELD und WALKER (1953) fanden jedoch auch bei konstant gehaltenem Perfusionsdruck im Coronargebiet nach intravenöser Nicotingabe eine Mehrdurchblutung im Coronarkreislauf.

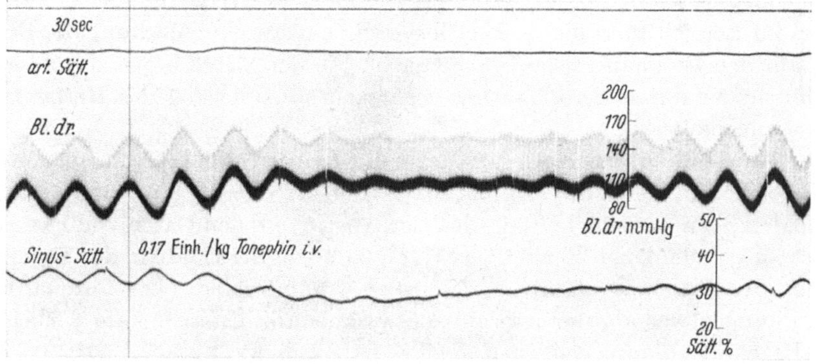

Abb. 6. Wirkung von Tonephin auf Blutdruck und O_2-Sättigung des Coronarsinusblutes. Beim Signal i. v. Injektion von 0,17 Einh./kg Tonephin. [Nach LOCHNER, MERCKER u. SCHÜRMEYER: Naunyn-Schmiedebergs Arch. exp. Path. Pharmak. **227**, 373 (1956)]

Was die Wirkung auf die Sauerstoffversorgung des Herzmuskels anbetrifft, so resultiert nach i.v. Injektion im Tierexperiment ein starker Anstieg der Sättigung des Coronarsinusblutes (LOCHNER, MERCKER u. SCHÜRMEYER, 1956). Vermutlich ist diese Wirkung auf die Adrenalinausschüttung zurückzuführen.

Am Menschen wurde der Einfluß des Rauchens auf den Coronarkreislauf und den Sauerstoffverbrauch des Herzmuskels vor kurzem mit Hilfe der Katheter-Methodik untersucht (BARGERON et al., 1957). Nach Rauchen einer Zigarette nahmen die Herzfrequenz und die Coronardurchblutung etwas zu. Der mittlere arterielle Blutdruck wurde leicht erniedrigt. Die Sauerstoffausnutzung des Coronarblutes (arterio-venöse Sauerstoffdifferenz) wurde etwas geringer. Die Sauerstoffaufnahme des Herzmuskels zeigte keine wesentlichen Veränderungen.

Hypophysin. Dem Vasopressinanteil des Hypophysins bzw. Tonephins kommt eine starke gefäßverengende Wirkung zu. Sie kann zu einer Minderung der Coronardurchblutung sowohl bei intravenöser wie auch bei intracoronarer Injektion führen (GREEN, WÉGRIA u. BOYER, 1942; HEIDENREICH u. SCHMIDT, 1956). Dabei kann die Coronardurchblutung so weit absinken, daß die mechanische Leistung der Ventrikelmuskulatur nachläßt. Als Folge der Minderdurchblutung muß eine stärkere Sauerstoffausnutzung des Coronarblutes eintreten. Die folgende Abbildung (Abb. 6) gibt den entsprechenden experimentellen Befund wieder: Entsprechende Befunde wurden von FRANK u. Mitarb. (1957, persönl. Mitt.)

erhoben. Schon zwei Minuten nach 1—3 VE i.v. wurden im Coronarsinusblut Sauerstoffsättigungen bis unter 5% beobachtet. Die Anwendung von Präparaten, die den Vasopressinanteil enthalten, kann also zu einer Hypoxie des Herzmuskels führen.

Digitalis-Glykoside. Im Zusammenhang mit ihrer Wirkungsweise interessiert einmal ihr Einfluß auf die Sauerstoffaufnahme des Herzmuskels. Zum anderen können Digitalis-Glykoside vasokonstriktorische Wirkungen — auch im Coronargebiet — haben. Im Hinblick auf ihre Anwendung bei Herzinfarkten und beim Vorliegen von Coronarsklerosen mußte daher geprüft werden, ob bei therapeutischen Dosen mit Vasokonstriktionen im Coronargebiet zu rechnen ist.

Essex et al. (1938) sahen im Tierexperiment bei einer Digitalisierung, die sich über 9 Tage erstreckte, keine wesentlichen Änderungen in der Coronardurchblutung. Nach Hildebrandt und Osterwald (1938) und Hildebrandt (1941) ist im Bereich therapeutischer Dosierung eine direkte Wirkung des Strophanthins auf den Coronarkreislauf nicht nachzuweisen. Die Coronardurchblutung soll vielmehr der durch Strophanthin verursachten Änderung des Herzminutenvolumens angepaßt sein.

Unter Anwendung der Katheter-Methodik wurden die Wirkungen der Digitalis-Glykoside auf den Coronarkreislauf sowohl im Tierexperiment (Hund) wie auch am Menschen untersucht. Aus den tierexperimentellen Daten von Page et al. (1951) ist zu entnehmen, daß nach Gabe von 0,037 mg/kg Ouabain der Sauerstoffverbrauch des Herzmuskels nicht wesentlich verändert ist. Die Coronardurchblutung nimmt etwas ab, die arterio-venöse Sauerstoffdifferenz entsprechend zu. Diesem Ergebnis entsprechen auch die Befunde von Frank et al. (1956). Nach größeren, aber noch nicht als toxisch anzusehenden Strophanthindosen (0,5 bis 0,25 mg beim Hund von etwa 25 kg) nahm die Coronardurchblutung um etwa 10% ab. Die Sauerstoffsättigung des Coronarsinusblutes wurde um etwa 4% erniedrigt. Lochner, Mercker und Schürmeyer (1956) fanden keinen Einfluß des Strophanthins auf die Sauerstoffsättigung des Coronarsinusblutes. Allerdings waren in diesen Versuchen die Beobachtungszeiten — bis zu 10 min nach der Injektion — noch zu kurz.

Die Untersuchungen am Menschen (Strophanthin: Bing et al., 1950; Lanatosid-C: Blain et al., 1956) ergaben sowohl beim Gesunden wie beim Herzinsuffizienten keinen Anhalt für eindeutige Veränderungen der Sauerstoffaufnahme des Herzmuskels und der arterio-venösen Sauerstoffdifferenz.

Sauerstoffatmung. Im Tierexperiment konnte von Sayen et al. (1951) gezeigt werden, daß Sauerstoffatmung die Sauerstoffspannung im Gewebe in der Randzone eines Infarktbezirkes erhöht. In diesen Versuchen wurde die Sauerstoffspannung im Gewebe mit mehreren Sauerstoffelektroden an verschiedenen Punkten im Infarktbezirk nahezu gleichzeitig bestimmt. Als noch günstiger erwies sich die Kombination von Sauerstoffatmung mit einer Nor-Adrenalin-Infusion (Sayen et al., 1952).

Diese Beispiele mögen gezeigt haben, daß es heute möglich ist, den Einfluß von Pharmaka auf die Sauerstoffversorgung der Herzmuskulatur recht gut zu beurteilen. Es sei aber nochmals darauf hingewiesen, daß Effekte, die am normalen Tier beobachtet werden, bei Vorliegen von pathologisch-anatomischen Veränderungen am Coronarkreislauf nicht auftreten müssen. Leider fehlen noch weitgehend Untersuchungen unter solchen pathologischen Zuständen des Versuchsobjektes, die den krankhaften Prozessen beim Menschen etwa entsprechen.

Literatur

BARGERON, L. M., D. EHMKE, F. GONLUBOL, A, CASTELLANOS. A. SIEGEL and R. J. BING: Circulation 15, 251 (1957).

BINDER, M. J., J. A. RYAN jr., ST. MARCUS, F. MUGLER jr., D. STRANGE and CL. M. AGRESS: Amer. J. Med. 18, 622 (1955).

BING, R. J.: Bull. N. Y. Acad. Med. 27, 407 (1951).

— and R. DALEY: Amer. J. Med. 10, 711 (1951).

— M. M. HAMMOND, J. C. HANDELSMANN, S. R. POWERS, F. C. SPENCER, J. E. ECKENHOFF, W. T. GOODALE, J. H. HAFKENSCHIEL and S. S. KETY: Amer. Heart J. 38, 1 (1949).

— F. M. MARAIST, J. F. DAMMANN jr., A. DRAPER jr., R. HEIMBECKER, R. DALEY, R. GERARD and P. CALAZEL: Circulation 2, 513 (1950).

BLAIN, J. M., E. E. EDDLEMANN, A. SIEGEL and R. J. BING: J. clin. Invest. 35, 314 (1956).

BÜLBRING, E., H. J. BURN and J. M. WALKER: Quart. J. Med. 18, 73 (1949).

ECKENHOFF, J. E., J. H. HAFKENSCHIEL, M. M. HARMEL, W. T. GOODALE, M. LUBIN, R. J. BING and S. S. KETY: Amer. J. Physiol. 152, 356 (1948).

EVANS, C. L., and S. OGAWA: J. Physiol. (Lond.) 47, 446 (1913/14).

ESSEX, H. E., J. F. HERRICK, E. J. BALDES and F. C. MANN: Proc. Soc. exp. Biol. (N. Y.) 38, 325 (1938).

FOLTZ, E. L., A. RUBIN, W. A. STEIGER and P. C. GAZES: Circulation 2, 215 (1950).

FRANK, A., H. J. BRETSCHNEIDER, E. KANZOW u. U. BERNARD: Verh. dtsch. Ges. inn. Med. 62, 701 (1956).

— — — — Z. ges. exp. Med. 128, 520 (1957).

GOLDENBERG, M.: Amer. J. Med. 10, 627 (1951).

GOLLWITZER-MEIER, KL., K. KRAMER u. E. KRÜGER: Pflügers Arch. ges. Physiol. 237, 639 (1936).

— u. CHR. KROETZ: Pflügers Arch. ges. Physiol. 241, 248 (1939).

—I. E.u WITZLEB: Pflügers Arch. ges. Physiol. 255, 469 (1952).

GOODALE, W. T., M. LUBIN, J. E. ECKENHOFF, J. H. HAFKENSCHIEL, S. H. DURLACHER, B. H. LANDING and W. G. BANFIELD: Proc. Soc. exp. Biol. (N. Y.) 66, 571 (1947).

— — — — and W. A. BANFIELD: Amer. J. Physiol. 152, 340 (1948).

GREEN, H. D., R. WÉGRIA and N. H. BOYER: J. Pharmacol. exp. Ther. 76, 378 (1942).

HEIDENRECH, O., u. L. SCHMIDT: Naunyn-Schmiedebergs Arch. exp. Path. Pharmak. 227, 250 (1955).

HILDEBRANDT, F.: Arch. Kreislaufforsch. 8, 137 (1941).

— u. K. H. OSTERWALD: Naunyn-Schmiedebergs Arch. exp. Path. Pharmak. 190, 209 (1938).

KANZOW, E.: Diss. Göttingen 1956 und Ber. Physiol. 180, 124 (1956).

KETY, S. S., and C. F. SCHMIDT: Amer. J. Physiol. 143, 53 (1945).

LOCHNER, W., H. MERCKER u. E. SCHÜRMEYER: Naunyn-Schmiedebergs Arch. exp. Path. Pharmak. 227, 360 (1956).

— — — Naunyn-Schmiedebergs Arch. exp. Path. Pharmak. 227, 373 (1956).

MOKOTOFF, R., and L. N. KATZ: Amer. Heart J. 30 215 (1945).

NAHAS, G. G.: Science 113, 723 (1951).

PAGE, R. G., E. L. FOLTZ, W. F. SHELDON and H. WENDEL: J. Pharmacol. exp. Ther. 101, 112 (1951).

PIJPER, J.: Beitr. Silikose-Forsch. 45, 45 (1956).

ROWE, G. G., J. H. HUSTON, G. M. MAXWELL, A. B. WEINSTEIN, H. TUCHMAN and CH. W. CRUMPTON: J. clin. Invest. 34, 696 (1955).

SAYEN, J. J., W. F. SHELDON, O. HORWITZ, P. T. KUO, G. PEIRCE, H. F. ZINSSER and J. MEAD jr.: J. clin. Invest. 30, 932 (1951).

— — P. T. KUO, H. F. ZINSSER, O. HORWITZ and A. F. SUMEN: J. clin. Invest. 31, 658 (1952).

— — H. F. ZINSSER, P. T. KUO, O. HORWITZ and D. P. McCALLIE: J. clin. Invest. 30, 670 (1951).

SCHOEN, R.: Verh. dtsch. Ges. Kreislaufforsch. 21, 38 (1955).

SCHOFIELD, B. M., and J. M. WALKER: J. Physiol. (Lond.) 122, 489 (1953).

WEST, J. W., H. MERCKER, H. E. LESSNER and E. MEZGER: Fed. Proc. 13, 163 (1954).

Aus dem Gollwitzer-Meier-Institut des Staatsbades Oeynhausen an der Universität Münster
(Direktor: Prof. Dr. L. DELIUS)

Nervöse Beeinflussung der Coronardurchblutung

Von

E. WITZLEB

Mit 3 Abbildungen

Das Problem einer Beeinflussung der Coronardurchblutung durch Nerven des autonomen Systems konnte trotz intensiver Bemühungen in der Vergangenheit bisher noch nicht eindeutig und allgemein anerkannt gelöst werden. Es existieren vielmehr zahlreiche verschiedenartige, häufig nur schwer vergleichbare Untersuchungen mit einer großen Zahl von Deutungen und Hypothesen hinsichtlich der einzelnen Befunde wie auch des gesamten Problems.

Daher ist es nicht verwunderlich, daß von zahlreichen Autoren die Frage einer direkten neuralen Beeinflussung der Coronardurchblutung als vollkommen offen oder höchstens als teilweise, von keinem aber als absolut gelöst angesehen wird. Ein Referat über dieses Thema kann somit nicht vollständig sein und nur versuchen, einige von vielen — in jedem Fall subjektiv gefärbte — Vorstellungen möglichst klar zu skizzieren.

I. Vor Besprechung spezieller Reaktionen der Coronargefäße erfordern die neueren Erkenntnisse auf dem Gebiet der nervösen Gefäßregulation durch das autonome Nervensystem einige kurze — nur stichwortartige Bemerkungen zu der heute teilweise stark in Bewegung befindlichen Entwicklung unserer Kenntnisse.

So dürfte die Hypothese eines terminalen Syncytiums (MEYLING, 1953; NELEMANS, 1948; SCHAEFER, 1952) der sympathischen Fasern in Form eines dritten Neurons an den Effektorzellen als endgültig widerlegt anzusehen sein. Die Verbindung von sympathischen Fasern mit der glatten Muskulatur scheint vielmehr in Form einer *motorischen Einheit* zu erfolgen, die weitgehend dem Innervationsprinzip der quergestreiften Muskulatur entspricht (ECCLES u. MAGLADERY, 1938; FULTON u. LUTZ, 1942; LUTZ, FULTON u. AKERS, 1950; HILLARP, 1946, 1949; WEDDEL u. PALLIE, 1954).

Dabei ist die Beobachtung interessant, daß sich bei Mikroreizung der Gefäßmuskulatur trotz Blockierung der efferenten Faser durch Procain alle von der motorischen Einheit versorgten Muskelzellen kontrahieren. Diese Reaktionen, die bei Innervation durch einen Plexus unmöglich wären, werden als Hinweise auf intercelluläre Verbindungen in Form eines effektorischen Zellsyncytiums angesehen. Gestützt wird diese Hypothese durch histologische Untersuchungen, die ein ausgeprägtes Divergenz- und Konvergenzprinzip in der Organisation der neuroeffektorischen Strukturen — analog zu den Verhältnissen in sympathischen Ganglien — zeigen (HILLARP, 1946).

In Untersuchungen von COON und ROTHMAN (1943), DUNER und PERNOW (1952), JANOWITZ und GROSSMAN (1949), wird ferner eine *Empfindlichkeit* der peripheren Verzweigungen von *postganglionären sympathischen Fasern* gegenüber *Acetylcholin* und *Nicotin* nachgewiesen, die nach Degeneration der Fasern schwindet, so daß es sich nicht um ein unabhängiges nervöses System mit peripheren Ganglien handeln kann. ARMIN u. Mitarb. (1953) haben gezeigt, daß in den Gefäßwänden — unabhängig von einer sympathischen Dezentralisierung — dauernd Acetylcholin freigesetzt wird, wobei die nach Degeneration der Fasern auftretende Erhöhung des Gefäßtonus auf dem Ausfall der ACh-Bildung beruhen soll.

Nach Untersuchungen von v. EULER u. Mitarb. (1950, 1951, 1954) kann heute kein Zweifel mehr darüber bestehen, daß *Noradrenalin* die *alleinige Überträgersubstanz* in *constrictorischen sympathischen Fasern* darstellt. In *dilatatorischen sympathischen Fasern*, die mit Sicherheit zu den Gefäßen der Skeletmuskulatur, wahrscheinlich aber auch zu den *Coronar-* und einigen Hautgefäßen ziehen (FOLKOW, 1952; GRANT u. HOLLING, 1938; HYNDMAN u. WOLTZIN, 1941; UVNÄS, 1954), ist ebenso wie für die parasympathischen efferenten Fasern *Acetylcholin* (ACh) als Überträgersubstanz anzusehen.

In letzter Zeit haben sich außerdem die Vorstellungen über die Beziehungen zwischen muskulärem Eigentonus der Gefäße und neuraler Innervation insofern verschoben, als einer in einzelnen Gefäßgebieten verschieden stark ausgebildeten *myogenen Automatik* eine größere Rolle bei der lokalen Durchblutungsregulation zugeschrieben wird (FOLKOW, 1953, 1955). Durch asynchrone, nicht von der autonomen Innervation abhängige Kontraktionen der glatten Gefäßmuskulatur soll ein *basaler Gefäßtonus* mit einer von ihrer Aktivität bedingten selbständigen *Vasomotion* unterhalten werden. Bei der Aufgabe des Herzens, unter außerordentlich verschiedenen Bedingungen die vitalen Funktionen des Organismus zu gewährleisten, könnte auch die *Coronardurchblutung* im wesentlichen von Wechselwirkungen zwischen einem stark ausgeprägten basalen Gefäßtonus einerseits und gefäßerweiternden Einflüssen — auf Grund von Veränderungen des O_2-Drucks oder von Stoffwechselprodukten des Gewebes — andererseits bestimmt werden. Unter diesen Bedingungen würden die Coronargefäße eine überwiegend *lokalgesteuerte „Gefäßreserve"* besitzen, die bei Bedarf unmittelbar mobilisiert werden und das Myokard gegenüber möglichen unzweckmäßigen und unter Umständen sogar gefährlichen zentralen Reaktionen schützen könnte.

Im Gegensatz dazu müssen bei zentral ausgelösten und kontrollierten Umstellungen, deren exakte Funktion durch periphere Faktoren beeinträchtigt werden könnte, die lokalen Regulationen zugunsten von neural vermittelten Reaktionen zurücktreten. Als typisches Beispiel für ein solches Verhalten wären die im Dienste der Wärmeregulation stehenden arteriovenösen Anastomosen der Haut anzusehen.

Durch diese Gegenüberstellung soll allerdings die Coronardurchblutung nicht als ausschließlich von peripheren und unabhängig von neuralen Faktoren regulierte Größe dargestellt, sondern nur auf die grundsätzlich möglichen Unterschiede im Verhalten einzelner Gefäßgebiete hingewiesen werden.

Von diesen Untersuchungen können aber weder die morphologischen Vorstellungen noch die physiologischen Reaktionen einfach in das bisherige Schema über Bau und Funktion des autonomen Nervensystems eingeordnet werden. Sie machen vor allem eine Überprüfung der Deutung von zahlreichen, mit pharmakologischen Substanzen gewonnenen Befunden erforderlich und weisen auf die Gefahren hin, die in dieser — gerade bei Fragen der Coronardurchblutung — häufig betriebenen Differenzierung physiologischer Reaktionen liegen.

II. Der *Einfluß* von *sympathischen* bzw. *parasympathischen Nerven* auf die *Coronardurchblutung* wurde in den meisten Fällen durch Reizung entsprechender Nerven zu prüfen versucht. Die Ergebnisse können jedoch aus verschiedenen Gründen nicht vorbehaltlos mit den unter physiologischen Verhältnissen herrschenden Bedingungen gleichgesetzt werden.

So gelingt es infolge der Vermischung von sympathischen und parasympathischen Fasern in den für diese Untersuchungen in Frage kommenden Nervenästen nicht, eine selektive Reizung der Fasern eines einzelnen Systems durchzuführen.

Nach Untersuchungen von Bronk sowie Pitts u. Mitarb. (1936, 1941, 1942) liegt bei einer Spontanaktivität von 1—3 Imp/sec, die zur Erzielung optimaler vasomotorischer Reaktionen erforderliche Impulsfrequenz in sympathischen „motorischen" Fasern dagegen zwischen 10 und 20 Imp/sec (Celander u. Folkow, 1953; Celander, 1954; Folkow, 1952). Selbst bei stärkster Sympathicuserregung durch Asphyxie steigt die Frequenz vorübergehend auf höchstens 30 Imp/sec an. Diese Werte entsprechen etwa einem Zehntel der in somatischen motorischen Fasern auftretenden Frequenzänderungen und stimmen gut mit den nach Durchmesser und übrigen Merkmalen zu erwartenden Eigenschaften der Fasern überein. Für Nerven des parasympathischen Systems liegen entsprechende Untersuchungen nicht vor. Zur Prüfung der Coronargefäßwirkungen wurden an beiden Systemen meist Frequenzen ab 20 Imp/sec, im Durchschnitt 45 bis 50 Imp/sec, verwendet, so daß die Versuche nur sehr bedingt als Äquivalent einer physiologischen Erregung angesehen werden können.

Darüber hinaus ist eine Trennung der *direkten neuralen* Einflüsse von Veränderungen des Myokardstoffwechsels infolge veränderter Herzarbeit mit davon ausgehenden *indirekten* Wirkungen auf die Coronardurchblutung außerordentlich schwierig und praktisch nahezu unmöglich.

Eine Zusammenfassung der bei Reizung autonomer kardialer Nerven gewonnenen Befunde zeigt, daß die *Coronardurchblutung* bei *Sympathicusreizung* meistens *zunimmt*, bei *Vagusreizung* dagegen meistens *abnimmt*.

Bei *Sympathicusreizung* tritt die Steigerung der Coronardurchblutung unabhängig von möglichen Veränderungen des Blutdrucks sowie der Herzfrequenz auf und bleibt auch bei experimenteller Konstanterhaltung der beiden Größen unverändert. In Untersuchungen von Anrep und Segall (1926), von Gollwitzer-Meier und Krüger (1935) sowie von Greene (1931) an Hunden mit eröffnetem Thorax stieg die Coronardurchblutung bei Reizung des Ganglion stellatum bis zu 87 bzw. 79% über die Ausgangswerte an. Nach Gregg und Shipley (1944) sind die Durchblutungssteigerungen im Gebiet der linken Coronararterie regelmäßig wesentlich stärker als in dem der rechten Coronararterie ausgebildet.

Eine prozentuale Berechnung der von GREGG und SHIPLEY angegebenen Werte ergibt für die linke Coronararterie Zahlen zwischen 64 und 213% mit Mittelwerten von 117%, für die rechte Coronararterie Zahlen zwischen 18 und 91% mit Mittelwerten von 41%, ganz grob also eine Relation von 3:1. Für das rechte und linke Herz ergeben sich Mittelwerte von 88%, die außerordentlich gut mit denen von ANREP bzw. GOLLWITZER-MEIER u. Mitarb. übereinstimmen.

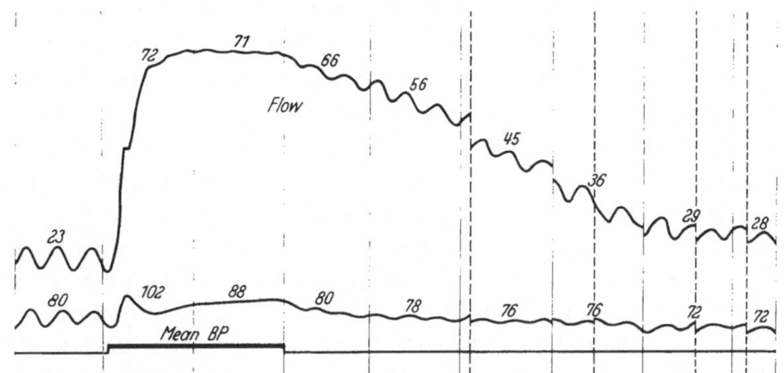

Abb. 1. Hund, Gewicht 12,2 kg. Umzeichnung einer Originalkurve, bei der die Durchblutung in der linken Coronararterie mit einem Rotameter registriert wurde. Obere Kurve Coronardurchblutung, Zahlen bedeuten cm³/min. Untere Kurve mittlerer Blutdruck, Zahlen bedeuten mm Hg. Zeitschreibung (durchgezogene senkrechte Linie) 1 min. Reizung der linken Herznerven für 2 min (dicke, leicht erhöhte Grundlinie) löst eine deutliche Steigerung der Coronardurchblutung aus, die nach Beendigung der Reizung sowie Rückkehr der Blutdruckwerte auf das ursprüngliche Niveau bestehen bleibt und auch später bei leicht gesenkten Mitteldrucken noch vorhanden ist. Bei den gestrichelten Vertikallinien ist die Registrierung jeweils für ¹/₂ min gestoppt worden. Nach GREGG und SHIPLEY; Amer J. Physiol. **141**, 382 (1944)

Die Durchblutungssteigerung überdauert die Sympathicusreizung und davon ausgelöste mögliche Frequenz- oder Drucksteigerungen für Minuten (Abb. 1). Gleichzeitig mit der Durchblutungssteigerung verändert sich auch die Form des

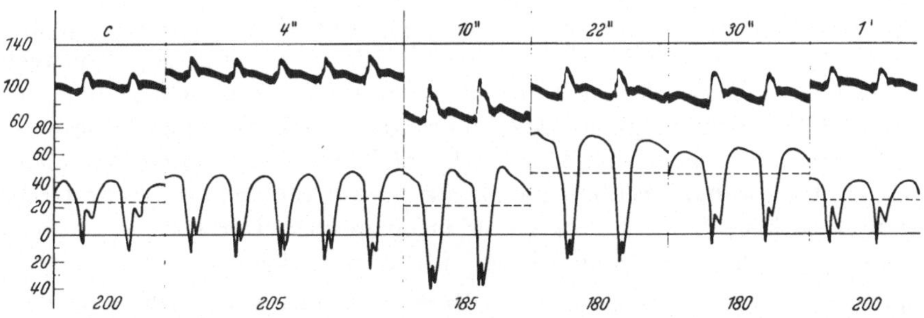

Abb. 2. Hund, Gewicht 12,2 kg. Reproduktion von Originaldruckkurven (oben) und Durchflußkurven (unten) im absteigenden Ast der linken Coronararterie nach Reizung der linken Herznerven. Auf der Ordinate oben Druck in mm Hg, unten Durchfluß in cm³/min. Durchgezogene horizontale Linie entspricht dem Nullpunkt. Unterbrochene Linie entspricht dem mittleren Durchfluß jedes Segmentes. „C" = Kontrollkurve. Die Zahlen am Kopf der übrigen Kurve geben die Zeit nach Beginn der Reizung an, Zahlen am Fuß der Kurve die Herzfrequenz. Nach GREGG und SHIPLEY; Amer J. Physiol. **141**, 382 (1944)

coronaren Bluteinstroms. Der systolische Einstrom nimmt regelmäßig ab und kann sogar in einen Rückstrom übergehen, der diastolische Einstrom steigt dagegen erheblich an (Abb. 2). Hierbei kann — wenigstens teilweise — der größere Anstieg des diastolischen Einstromes bei gleichzeitig reduziertem systolischem Niveau auf mechanischen Faktoren beruhen, indem unter der Voraussetzung gleichbleibender Herzfrequenz die diastolische Phase zugunsten der systolischen verlängert wird. Diese Veränderungen müssen jedoch als Resultante einiger bzw. aller daran beteiligten Faktoren angesehen werden. Dabei dürften außer dem Vasomotorentonus und den bereits erwähnten Einflüssen Gefäßelastizität, Volumenelastizitätskoeffizient, Blutviscosität, Veränderungen des arteriellen Drucks sowie extravasculäre Druckänderungen von Bedeutung sein, deren Wirkungen allerdings qualitativ nicht genauer analysiert werden können.

Eine quantitative Differenzierung von vasomotorisch und mechanisch — durch die Ventrikelsystole — bedingten Effekten ist mit gewissen Einschränkungen sowohl am asystolischen als auch am flimmernden Herzen möglich.

Bei konstanten, mit dem Aortendruck annähernd übereinstimmenden Durchströmungsdrucken steigt die Coronardurchblutung bei *vorübergehendem Herzstillstand* durch Vagusreizung innerhalb der ersten Sekunde deutlich an und bleibt im weiteren Verlauf nahezu konstant erhöht. In 200 Bestimmungen von Gregg (1955) betrug die Zunahme durchschnittlich 68% mit Grenzwerten zwischen 33 und 139%. Bei der großen Geschwindigkeit der Durchblutungsveränderungen zu Beginn sowie ihrer Konstanz im weiteren Verlauf ist unwahrscheinlich, daß die Vagusreizung andersartig als durch Auslösung eines Herzstillstandes wirkt. Unter diesen Bedingungen würde die Größe der Coronardurchblutung ausschließlich vom augenblicklichen Vasomotorentonus und jeweiligen Aortendruck abhängen, während die Durchblutungsänderungen zu Beginn der Asystolie auf den Fortfall der mechanischen Einflüsse bezogen werden müssen.

An *flimmernden Herzen* nimmt der coronare Einstrom ebenfalls innerhalb der ersten Sekunde erheblich zu. Der coronare Ausstrom fällt dagegen zunächst ab und steigt erst im weiteren Verlauf deutlich an. Diese Veränderungen beruhen wahrscheinlich infolge des Ausfalls koordinierter Myokardbewegungen auf einer Abnahme des peripheren Widerstandes in den Coronargefäßen. An flimmernden Herzen sind die Veränderungen bei vergleichbaren Aortendrucken annähernd ebenso groß wie an asystolischen Herzen. Allerdings sind die Stoffwechselveränderungen in beiden Versuchsanordnungen nicht berücksichtigt und weitere Vergleiche daher nicht möglich. Ebenso erlauben diese Versuche keine weiteren Aussagen über die eigentliche hier zu behandelnde Frage einer neuralen Beeinflussung der Coronardurchblutung als nur die am Rande liegende Feststellung, daß indirekte, über Veränderungen der mechanischen Herztätigkeit ausgelöste neurale Einflüsse auf die Coronardurchblutung einwirken.

Vagusreizung ohne Auslösung eines Herzstillstandes verursacht dagegen umgekehrte Reaktionen. Am innervierten HLP nimmt die Coronardurchblutung bei unverändert bleibenden Aortendrucken nach Anrep (1926) bis zu 60%, nach Gollwitzer-Meier und Kroetz (1940) bis zu 45% ab. Diese Reaktionen hängen ebenfalls nicht von gleichzeitigen Frequenzänderungen ab. Andererseits kann nach Vagus*durchschneidung* oder Atropinisierung die Coronardurchblutung bis zu 100% über die Ausgangswerte steigen (Anrep u. Segall, 1926).

Katz und Jochim (1939) finden im Gegensatz dazu an flimmernden, mit konstantem Druck durchströmten Herzen nach Vagusdurchschneidung und Reizung des Ganglion stellatum Abnahmen, nach Denervierung des Ganglion stellatum und Vagusreizung jedoch Zunahmen der Coronardurchblutung.

Noch weitaus schwieriger ist die Frage von Vaguswirkungen am intakten Tier zu beantworten. Nach ECKENHOFF u. Mitarb. (1947) sowie nach GREGG (1950, d. weit. Lit.) treten nach Vagusdurchschneidung wie auch bei Reizung der peripheren Fasern *keine* Veränderungen der Coronardurchblutung auf, wenn arterieller Druck und Herzfrequenz annähernd normal sind. Bei leicht gesenkten arteriellen Drucken beschreiben ECKSTEIN u. Mitarb. (1949) jedoch regelmäßig deutliche Abnahmen der Coronardurchblutung. Ebenso haben GOLLWITZER-MEIER u. Mitarb. (1937, 1940) bereits früher Abnahmen der Coronardurchblutung bei Vagusreizung und Zunahmen bei Sympathicusreizung beschrieben. Sie stellten dabei u. a. eine überraschend gute Anpassung des Blutangebotes an den Herzgaswechsel fest, die nach ihrer Meinung nur *zum kleineren Teil aktiv durch vasomotorische* und zum größten Teil passiv durch geringfügige Veränderungen des arteriellen Drucks ausgelöst werden soll. HEIDENREICH und SCHMIDT (1956) fanden bei Vagusreizung initiale Steigerungen mit sekundären Senkungen der Coronardurchblutung, die sie mit einer Erregung vasodilatorischer Fasern und späteren stoffwechselabhängigen Durchblutungsabnahmen deuten.

Den meisten bisher erwähnten Versuchen haftet der Nachteil an, daß sie teilweise methodisch erhebliche Eingriffe erfordern und daher kaum mit physiologischen Bedingungen verglichen werden können. ESSEX u. Mitarb. (1942/43) kommen allerdings in Versuchen an nicht narkotisierten trainierten Hunden auf dem Laufband, bei denen in vorbereitenden Operationen zur Reduzierung experimentell bedingter Einflüsse Thermoelemente an den Coronararterien angelegt waren, zu grundsätzlich ähnlichen Ergebnissen wie ANREP (1926) und GOLLWITZER-MEIER u. Mitarb. (1937, 1940).

Eine Deutung der *dilatatorischen Reaktionen* mit einer Erregung *adrenergischer* bzw. *noradrenergischer* Fasern als Sympathicuswirkung und der *constrictorischen Reaktionen* mit einer Erregung *cholinergischer* Fasern als Parasympathicuswirkung kann nach unserer heutigen Auffassung unter keinen Umständen mehr aufrechterhalten werden. Durch die Annahme von cholinergischen Fasern im sympathischen Nerven ergeben sich allerdings neue Gesichtspunkte. GOLLWITZER-MEIER konnte bereits 1934 nach Grenzstrangreizung ACh im Coronarvenenblut nachweisen, deutet allerdings später zusammen mit KRÜGER (1936) die dilatorischen Reaktionen bei Sympathicusreizung der damaligen Auffassung entsprechend mit einer Erregung adrenergischer Fasern. Im Sinne von REIN (1931) wird auch die Durchblutungssteigerung nach Vagusdurchschneidung oder hohen Dosen Atropin auf den Fortfall eines *vasoconstrictorischen Vagustonus* bezogen. FOLKOW u. Mitarb. (1948 u. 1949) wiesen bei Reizung des Ganglion stellatum an Katzen und Hunden eine Substanz mit „gleichen biologischen Eigenschaften wie Acetylcholin" nach und folgern daraus, daß die gefäßerweiternden Herznerven *cholinergische sympathische* Fasern darstellen, wie sie BÜLBRING und BURN (1935) an Gefäßen anderer Stromgebiete bereits früher vermutet haben.

Anatomische Untersuchungen von GREENE (1935) zeigen zwar, daß noradrenergische Fasern aus dem sympathischen System über das Ganglion nodosum in den N. vagus eintreten und auf diesem Wege die Coronargefäße erreichen.

7*

Cholinergische Fasern aus dem parasympathischen System oder anderen Ursprungs in sympathischen Herznerven sind jedoch noch nicht beschrieben.

Bevor nun der Versuch unternommen wird, die verschiedenen Befunde zusammenzufassen, müssen zunächst noch die Wirkungen der neurohumoralen Überträgersubstanzen auf die Coronardurchblutung bei intravasaler Applikation erörtert werden. Auf Grund der vollständig verschiedenen Konzentrationsverhältnisse an neuralen und muskulären Strukturen dürfen diese Befunde allerdings nicht mit den unter physiologischen Bedingungen oder bei Reizung entsprechender Nerven bestehenden Bedingungen verglichen werden.

Folgende Reaktionen können bei intravenöser bzw. intraarterieller Injektion von Noradrenalin, Adrenalin und Acetylcholin als typisch angesehen werden.

Noradrenalin erweitert nach Burn und Hutcheon (1949), Folkow (1948 u. 1949) und Winburry (1952) u. Mitarb. sowie nach eigenen Untersuchungen (Gollwitzer-Meier u. Witzleb, 1952) die Coronargefäße am denervierten und innervierten Herzen. Am innervierten Herzen in situ nimmt die Coronardurchblutung bei fehlenden Entlastungsreflexen stärker als bei ausgeprägten Entlastungsreflexen zu, von denen sie jedoch nicht so stark wie z. B. die Steigerungen des Sauerstoffverbrauches und arteriellen Drucks abgeschwächt wird.

Adrenalin löst in den meisten Fällen gleichfalls Steigerungen der Coronardurchblutung aus (Burn, 1949; Eckenhoff, 1947; Eckstein, 1949; Folkow, 1948—1949; Gollwitzer-Meier, 1936, u. Winbury, 1952, u. Mitarb.). Lu und Melvillee (1951) sowie Wiggers (1954) beschreiben dagegen nach kleinen Dosen auch Abnahmen der Coronardurchblutung.

Acetylcholin erweitert nach Untersuchungen von Eckenhoff (1947); Folkow (1948—1949); Gollwitzer-Meier (1937); Katz (1939) u. Mitarb. im allgemeinen ebenfalls die Coronargefäße. Gollwitzer-Meier (1937) findet an Hunden nach kleinen Dosen Acetylcholin auch konstriktorische Reaktionen.

Nach Folkow u. Mitarb. (1949) treten an flimmernden Herzen, deren Coronararterien von einem Spenderhund durchblutet wurden, mit gleichen Dosen ACh, Noradrenalin und Adrenalin *nach ACh die stärksten*, gleichzeitig aber auch flüchtigsten, nach *Noradrenalin* die *schwächsten*, jedoch relativ längsten Erweiterungsreaktionen auf. Die Autoren deuten die Noradrenalin- und Adrenalinwirkungen als stoffwechsel- oder mechanisch-bedingte Effekte und sehen die ACh-Wirkungen als weiteren Hinweis für die Existenz von gefäßerweiternden cholinergischen Fasern an.

Nachdem Noradrenalin als alleinige Überträgersubstanz in sympathischen vasoconstrictorischen Fasern anzusehen ist, kann Adrenalin nicht mehr zum engeren Kreis der neurohumoralen Überträgersubstanzen gerechnet werden. Seine Wirkungen auf die Gefäßmuskulatur sind aber insofern interessant, als nach Lundholm (1955) je nach Empfindlichkeit der Gewebe gegenüber Stoffwechselwirkungen bei relativ niedrigen Konzentrationen durch Stoffwechselprodukte indirekte dilatatorische Reaktionen der Gefäße ausgelöst werden, die bei höheren Konzentrationen von direkten constrictorischen Reaktionen überlagert werden sollen. Die auch nach unphysiologisch hohen Adrenalindosen noch auftretende Dilatation der Coronargefäße würde danach ein starkes Überwiegen der lokalen *stoffwechselbedingten Regulationsmechanismen* bedeuten.

In gleiche Richtung weisen die in eigenen Versuchen am denervierten HLP (GOLLWITZER-MEIER u. WITZLEB, 1952) auftretenden vergleichbaren Durchblutungs- und Gaswechselsteigerungen mit etwa doppelt so großen Dosen Noradrenalin wie Adrenalin, die bei einer Deutung der Durchblutungsveränderungen als stoffwechselabhängige Reaktionen im Sinne von FOLKOW auf Grund der stärkeren Stoffwechselwirkungen von Adrenalin zwanglos erklärt werden können.

Über die Möglichkeit hinaus, daß die Coronargefäßerweiterung bei *Sympathicusreizen* von indirekten, stoffwechselbedingten Reaktionen abhängt, wird das Problem, auf welche Weise dabei dilatatorische Reaktionen durch rein vasomotorische Einflüsse ausgelöst werden können, auf die Frage nach dem Ursprung dieser Fasern und ihre physiologische Bedeutung verschoben.

Noradrenergische Fasern mit dilatatorischen Wirkungen sind nach unseren heutigen Kenntnissen mit ziemlicher Sicherheit abzulehnen. Eine Diskussion *adrenergischer* dilatatorischer Fasern erübrigt sich auf Grund der oben zitierten Befunde über die neurohumoralen Überträgersubstanzen. Welche Bedeutung und welchen Ursprung die vermuteten *cholinergischen Fasern* im sympathischen Herznerven haben, kann im Augenblick noch nicht entschieden werden. Für eine weitere Differenzierung ist die Frage wesentlich, ob es sich dabei um „cholinergische sympathische" oder um Fasern aus parasympathischen Nerven handelt, die ebenso wie sympathische Fasern in parasympathischen Nerven in „abweichenden" Bahnen verlaufen. Auf Grund unserer heutigen Kenntnisse müssen jedoch coronargefäßerweiternde Nerven — in jedem Fall aus *cholinergischen* Fasern bestehen. Eine Erregung von cholinergischen Fasern zu den Gefäßen und noradrenergischen Fasern zum Myokard in sympathischen Herznerven würde die Coronardurchblutung *synergistisch* zu den *lokalen stoffwechselbedingten* Regulationen beeinflussen. Die von GOLLWITZER-MEIER (1935) und FOLKOW (1949) mit Mitarb. nachgewiesene ACh-Freisetzung bei Sympathicusreizung wäre als Bestätigung einer solchen Annahme anzusehen.

Mit einer solchen Annahme wären nicht nur die bisherigen Diskrepanzen zwischen „*noradrenergischen-gefäßerweiternden*"Fasern und die damit verbundenen Deutungsschwierigkeiten aufgeklärt, sondern auch einige weitere interessante Perspektiven eröffnet. So sind z. B. am Skeletmuskel die cholinergischen Fasern *nicht* an Umstellungen im Rahmen der reflektorischen Selbststeuerung des Kreislaufes beteiligt (FOLKOW, 1952; UVNÄS, 1954, d. weit. Lit.), sondern haben möglicherweise die Aufgabe, bei emotionell gefärbten Alarmreaktionen (mit vermindertem venösem Rückfluß) die Muskulatur bevorzugt mit Blut für Verteidigungs- und Fluchtreaktionen zu versorgen. Bei einer Übertragung dieser Überlegungen auf die Coronardurchblutung würde dieses Verhalten einen wichtigen Schutzmechanismus für das Herz bei sympathicotonen Kreislaufumstellungen darstellen.

Ob und in welchem Ausmaß *vasoconstrictorische noradrenergische Fasern* im sympathischen Herznerven existieren, kann zur Zeit noch nicht sicher entschieden werden. Auf keinen Fall dürften solche Fasern größere physiologische Bedeutung besitzen und bei Sympathicuserregung von den stärkeren stoffwechselabhängigen Gefäßreaktionen überlagert werden. Versuche von KATZ und JOCHIM (1939), in denen bei Reizung des Ganglion stellatum Abnahmen der Coronardurchblutung auftraten, könnten für das Vorhandensein constrictorischer Fasern sprechen, während die Versuche von Lu und Melville (1951) wegen der Verwendung von Adrenalin in dieser Hinsicht nicht verwertbar sind.

Bei *Sympathicuserregung* dürften demnach die gefäßerweiternden Reaktionen *überwiegend indirekt* durch *stoffwechselabhängige lokale Regulationsmechanismen* und *nur teilweise direkt* durch *vasometrische Einflüsse* ausgelöst werden.

In Verbindung mit der Annahme eines stark ausgebildeten basalen Gefäßtonus würde hierbei die lokal gesteuerte „Gefäßreserve" durch stoffwechselabhängige Sympathicuseffekte ständig mehr oder weniger deutlich und zusätzlich durch mögliche, in ihrem Ausmaß nicht genauer abgrenzbare direkte neurale Einflüsse über cholinergische Fasern reduziert werden. Dagegen würden bei Injektionen von Noradrenalin und Adrenalin die Reaktionen ausschließlich von stoffwechselabhängigen Regulationen ausgelöst werden.

Das Ausbleiben dilatatorischer Reaktionen nach Noradrenalin in anderen Gefäßgebieten beruht nach Lundholm (1955) darauf, daß infolge seiner geringeren stoffwechselsteigernden Eigenschaften indirekte dilatatorische Reaktionen nicht auftreten und nur die direkten constrictorischen Wirkungen auf die Gefäßmuskulatur in Erscheinung treten. Die abweichenden Reaktionen der Coronargefäße deuten dabei auf andersartige bzw. besonders empfindliche stoffwechselabhängige Regulationsmechanismen hin, für die auch die relativ geringeren — insgesamt aber doch recht erheblichen — Stoffwechseleffekte von Noradrenalin überschwellig sein müßten.

Die einzelnen an einer lokalen Durchblutungsregulation beteiligten Faktoren sind, wenigstens für das Herz, noch unklar. Für die Gefäße des Skeletmuskels besitzt Milchsäure möglicherweise entscheidende Bedeutung (Lundholm, 1956). Nach Eckstein u. Mitarb. (1949, 1950) kommen am Herzen Stoffwechseleffekte, die von Veränderungen der Frequenz, des Schlagvolumens und des arteriellen Drucks ausgehen, *nicht* als Ursache der Durchblutungssteigerungen bei Sympathicusreizung in Frage, da in Versuchen, in denen Schlagvolumen und arterieller Druck mit Hilfe eines aufgeblasenen Ballons im linken Vorhof konstant gehalten oder sogar reduziert wurden, gleiche Veränderungen auftraten. Die Wirkungen könnten jedoch noch von Stoffwechseleffekten ausgehen, die mit Veränderungen der Kontraktionsform und -geschwindigkeit der Ventrikel zusammenhängen, wobei die oben erwähnten Umstellungen des systolischen und diastolischen Einstromes u. U. mit an der Steigerung der coronaren Durchblutung beteiligt sind.

Von einer *Ablehnung noradrenergischer dilatatorischer* Fasern und *Zweifeln an noradrenergischen constrictorischen Fasern* werden die experimentell nachgewiesenen Zunahmen der Noradrenalinkonzentration im Myokard nach Sympathicusreizung nicht berührt (Raab, 1956), die durch Erregung noradrenergischer Fasern im Gebiet des Sinus- und AV-Knotens sowie der Ventrikelmuskulatur verursacht sein könnten. Deutungsversuche, die coronargefäßerweiternde Wirkung von Adrenalin und Noradrenalin mit einer Erregung intrakardialer Ganglien bzw. Synapsen zu erklären, entbehren aber jeder Grundlage. Adrenalin scheint vielmehr in höheren Konzentrationen entgegengesetzte Wirkungen auszulösen und in sympathischen wie parasympathischen Ganglien die durch Acetylcholin erfolgende Erregungsübertragung zu hemmen (King u. Marazzi, 1952; Lundberg, 1952; Marazzi, 1939).

Die in sich entgegengesetzten Reaktionen bei Vagusreizung und Acetylcholininjektionen auf die Coronardurchblutung sind mit der üblichen Auffassung über den Einfluß cholinergischer Nerven ebenfalls nur schwer zu vereinen. Das Vorhandensein von physiologisch bedeutungsvollen *cholinergischen vasodilatatorischen* Fasern in parasympathischen Fasern erscheint fraglich. Befunde von HEIDENREICH und SCHMIDT (1956) können zwar als Hinweise für ihre Existenz angesehen werden, das Ausbleiben vasodilatatorischer Reaktionen bei Vagusreizung unter verschiedenen anderen experimentellen Bedingungen (ANREP, GOLLWITZERMEIER, REIN u. Mitarb.) steht aber diesen Annahmen entgegen. Andererseits kann als sicher gelten, daß *constrictorische* Fasern *niemals cholinergisch* sind. Als Beimischung zu parasympathischen Nerven, die hauptsächlich zu Ganglienzellen im Gebiet des rechten Vorhofs und Vorhofseptum ziehen, finden sich *noradrenergische Fasern* aus dem Sympathicus, deren physiologische Bedeutung nicht genauer bekannt ist. Das Vorhandensein eines vasoconstrictorischen Tonus kann daher weder von parasympathischen noch von sympathischen noradrenergischen Fasern mit Sicherheit angenommen werden.

Im Rahmen lokaler Regulationen könnte die Annahme der Coronardurchblutung bei Vagusreizung dagegen auf einer reduzierten Bildung und Ausschwemmung von Stoffwechselprodukten mit einer davon ausgehenden Zunahme der „Gefäßreserve" beruhen.

Die dilatatorischen Wirkungen von ACh-Injektionen sind andererseits teilweise auf direkte Gefäßwirkungen sowie teilweise wahrscheinlich auf eine Erregung cholinergischer dilatatorischer Fasern (aus sympathischen und parasympathischen Nerven ?) zu beziehen. Die Möglichkeiten dilatatorischer Reaktionen der Coronargefäße über Druckentlastungen des Carotissinus bei Senkungen des arteriellen Drucks sowie einer Erregung ganglionärer Strukturen nach ACh-Injektionen müssen außerdem erwogen werden.

In Abb. 3 sind die möglichen Wirkungen der autonomen Herznerven sowie die der neurohumoralen Überträgersubstanzen in unserer Sicht zusammengefaßt.

Die Zunahme der Coronardurchblutung nach Vagusdurchschneidung würde hierbei auf einem reduzierten basalen Gefäßtonus infolge einer Verstärkung der dilatatorisch wirkenden lokalen Regulationen auf Grund der Stoffwechselsteigerungen zurückzuführen sein. Die geringen Veränderungen der Coronardurchblutung nach Sympathicusdurchschneidung wären andererseits darauf zurückzuführen, daß infolge der davon meist nur geringfügig beeinflußten Herztätigkeit die (durch stoffwechselbedingte Faktoren) definierte Gefäßweite nur wenig verändert wird. Bei intakten Herznerven würde stärkeres Überwiegen des sympathischen Systems zusätzliche dilatatorische Reaktionen, stärkeres Überwiegen des parasympathischen Systems dagegen antagonistische Wirkungen auslösen.

Unabhängig von der Gültigkeit dieser Ausführungen muß bei zusammenfassender Betrachtung der experimentellen Befunde gefolgert werden, daß die Coronardurchblutung offenbar durch direkte vasomotorische im Verhältnis zu indirekten, von Stoffwechseleffekten ausgelösten Reaktionen relativ geringfügig beeinflußt wird. Trotz abweichender Deutungen gilt auch heute noch die Feststellung von GOLLWITZER-MEIER und KROETZ aus dem Jahre 1940: „Der sympathische und parasympathische Nerveneinfluß fügt die zusätzliche Feineinstellung des Blutangebotes an den Herzmuskel hinzu." Bei der engen gegenseitigen Ver-

bindung zwischen neuralen Einflüssen, Stoffwechsel und Durchblutung ist eine
weitere Abgrenzung einzelner Faktoren im Augenblick nicht möglich, so daß eine
Darstellung der neuralen Einflüsse auf die Coronardurchblutung diese allgemeinen
Relationen nicht überschreiten sollte.

III. Die Beurteilung möglicher *reflektorischer Einflüsse* auf die Coronardurchblutung wird außer den schon erwähnten Schwierigkeiten in der Erfassung rein
neuraler Wirkungen dadurch kompliziert, daß teilweise die Lokalisation der
Receptoren, ihr adäquater Reiz sowie die afferente Bahn des Reflexes nicht
sicher bekannt sind.

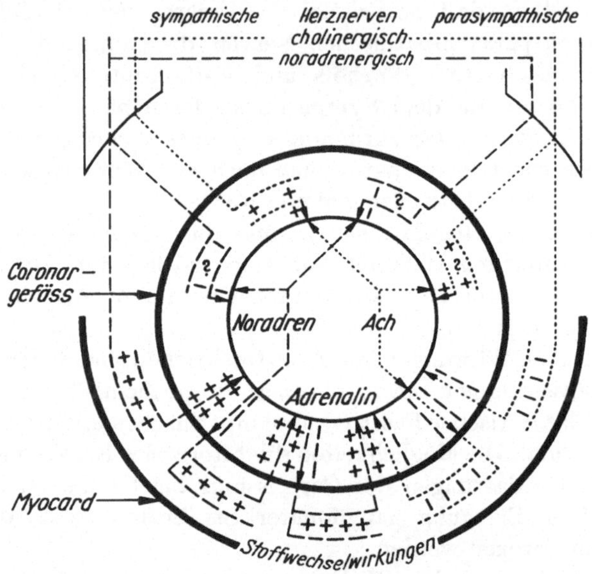

Abb. 3. Schema der nervösen Beeinflussung der Coronardurchblutung. Die beiden ausgezogenen Kreise symbolisieren das Coronargefäß, während der unten liegende äußere Halbkreis das umgebende Myokard darstellt.   Bei
Reizung sympathischer bzw. parasympathischer Herznerven ist die Möglichkeit einer direkten Gefäßbeeinflussung
sowie einer indirekten, über das Myokard verlaufenden Wirkung auf die Coronargefäße (durch die äußeren Linien
mit den jeweils in den entsprechenden Herznerven überwiegenden Fasergruppen) dargestellt. Die Möglichkeiten
von Wirkungen der neurohumoralen   Überträgersubstanzen bei intravasaler Applikation ergeben sich aus den
vom Gefäßlumen ausgehenden Linien. Linien mit „+"-Zeichen bedeuten Gefäßerweiterung bzw. Myokardstoffwechselsteigerung; Linien mit „—"-Zeichen bedeuten Gefäßverengung bzw. Stoffwechselsenkung. Fragliche
Fasergruppen bzw. Wirkungen sind mit „?" versehen

Als Ausdruck eines proprioceptiven und proprioeffektorischen nutritiven
Axonreflexes im Coronarsystem sehen Gollwitzer-Meier und Kroetz (1940)
die Durchblutungsveränderungen bei experimenteller Lungenembolie an. Hierbei
treten außer Drucksteigerungen im kleinen und Drucksenkungen im großen Kreislauf nach kurzer — wahrscheinlich druckpassiver Abnahme der Coronardurchblutung — langanhaltende Durchblutungssteigerungen in den Coronargefäßen auf,
die auch nach Denervierung beider Lungenwurzeln, Durchschneidung der kardialen Sympathicus- und Vagusfasern und pharmakodynamischer Ausschaltung
des peripheren autonomen Systems bestehen bleiben (Eckhardt, 1938).

Gegen den Anrepschen Coronarreflex — Steigerung der Coronardurchblutung
bei zunehmendem Schlagvolumen und gleichbleibendem Aortendruck — wird
geltend gemacht, daß gleiche Veränderungen am narkotisierten Tier auch nach
Durchschneidung der Vagi auftreten, während sie nach Anrep und Segall (1926)
an intakte Nerven gebunden sind.

Bei Unterbindung einer Coronararterie haben LeRoy, Fenn und Gilbert (1942) constrictorische Reaktionen der anderen Arterie beschrieben. Die Abnahme der Mortalität bei allgemeiner Narkose oder nach Sympathektomie wird in diesen Versuchen als Hinweis auf die reflektorische Ätiologie der Veränderungen angesehen. Eckenhoff (1947) sowie Gregg (1947) u. Mitarb. finden dagegen reflektorisch ausgelöste Steigerungen, die allerdings teilweise auch durch Überschneidungen im Versorgungsgebiet der beiden Arterien bedingt sein könnten.

Die Existenz und Lokalisation spezifischer Pressoreceptoren im Myokard ist aber noch nicht bewiesen. Die Annahme eines echten pressoreceptorischen Mechanismus in den Coronararterien scheint somit durchaus fraglich, wenn auch nicht ganz ausgeschlossen. Im Hinblick auf die folgenden Referate würde es voreilig sein, die Bedeutung dieser Reflexe für die Regulation der Coronardurchblutung und des Gesamtkreislaufs zu diskutieren.

Über die Art und Funktion anderer Receptoren im *Myokard* besteht ebenfalls noch keine Klarheit, so daß mögliche reflektorische Einflüsse auf die Coronardurchblutung nicht weiter zu analysieren sind. Die bisherige allgemeine Unterteilung in presso- und chemosensible Receptoren, die primär schon in Untersuchungen von Jarisch und Zotterman (1948) sowie von Schaefer (1950) fraglich erschien, dürfte nach eigenen Untersuchungen nicht aufrechterhalten werden können. Ein weiteres Eingehen auf diese Probleme wäre jedoch nur in einem besonderen Referat möglich.

Reflektorische Wirkungen auf die Coronardurchblutung von Receptoren *außerhalb* des Herzens sind von den Pressoreceptoren im arteriellen Stromgebiet der Aorta und des Carotissinus bekannt. Steigerungen des arteriellen Drucks senken reflektorisch die Coronardurchblutung und umgekehrt.

Ebenso führt Steigerung des arteriellen Drucks in den Hirngefäßen zu einer Abnahme der Coronardurchblutung. Diese Wirkungen könnten allerdings auch auf einer Beeinflussung medullärer Zentren beruhen, zumal vasculäre Pressoreceptoren in den Hirngefäßen ebenfalls noch nicht sicher nachgewiesen sind.

Außerdem soll die Coronardurchblutung reflektorisch durch Vermittlung autonomer und somatischer Fasern bei Kontraktionen der quergestreiften Muskulatur sowie durch Dehnung des Magens, des Oesophagus, der Gallenblase und bei Auslösung von Hautschmerzen gesteigert werden (Greene, 1935, 1941, sowie Hinrichsen u. Ivy, 1933). Kälteeinwirkungen auf die Nasen- und Rachenschleimhäute sollen andererseits die Coronardurchblutung reflektorisch reduzieren. In diesen Versuchen wurden allerdings Veränderungen der Herzfrequenz, des Herzminutenvolumens, des Blutdruckes sowie der Systolen- bzw. der Diastolendauer nicht berücksichtigt und die Reaktionen nach Denervierung nicht kontrolliert, so daß diese Versuche nicht ohne weiteres aktive vasomotorische Reaktionen der Coronargefäße beweisen.

In den mit deutlichen Verschiebungen des Gleichgewichtes im autonomen Nervensystem einhergehenden Reaktionen entsprechen die Veränderungen richtungsmäßig vollständig den unter diesen Bedingungen zu erwartenden Umstellungen. Sie sprechen — wenn auch nicht absolut dafür —, so doch ebensowenig dagegen, daß die über eine neurale Beeinflussung der Coronardurchblutung durch das autonome System entwickelten Vorstellungen nicht zutreffen.

So läßt sich insgesamt zwar nur eine lückenhafte und auf Hypothesen gestützte Darstellung dieses Gebietes geben, die zweifellos auch im Rahmen unserer heutigen Kenntnisse noch unvollkommen ist, andererseits aber einige Unklarheiten zu deuten versucht. Keine Darstellung einer nervösen Beeinflussung der Coronardurchblutung blieb bisher ohne Widerspruch. Die hier gemachten Ausführungen können darin keine Sonderstellung beanspruchen.

Literatur

Anrep, G. V., and H. N. Segall: Heart **13**, 239 (1926).

Armin, J., R. T. Grant, H. R. S. Thompson und A. Tickner: J. Physiol. (Lond.) **121**, 603 (1953).

Bronk, D. W., K. L. Ferguson, R. Magaria and D. Y. Solandt: Amer. J. Physiol. **117**, 237 (1936).

— F. H. Lewy and M. G. Larrabee: Amer. J. Physiol. **116**, 15 (1936).

— R. F. Pitts and M. G. Larrabee: Amer. Res. Nerv. Ment. Dis. Proc. **20**, 323 (1940).

Bülbring, E., and J. H. Burn: J. Physiol. (Lond.) **83**, 483 (1935).

Burn, J. H., and D. E. Hutcheon: Brit. J. Pharmacol. **4**, 373 (1949).

Celander, O.: Acta physiol. scand. **32**, Suppl. 116 (1954).

— u. B. Folkow: Acta physiol. scand. **29**, 241 (1953).

Coon, J. M., and S. Rothman: J. Pharmacol. exp. Ther. **73**, 1 (1943).

Duner, H., u. B. Pernow: Acta physiol. scand. **25**, 38 (1952).

Eccles, J. C., and J. W. Magladery: J. Physiol. (Lond.) **90**, 31, 68 (1938).

Eckhardt, P.: Pflügers Arch. ges. Physiol. **241**, 224 (1938).

Eckenhoff, J. E., J. H. Hafkenschiel and C. M. Landmesser: Amer. J. Physiol. **148**, 592 (1947).

— — — and M. Harmel: Amer. J. Physiol. **149**, 634 (1947).

Eckstein, R. W., U. Stroud, C. V. Dowling, R. Eckel and W. H. Pritchard: Amer. J. Physiol. **163**, 539 (1950); Fed. Proc. **8**, 38 (1949).

Essex, H. E., J. F. Herrick, E. J. Baldes and F. C. Mann: Amer. J. Physiol. **138**, 683, 687 (1942/43).

Euler, U. S. von: Erg. Physiol. **46**, 261 (1950); Pharmacol. Rev. **3**, 247 (1951); **6**, 15 (1954).

Folkow, B.: Acta physiol. scand. **25**, 49 (1952).

— Acta physiol. scand. **27**, 99 (1953).

— Physiol. Rev. **35**, 629 (1955).

— J. Frost u. B. Uvnäs: Acta physiol. scand. **17**, 201 (1949).

— — — Acta physiol. scand. **15**, 412 (1948).

Fulton, G. P., and B. R. Lutz: Amer. J. Physiol. **135**, 531 (1942).

Gollwitzer-Meier, Kl.: Verh. dtsch. Ges. Kreislaufforsch. **10**, 137 (1937).

— K. Kramer u. E. Krüger: Pflügers Arch. ges. Physiol. **237**, 639 (1936).

— u. Chr. Kroetz: Klin. Wschr. **1940**, 580 u. 616.

— u. E. Krüger: Pflügers Arch. ges. Physiol. **236**, 594 (1935).

— — — — — Pflügers Arch. ges. Physiol. **240**, 89 (1937).

— u. E. Witzleb: Pflügers Arch. ges. Physiol. **255**, 469 (1952).

Grant, R. T., and H. E. Halling: Clin. Sci. **3**, 273 (1938).

Greene, C. W.: Amer. J. Physiol. **97**, 526 (1931).

— Amer. J. Physiol. **113**, 361 (1935).

— Amer. J. Physiol. **113**, 392 (1935).

— Amer. J. Physiol. (**132**, 321 (1941).

Gregg, D. E.: Coronary Circulation in Health and Disease. Philadelphia 1950.

— Verh. dtsch. Ges. Kreislaufforsch. **21**, 22 (1955).

— and R. E. Shipley: Amer. J. Physiol. **141**, 382 (1944).

— — Amer. J. Physiol. **151**, 13 (1947).

Heidenreich, O., u. L. Schmidt: Pflügers Arch. ges. Physiol. **263**, 315 (1956).

Hillarp, N. O.: Acta anat. (Basel) Suppl. **4** (1946;) Acta physiol. scand. **17**, 120 (1948).

Hinrichsen, J., and A. C. Ivy: Arch. intern. Med. **51**, 932 (1933).

HYNDMAN, O. R., and J. WOLTZIN: Amer. Heart J. **22**, 289 (1941).
JANOWITZ, H., and U. J. GROSSMAN: Science **109**, 16 (1949).
JARISCH, A., u. Y. ZOTTERMANN: Acta physiol. scand. **16**, 31 (1948).
KATZ, L. N., and K. JOCHIM: Amer. J. Physiol. **126**, 395 (1939).
KING, E. E., and A. S. MARAZZI: Amer. J. Physiol. **171**, 612 (1952).
LU, F. C., and K. J. MELVILLE: J. Physiol. (Lond.) **113**, 365 (1951).
LUNDBERG, A.: Acta physiol. scand. **26**, 251 (1952).
LUNDHOLM, L.: Acta physiol. scand. **39**, Suppl. 133 (1956).
LUTZ, B. R., G. P. FULTON and R. P. AKERS: Exp. Med. and Surg. **8**, 258 (1950).
MARAZZI, A. S.: Science **90**, 251 (1939).
MEYLING, H. A.: J. comp. Neurol. **99**, 495 (1953).
NELEMANS, F. A.: Amer. J. Anat. **83**, 43 (1948).
PITTS, R. F., and D. W. BRONK: Amer. J. Physiol. **135**, 504 (1942).
— M. G. LARRABEE and D. W. BRONK: Amer. J. Physiol. **134**, 359 (1941).
RAAB, W.: Advanc. Cardiol. **1**, 65 (1955).
REIN, H.: Z. Biol. **92**, 115 (1931).
— Verh. dtsch. Ges. inn. Med. **43**, 247 (1931).
LE ROY, G. V., G. K. FENN and N. C. GILBERT: Amer. Heart J. **23**, 637 (1942).
SCHAEFER, H.: Erg. Physiol. **46**, 71 (1950).
— Acta neuroveg. (Wien) **4**, 201 (1952).
UVNÄS, B.: Physiol. Rev. **34**, 608 (1954).
WEDELL, G., and W. PALLIE: Ciba Foundation Symp. p. 132. London: Churchill 1954.
WIGGERS, C. J.: Amer. J. Physiol. **23**, 391 (1908/09).
— J. Physiol. (Lond.) **125**, 36 (1954).
WITZLEB, E.: unveröffentlichte Befunde.

Aus dem Max-Planck-Institut für medizinische Forschung,
Institut für Physiologie Heidelberg

Hämodynamik und Kreislaufreflexe
bei akutem Coronarverschluß

Von

J. Schmier

Mit 6 Abbildungen

Die Korrelationen zwischen Herz und Kreislauf führen zwangsläufig zu der
Frage, welche Reaktionen des Kreislaufs folgen nach einem für das Herz so
schwerwiegenden Ereignis, wie es die plötzlich unzureichende Blutversorgung
eines Teils des Myokards darstellt. Besonders in der deutschen Literatur sind
keine Ereignisse bei Coronarverschluß so sorgfältig studiert und so verschieden
gedeutet worden wie die Hämodynamik und die Kreislaufreflexe. Die Veränderungen im Tierexperiment bei partieller Mangeldurchblutung des Herzens
und ihre hämodynamischen Folgen sind bei meist ähnlichen Befunden weitgehend
bekannt. Die Unterschiede beruhen in der Auffassung über die zugrunde liegenden
Ursachen der beobachteten Veränderungen.

Hier sollen die Befunde besprochen werden, die nach akutem Coronarverschluß
1. an der peripheren Durchblutung, 2. am Strömungswiderstand, 3. durch Auslösung von Kreislaufreflexen zu erheben sind.

Es werden — pars pro toto — lediglich exemplarische Veröffentlichungen zitiert. Die
referierten Arbeiten weisen z. T. umfassende Literaturangaben auf. Sie sollen hier nicht
wiederholt werden. Wieweit die Befunde des akuten Tierexperiments allgemeingültig sind,
ist im Beitrag von W. Meesmann dargelegt worden.

Die verschiedenen Anschauungen über die Blutdrucksenkung

Kommt es zu einer erheblichen Diskrepanz zwischen Blutbedarf im Myokard
und Blutversorgung, sei es durch Verschluß eines hinreichend großen Astes einer
Coronararterie oder nach zureichender, also „überkritischer" Drosselung der
Durchblutung eines der drei Hauptstämme, sinkt das Schlagvolumen. Das Herz-
Zeit-Volumen ist ebenfalls vermindert. Daß sich der arterielle Mitteldruck im
großen Kreislauf (1, 6, 7, 8, 9, 10, 14, 15, 17), wie auch der Druck in der Arteria
pulmonalis (8, 9) sich auf niedere Werte einstellt, ist andernorts ausführlich dargestellt. Die „schnell zirkulierende Blutmenge" ist vermindert (6, 18). Die
mittlere Kreislaufzeit ist verlängert (6).

Ein erniedrigter Blutdruck nach genügend großer Infarzierung des Herzens
ist die Regel. Dies Verhalten sollte nicht nur mit finalen Gründen biologischer
Zweckmäßigkeit erklärt werden als Druckentlastung für das betroffene Herz.

Über die Ursachen dieser häufig beobachteten Veränderungen der Kreislaufdynamik, besonders über die Verminderung des Blutdrucks, haben sich im wesentlichen drei Anschauungen gebildet:

1. *Reflektorische Vorgänge* nach Art des „Bezold-Jarisch-Effekts" werden sowohl bei dem klinischen Infarkt, als auch bei der experimentellen Coronardrosselung oder Coronarunterbindung für die Kreislaufumstellung verantwortlich gemacht (*15*).

2. *Erweiterung der Venolen und Auffüllung der Blutdepots*, also eine Weiterstellung der Kreislaufperipherie (*6*). In ähnlichem Sinn wird eine *Gefäßinsuffizienz* angeführt, die sich zum vollendeten Kollaps (Schock) entwickeln kann (*14*).

3. *Oligämisch bedingtes muskuläres Versagen* der Myokardabschnitte des Versorgungsbezirks der betroffenen Kranzarterie wird als prima causa für den Blutdruckabfall angesehen (*1, 2*).

Die Höhe des Blutdrucks ist bekanntlich eine Größe, die von einer Reihe von Faktoren beeinflußt wird, besonders vom peripheren Strömungswiderstand, vom Herz-Zeit-Volumen, von der Herzkraft, ceteris paribus von der Blutmenge. Allein von einem verminderten Blutdruck oder ex iuvantibus hierbei auf einen Kollaps zu schließen, ist nicht zwingend. Die Argumente für und gegen diese drei Möglichkeiten, warum der Blutdruck sinkt, werden bei der Besprechung der Größen diskutiert werden, die die Höhe des Blutdrucks bedingen.

Die periphere Durchblutung

Mit welchen Methoden auch untersucht wurde, übereinstimmend war die *Extremitätendurchblutung nach Coronarverschluß verringert* (*6*). Da ebenso *einhellig das Herz-Zeit-Volumen verkleinert* gefunden wurde, lag es nahe, die geringere Extremitätendurchblutung auf das abgesunkene Fördervolumen zurückzuführen. Daß die Gesamtheit der Befunde übereinstimmt, macht es außerordentlich wahrscheinlich, daß diese Koppelung qualitativ stimmt. Ein Anstieg des gesamten Strömungswiderstandes (*5, 6, 15*) oder ein starker lokaler, z. B. in den Gefäßnetzen der Extremitäten, d h. von Muskulatur und Haut (unveröffentliche Versuche von ISSEKUTZ u. SCHMIER), würde bei dem fallenden Druck ebenfalls in Richtung der beobachteten Minderdurchblutung wirken. Der Rückgang der Extremitätendurchblutung ist auch am Beispiel der Arteria femoralis und Vena femoralis den Abb. 2, 4, 5 und 6 zu entnehmen.

 Die auffällige Abnahme des Herz-Zeit-Volumens ist jedenfalls zunächst die folgenreichste Veränderung. Als Beleg dafür werden die Fälle angeführt, in denen der mittlere Arteriendruck sank, obwohl der periphere Widerstand anstieg (*17*).

Die Überlegung, ob nicht ein kardialer, anhaltend starker Rückgang des Herz-Zeit-Volumens seinerseits zum irreversiblen, humoral bedingten Schock (im Sinne von SHORR u. ZWEIFACH) führt, kann mit heutigem Wissen nur spekulativ sein.

Die Minderung der peripheren Durchblutung und des Schlagvolumens gehört zu den *konstanten* Ereignissen nach Coronarverschluß. Das Umgekehrte kommt nicht vor (*17*).

Wieweit die Abnahme des vom Herzen geförderten Volumens letztlich eine direkte Folge der partiell verminderten Kranzgefäßdurchblutung ist, zeigt Abb. 1.

Besonderer Würdigung bedarf die Tatsache, daß die fortlaufend „blutig" registrierten Größen die Reaktionen von Blutdruck, Aortenstromvolumen, Druck im rechten und linken Vorhof eines sog. Herz-Lungen-Präparates (Hund) wiedergeben. Kreislaufreflexe, Regulationen des Strömungswiderstandes, ebenso Rückwirkungen der Kreislaufperipherie können an den ablaufenden Veränderungen nicht beteiligt sein. Für die Zeit zwischen den beiden Lichtsignalen wird der Blutstrom in der rechten Kranzarterie mechanisch gedrosselt. Mit Rückgang des Stromvolumens in der Aorta (das ist Herz-Zeit-Volumen abzüglich der Coronardurchblutung) mindert sich bei apparativ bedingtem konstantem Strömungswiderstand zwangsläufig der Blutdruck. Zugleich steigt der venöse Einstromdruck vor dem rechten Herzen, während der Druck vor dem linken Vorhof

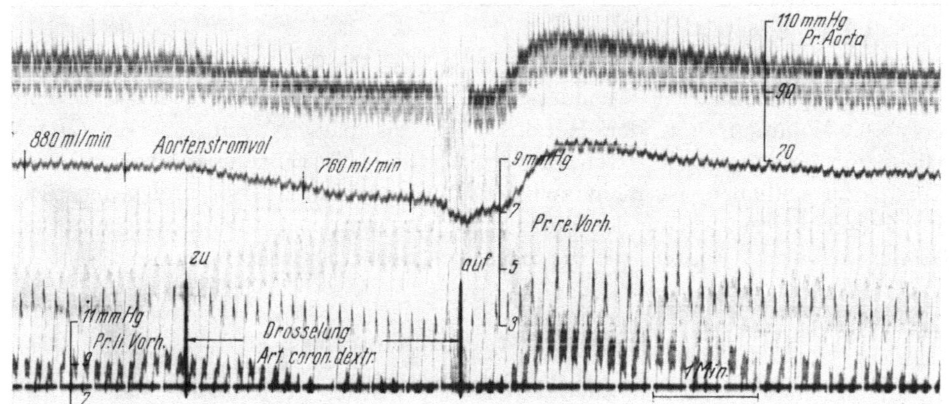

Abb. 1. Auswirkung eines rechtseitigen Coronarverschlusses am Herz-Lungen-Präparat eines Hundes. Fortlaufend registriert sind von oben nach unten: Blutdruck, Aortendurchfluß, Druck im rechten und linken Vorhof. Nach Verschluß der rechten Kranzarterie fallen Blutdruck und Aortenstromvolumen, der Vorhofdruck steigt einseitig vor der geschädigten Herzhälfte an. Auch ohne Einwirkungsmöglichkeit des Gesamtorganismus treten im künstl. Kreislauf die typischen Folgen eines Coronarverschlusses auf [nach V. Issekutz u. Schmier, Pflügers Arch. ges Physiol. **266**, 20 (1957)]

etwas zurückgeht. Es scheint sich in der letzten Minute der Coronardrosselung ein neuer Gleichgewichtszustand der registrierten Kreislaufgrößen auf verändertem Niveau eingestellt zu haben, bis plötzlich ausgeprägte Arrhythmien einsetzen. Mit Lösen der Coronardrosselung beginnt die Reparation. Der Blutfluß und der Druck in der Aorta steigen an, zunächst über ihre Ausgangswerte. Der erhöhte Druck im rechten Vorhof fällt ab. Im linken Vorhof kehrt der Druck nach einem flüchtigen Anstieg auf seinen Ausgangswert zurück. Die ungewöhnliche Höhe des Venendruckes erklärte sich daraus, daß das Herz bereits längere Zeit aus dem Kreislauf des Gesamttieres isoliert war. Betrug die Schlagfrequenz vor und nach der Coronardrosselung 128, min, ist sie während der Drosselung in der Minute vor Einsetzen der Arrhythmie auf 124, min vermindert. (Auszählung der Pulse ist auf der Abbildung nicht wiedergegeben.) Ein Vergleich dieser Befunde mit den oben erwähnten Ergebnissen am Ganztier zeigt die Gleichartigkeit: Nach Coronarverschluß mindert sich Schlag- und Minutenvolumen, ebenso der Blutdruck. Der Venendruck steigt einseitig vor der betroffenen Herzhälfte.

Es darf hier erinnert werden, daß unter den hier vorliegenden Bedingungen des Herz-Lungen-Präparates ein höherer Vorhofdruck lediglich durch eine stärkere Füllung des vorgeschalteten Venenabschnittes und des enddiastolischen Kammervolumens bedingt ist. Im

System des Herz-Lungen-Präparates ist die Blutmenge apparativ konstant. Es ist naheliegend, hier den Ort für die „Ablagerung" des Blutvolumens zu suchen, das vom geschädigten Herzen weniger gefördert wird. Das Absinken des linken Vorhofdruckes ist über die Abhängigkeit der Förderleistung des intakten linken Herzens vom verminderten Volumenangebot der geschädigten rechten Kammer zu verstehen.

Die Übereinstimmung der Folgen eines Coronarverschlusses am isolierten Herzen und am Ganztier ist noch nicht zwingend, daß den gleichen Phänomenen gleiche Ursachen zugrunde liegen müssen. Immerhin kann für das Herz gesagt werden, daß eine Drosselung der Coronardurchblutung in beiden Fällen zu einer Myokardschädigung führt. Wenn die Drosselungsfolgen, z. B. Absinken des Blutdrucks, am Ganztier andere Ursachen haben, müssen sie im Verhalten der Kreislaufperipherie zu erkennen sein.

Peripherer Strömungswiderstand

Wegen der Bedeutung des peripheren Gefäßwiderstandes für die Blutdruckregulation ist sein Verhalten beim Myokardinfarkt bis in die letzte Zeit häufig untersucht worden (*1, 6*). Überdies könnten einheitliche Reaktionen Auskunft geben, welcher Deutung des Mechanismus der Blutdrucksenkung nach Infarkt der Vorzug zu geben sei. Wird der Strömungswiderstand des gesamten arteriellen Systems, etwa mit physikalischen Bestimmungsmethoden, untersucht, werden aber bereits von einem Autor innerhalb derselben Versuchsreihe einander gegensätzliche Befunde erhoben (*15*). *Meist* ergibt sich rechnerisch *eine Zunahme*, seltener eine Abnahme, manchmal keine Veränderung. Besonders die Fälle ohne eindeutige Steigerung des Gefäßwiderstandes wurden dabei als Indiz für das Eingreifen depressiver Kreislaufreflexe angesehen (*15*).

In der Kritik der sphygmographischen Methoden der Kreislaufanalyse wurde eingewandt, daß geringe Fehleinschätzungen einzelner in die Formel eingehender Größen zu *qualitativ* abweichenden Ergebnissen führen. Wird z. B. mit einem um $\pm$ 10% anderen Aortendurchmesser die Ausrechnung durchgeführt (meist aus einer Tabelle entnommen oder postmortal gemessen), ergeben sich bei Konstanz aller übrigen Größen gegensätzliche Resultate (*13*).

Sinken nach Infarkt Blutdruck und Herz-Zeit-Volumen ab, kann nicht ohne weiteres der Aortendurchmesser gegenüber der Ausgangslage als unverändert angesehen werden. Die auf diese Art gewonnenen Aussagen über die Reaktionen des peripheren Widerstandes beantworten leider die Frage noch nicht.

Dagegen berechnete AGRESS (*1*) den Strömungswiderstand an Hunden — vor und nach Myokardschaden durch Injektion kleinster Kügelchen in die Coronarien — aus dem arteriellen Druck geteilt durch Herz-Zeit-Volumen. Dabei ergab sich bei einer Gruppe von 12 Hunden eine Widerstandsänderung von im Durchschnitt + 1% nach Infarkt, bei weiteren 9 Tieren stieg der Widerstand um 78%.

Mit diesen Methoden der Bestimmung des Gesamtwiderstandes werden integrierend alle Änderungen in sämtlichen Parallelkreisläufen des arteriellen Systems erfaßt. Gegensätzliche Änderungen des Widerstandes in verschiedenen Gefäßnetzen, z. B. Leber und Niere einerseits und Haut und Muskel andererseits, könnten den Gesamtwiderstand unverändert lassen. Jedenfalls liefern die Fälle, in denen ein unveränderter Gesamtwiderstand nach Infarkt noch gefunden wurde, kein überzeugendes Argument für das Vorliegen reflektorischer depressiver Anteile an den Kreislaufveränderungen. Es wird weiter unten auf die qualitativ unterschiedlichen Reaktionen des Strömungswiderstandes einzelner Organe hingewiesen werden.

Bedeutsamer erscheint der Befund, daß auch nach Durchtrennung der Vagi auf Periduralanalgesie der abgefallene Blutdruck steigen kann (*1*). Das wurde als Beleg für die Theorie angesehen, daß extrakardiale, nervöse dilatatorische Mechanismen an dem Druckabfall beteiligt seien. Ein Blutdruckanstieg nach einer Blockade wohl parasympathischer Fasern besagt aber noch nicht, daß die vorangehende Blutdruckerniedrigung durch eine erhöhte reflektorische Erregung eben dieser Fasern verursacht war. Es ist möglich, daß durch die Blockade lediglich das periphere Wechselspiel zwischen der sympathischen und parasympathischen Innervation der Gefäße zugunsten der sympathischen Anteile verschoben ist.

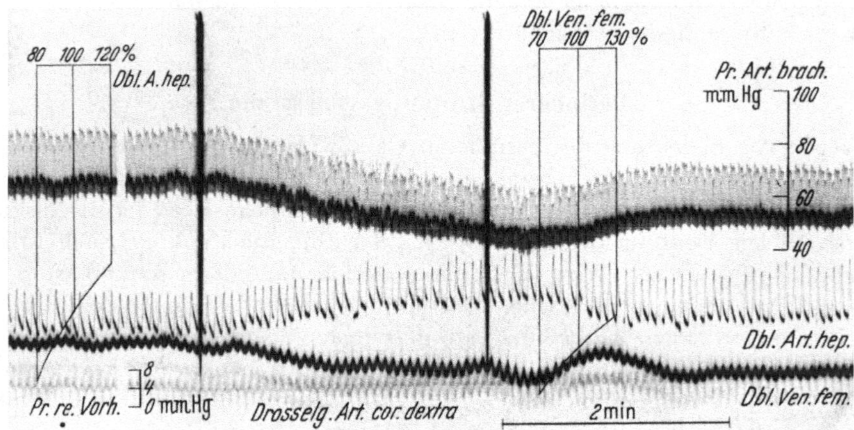

Abb. 2. Verhalten der Durchblutung der Arteria hepatica und Vena femoralis bei überkritischer Drosselung der Arteria coronaria dextra. Offener Thorax, Pumpenbeatmung. Dargestellt sind von oben nach unten: arterieller Druck, Durchblutung der Arteria hepatica und Vena femoralis, rechter Vorhofdruck. — Die Auswirkungen der Drosselung sind am Abfall des arteriellen Druckes zu erkennen. Während dieser Zeit steigt die Durchblutung in der Arteria hepatica, in der Femoralvene fällt sie ab. Nach Lösen der Coronardrosselung bleibt bei vermindertem arteriellem Druck die Hepaticadurchblutung etwas erhöht, die Femoraldurchblutung vermindert. Bei *fallendem Druck* kann der Durchblutungsgang in der Leberarterie nur über eine *Widerstandsabnahme* im abhängigen Gefäßnetz entstehen. [Nach Meesmann u. Schmier, Pflügers Arch. ges. Physiol. **261**, 495 (1955)]

Daß eine parasympathische Gefäßinnervation außerhalb des Hauptstammes des Vagus existiert, scheint kaum zweifelhaft (*4*). Solange aber nicht mit einer direkteren Methode neue Befunde bekannt werden, die andere Deutungsmöglichkeiten ausschließen, kann eine reflektorische Genese der Kreislaufveränderungen nicht als erwiesen angesehen werden.

Werden statt des peripheren Gesamtströmungswiderstandes dagegen die Gefäßgebiete der einzelnen Organe getrennt betrachtet, so ergibt sich für diese ein einheitliches Bild.

Daß die Durchblutung der *Niere* in physiologischen Bereichen verhältnismäßig unabhängig vom jeweils herrschenden Blutdruck ist, zeigen erneut die Untersuchungen von Ochwadt (*12*). Mit fallendem Einstromdruck nimmt der Gefäßwiderstand der Niere ab.

In gleichem Sinn sprechen die Befunde, die Alella (*2*) an den *Coronararterien* erhob. Am Ganztier wird die Leitfähigkeit der Coronarstrombahn — d. h. die Durchblutung je mm Hg Druckgefälle (ml/min/mm Hg) — bei fallendem Druck größer.

Für die Gefäßreaktionen der arteriellen Strombahnen des *Gehirns* gibt Noell an (*11*), daß in Eukapnie bei Blutdrucksenkungen unter 90 mm Hg Mitteldruck eine zunehmende Gefäßdilatation einsetzt. Ist die Durchblutung infolge Hyperkapnie von vornherein erniedrigt, hat jede, auch sehr geringe Blutdrucksenkung eine Widerstandsabnahme zur Folge.

Analog den Reaktionen des Strömungswiderstandes der Coronararterien verhält sich das arterielle Gefäßgebiet der *Leber*. Die Abb. 2 gibt dafür ein Beispiel. Nach Kranzgefäßdrosselung sinkt der Blutdruck. Die Durchblutung der Vena femoralis nimmt ab. Dagegen steigt der Durchfluß in der Arteria hepatica von

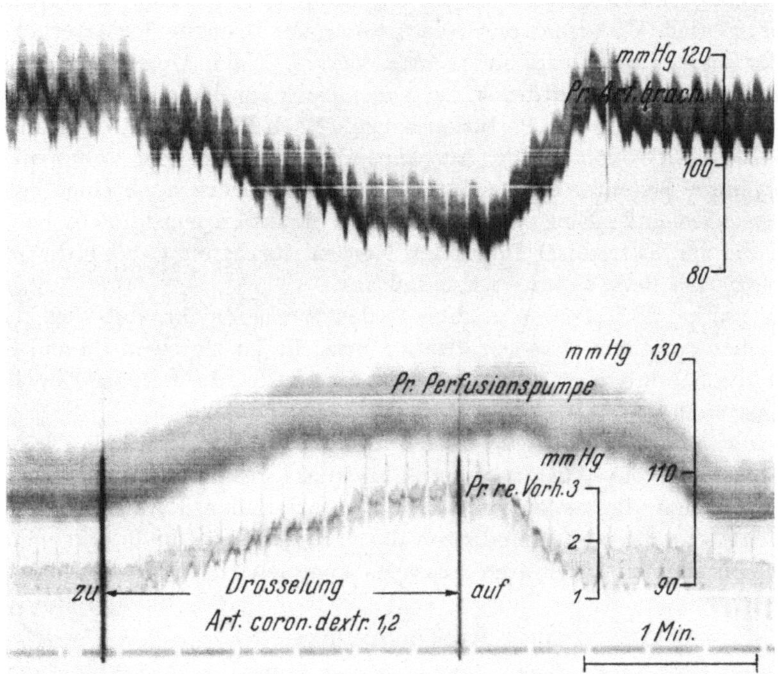

Abb. 3. Druckverlauf in der Arteria femoralis bei künstlicher, volumenkonstanter Durchströmung der Hinterextremität eines Hundes bei Coronarverschluß. Abgebildet sind: Blutdruck im Gesamtorganismus, Perfusionsdruck, Druck in dem re. Vorhof. — Nach Coronarverschluß fällt der Blutdruck, gleichzeitig Anstieg des Venendruckes. Der Perfusionsdruck steigt als Zeichen eines höheren Strömungswiderstandes. [Nach V. Issekutz u. Schmier, Pflügers Arch. ges. Physiol. **266**, 20 (1957)]

Beginn der Drosselung mit fortschreitendem Druckabfall über sein Ausgangsniveau. Der Durchblutungsgang in der Leberarterie kann nur durch eine Widerstandsabnahme im abhängigen Gefäßnetz entstehen (*10*). Bliebe der Hepaticadurchfluß bei fallendem Druck auch nur unverändert, was nach den Autoren fast öfter zu beobachten ist, bedeutet das ebenfalls eine Dilatation im Gefäßgebiet.

Die bislang erwähnten Organe sind dadurch gekennzeichnet, daß ihr arterieller Strömungswiderstand bei Senkungen des Blutdrucks durchaus abnehmen kann. Als Gründe hierfür werden ausschließlich *lokale* Regulationen angeführt. Diese Gefäßgebiete werden nicht im Rahmen reflektorischer Kreislaufreaktionen zur Aufrechterhaltung des Blutdrucks herangezogen. Die Überschlagsrechnung ergibt, daß in Ruhe etwa die Hälfte des Herz-Zeit-Volumens durch die Organe fließt, die das Prinzip der Widerstandsabnahme bei Drucksenkung aufweisen. Entgegengesetzt reagieren die Gefäßsysteme der *Skeletmuskulatur* und der *Haut* auf die Blutdrucksenkungen nach Coronarverschluß. Vermeidet man die Unsicherheiten der rechnerischen Ermittlung des Strömungswiderstandes an der Extremität, werden die Ergebnisse uniform.

Die hintere Extremität von Hunden, z. T. nach Unterbindung der Hautdurchblutung, wurde mit einer mit konstantem Volumen fördernden Pumpe durchblutet. Die arteriellen und venösen Gefäße zum Organismus waren unterbunden, die nervösen Verbindungen voll erhalten. Unter diesen Umständen ist der Druck hinter der Blutpumpe als repräsentativ für das Verhalten des Strömungswiderstandes anzusehen; seine Änderung als nervös bedingt.

Den Ablauf eines solchen Versuchs entnimmt man der Abb. 3. Aufgezeichnet sind: der arterielle Blutdruck des Gesamttieres, der Druck in der Arteria femoralis hinter der Pumpe, der Druck im rechten Vorhof. Nach Drosselung der rechten Coronararterie fällt der Blutdruck, der Venendruck vor der geschädigten Myokardhälfte steigt an, ebenso der Perfusionsdruck. Nach Lösen der Drosselung kehren die registrierten Größen auf ihr Ausgangsniveau zurück. Bei Volumenkonstanz der Blutpumpe bedeutet ein gestiegener Perfusionsdruck auch einen *gestiegenen Strömungswiderstand*. Eine qualitativ andere Reaktion wurde nicht beobachtet. Wurden die zur Extremität führenden Nerven durchtrennt, blieb die periphere Vasoconstriction nach Coronarverschluß aus.

Diese starke Widerstandszunahme bedeutet aber nicht, daß das Maximum an möglicher peripherer Vasoconstriction erreicht ist. Auch in diesem Stadium läßt sich die Strombahn durch zusätzliche humorale oder nervöse Einwirkungen noch enger stellen.

Überblickt man, wie unterschiedlich die Strömungswiderstände der einzelnen Gefäßgebiete auf ein Absinken des Blutdrucks reagieren können, wird verständlich, warum die rechnerisch über alle arteriellen Parallelkreisläufe integrierenden Methoden zwar Tendenzen durch Mehrheitsbefunde erkennen lassen, im einzelnen aber zu differenten Aussagen kommen.

Kreislaufreflexe

a) auf parasympathischen Bahnen

So bestechend eine phänomenologische Deutung der Vorgänge als nervös reflektorisch bedingter Kreislaufkollaps klingt (*6*, *15*), so wenig Befunde können auch nur als Hinweis dienen, daß wenigstens teilweise die Kreislaufveränderungen reflektorischer Genese sind. Sollte der „Bezold-Jarisch-Effekt" mit für die Infarktfolgen bedeutsam sein, müßte nach hoher Vagusausschaltung die Kreislaufreaktion nach Coronarverschluß ausbleiben. Auch das Gegenexperiment wäre bedeutsam: Aufhebung der Folgen einer Coronardrosselung durch Vagotomie. Wie wenig das Verhalten allein des Blutdrucks dabei als Kriterium dienen kann, demonstriert die Abb. 4. Dort sind fortlaufend aufgezeichnet: der Blutdruck, die Durchblutung einer Femoralarterie, der Druck im rechten und linken Vorhof eines narkotisierten Hundes. Für die Zeit zwischen dem ersten und dem letzten Lichtsignal wird die rechte Kranzarterie gedrosselt. Die Folgen sind: Absinken von Blutdruck und Femoralisdurchblutung, Druckanstieg im rechten Vorhof. Der Druck im linken Vorhof bleibt praktisch unverändert. Werden in diesem Zustand die Vagi durch Kühlung ausgeschaltet, steigen Blutdruck, Herzfrequenz und die Durchblutung der Femoralarterie an, *der einseitig gestiegene Vorhofdruck bleibt aber erhöht*. Vaguseinschaltung durch Wiedererwärmung läßt den Blutdruck wieder absinken, ebenso die Herzfrequenz und den Femoralisdurchfluß. Erst wenn die Coronardrosselung aufgehoben wird, kehren die veränderten Kreislaufgrößen auf ihr Ausgangsniveau zurück. Das *Einsetzen depressorischer Kreislaufreflexe* mag man in der kurzen gegenläufigen Blutdruckreaktion bei Wiederanstieg des arteriellen Drucks *nach Drosselungsende* und in der gleichzeitigen Mehrdurchblutung bei Vasodilatation in der Femoralis erkennen. Werden die Vagi während des Coronarverschlusses ausgeschaltet, steigt zwar der Blutdruck wieder an, das Zeichen der Myokardschädigung — der gestiegene Venendruck — bleibt aber unbeeinflußt. Die Anstiege von Blutdruck und Durchblutung sind durch die Zunahme der Herzfrequenz bewirkt, nicht durch eine Rückbildung des Myokardschadens. Die normale vagale Schlagfrequenzdämpfung entfällt, wie aus dem Vergleich mit der Schlagzahl vor der Coronarligatur hervorgeht. Die auf Vaguskühlung vermehrte Druckarbeit des Herzens betrifft nur das linke Myokard, dessen Blutversorgung durch Verschluß der rechten Kranzarterie nicht gefährdet ist. Symptome für das Auftreten des „Bezold-Jarisch-Effekts" sind nicht erkennbar. Auch Untersucher von Aktionspotentialen der afferenten Vagusfasern fanden mit elektrophysiologischer Methodik keine Hinweise für auf Vagusbahnen ablaufende Herzeigenreflexe beim Coronarinfarkt (*16*). Aus hämodynamischen Gründen verneinen LEVY und FRANKEL (*7*) eine Bedeutung des Bezold-Jarisch-Effekts nach Myokardinfarkt. Ebenso skeptisch sind AVIADO und SCHMIDT (*3*) in ihrem Übersichtsartikel.

b) auf sympathischen Bahnen

Die Auswirkungen des *Carotis-Sinus-Entlastungsreflexes* bei Coronarverschluß verdienen aus theoretischen Gründen besonderer Beachtung. Ob die Erweiterung der Venolen und Auffüllung der Blutdepots, also eine Weitstellung der Kreislaufperipherie hinter den Arteriolen, als Ursache für den Blutdruckabfall in Frage kommen, läßt sich durch seine Auslösung entscheiden. Es ist bekannt, daß auf Druckentlastung in beiden Carotissinus im Zuge der einsetzenden starken Vasoconstrictionen die Kreislaufperipherie enggestellt und die sog. Blutdepots entleert werden. Es ist bei voller Tätigkeit des Carotis-Sinus-Entlastungsreflexes keine Bedingung gegeben, daß diese Kreislaufbezirke sich mit Blut füllen. Denn das Gegenteil ist bekannt.

Die Auswirkungen des pressorischen Kreislaufreflexes während des Coronarverschlusses und die Überlagerung der Druckentlastung der Carotissinus mit einer Coronardrosselung sind den Abb. 5 und 6 zu entnehmen.

Mit Wirksamwerden der Drosselung der rechten Kranzarterie beim narkotisierten Hund sinkt der Blutdruck und die Durchblutung der Femoralarterie. Verbunden damit ist ein Druckanstieg im rechten Vorhof. Der linke Vorhofdruck bleibt unverändert. Wird nun durch Abklemmen beider Carotiden der Druckentlastungsreflex ausgelöst, steigt der Blutdruck brüsk an. Der *erhöhte* rechte Vorhofdruck bleibt *unbeeinflußt*, während die Durchblutung in der Femoralis und auch der linke Vorhofdruck leicht absinken. Nach Ende der starken Reflextätigkeit stellt sich der Blutdruck auf das durch die Coronardrosselung bedingte niedere Niveau ein. Erst nach Ende der Herzbelastung, durch Lösen des Coronarverschlusses kehren die registrierten Kreislaufgrößen auf ihre Ausgangswerte; auch der erhöhte Venendruck fällt wieder ab.

8*

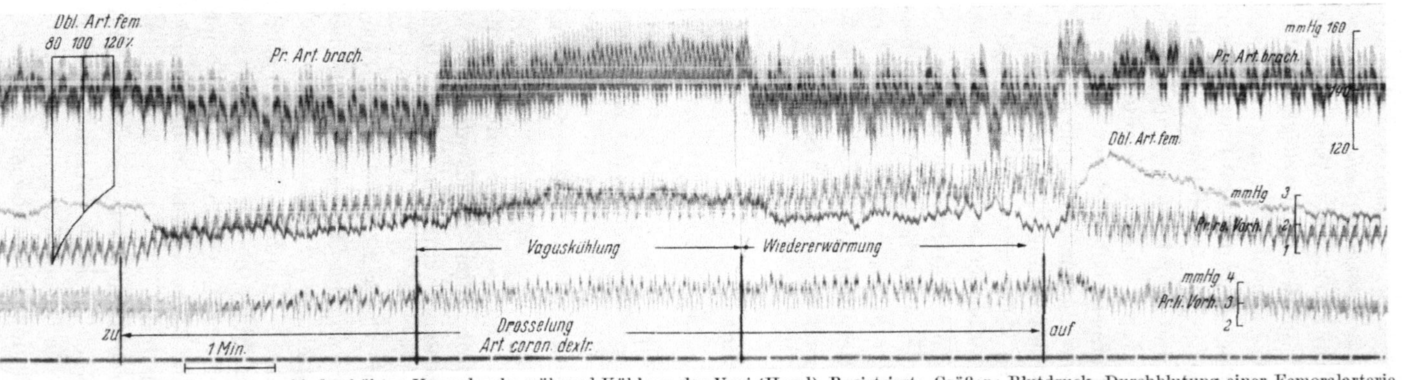

Abb. 4. Verhalten des nach Coronarverschluß erhöhten Venendrucks während Kühlung der Vagi (Hund). Registrierte Größen: Blutdruck, Durchblutung einer Femoralarterie, der Druck im rechten und linken Vorhof eines narkotisierten Hundes. Offener Thorax, Pumpenbeatmung. Zu Beginn der Registrierung wird die rechte Coronaria verschlossen. Die Folgen sind: Absinken von Blutdruck und Femoralisdurchblutung. Einseitiger Vorhofdruckanstieg. Auf Vaguskühlung steigen Blutdruck, Herzfrequenz und Femoraldurchblutung über die Werte vor Coronarverschluß. *Die am erhöhten Vorhofdruck erkennbare Myokardschädigung bleibt unbeeinflußt.* Rückkehr des Vorhofdruckes zur Ausgangslage erst nach Lösen der Drossel

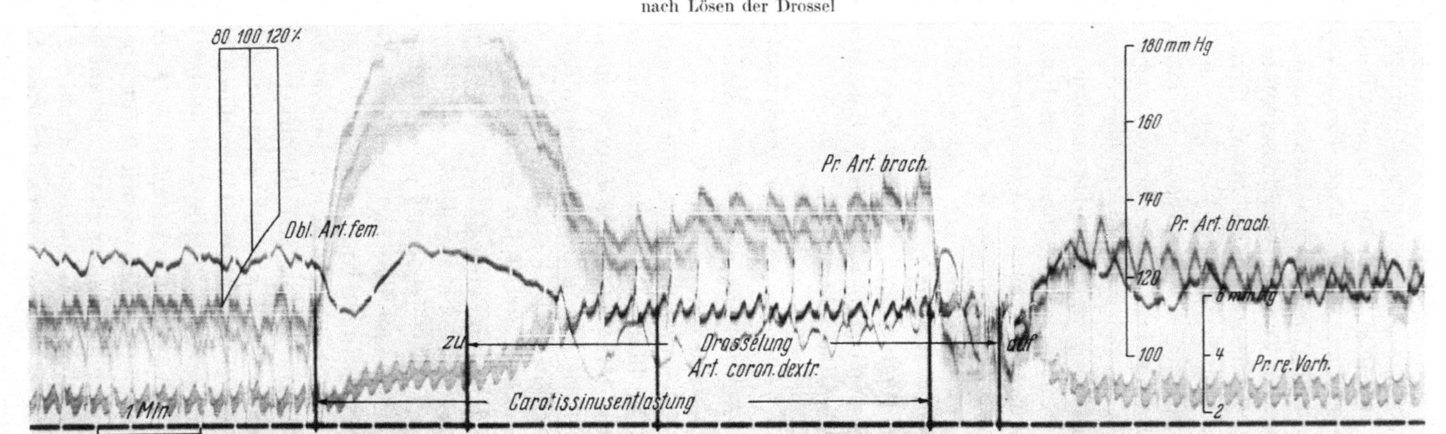

Abb. 6. Verlauf von Blutdruck und rechtem Vorhofdruck während Carotis-Sinus-Entlastung, die mit einem Coronarverschluß überlagert wird. Dargestellte Größen wie oben. — Auf Druckentlastung des Carotissinus: steiler Blutdruckanstieg. Der Coronarverschluß bewirkt Abfall des Blutdrucks und Anstieg des Venendruckes. *Auch bei nervös enggestellter Kreislaufperipherie* folgen dem Coronarverschluß die typischen Reaktionen: *Blutdruckabfall und Anstieg des Venendruckes.* [Nach V. ISSEKUTZ u. SCHMIER, Klin. Wschr. (im Druck)]

Im Komplementärversuch der Abb. 6 wird bei Vaguskühlung während der Zeit gesteigerter Tätigkeit des pressorischen Kreislaufreflexes (1. Lichtmarke) die rechte Herzkranzarterie verschlossen (2. Lichtmarke). Als Folgen des Coronarverschlusses werden erkennbar der steile Abfall des erhöhten Blutdrucks und der Anstieg des Vorhofdruckes. Die Blutzirkulation in der Femoralarterie wird kleiner. Der Blutdruck stellt sich, solange die verstärkte Reflextätigkeit besteht, auf höhere Werte als unter Ruhebedingungen, bei vergrößertem Venendruck, ein. Wird die Carotisdurchblutung freigegeben, fällt der Blutdruck unter Ruhewerte. Der Venendruck bleibt unverändert hoch. Findet die Herzbelastung ihr Ende durch Lösen der Coronardrosselung, kehren die registrierten Kreislaufgrößen während des Sinkens des Venendruckes alle auf ihre Ausgangswerte zurück.

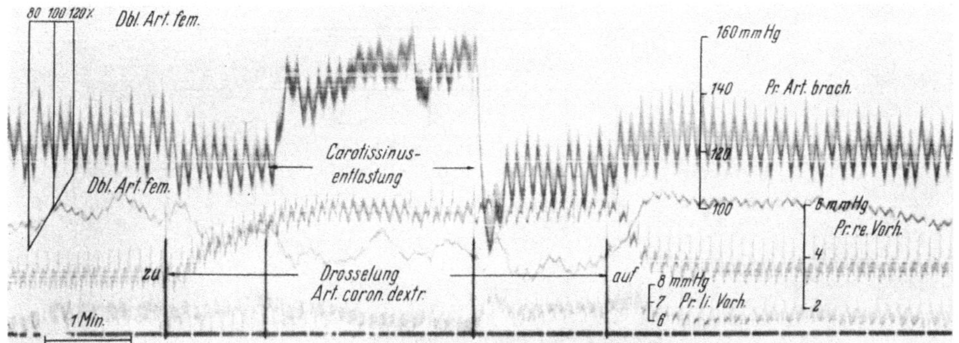

Abb. 5. Wirkung des Carotis-Sinus-Entlastungsreflexes während eines Coronarverschlusses. Abgebildete Größen wie auf Abb. 3. — Nach Coronarverschluß sinken Blutdruck und Durchblutung der Femoralarterie, der rechte Vorhofdruck steigt an. Durch Verschluß der beiden Arteriae carotis wird der Entlastungsreflex ausgelöst. Brüsker Blutdruckanstieg und Einstellen auf Werte über der Ruhelage. Der erhöhte Vorhofdruck bleibt unbeeinflußt; die einseitige Herzinsuffizienz bleibt bestehen. [Nach V. ISSEKUTZ u. SCHMIER, Klin. Wschr. (im Druck)]

Der für eine Myokardschädigung typische Befund, der erhöhte Venendruck, bleibt also auch dann zu beobachten, wenn keine Bedingungen für das Auffüllen der Blutdepots vorliegen. In einer nervös bedingten Weitstellung der Kreislaufperipherie den Anlaß für die Blutdrucksenkung nach Infarkt zu sehen, erscheint damit zweifelhaft. Zugunsten dieser Theorie wurde der durch die verstärkte Reflextätigkeit gestiegene Blutdruck angeführt. Dieser ist aber auf die bekannten Folgen, hauptsächlich die Arteriolenverengerung, zurückzuführen. Der auch unter diesen Umständen obligatorisch erhöhte Venendruck legt den Schluß nahe, daß die direkten Auswirkungen eines Coronarverschlusses in einer Myokardschädigung zu suchen sind, die ihrerseits den Abfall des Schlagvolumens mit seinen Folgen nach sich zieht.

Wird die Durchblutung einer linken Kranzarterie gedrosselt, so steigt analog stets der Druck im linken Vorhof. Die Auslösung des Carotis-Sinus-Entlastungsreflexes ist dann von geringerem Ansteigen des Blutdruckes gefolgt als den demonstrierten. Zugleich steigt der linke Vorhofdruck an: das linke Herz scheint dann in situ nach den Regeln von STARLING-STRAUB zu schlagen. In einer Anzahl der Beobachtungen führte diese vermehrte Druckbelastung des geschädigten linken Myokards zum Herzversagen durch Kammerflimmern.

Die Änderungen der Herzfrequenz sind plausibel auf die Wirkungen der pressorischen Kreislaufreflexe auf die Schlagfrequenz zurückzuführen. *Wird der*

Einfluß der Herznerven ausgeschaltet, durch Ganglienblocker, sicherer noch im Herz-Lungen-Präparat, *vermindert sich nach Coronarverschluß die Schlagfrequenz.* Am voll innervierten Herz in situ nimmt die Pulszahl häufiger zu als ab. Es ist naheliegend, als Grund für das ungleichmäßige Verhalten in situ die Interferenz zweier Mechanismen anzunehmen: eine Verlangsamung der Schlagfolge durch muskuläre Insuffizienz, eine Beschleunigung durch die erhöhte Tätigkeit der Pressoreceptoren bei fallendem Blutdruck.

Tabelle 1. *Änderungen der Herzfrequenz bei Coronardrosselung.* Nach W. Braasch, R. Engelking u. J. Schmier (unveröffentl.)

Zahl der Herzen	voll innerviert		Herz-Lungen-Präparat bzw. Ganglienblocker	
	43		16	
	Anzahl der Coronardrosselungen			
Herzfrequenz	re	li	re	li
Abnahme	39	6	27	12
unverändert	19	2	1	3
Zunahme	44	31	—	—

Zusammenfassung

Aus der Gesamtheit der Befunde kann man sich folgendes Bild machen. Die hämodynamisch faßbaren Folgen eines Coronarverschlusses sind: Anstieg des Venendruckes durch myogene Insuffizienz der betroffenen Herzhälfte, Absinken des Schlagvolumens und des arteriellen Mitteldruckes, nervös bedingte Zunahme des Strömungswiderstandes in Haut und Muskulatur durch Tätigkeit der Pressoreceptoren bei fallendem Blutdruck. Alle Maßnahmen, die den Gefäßwiderstand in den peripheren Gefäßen weiter erhöhen, sind zusätzlich und treffen nicht auf eine weitgestellte Kreislaufperipherie. Für das Eingreifen der bekannten depressorischen Kreislaufreflexe nach Coronarverschluß besteht kein Anhalt. Es bedarf neuer Befunde über unbekannte Reflexmechanismen für eine fragliche Beteiligung nervöser depressorischer Mechanismen nach akutem Coronarverschluß. Die zu beobachtenden Kreislaufreaktionen sprechen dagegen, daß bei der Coronardrosselung spezifische „herzschonende" Reflexe (z. B. der Bezold-Jarisch-Reflex) oder die sog. nervöse Weitstellung der Peripherie eine Rolle spielen. Sie können primär auf ein Nachlassen der Herzkraft durch Myokardschädigung zurückgeführt werden.

Literatur

1. Agress, C. M., u. Mitarb.: J. appl. Physiol. **10**, 469 (1958).
   — — Amer. J. Physiol. **170**, 536 (1952).
   — — Circulat. Res. **1**, 466 (1953).
   — — J. clin. Invest. **29**, 1267 (1950).
2. Alella, A.: Pflügers Arch. ges. Physiol. **259**, 436 (1954).
   — Pflügers Arch. ges. Physiol. **261**, 373 (1955).
3. Aviado, D. M. jr., and C. F. Schmidt: Physiol. Rev. **35**, 247 (1955).

4. FOLKOW, B.: Acta physiol. scand. **25**, 49 (1952).
— u. Mitarb.: Acta physiol. scand. **21**, 145 (1950).
— — Acta physiol. scand. **23**, 332 (1951).
5. FREIS, E. D., u. Mitarb.: J. clin. Invest. **31**, 131 (1952).
6. HAUSS, W. H.: Angina pectoris. Stuttgart: Georg Thieme.
— Med. Welt **1951**, 75.
— Klin. Wschr. **1953**, 920.
— u. a.: Z. Kreislaufforsch. **34**, 335 (1942).
7. LEVY, M. N., and A. L. FRANKEL: Amer. J. Physiol. **172**, 427 (1953).
8. MEESMANN, W., u. J. SCHMIER: Pflügers Arch. ges. Physiol. **261**, 41 (1955).
9. — — Pflügers Arch. ges. Physiol. **261**, 48 (1955).
10. — — Pflügers Arch. ges. Physiol. **261**, 495 (1955).
11. NOELL, W.: Pflügers Arch. ges. Physiol. **247**, 528 (1944).
12. OCHWADT, B.: Pflügers Arch. ges. Physiol. **261**, 207 (1956).
13. SARRE, H.: Verh. dtsch. Ges. Kreislaufforsch. **15**, 137 (1949).
— Verh. dtsch. Ges. Kreislaufforsch. **22**, 208 (1956).
14. SCHOEN, R.: Verh. dtsch. Ges. Kreislaufforsch. **21**, 38 (1955).
15. SCHIMERT, G.: Verh. dtsch. Ges. Kreislaufforsch. **22**, 126 (1956).
— Klin. Wschr. **1948**, 449.
— Naunyn-Schmiedebergs Arch. exp. Path. Pharmak. **207**, 472 (1947).
16. STRUPPLER, A.: Z. Kreislaufforsch. **46**, 49 (1957).
— J. Biol. **108**, 57 (1955).
17. WEGRIA, R., u. Mitarb.: Amer. J. Physiol. **177**, 123 (1954).
18. WOLLHEIM, E.: Verh. dtsch. Ges. Kreislaufforsch. **21**, 98 (1955).

Aus der Medizinischen Universitätsklinik (Ludolf-Krehl-Klinik) Heidelberg
(Direktor: Prof. Dr. K. Matthes)

Herzdynamik und Coronardurchblutung bei akutem Coronarverschluß

Von

W. Meesmann

Mit 8 Abbildungen

Aus der Vielzahl der Untersuchungen über die Herzdynamik und die Coronardurchblutung nach einem Coronarverschluß können in diesem kurzen Referat nur einige herausgehoben werden. Zunächst einmal müssen bei der Durchblutungsstörung der Kranzgefäße und ihren Folgen drei Vorgänge unterschieden werden: 1. der akute vollständige Verschluß, 2. die protrahiert verlaufende, teilweise Einengung und 3. die sekundären hämodynamisch bedingten Durchblutungsabnahmen. Ich möchte mich auf die unmittelbaren Veränderungen der Herzdynamik und der Coronardurchblutung nach akutem Coronarverschluß beschränken.

Nach weitgehender Übereinstimmung in der Literatur ist eine der regelmäßigsten Folgen nach Coronarverschluß die Verminderung des Herzzeitvolumens (HZV). Dies wird aber schon hervorgerufen durch die erste überhaupt faßbare hämodynamische Änderung, nämlich eine Störung des Kontraktionsmechanismus der betroffenen Herzkammer. Am Ablauf des entsprechenden intraventrikulären Druckes ist das bei jedem Verschluß eines größeren Coronargefäßes festzustellen. Schon nach einigen Sekunden treten hypodyname Schläge auf (*7, 14, 15, 16, 24*). Der Ventrikeldruck steigt während der isometrischen Kontraktion langsamer an; dabei braucht diese Phase nicht verlängert zu sein, wenn die Semilunarklappen sich bei einem niedrigeren Druck öffnen. Der systolische Druckgipfel nimmt ab und der Kurvenverlauf ist mehr abgerundet. Die systolische Auswurfzeit ist signifikant vermindert, so daß insgesamt die Systole verkürzt ist. Diese Veränderungen treten oft nur vorübergehend auf, manchmal auch ohne systolische Druckabnahme. In einem Drittel seiner Versuche bei Descendensunterbindung fand Orias (*14*) kurzfristig sogar einen erhöhten systolischen Druck im linken Ventrikel. Dabei ist aber ebenfalls der Druckanstieg verzögert und die Auswurfzeit verkürzt. Diese Veränderungen des Kammerdruckes bilden sich im weiteren Verlauf oft weitgehend zurück, wobei meistens aber der diastolische Ventrikeldruck über längere Zeit erhöht gefunden wird. Sehr häufig — und nicht nur bei ausgedehnten Infarkten — wird die Reizbildung und Erregungsleitung gestört. Als Folge treten Extrasystolen, Arrhythmien und Tachykardien vorübergehend auf oder leiten zum tödlichen Kammerflimmern über.

In anderen Fällen ist der Herzmuskel so geschädigt, daß der Ventrikel zunehmend dilatiert, die einzelnen Schläge werden schwächer. Bei starkem diastolischen Anstieg und systolischem Abfall des Ventrikeldruckes mit weiter verzögertem Druckanstieg und verkürzter Auswurfzeit stellen sich die Zeichen des akuten, schweren Herzversagens ein.

In ausführlicher Diskussion legt ORIAS (*14*) dar, daß die unmittelbaren Änderungen der Kontraktionskraft des Herzens nach Coronarligatur nicht auf einer Schädigung aller Muskelfasereinheiten des Ventrikels beruhen. Es werden vielmehr nur die contractilen Elemente in dem potentiell infarzierten Gebiet betroffen, deren Kontraktion verändert ist oder gar ausfällt. Die Untersuchungen

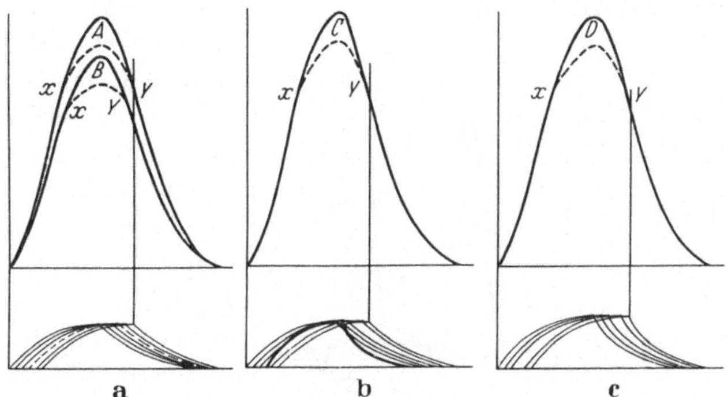

Abb. 1. (a, b, c): Die Abb. a—c stellen die theoretischen Variationen der Form und Dauer der systolischen Phasen der Ventrikeldruckkurve (obere Kurve) dar, wie sie durch Veränderungen der Zahl und Form einer bestimmten Anzahl von Einzelfaserkontraktionen (untere Kurven) hervorgerufen werden. $x—y$ = systolische Auswurfphase. Näheres im Text

von TENNANT und WIGGERS (*24*), in denen Myogramme von dem Drosselungsgebiet aufgenommen wurden, bestätigen diese Annahme und zeigen, daß in dem ischämischen Gebiet nicht nur die Kontraktionskraft nachläßt, sondern die Kontraktionen auch kürzer werden.

Nach WIGGERS (*27*) kann der Ventrikeldruck aufgefaßt werden als die Resultante der Spannungsentwicklungen der zum Teil nicht synchron einsetzenden, sich summierenden Kontraktionen der Einzelfasern. Änderungen des Ventrikeldruckablaufes können hervorgerufen werden durch wechselnde Anzahl der Einzelfaserkontraktionen sowie deren verschiedene Kontraktionsform und -kraft. Das mag die Abb. 1 [in Anlehnung an ORIAS (*14*)] erläutern.

In Abb. 1a ist die Kurve A erhalten durch mathematische Summation der sechs darunter dargestellten hypothetischen Einzelfaserkontraktionen. Wenn nur eine (gestrichelte Linie) dieser sechs Kurven ausfällt, ergibt sich die Kurve B. Es wird deutlich, wie sich die systolische Auswurfzeit $x — y$ hierdurch verkürzt. — Übersteigt eine Hypoxie des Herzmuskels einen bestimmten Grad, so ändert sich auch der Kontraktionsablauf: die Geschwindigkeit der Druckentwicklung nimmt zu und die Kontraktionsdauer verkürzt sich (*20, 23*). In Abb. 1b soll die vierte Einzelfaserkontraktion eine solche hypoxämische sein. Deren Spannungsentwicklung verläuft steiler und hält nur kurz an. Die Resultante dieser Einzelkurven ist die Kurve C. Auch hier ist die Auswurfphase verkürzt ($x — y$). In Abb. 1c ist die Kurve D die Resultante von 5 Einzelkontraktionen, deren Kontraktionshöhe und -dauer bei Ausfall der sechsten reaktiv ansteigen. Ein Vergleich der Kurven A und C in Abb. 1a und 1c ergibt völlige Übereinstimmung. Sind nun beispielsweise von sechs Einzelfaserkontraktionen eine oder zwei im Sinne der vierten der Abb. 1b verändert (hypoxämisch) und verlaufen die übrigen wie in Abb. 1c, so wäre verständlich, wenn trotz der Schädigung sehr kurzfristig ein höheres systolisches Druckmaximum entstünde und die systolische Auswurfzeit gelegentlich sogar normal wäre nach einem akuten Coronarverschluß. Meistens ist sie aber gleich verkürzt.

Folgt man diesen Ausführungen, so werden die eben geschilderten Ventrikeldruckabläufe, auch der vorübergehende systolische Anstieg nach Coronarverschluß verständlich (*14*). Schließlich ist es möglich, daß bei großen ischämischen Bezirken ein systolischer Druckverlust auch durch druckpassive Dehnung dieser sich nur schlecht oder gar nicht mehr kontrahierenden Myokardanteile entsteht (*24*).

Aus den Ventrikeldruckabläufen nach Coronarligatur kann also festgestellt werden, daß eine wirksame Kompensation der primären Kontraktionsschädigung

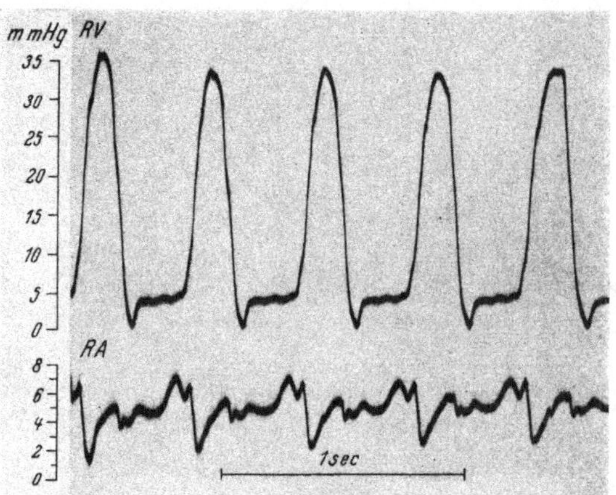

Abb. 2. Synchrone Druckregistrierung im rechten Ventrikel (*RV*) und rechten Vorhof (*RA*) beim Hund. Effektive Druckmessung mit intrakardialen Kathetermanometern nach Wetterer. Offener Thorax, Pumpenbeatmung. Normale Lage des Meßkopfes in der Herzkammer. Einzelheiten siehe Text

über ein vermehrtes Restvolumen durch den erhöhten enddiastolischen Druck erfolgt. Die primär von dem Verschluß nicht betroffene Muskulatur der gleichen Kammer wird diastolisch gedehnt. Entsprechend dem Gesetz der Anfangsdehnung und -länge kontrahieren sich die Muskelfasern in diesen Bezirken kräftiger. Hierdurch werden normale Kontraktionsdauer, Schlagvolumen und arterieller Druck wiederhergestellt und gehalten. Voraussetzung ist allerdings, daß sich die nicht ischämischen Myokardbezirke in gutem, reaktionsfähigen Zustand befinden. Bei ausgedehnten Infarkten bedeutet die verminderte Herzleistung des infarzierten Ventrikels, an die sich der Organismus akut bis zu einem gewissen Grade reflektorisch anzupassen vermag (sog. Zentralisation), eine wesentliche Arbeitserleichterung für dessen nicht ischämische Myokardanteile. Es ist verständlich, daß dann der gegenüber der Norm nur wenig erhöhte Vorhofdruck nicht den wirklichen Grad der Herzinsuffizienz kennzeichnet. Hämodynamisch handelt es sich bei der umschriebenen Myokardschädigung einer Herzkammer durch akuten Coronarverschluß also um eine Form der akuten Herzinsuffizienz. Man wird dabei keineswegs die typischen Symptome der chronischen Herzinsuffizienz erwarten können, zu deren Entwicklung bekanntlich Zeit erforderlich ist.

Ergänzend zu den bisher mitgeteilten Veränderungen des intraventrikulären Druckes beim Coronarverschluß, möchte ich noch einen weiteren Befund mitteilen.

In eigenen Tierversuchen (*6*) bei Registrierung der Ventrikeldrucke mit intrakardialen Kathetermanometern nach Wetterer (*26*) konnte gezeigt werden, daß der Kammerdruck in der überwiegenden Mehrzahl der Fälle eine protodiastolische Senkung unter das übrige diastolische Druckniveau aufweist (Abb. 2). Gleichzeitig verstärkt sich der Druckgradient vom Vorhof zum Ventrikel. Durch Variation der Versuchsbedingungen ließ sich ausschließen, daß es sich bei dieser Kurvenform um einen Artefakt (auch keine einfache Schwingung) handelt oder sie nur Ausdruck eines kinetischen Druckes im Sinne des Wasserstrahlpumpeneffektes ist. Die protodiastolische Drucksenkung entsteht also durch eine Sogwirkung der schnell isometrisch erschlaffenden Kammern zu Beginn der Diastole und beruht auf einer Formelastizität der Ventrikel, die im wesentlichen hervorgerufen wird durch Lösen von interfasciculären Spannungen, die bei der systolischen Kontraktion im Myokard auftreten (*18, 19*). Die protodiastolische Drucksenkung ist also ein Ausdruck dafür, daß die Kammern sich schneller ausdehnen, als der durch die Sogwirkung verstärkt entstehende Druckgradient vom Vorhof zum Ventrikel ausgeglichen werden kann (s. auch Abb. 3 vor und nach Coronarverschluß).

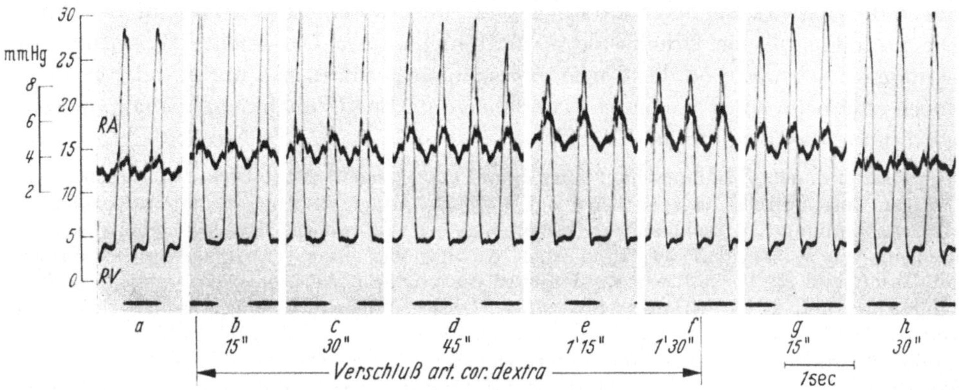

Abb. 3. Verlauf der Drucke im rechten Ventrikel (*RV*) und rechtem Vorhof (*RA*) vor (*a*), während (*b—f*) und nach (*g* und *h*) akutem Verschluß der rechten Kranzarterie beim Hund. Offener Thorax, Pumpenbeatmung, Chloralosenarkose. Die aufgeführten Zeiten geben den Zeitpunkt der einzelnen Kurvenabschnitte (*b—h*) nach Verschluß bzw. Wiederfreigabe des rechten Kranzgefäßes. Besprechung im Text

In dem Beispiel der Abb. 3 sind die charakteristischen Änderungen dieser protodiastolischen Drucksenkung dargestellt, wie sie in 50 Versuchen bei völliger Drosselung der rechten Kranzarterie im rechten Ventrikel auftraten (*7*). Schon wenige Sekunden nach dem Gefäßverschluß ist die beschriebene protodiastolische Drucksenkung nicht mehr zu beobachten. Der diastolische Kammerdruck ist deutlich mit dem Vorhofdruck angestiegen. In dem gezeigten Beispiel ist die Verkürzung der Systole besonders der systolischen Auswurfzeit zu erkennen, bei gleichzeitig vorübergehend leicht gesteigertem systolischen Druckgipfel, wie das aus den Untersuchungen von ORIAS (*14*) schon geschildert und erklärt wurde. In unseren Versuchen war dieser sehr kurzfristige diastolische Ventrikeldruckanstieg unmittelbar nach dem Coronarverschluß nur in etwa einem Drittel der Fälle zu beobachten. Nach einer Drosselungsdauer von etwa einer Minute tritt die protodiastolische Druckzacke wieder auf, wenn auch geringer ausgeprägt, und der Druckgradient vom Vorhof zum Ventrikel nimmt wieder zu. Gleichzeitig ändert sich der Ventrikeldruckablauf: Bei noch weiter erhöhtem enddiastolischem Druck wird die systolische Auswurfphase länger bei nun verminderter systolischer Druckhöhe. Erst nach Aufheben der nur sehr kurz währenden Drosselung bildet sich die protodiastolische Druckzacke sehr schnell wieder stark aus. Der Vorhofdruck fällt ab, ebenso der diastolische Ventrikeldruck, der systolisch bei verlängerter Auswurfzeit reaktiv stark ansteigt.

Der charakteristische Wechsel dieser protodiastolischen Drucksenkung während des akuten Coronarverschlusses läßt sich nur durch eine Änderung des Kontraktionsmodus der gesamten Kammer im Sinne einer akuten Herzinsuffizienz erklären. Infolge der lokalen Schädigung im ischämischen Bezirk ist die Kammerkontraktion bei kompensatorisch erhöhtem Restvolumen und gesteigertem enddiastolischem Druck verlangsamt. Die Myokardfasern verkürzen sich bei größerem Innendurchmesser und vermindertem Auswurf weniger. Damit wird auch die Verschiebung der in verschiedener Richtung gelagerten Muskelfaserschichten geringer, wodurch die auftretenden interfasciculären Spannungen sich vermindern. Die isometrische Erschlaffung der Kammern ist dann so abgeschwächt, daß der durch die Sogwirkung sonst entstehende Druckgradient sofort ausgeglichen wird. Die protodiastolische Drucksenkung tritt nicht auf. Die leichte Besserung der Dynamik noch während des Coronarverschlusses erklärt sich unter anderem auch durch eine beim sonst normalen Hundeherzen schnell zunehmende Anastomosenversorgung des ischämischen Bezirkes.

Es sei in diesem Zusammenhang kurz darauf eingegangen, wieweit aus den akuten, kurzfristigen Coronardrosselungsversuchen am normalen Hund, also am nicht vorgeschädigten Herzen, überhaupt Rückschlüsse auf die Vorgänge beim Infarkt des Menschen gezogen werden können. Wir wissen, daß der Hund einen vorwiegenden Linksversorgungstyp der Kranzgefäße hat und im Verhältnis zum Menschen die primären Anastomosierungsmöglichkeiten zahlreicher sind. Die Reserveversorgung eines Drosselungbezirkes beim Hund über die noch voll zur Verfügung stehenden vielfältigen Anastomosen des ungeschädigten Herzens ist also groß. Außerdem vollzieht sich die weitere Entwicklung der Anastomosen sehr schnell. Die experimentelle Erfahrung lehrt, daß bei mehrfachen im Ausmaß gleichen Drosselungen desselben Coronargefäßes beim Hund, z. B. der rechten Kranzarterie, nach einigen Drosselungen deren Folgen schon geringer wurden. Schließlich kann das Gefäß häufig sogar ohne ernste Folgen ganz verschlossen werden, was bei der ersten Drosselung bis auf Ausnahmen aber bedrohlich ist. Die Anastomosenversorgung des Drosselungsbezirkes muß also beim Hund sehr schnell und auch wirksam einsetzen. Diese Möglichkeit ist beim menschlichen Infarktherzen nicht oder nur sehr begrenzt vorhanden, weil fast immer erhebliche Gefäßveränderungen oder Sklerosen bestehen, die schon zu einer weitgehenden Eröffnung der primären Anastomosen geführt haben. Man wird also bei sehr kurzfristigen Coronardrosselungen beim Hund die gleichen, gewissermaßen richtunggebenden hämodynamischen Veränderungen wie beim Herzinfarkt des Menschen erwarten können. Aus längerwährenden Coronarverschlüssen am Hund noch Rückschlüsse auf ein entsprechendes Geschehen beim Menschen zu ziehen erscheint nicht sinnvoll, weil die Versuchsbedingungen unübersehbar werden.

Es wird dann immer wieder der Einwand erhoben, im Tierversuch würde die Narkose doch eine erhebliche Änderung der Ausgangsbedingungen darstellen und somit auch Abweichungen von den Vorgängen beim Herzinfarkt des Menschen bedingen. Selbst wenn das zuträfe, so wäre es höchst unwahrscheinlich, daß die in Narkose auftretenden Symptome nach Coronarverschluß, beispielsweise die der akuten Herzinsuffizienz, im Wachzustand bei der gleichen, nicht mit der Narkose zusammenhängenden Schädigung sich nicht mehr einstellen würden. Dagegen sprechen die Übereinstimmung der EKG-Befunde beim Menschen und narkotisierten Tier nach Infarkt und vor allem auch die älteren Tierexperimente (1, 15), in denen die Infarktfolgen während alleiniger Curarisierung die gleichen waren wie während Narkose.

Es sollen nun die *Auswirkungen eines Coronarverschlusses in Abhängigkeit vom Versorgungsgebiet der Coronarien* betrachtet werden. Das ist bestimmend sowohl für die Änderungen der Coronardurchblutung als auch im weiteren Sinne für die

Dynamik beider Herzhälften. Die verschiedenen Auffassungen über die Folgen nach Coronarligatur, wie Totalversagen oder Teilversagen des Herzens oder vorwiegendes Reflexgeschehen, erklären sich im wesentlichen dadurch, daß die Coronaranatomie in ihrer Zuordnung zu den Herzhälften nicht oder nicht genügend berücksichtigt wurde.

In gemeinsam mit Herrn SCHMIER durchgeführten Untersuchungen (8, 9) konnte gezeigt werden, daß bei Drosselung oder Verschluß der rechten Kranzarterie (Abb. 4), wenn deren Ausbreitungsgebiet auf die rechte Kammer begrenzt ist, stets der rechte Vorhofdruck bei unverändertem linken ansteigt. Der Abfall des Aortendruckes, wie auch dessen Wiederanstieg nach Lösen der Drosselung, erfolgt regelmäßig einige Sekunden später als die entsprechenden Vorgänge in der Pulmonalarterie. Es handelt sich also um ein isoliertes Myokardversagen der rechten Kammer, mit einem verminderten Blutangebot zum linken Herzen, dessen Förderleistung dann sekundär zurückgeht.

Wenn das Einstromgebiet der gedrosselten Kranzarterie nur im linken Ventrikel liegt, so kehren sich die dynamischen Folgen um (Abb. 5). Bei unverändertem rechten Vorhofdruck steigt der linke stark an, der Aortendruck fällt ab. Infolge des Linksversagens sinkt das HZV, und über die hämodynamische Ankoppelung geht auch die Auswurfleistung des rechten Herzens zurück. Fällt der Aortendruck sehr stark ab, so daß der Coronardurchfluß druckpassiv abnimmt, dann kann auf diesem

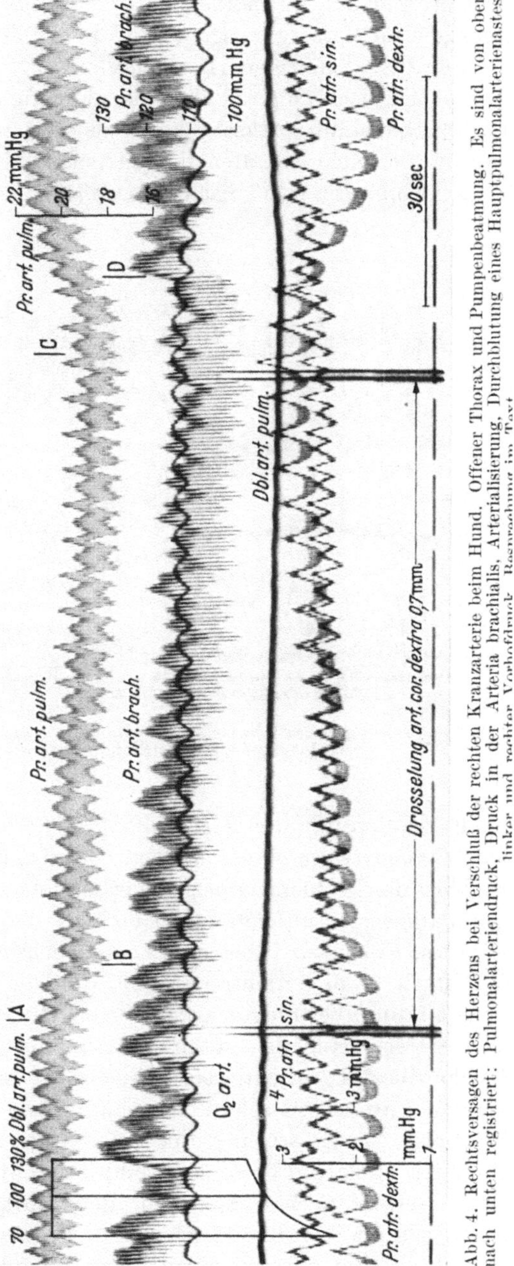

Abb. 4. Rechtsversagen des Herzens bei Verschluß der rechten Kranzarterie beim Hund. Offener Thorax und Pumpenbeatmung. Es sind von oben nach unten registriert: Pulmonalarteriendruck, Druck in der Arteria brachialis, Arterialisierung, Durchblutung eines Hauptpulmonalarterienastes, linker und rechter Vorhofdruck. Besprechung im Text

Wege auch das rechte Herz noch direkt geschädigt werden. Der Druck im rechten Vorhof steigt an, aber stets erheblich weniger als im linken.

Versorgt das gedrosselte Gefäß Anteile beider Herzkammern, so entsteht ein gleichzeitiges Myokardversagen in beiden Herzhälften. Beide Vorhofdrucke steigen an. Man kann also nach diesen Befunden feststellen: Treten bei akutem Verschluß oder Drosselung einer Kranzarterie überhaupt meßbare hämodynamische Folgen auf, so handelt es sich primär nur um ein oligämisches Myokardversagen im Versorgungsgebiet des betroffenen Gefäßes.

Für die vielfältigen *Anastomosierungen der Coronarien* läßt sich aus diesen Versuchen noch folgern, daß sie akut funktionell nicht ausreichen, um einen Coronarverschluß wirksam kompensieren zu können. Andererseits ist die Anzapfung der nicht betroffenen Kranzgefäße nicht so stark, daß das gesamte Myokard beider Kammern ischämisch versagt (*8*).

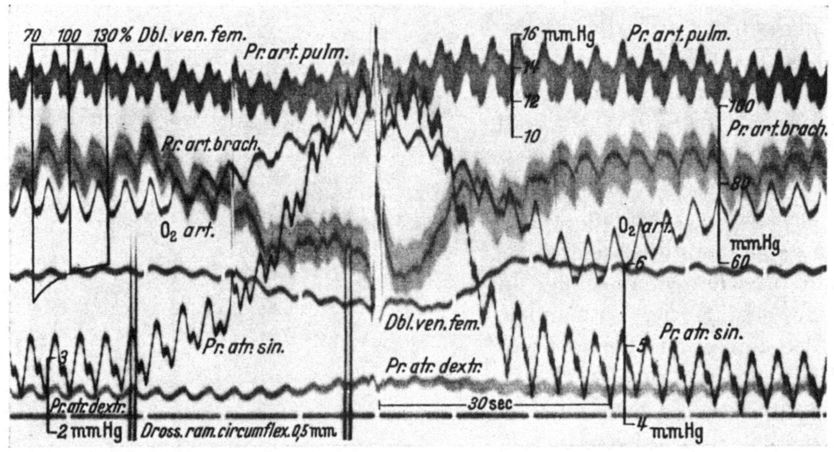

Abb. 5. Linksversagen des Herzens bei Verschluß des Ramus circumflexus der linken Kranzarterie. Versuchsbedingungen und registrierte Größen wie in Abb. 2. Näheres siehe Text

Es werden nun die *Durchblutungsänderungen der nicht betroffenen Kranzgefäße beim Coronarverschluß* geschildert. Das hat auch klinisch eine gewisse Bedeutung, weil hier das Problem einbezogen ist, ob im Verlauf des Herzinfarktes reflektorische Coronarspasmen auftreten oder nicht.

Diese Frage wurde bisher mit sehr wechselndem Ergebnis untersucht. Manning u. Mitarb. (*4, 5*) berichteten 1939, daß die Mortalität als Folge einer Coronarunterbindung bei nicht narkotisierten Hunden viel größer als bei narkotisierten ist. Sie erklärten das durch die Annahme, daß aus dem primär ischämischen Myokardbezirk reflektorische Spasmen der anderen Coronararterien hervorgerufen würden mit sekundär ischämischen Bezirken. Narkose oder in weiteren Versuchen (*5*) Zerstörung der afferenten Reflexwege durch Ausschalten des Ganglion stellatum beiderseits und der fünf untersten Thorakalganglien würden solche reflektorischen Spasmen nicht auftreten lassen oder sie mindern. Im gleichen Sinne wurden die günstigen Ergebnisse auf das Kammerflimmern nach den verschiedensten vasoaktiven dilatierenden Substanzen ausgelegt. Diese und ähnliche Untersuchungen sind für viele Kliniker noch heute die Grundlage für die Behauptung der reflektorischen Coronarspasmen beim Infarkt.

Für einen solchen Spasmus wäre aber der eindeutige Beweis zu fordern, daß 1. die Durchblutung in einem der verschlossenen Arterie benachbarten Kranzgefäß vermindert ist, 2. diese Minderung die Folge einer Vasoconstriction ist und 3. diese Durchblutungsabnahme tatsächlich zu einer Ischämie führt mit einer weiteren Verschlechterung der Funktion der betroffenen Myokardbezirke.

Alle nachfolgenden Untersucher (*2, 3, 9, 13, 21, 25*), die die Coronardurchblutung gemessen haben, bezweifeln aber auf Grund ihrer Ergebnisse die Hypothese der reflektorischen Coronarspasmen. OPDYKE und SELKURT (*13*) betonen, die von ihnen nur vereinzelt gefundene Durchblutungsminderung reiche nicht aus, um eine Ischämie in den nicht gedrosselten Myokardbezirken hervorzurufen. Im übrigen wurden bei nur geringen Änderungen der Versuchsbedingungen sowohl gleichbleibende Durchblutungen als auch Mehrdurchblutungen in den nicht gedrosselten Coronararterien gemessen. Eine befriedigende Deutung für diese Befunde wurde nicht gegeben. Lediglich GROSS u. Mitarb. (*3*) sahen in einer starken Mehrdurchblutung nach Abklemmung eines Seitenastes oberhalb des untersuchten Gefäßabschnittes einen wesentlichen Effekt für die Kollateralversorgung, sei es nun hämodynamisch oder reflektorisch bedingt.

Von uns (*9*) wurden die Durchblutungen der jeweils nicht gedrosselten Kranzgefäße mit der Diathermiethermostromuhr gemessen bei gleichzeitiger Registrierung der oben schon geschilderten dynamischen Vorgänge. Die auch von uns erhobenen *Befunde der wechselnden Coronardurchblutungen lassen sich jedoch bei Berücksichtigung der Coronaranatomie und des verschiedenartigen Versagens beider Herzhälften erklären.*

Zum besseren Verständnis sei eine schematische Darstellung der charakteristischen *Hauptverlaufsform der Kranzgefäße* vorangestellt (Abb. 6). Einmal kann das Stromgebiet einer Coronararterie ausschließlich auf einen Ventrikel begrenzt sein, wie das fast stets bei der rechten der Fall ist. Es können aber auch größere End- und Nebenäste erheblich an der Versorgung des zweiten Ventrikels beteiligt sein, wie das häufig bei den Hauptästen der linken Kranzarterie zu finden ist.

An einem typischen Beispiel (Abb. 7) sollen die Änderungen der Coronardurchblutungen bei Coronarverschluß erläutert werden. Infolge der Drosselung der rechten Kranzarterie versagt zunächst die rechte Kammer, erkenntlich am starken Anstieg des Druckes im rechten Vorhof. Der Aortendruck sinkt sekundär bei abnehmendem HZV. Die gegensätzlich verlaufenden Durchblutungsänderungen der beiden Hauptäste der linken Kranzarterie schließen aus, daß hier die Durchblutungsreaktion eine Folge des gesunkenen arteriellen Mitteldruckes ist, d. h. druckpassiv erfolgt. Nach Freigabe der Durchblutung des rechten Kranzgefäßes bilden sich die Druckänderungen zurück, bei überschießender Aortendrucksteigerung. Die Herzschädigung wird auch an den Extrasystolen sichtbar. Die Durchblutung der Äste der linken Kranzarterie kehren auf ihre Ausgangswerte zurück. Nach der vorhergehenden Durchflußminderung im ramus circumflexus tritt keine postoligämische Mehrdurchblutung auf. Das weist schon darauf hin, daß die Minderdurchblutung im Einklang mit dem Energiebedarf in den abhängigen Myokardbezirken stand. In weiteren Untersuchungen (*10*) konnten wir bei Verschluß der rechten Kranzarterie auch eine Abnahme des Coronarvenensinusausflusses messen und eine konstante Verminderung des

Sauerstoffverbrauches des intakt bleibenden, infolge verminderten Zuflusses einfach nur weniger arbeitenden linken Ventrikels.

Die Präparation der Coronarien dieses Versuches ergab, daß das Versorgungsgebiet der rechten Kranzarterie und des Ramus circumflexus auf den rechten bzw.

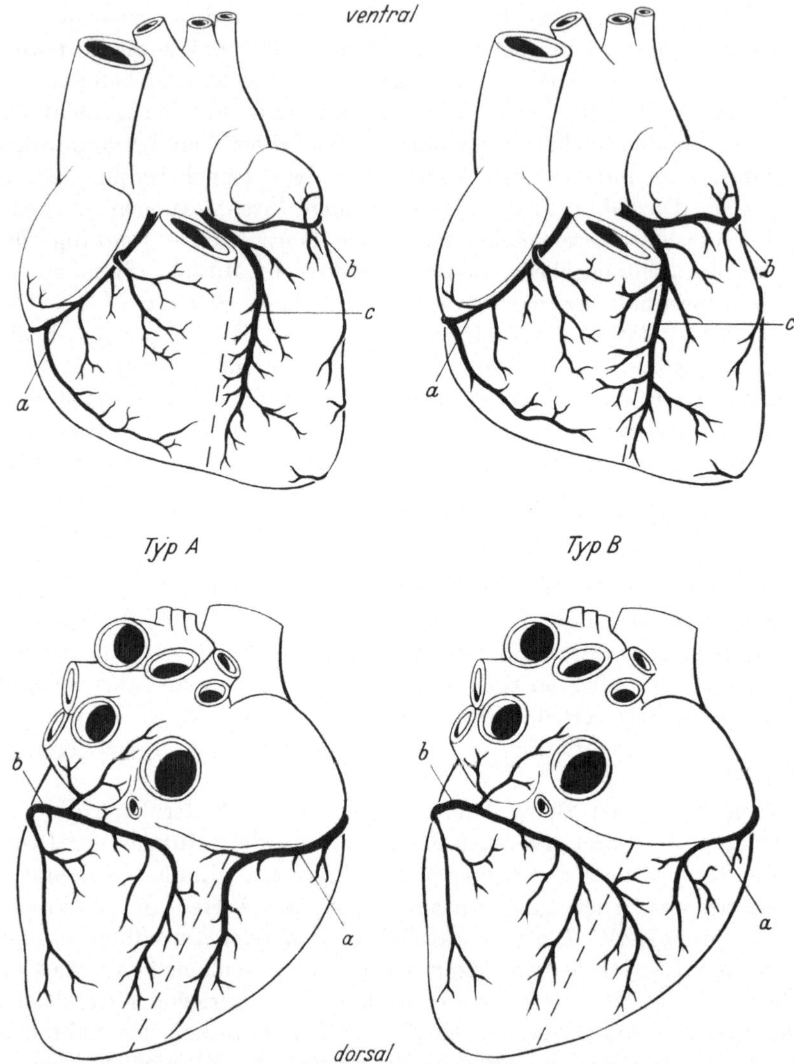

Abb. 6. Schematische Darstellung der Hauptversorgungstypen der Kranzgefäße beim Hund in dorsaler und ventraler Ansicht des Herzens. — Die Ventrikelgrenzen entsprechend dem Sulcus interventricularis, sind durch die unterbrochene Linie dargestellt. *a* = Arteria coronaria dextra, *b* = Ramus circumflexus und *c* = Ramus descendens der Arteria coronaria sinistra. Weiteres siehe Text

linken Ventrikel begrenzt war (Typ *A* der Abb. 6); der Ramus descendens jedoch versorgte mit größeren Ästen auch Teile der rechten Kammer (Typ *B* der Abb. 6).

Die Durchblutung des Ramus circumflexus wird in diesem Fall also bestimmt durch den Minderbedarf des weniger arbeitenden linken Ventrikels, bei nur mäßigem Mehrbedarf durch die Anastomosenanzapfung von der rechten Kammer.

Es resultiert eine Minderdurchblutung. Der Durchfluß des Ramus descendens dagegen nimmt einmal in erheblichem Maße zu durch die Ausdehnung der Grenzflächen und damit den reichlichen Kommunikationen zum Versorgungsgebiet der gedrosselten Coronaria; zum anderen durch den Mehrbedarf der von ihm mitversorgten, nicht ischämischen und also vermehrt arbeitenden Teile des rechten, vom Verschluß betroffenen Ventrikels. Es ist in diesem Zusammenhang interessant, daß die *Anastomosenanzapfung bei akutem Coronarverschluß* offenbar erst dann einsetzt, *wenn ischämische Myokardbezirke entstehen* oder mindestens im Drosselungsgebiet stärker hypoxidotische Stoffwechselvorgänge einsetzen und der myokardiale Sauerstoffdruck abfällt. Die Zunahme des Druckgradienten für die Anastomosendurchblutung zum Drosselungsgebiet scheint demgegenüber jedenfalls von untergeordneter Bedeutung zu sein.

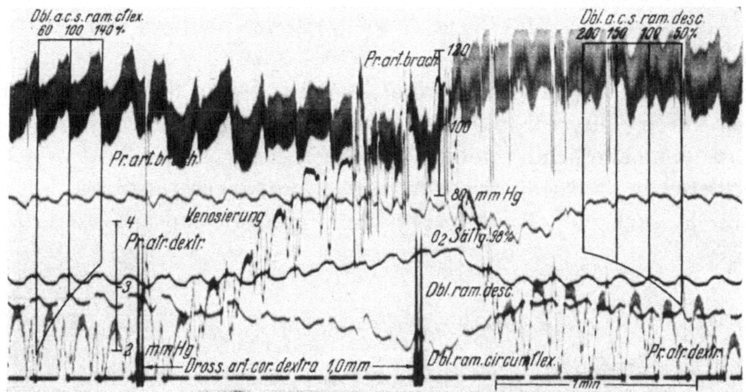

Abb. 7. Durchblutungsänderungen in den beiden Hauptästen der linken Kranzarterie bei Verschluß der rechten. Versuchsbedingungen wie in Abb. 4. Dargestellt sind von oben nach unten: Druck in der Arteria brachialis. Venosierung in der Arteria carotis, Durchblutungen des Ramus descendens und Ramus circumflexus der linken Kranzarterie und der Druck im rechten Vorhof. Einzelheiten siehe Text

Das mag ein Beispiel (Abb. 8) aus 50, im Ergebnis gleichartigen, noch unveröffentlichten Versuchen (*11*) demonstrieren. Der Durchfluß der rechten Kranzarterie wird bis zur kritischen Grenze oder gerade eben überkritisch gedrosselt[1]. Die Minderung des Coronardurchflusses und die postoligämische Mehrdurchblutung nach Lösen der Drosselung lassen erkennen, daß hier schon eine erhebliche Dilatation im abhängigen Stromgebiet bestanden haben muß. Der Durchfluß des Ramus circumflexus der linken Kranzarterie bleibt während dieser Zeit aber völlig konstant. Wichtig für die Beurteilung ist hierbei, daß die Drosselung noch keine dynamischen Folgen hat, wie aus den unveränderten Drucken im rechten Vorhof und der art. brachialis, sowie dem gleichbleibenden Durchfluß der art. femoralis zu entnehmen ist. In diesem Versuch nimmt die Durchblutung in der nicht gedrosselten Coronararterie erst bei fast vollständigem Verschluß der rechten Coronaria zu, vorher treten aber die bekannten hämodynamischen Folgen der Drosselung auf, d.h. aber, daß Stoffwechselinsuffizienz infolge Oligämie vorausgeht.

[1] Unter kritischer Drosselung versteht man mit REIN (*17*), daß sich der Durchfluß eines Gefäßes durch kompensatorische Dilatation hinter der Drosselungsstelle auf seinen vorherigen Wert repariert. Ist die Drosselung überkritisch, so bleibt der Durchfluß vermindert, im extremsten Fall besteht der Verschluß.

Wenn der arterielle Mitteldruck bei einer Drosselung oder akutem Verschluß einer Kranzarterie nicht zu stark beeinträchtigt ist, dann werden die *Durchblutungsänderungen in den nicht gedrosselten Coronararterien von folgenden örtlichen Faktoren bestimmt:*

1. Von der *Summe der Stoffwechseländerungen* infolge verschiedener Leistungsanforderungen an die einzelnen Myokardbezirke im Versorgungsgebiet:

a) *Arbeitszunahme* in den nicht von der Drosselung betroffenen Myokardanteilen des oligämisch versagenden Ventrikels.

b) *Leistungsminderung* im nur hämodynamisch durch Ankoppelung „versagenden" Ventrikel.

2. Von dem *Ausmaß der Anzapfung* durch die eröffneten Anastomosierungen. Dafür ist mitbestimmend die Größe der Grenzflächen der Versorgungsgebiete benachbarter Coronarien.

An der Meßstelle der jeweiligen Coronararterie dicht an der Aorta *wird die Resultante dieser Faktoren erfaßt.*

Diese Versuche ergeben also keinen Anhalt dafür, daß die Durchblutungsänderungen durch „intercoronarielle" Reflexe, insbesondere durch reflektorische Spasmen aus dem Drosselungsgebiet hervorgerufen werden. Träfe die Hypothese der reflektorischen Vasoconstriction nach Coronarverschluß zu, so würde die Constriction ja auch eine Myokardischämie erzeugen und erhalten, die ihrerseits

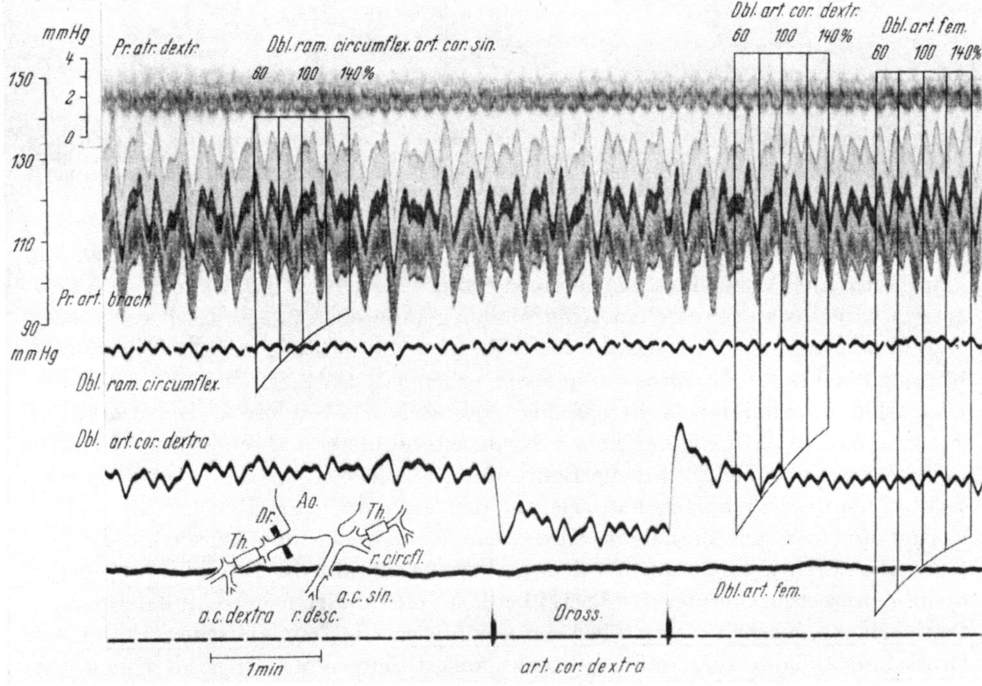

Abb. 8. Überkritische Drosselung der rechten Kranzarterie beim Hund, offener Thorax, Pumpenbeatmung, Chloralosenarkose. Registriert sind: Druck im rechten Vorhof und der Arteria brachialis. Durchblutungen der rechten und des Ramus circumflexus der linken Kranzarterie sowie der rechten Arteria femoralis. Die Skizze gibt eine Übersicht über die genaue Versuchsanordnung. Es sind dargestellt die rechte und linke Kranzarterie mit ihren beiden Hauptästen mit Ursprung aus der Aorta. *Th*: Lage der unblutigen Thermoelemente zur Durchblutungsmessung am Coronargefäß, *Dr*: Stelle der mechanischen Coronardrosselung. Besprechung im Text.

als wirksamster Faktor für die Coronardilatation seit langem bekannt ist. Unsere Ergebnisse und Schlußfolgerungen wurden kürzlich von WÉGRIA u. Mitarb. *(25)* bei Messung der Coronardurchblutung mit Rotametern bestätigt.

Der günstige Effekt der „kleinen Sympathektomie", vasodilatierender Substanzen und der Narkose auf die Folgen des Coronarverschlusses ist besser erklärt durch die Herabsetzung der akut gesteigerten Reiz- und Erregbarkeit des geschädigten Myokards, insbesondere der ektopischen Reizbildung, die auch zum Kammerflimmern führen kann. Bei abgefallenem Blutdruck kann durch eine Vasodilatation infolge Verminderung des Widerstandes auch der Druckgradient für die Coronardurchblutung verbessert werden. Ob damit auch die schon vorhandenen Collateralen in ihrer Weite akut beeinflußt werden, erscheint zweifelhaft. Bisher ist weder erwiesen, daß im akuten Versuch durch Anwendung vasodilatierender Substanzen die Größe des ischämischen Bezirkes vermindert werden kann, noch funktionell wieder wirksamere Kontraktionen auftreten *(28, 29)*. Die Wirkung solcher Maßnahmen ist bei länger währenden Drosselungsversuchen des vorher unbeschädigten Hundeherzens kaum zu beurteilen, da eine starke Anastomosenversorgung des Infarktbezirkes einsetzt, und zwar wesentlich schneller als beim Menschen.

Zusammenfassend muß nach den geschilderten Ergebnissen als sicher angenommen werden, daß *bei jedem Coronarverschluß*, der überhaupt hämodynamische Folgen hat, *eine primäre Schädigung umschriebener Myokardbezirke erfolgt mit entsprechenden Veränderungen des Kontraktionsvorganges der betroffenen Kammer und der Durchblutung der benachbarten Coronarien.* Die weiteren dynamischen Folgen und reflektorischen kompensatorischen Mechanismen, die eingehend in einem gesonderten Referat behandelt werden, leiten sich aus dieser primären Myokardschädigung her. Dabei bestehen *keine Anhaltspunkte für reflektorische Coronarspasmen.* Die akute Myokardschädigung kann unter Umständen bei nur leichter Minderung der Herzleistung so gut kompensiert sein, daß mit den üblichen klinischen Untersuchungsmethoden keine Zeichen einer beginnenden akuten Herzinsuffizienz festgestellt werden können.

Literatur

1. COHNHEIM, J., u. A. v. SCHULTHESS RECHBERG: Virchows Arch. path. Anat. **85**, 503 (1881).
2. ECKENHOFF, J. E., E. H. HAFKENSCHIEL, L. L. LANDMESSER and M. HERMEL: Amer. J. Physiol. **148**, 582 (1947).
3. GROSS, F., H. GRUNDMANN u. H. J. SARRE: Verh. dtsch. Ges. Kreislaufforsch. **16**, 183 (1950).
4. MANNING, G. W., C. G. McEACHERN and G. E. HALL: Arch. intern. Med. **64**, 661 (1939).
5. McEACHERN, C. G., G. W. MANNING and G. E. HALL: Arch. intern. Med. **65**, 661 (1940).
6. MEESMANN, W.: Verh. dtsch. Ges. Kreislaufforsch. **23**, 360 (1957); und Z. Kreislaufforsch. **47**, 534 (1958).
7. — In Vorbereitung.
8. — u. J. SCHMIER: Pflügers Arch. ges. Physiol. **261**, 41 (1955).
9. — — Pflügers Arch. ges. Physiol. **261**, 48 (1955).
10. — — Z. Kreislaufforsch. **44**, 304 (1955).
11. — Z. Kreislaufforsch. im Druck.
12. MILLER, J. C., and S. B. MATTHEWS: Arch. intern. Med. **3**, 476 (1909).
13. OPDYKE, D. F., and E. E. SELKURT: Amer. Heart J. **36**, 73 (1948).

14. Orias, O.: Amer. J. Physiol. **100**, 629 (1932).
15. Porter, W. T.: J. Physiol. (Lond.) **15**, 121 (1894).
16. — J. exp. Med. **1**, 46 (1896).
17. Rein, H.: Pflügers Arch. ges. Physiol. **253**, 205 (1951).
18. Rushmer, R. F., D. K. Crystal and C. Wagner: Circulat. Res. **1**, 162 (1953).
19. — and N. Thal: Circulation **4**, 219 (1951).
20. Sands, J., and A. C. de Graf: Amer. J. Physiol. **74**, 416 (1925).
21. Schimert, G.: Naunyn-Schmiedebergs Arch. exp. Path. Pharmak. **204**, 473 (1947).
22. Selzer, A., and G. W. Tayler: Amer. Heart J. **44**, 12 (1952).
23. Strughold, H.: Amer. J. Physiol. **94**, 641 (1930).
24. Tennant, R., and C. J. Wiggers: Amer. J. Physiol. **112**, 351 (1935).
25. Wang, H. H., Ch. W. Frank, D. M. Kanter and R. Wégria: Circulat. Res. **5**, 91 (1957).
26. Wetterer, E.: Z. Biol. **101**, 332 (1943).
    — u. H. Pieper: Z. Biol. **105**, 49 (1952).
27. Wiggers, C. J.: Amer. J. Physiol. **80**, 12 (1927).
28. — Circulation **5**, 609 (1952).
29. — and H. D. Green: Amer. Heart J. **11**, 527 (1936).

Aus dem pathologischen Institut der Medizinischen Akademie Düsseldorf
(Direktor: Prof. Dr. H. MEESSEN)

Zur Anatomie und Pathologie der Coronargefäße

Von

J. SCHOENMACKERS

Mit 10 Abbildungen

Die Coronardurchblutung kann auch morphologisch unter verschiedenem Gesichtswinkel betrachtet werden. Wir wollen die herzeigenen Gefäße in den Mittelpunkt stellen, ohne dabei die Bedeutung kardialer und extrakardialer Faktoren, die auf die Coronardurchblutung Einfluß haben können, zu übersehen. Das Coronargefäß-System selbst kann vom Morphologen mit geeigneten Methoden leichter beurteilt werden als funktionelle Faktoren des Herzens und des Kreislaufes. Alle Störungen der Durchblutung des Myokards lassen sich allerdings an Herzmuskelveränderungen erkennen, wenn sie lange genug wirksam waren und einen kritischen Wert überschritten hatten (BÜCHNER, OPITZ).

Wenden wir uns zuerst der Stellung der Coronargefäße im Kreislauf zu. Die Coronararterien entspringen im Bulbus aortae, also am Übergang vom Herzen zum arteriellen Schenkel des großen Kreislaufes. Die Venen münden in den rechten Vorhof und damit an der Grenze vom venösen Schenkel des großen zum kleinen Kreislauf. Bei dieser Einschaltung der Herzgefäße in den Kreislauf unterliegen die Herzarterien den hämodynamischen Einflüssen von linkem Herzen und B. aortae. Die Herzvenen stehen dagegen in engerer Beziehung zum Lungenkreislauf als zum venösen Schenkel des großen Kreislaufes. Sie werden durch diese topische Stellung in die Hämodynamik z. B. von Herzklappenfehlern mit Rechtshypertrophie, Ventrikelseptumdefekten, Fallotschen Fehlern u. s. w. einbezogen, können aber von der hämodynamischen Situation der Hohlvenen und der Venenperipherie unabhängiger sein.

Die Ostien der Coronararterien haben eine Schlüsselstellung in der Coronarversorgung des Herzens. Sie sind kritische Stellen der Strombahn, da sie auf Grund ihrer anatomischen Struktur nicht die gleiche Plastizität haben wie die ihnen folgenden Arterien. Sie haben im besonderen nicht die Fähigkeit, sich in dem Grade zu erweitern oder zu verengern wie die Coronararterien. Während des Wachstums und bei normalen Herzen steht ihre Größe in einer festen Korrelation zum Herzgewicht (SCHOENMACKERS, VOGELBERG).

Die Hauptstämme der Herzarterien verlaufen in den Coronarfurchen der Herzoberfläche, ihre Äste erster Ordnung auf den Kammern und Vorhöfen. Von der Oberfläche senken sich die Zweige der Herzschlagadern in die Muskulatur (Abb. 1). Sie teilen sich wie andere Arterien bis zu den Capillaren, von denen jede einer Herzmuskelfaser zugeordnet ist. Capillaren und Herzmuskelfasern sind nur durch das Sarkolemm getrennt (KISCH, LINDNER, POCHE u. LINDNER).

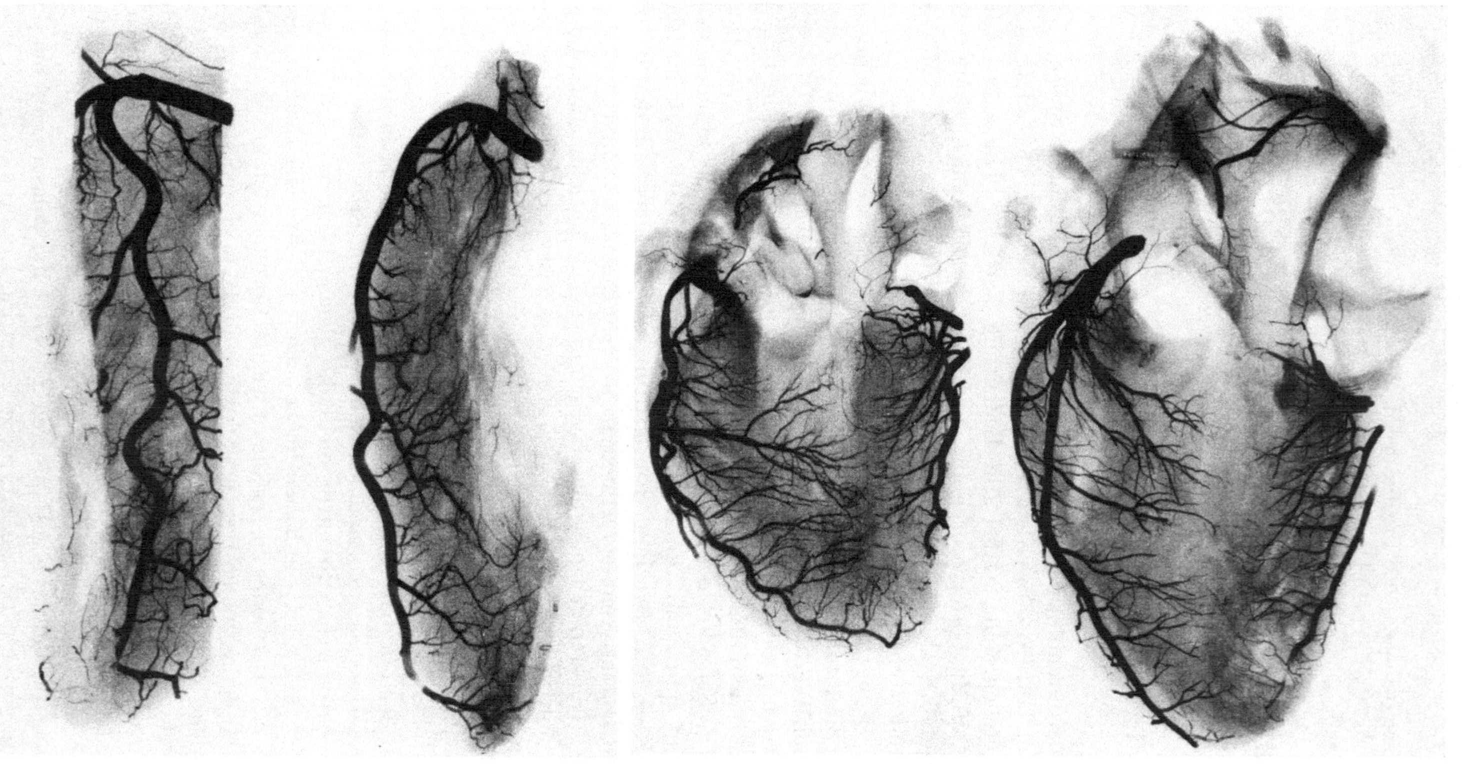

a b c d

Abb. 1 Lage und Verzweigungsmodus von Herzarterien. a u. b. Verlauf und Verzweigung eines Oberflächenastes des linken Ventrikels. Leichte Schlängelung mit Änderung der Abgangswinkel. Fast rechtwinklige Astabgänge in das Myokard mit büschelförmiger oder dichotomischer Verzweigung. Herzgewicht (H.G.): 380 g; 45 Jahre, ♂. Todesursache: Lebercirrhose. c-d. Septumversorgung. Versorgung der vorderen zwei Drittel des Septums durch Äste des R. descendens anterior, des hinteren Drittels durch Äste, die dem Ramus descendens posterior angehören. c) H.G.: 470 g; 46 Jahre, ♂. Todesursache: Bronchialcarcinom; d) H.G.: 660 g; 45 Jahre, ♂. Todesursache: Aorten- und Mitralstenose

Im Rahmen der Vascularisation des Herzens haben einzelne Gefäße und Gefäß-abschnitte eine verschiedene Wertigkeit. Die Vorhofarterien, die vom R. circum-flexus beiderseits abgehen, haben auf den Lungenvenen und Hohlblutadern Verbindungen mit Schlagadern des Mediastinums, Bronchial- und Intercostal-arterien. Die Coronararterienstämme in der Rundfurche des Herzens können auf Grund dieses Anschlusses an extrakardiale Arterien zur Ausgleichsversorgung herangezogen werden. Im Gegensatz dazu sind die Stämme in der vorderen und hinteren Coronarfurche nur über Kollateralen und Anastomosen an intrakardiale Gefäße angeschlossen. In diesem Zusammenhang möchten wir die Verbindungen im gleichen Arteriengebiet als Kollateralen, die zweier Arteriengebiete — also in diesem Falle der rechten und linken Herzschlagader — als Anastomosen bezeichnen (SPALTEHOLZ).

Aus den Capillaren fließt das Blut in kleine Venen des Myokards. Erst die mittleren Herzvenen treten auf die Oberfläche. Im Epikard bilden sie Netze zwischen den großen Venenstämmen, die parallel zu den Arterien verlaufen (KADAR). Außer der Einmündung der großen Venenstämme über den Venensinus in den rechten Vorhof geben kleine und kleinste Venen ihr Blut auch unmittelbar an den rechten Vorhof und Ventrikel (*Thebesische Venen*) ab (AHO; BUCHER; SCHOENMACKERS; TRUEX u. SCHWARZ; BONITZ u. ZYLMANN; HELLERSTEIN u. ORBISON). Als Sondereinrichtungen findet man in Arterien und Venen Sperr-gefäße (BUCHER; ZINCK; SCHOENMACKERS und STRATMANN). Die Funktion der Sperr- und Polstervenen und -arterien scheint noch nicht genügend geklärt. Vielleicht stehen sie mit arterio-venösen Anastomosen in Beziehung. Nach BUCHER, HIRSCH und ROTTER befinden sich an den Abgangsstellen der Arterien-äste kleine Polster, die mit der Stromregulation in Zusammenhang gebracht werden.

Wenn beide Herzschlagadern eine lehrbuchmäßige Verteilung — einen *Normal-versorgungstyp* (Abb. 2) — aufweisen, versorgt die linke einen schmalen Streifen der Vorderwand des rechten Ventrikels sowie die linke Kammer mit Ausnahme von Teilen der Hinterwand und das Septum bis auf seine dorsalen Abschnitte; die rechte dagegen den rechten Ventrikel mit Ausnahme medialer Abschnitte der Vorderwand, dafür übernimmt sie Teile der Hinterwand des linken Ventrikels und die dorsalen Abschnitte des Kammerseptums (BUCHER, SIEGLBAUER, TÖN-DURY, MÜLLER-MOHNSSEN).

Im Septum, in der Vorderwand der rechten und in der Hinterwand der linken sowie an der Herzspitze sind die Versorgungsgebiete beider Herzkranzschlagadern verzahnt und bilden Anastomosenfelder.

Bei 100 Fällen unseres Materials findet man aber nur in 68% einen Normal-versorgungstyp (SCHOENMACKERS). Auf diese unterschiedliche Verteilung der Herz-schlagadern haben CRAINICIANU; SCHLESINGER; FANFANI; GUGLIELMO u. GUTTADAURO; WINCKLER sowie ZOLL hingewiesen. Ihre Angaben über die Häufig-keit der Versorgungstypen weichen in geringen Grenzen voneinander ab. Beim *Linksversorgungstyp* (Abb. 3) steigt der R. circumflexus sinister in die hintere Coronarfurche und kann mit Ästen sogar auf die Rückwand des rechten Ventrikels übergreifen. Wenn aber die Arterie in der hinteren Coronarfurche zur linken Herzschlagader gehört, werden Septum und Herzspitze nur von der linken Herz-arterie vascularisiert; dadurch fallen die Anastomosenfelder der Spitze und des

Septums aus (Abb. 1c/d). Die anderen Anastomosenfelder bleiben wie sonst an den Verzahnungsstellen der Versorgungsgebiete beider Coronararterien, sind aber zum Teil an andere Stellen verlegt.

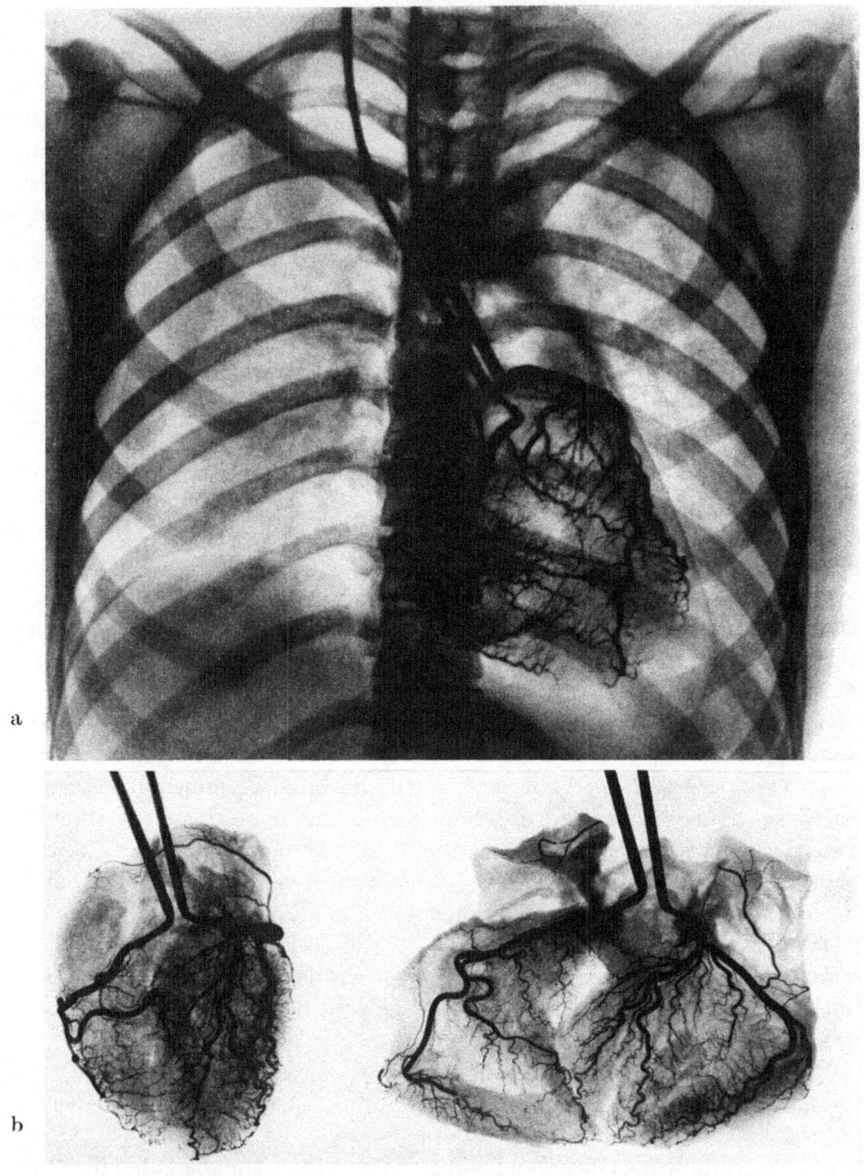

Abb. 2. Unveränderte Herzarterien — Normalversorgungstyp. a) H.G. 220 g; 20 Jahre, ♀. Todesursache: Encephalitis; b) H.G. 190 g; 42 Jahre, ♂. Todesursache: Pankreaskopfcarcinom

Vom *Rechtsversorgungstyp* sprechen wir, wenn die rechte Coronararterie weit auf die Hinter- und Seitenwand des linken Ventrikels übergreift.

Die einzelnen Versorgungstypen können natürlich eine unterschiedliche Ausprägung haben. Es wäre aber müßig, den Varianten eigene Bezeichnungen zu geben.

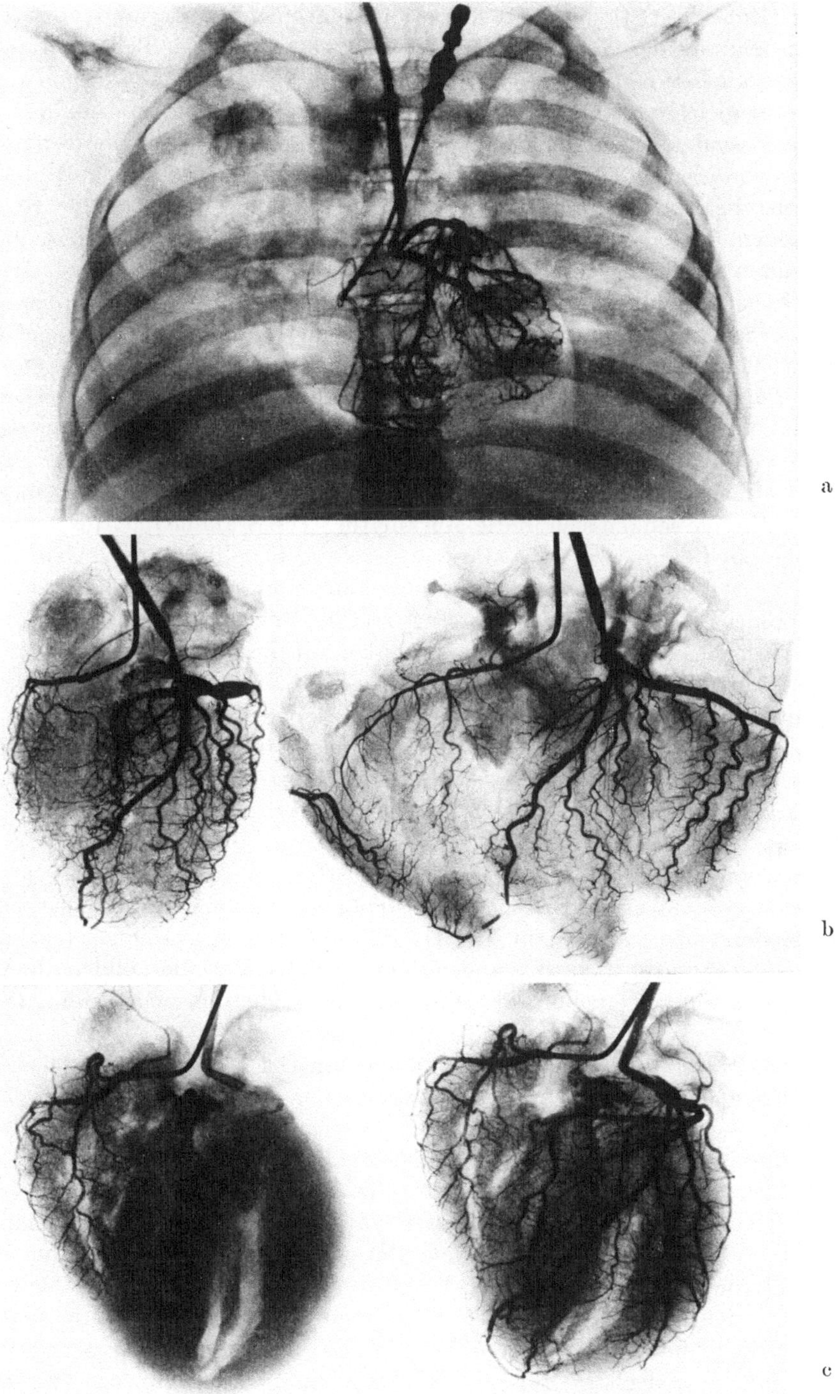

Abb. 3. Linksversorgungstyp — Septumversorgung nur durch die linke Herzkranzschlagader. a) H.G. 200 g; 20 Jahre, ♀. Todesursache: Hirntumor; b) H. G. 300 g; 51 Jahre, ♀. Todesursache: Mammacarcinom; c) H.G. 780 g; 28 Jahre, ♂. Todesursache: Verkalkte Aortenklappenstenose

Die Größe der Ostien verhält sich bei den einzelnen Versorgungstypen etwa wie die Ausdehnung des Versorgungsgebietes. Unter normalen Bedingungen haben die Versorgungstypen für die Herzdurchblutung keine erkennbare Bedeutung, da wir sie in gleichem Maße bei gesunden und kranken Herzen gefunden haben.

Die Vascularisation der Herzspitze ist variabel; sie wird zwar gewöhnlich von der vorderen und hinteren absteigenden Arterie versorgt, es gibt aber Fälle, bei denen die Äste der hinteren Kammerfurche auf die Vorderseite der Herzspitze übergreifen. Es hängt nun vom Versorgungstyp ab, welcher Herzarterie die Herzspitze dann angehört.

Zwischen Organparenchym und Gefäßen bestehen am Herzen topographische Besonderheiten. Organarterien bilden im allgemeinen mit dem Stammgefäß einen spitzen Winkel und treten dann nach einem freien Abschnitt in das Organ ein, dessen Parenchym ihre Zweige und Äste allseitig umschließt. Im Gegensatz dazu geht die A. coronaria dextra in einem rechten, die linke sogar in einem stumpfen Winkel von der Aorta ab.

Die größeren Arterien und Venen des Herzens verlaufen an der Oberfläche, nur ihre Zweige senken sich in die Muskulatur. Die Stämme der Herzschlagadern behalten auch dann, wenn sie stärkere Äste abgeben, ihre alte Verlaufsrichtung bei. Die Arterien und Venen des Kammerkomplexes haben aber in ihrem Verlauf nicht immer den gleichen Verzweigungsmodus. Von den beiden R. circumflexus treten fast alle Äste in etwa rechtem Winkel auf die Vorhof- oder Kammeroberfläche. Auf den Oberflächen teilen sie sich dann zwar dichotomisch, geben aber ihre Zweige in einem fast rechten Winkel an das Myokard ab. Die Stämme in der vorderen und hinteren Coronarfurche weichen am meisten vom Verzweigungsmodus anderer Organgefäße ab, weil sie ohne ihre Richtung zu ändern, gleich- und verschiedenstarke Äste für die Kammern und das Septum in drei Richtungen entlassen.

Die Herzkranzschlagadern sind mit ihren Ästen und Zweigen im Raume jeweilig so angeordnet, daß sie im Bereich der Ventrikelwand in den drei Ebenen senkrecht aufeinanderstehen. Außerdem sind Gefäße und Myokard in einem regelmäßigen *Doppelgitter* (Schoenmackers) angeordnet. Auf den Vorhöfen bilden die Arterien gröbere und feinere Netze mit fast ausschließlich dichotomischer Teilung (Spalteholz).

Analysiert man nun dieses von den anderen Organgefäßen abweichende Verzweigungsmuster unter dem Gesichtswinkel der Herzbewegung, so ergibt sich folgendes:

Die größeren Stämme und Äste an der Myokardoberfläche verlaufen außerhalb des funktionierenden Parenchyms. Die Gefäßstämme in der Atrio-Ventrikularfurche liegen in dem Bewegungsknoten zwischen Kammern und Vorhöfen, der R. descendens ant. und post. in dem Bewegungsknoten beider Kammern. Sie sind außerdem wie die Äste auf den Kammeroberflächen in der Bewegungsrichtung orientiert, in dem sie zur Herzspitze verlaufen. In der Richtung teilen sie sich dichomotisch. Auch ihre Äste, die rechtwinklig ins Myokard übertreten, nehmen wieder die Bewegungsrichtung ein. Innerhalb des Herzmuskels verzweigen sich die Gefäße dann auch wieder dichotomisch, wenn auch ihre Winkel größer sein können, als es dem Oppel-, Roux- und Heßschen Verzweigungsgesetz entspricht. Vielleicht weichen kleinste Arterien und Arteriolen von der Orientierung auf die Herzbewegung ab. Die Capillaren sind dann letzten Endes parallel zu den Herzmuskelfasern angeordnet—also ebenfalls wieder in der Bewegungsrichtung.

Überblicken wir die Anordnung der Herzgefäße, die bei Arterien und Venen gleich ist, so sind ihre Lage an der Herzoberfläche, Verlaufsrichtung und Ver-

zweigungsmodus auf die *Herzmechanik* und nicht so sehr auf die Strömungsdynamik des Blutes abgestimmt. Wir werden später sehen, daß diese Abweichung von der strömungsdynamischen Verzweigung für die Pathologie der Coronararterien von Bedeutung sein kann.

Bevor wir zur Pathologie der Coronargefäße und der Coronardurchblutung übergehen können, müssen wir auf die Korrelation zwischen Herzgefäßen und Herzmuskel und ihre Störungen eingehen. Im Rahmen der Korrelation zwischen Herzgewicht und Herzgefäßen fällt unser Blick zuerst wieder auf die Ostien.

Die Korrelation zwischen Ostien und Herzgewicht kann durch Zunahme des Herzgewichtes gestört werden (Abb. 4). Die Öffnung der Ostien wird mit der Zunahme des Herzgewichtes bis 500 g größer. Oberhalb von 500 g nimmt aber ihre Größe nicht mehr zu (SCHOENMACKERS, VOGELBERG). Es kommt deshalb zu einer relativen Ostienenge — zu einer *erworbenen Ostiumbarriere* —, die für Durchblutungsstörungen des Herzmuskels verantwortlich sein kann.

Wie verhalten sich nun die *Blutgefäße* des Herzens bei der *Hypertrophie des Myokards?*

Man kann sich eine Vorstellung von der Adaptationsgröße der Herzgefäße machen,

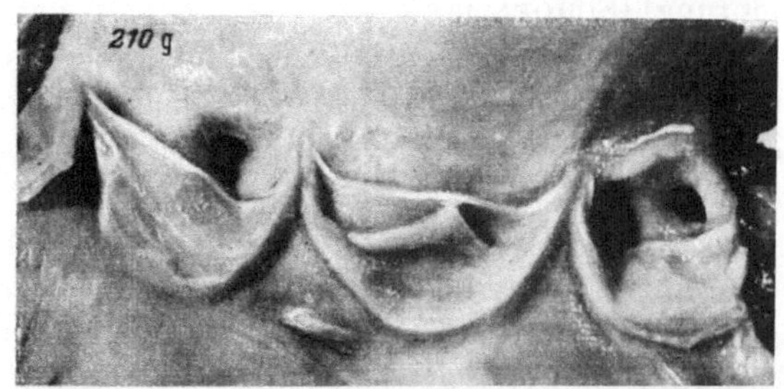

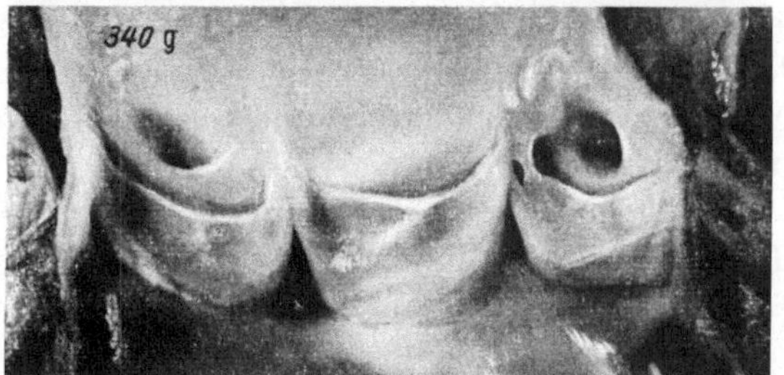

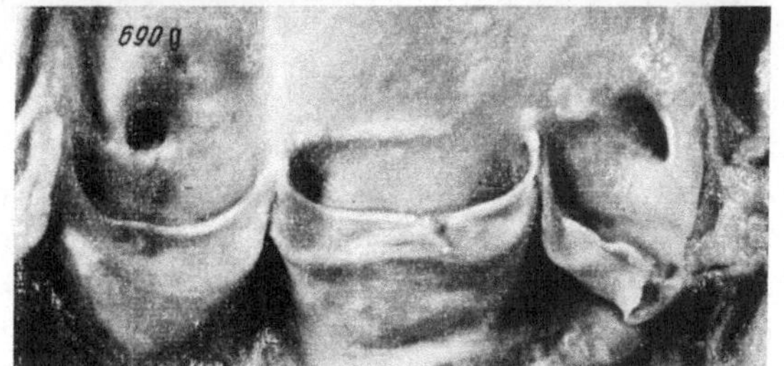

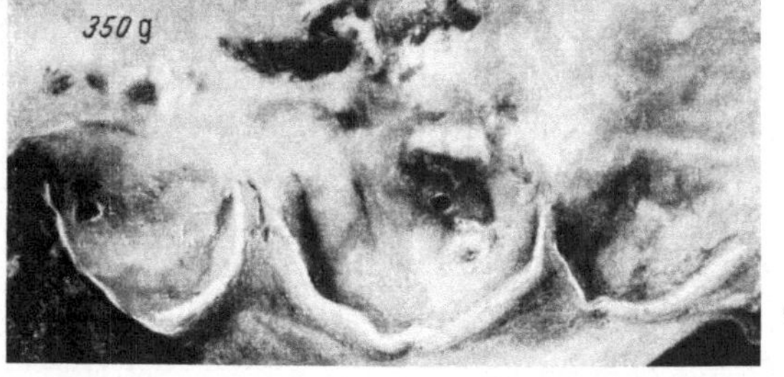

Abb. 4. Ostium-Herzgewicht-Korrelation. a/b) Normale Korrelation. a) 48 Jahre, ♀. Todesursache: Collumcarcinom; b) 28 Jahre, ♂. Todesursache: Mitrenalstose; c/d) Erworbene Ostiumbarriere. c) durch Herzhypertrophie. 51 Jahre, ♂. Todesursache: Stenosierende Coronarsklerose bei Hochdruck; d) durch arteriosklerotische Stenose der Ostien. 67 Jahre, ♂. Todesursache: Apoplexie

wenn man z. B. eine Verdoppelung des Herzgewichtes zugrunde legt. In eine Überschlagsrechnung darf man den Kammerkomplex als Kegel einsetzen. Bei einer Verdoppelung des Kegelgewichtes verhalten sich Volumen : Oberfläche; Umfang bzw. Länge wie $\sqrt[3]{8} : \sqrt[3]{4} : \sqrt[3]{2}$. Das bedeutet, daß bei doppeltem Gewicht der Umfang bzw. die Länge nur um etwa 25%, die Oberfläche aber um etwa 60% zunimmt. Die Verlängerung beruht auf einer Verschiebung der Arterien-Arteriolengrenze zur Peripherie. Dadurch werden mehr Gefäße sichtbar (Pseudovermehrung) (Schoenmackers u. Vieten). Bei stärkerer Hypertrophie scheint auch die Zahl der Gefäße, die von der Rundfurche des Herzens auf die Kammern treten, zuzunehmen. Aus dem Winkel zwischen den beiden Ästen der linken Herzarterie zieht außerdem ziemlich regelmäßig eine kräftige Arterie etwa diagonal über den linken Ventrikel.

Die Weite der Gefäße verhält sich aber anders als die Länge. Beim Spritzen von Kontrastmitteln stellt man nämlich fest, daß bei gleichen Kontrastmitteln und gleicher Injektionsmethode die Kontrastmittelmenge immer etwa im gleichen Verhältnis zum Herzgewicht steht. Da nach der oben angegebenen Überschlagsrechnung die Gefäßverlängerung nur in geringem Maße an der Volumzunahme der Herzarterien beteiligt sein kann, muß ihr Querschnitt entsprechend mehr zunehmen. Diese Vergrößerung des Querschnittes läßt sich postmortal-angiographisch leicht bestätigen.

Die Anpassung der Gefäße an die Herzhypertrophie geht zeitlich meist mit der Hypertrophie des Herzmuskels parallel. Man sieht allerdings auch immer wieder Fälle, bei denen die Anpassung der Gefäße der Hypertrophie des Muskels nachhinkt.

Nun haben wir aber noch festgestellt, daß die funktionierende Masse der Coronararterien — Elastica und Muscularis — im statistischen Durchschnitt nur bis 500 g Herzgewicht zunimmt, also die gleiche Adaptationsgrenze wie die Ostien hat. Bei 500 g liegt also ein *kritisches Herzgewicht* (Linzbach, Schoenmackers). Oberhalb von 500 g besteht also von vornherein die Wahrscheinlichkeit, daß die Korrelation zwischen dem Herzen und seinen Gefäßen gestört ist.

Die Adaptationsgrenze kann man auch daran erkennen, daß Herzen von mehr als 500 g unabhängig von ihrem Gewicht nur einen Muskelanteil von 500 g haben. Der Gewichtsanteil oberhalb von 500 g entfällt auf Gefäße, Epikard und nicht zuletzt auf Narben. So besteht bei der Herzhypertrophie ein oberes *Herzmuskelgrenzgewicht* (Schoenmackers), das etwas höher als das kritische Herzgewicht liegt.

Wir dürfen mit Linzbach annehmen, daß sowohl das kritische Herzgewicht als auch das Herzmuskelgrenzgewicht von der oberen Adaptationsgrenze der Ostien und Herzarterien abhängig sind.

In der Adaptation der Herzgefäße liegt schon eine Gefahr für die Herzdurchblutung, indem entweder die Ostien oder Herzarterien „zu klein“ sind. So besteht die Gefahr einer Coronarinsuffizienz (Büchner). Es hängt nun von der Größenordnung der Korrelationsstörung ab, ob es nur bei einer Überlastung (relative Coronarinsuffizienz, Büchner) oder aber schon in Ruhe zu einer Minderdurchblutung des Herzens kommt.

Bei Ausnahmen von dieser Regel handelt es sich um Fälle mit Hyperplasie der Fasern (Linzbach) und extrakardialen Anastomosen, deren Herzgewicht, Durchblutung und Funktion natürlich praktisch nicht beschränkt zu sein braucht, da die Coronararterien mit extrakardialen Anastomosen von den Ostien unabhängig sind.

Bei der extremen Ostiumstenose z. B. nach Lues ist die Herzdurchblutung nur durch extrakardiale Anastomosen zu erklären.

Bei der Erörterung der Adaptation der Herzgefäße haben wir bisher die verschiedenen Arten von Herzhypertrophie noch nicht berücksichtigt.

Beim Hochdruck hypertrophieren außer dem Herzen selbst auch noch die Arterien. In diesen Fällen ist also die Hypertrophie der Herzarterien nur ein Glied einer *arterio-kardialen Hypertrophie* (SCHOENMACKERS).

Bei der Herzhypertrophie ohne Hochdruck, z.B. bei konnatalen und erworbenen Herzklappenfehlern, Cor pulmonale usw., findet man zwar eine Herzhypertrophie mit Hypertrophie der Herzgefäße, es fehlt aber die der Aorta und der übrigen Arterien, so daß nur eine *kardio-coronare Hypertrophie* (SCHOENMACKERS) vorliegt (Abb. 3e).

Die Adaptation der Herzgefäße hat aber auch deshalb noch besondere Aspekte, weil beim Hochdruck eine symmetrische (DÜLL, HECHT, KIRCH, SCHOENMACKERS), bei vielen Herzklappenfehlern aber eine asymmetrische Hypertrophie vorliegen kann. Bei der asymmetrischen Hypertrophie brauchen sich nicht immer beide Herzarterien zu adaptieren, so bei Mitralstenose oder Cor pulmonale und Normalversorgungstyp nur die rechte, bei Aortenklappenfehlern natürlich beide Herzschlagadern. Beim Linksversorgungstyp müssen beide Herzkranzschlagadern die Vascularisation eines hypertrophierten rechten Ventrikels übernehmen, während bei Aortenklappenfehlern nur die linke länger, weiter und stärker werden muß.

Beim Rechtsversorgungstyp muß die A. coronaria dextra einen wesentlichen Teil des linken Ventrikels versorgen.

Es hängt nun von der Adaptationsfähigkeit der einzelnen Herzarterie ab, inwieweit die Vascularisation trotz Versorgungstyp noch ausreichend ist. Auf Grund der Adaptation der Herzarterien an eine einseitige oder vorwiegend einseitige Herzhypertrophie kann es zur Vortäuschung von Versorgungstypen kommen.

Bei den Capillaren sind in Fällen mit Hypertrophie der Fasern keine sicheren quantitativen oder qualitativen Abweichungen nachgewiesen. Zählt man allerdings die Capillaren/Flächeneinheit aus (FRANK u. SCHOTTE; LINZBACH; HAKKILA), so findet man zwar weniger Capillaren/Flächeneinheit; das liegt aber daran, daß die Muskelfaserquerschnitte vergrößert sind und beruht nicht darauf, daß die Capillaren vermindert sind. Aus diesen Werten läßt sich nur auf ein größeres Versorgungsfeld der Einzelcapillare schließen. Es ist zur Zeit aber noch nicht sicher, wo die kritische Grenze liegt, an der es durch Vergrößerung des Versorgungsfeldes zu morphologischen Veränderungen oder Funktionsstörungen kommt.

Venen können gleichsinnig wie Arterien verändert, aber auch unbeteiligt sein. Beim Hochdruck findet man nur eine leichte Venenhypertrophie. Sie ist bei Mitralstenosen und Fällen mit Ventrikelseptumdefekten oder Foramen interventriculare schwer, da sie der Blutdruckerhöhung in der rechten Herzhälfte parallel geht (Abb. 5).

Die funktionelle Bedeutung der Venenhypertrophie ist noch umstritten. Bei angeborenen Herzfehlern, Mitralstenosen und Cor pulmonale möchten wir aber annehmen, daß sie zur Verbesserung der Herzdurchblutung beitragen kann — ein Gedankengang, wie er auch der Beckschen Operation zugrunde liegt (SCHOENMACKERS u. STRATMANN; TRUEX u. ANGULO).

Bei der Hypertrophie des Herzens, die sich immer in einem längeren Zeitraum entwickelt, hat auch das Coronargefäß-System die notwendige Zeit, sich auf die quantitative Vermehrung des Myokards einzustellen. Bei der *akuten Dilatation* fehlt aber diese Adaptationszeit. Man sieht nämlich postmortal—angiographisch in diesen Fällen eine starke Verlängerung der Arterien mit Verkleinerung ihres Querschnittes. Stützt man sich auf diesen angiographischen Befund, so darf man annehmen, daß sich mit einer schweren Dilatation, besonders hypertrophierter Herzen, auch eine Gefahr für die Durchblutung des Herzmuskels verbinden kann, besonders wenn man bedenkt, daß nun auf der Erweiterung der Gefäßquerschnitte, dem Schwerpunkt der Kompensation, die Herzdurchblutung bei Hypertrophie ruht.

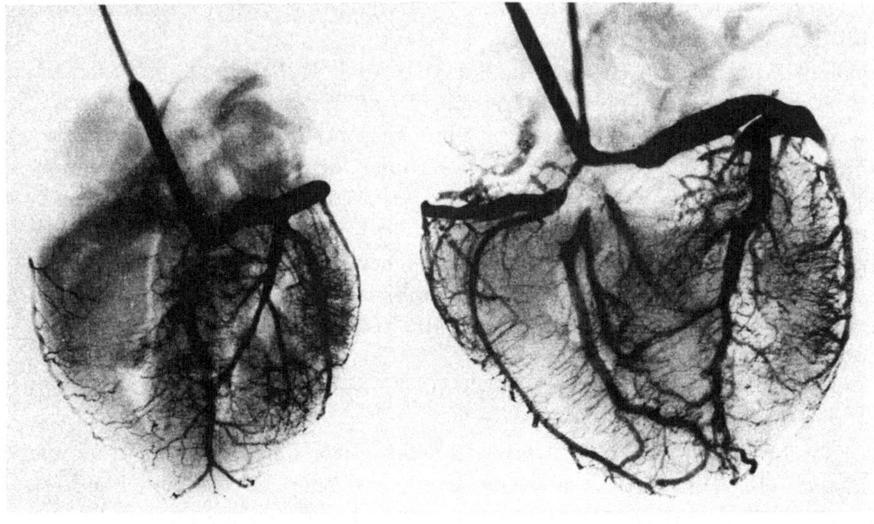

Abb. 5. Venen des normalen und hypertrophierten Herzens. a) Unauffällige Herzvenen. H.G. 120 g; 11 Jahre, ♂. Todesursache: Hirntumor; b) Weitere Herzvenen mit Pseudovermehrung. ‚Doppelter Venensinus'. H. G. 300 g; 16 Jahre, ♂. Todesursache: Fallotsche Tetralogie

Bei der *Atrophie des Herzens* fehlt zwar zuerst eine nachweisbare Atrophie der Herzgefäße, sie schlängeln sich aber und wirken postmortal—angiographisch weiter, als es der Herzgröße entspricht. Die Schlängelung von Herzschlagadern kann unterschiedliche Ursachen haben. Bei schwerer Kachexie jugendlicher Patienten beruht sie auf der Atrophie des Herzens, die mit einer Verkleinerung einhergeht. Sie ist reversibel. Bei älteren Patienten liegt eher ein Verlust elastischer Elemente der Gefäße zugrunde, oft kombiniert mit einer Atrophie des Herzens. Sie ist natürlich nur bedingt reversibel. Berechnet man die Größe der Schlängelung, so ergibt sich bei einer Verkürzung des Kammerkomplexes um 20% eine Schlängelung mit den Werten 1,0 : 0,6 : 0,33, d. h. die Höhe eines Bogens beträgt ein Drittel der Bogenbasis. Aus diesen Zahlen läßt sich erkennen, wie gering die Verkürzung eines Kammerkomplexes sein darf, um schon zu einer beträchtlichen Schlängelung zu führen, selbst wenn man in dieser Rechnung die Verkleinerung des Durchmessers nicht berücksichtigt.

Bei der Schlängelung ändern Abschnitte eines Stammgefäßes ihre Verlaufsrichtung. Dadurch stellen sich einzelne Gefäßabschnitte so ein, daß an der

Abgangsstelle von stärkeren Ästen der rechte Winkel oder die gradlinige Fortsetzung des Stammgefäßes aufgehoben wird. So kommt es zu strömungsdynamisch orientierten Abgangsstellen.

Wenn auch die pathologischen Veränderungen der Herzkranzschlagadern mit denen der übrigen Arterien weitgehend übereinstimmen, so unterscheiden sie sich dennoch dadurch, daß sie sowohl quantitativ als auch quantitativ einen speziellen Alterswandel durchmachen (BÄHR; MEESSEN; HIERONYMI; WOLKOFF; HOEKSTRA; MILLES u. DALLESSANDRO). Dieser Alterswandel besteht in einer Verdickung der Innenschicht, der man auch einen Teil der perivasalen Bindegewebsvermehrung,

wie man sie beim Herzen alter Patienten auch ohne Coronarsklerose sieht (Kardiosklerose, SPANG), zuschreiben kann.

Wenn wir nun zur Pathologie der Herzschlagadern übergehen, so wollen wir uns auf die wesentlichen Veränderungen — Fehlbildungen, Coronarsklerose und Thrombose — beschränken. Es darf aber nicht vergessen werden, daß in den Herzarterien alle pathologischen Veränderungen, wie man sie auch sonst im Gefäß-System kennt, vorkommen können. FROMENT u. Mitarb. haben 1957 alle von ihnen beobachteten Coronarveränderungen zusammengestellt. Sie kommen zu dem Ergebnis, daß in allen Altersklassen entzündliche und sonstige Gefäßveränderungen am Herzen vorkommen. Dabei sind die entzündlichen Veränderungen

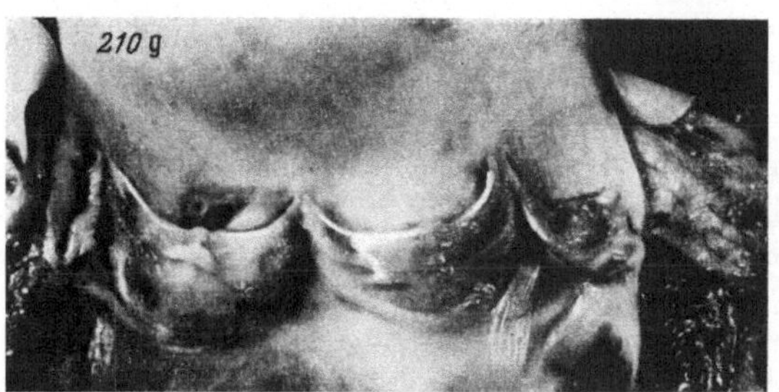
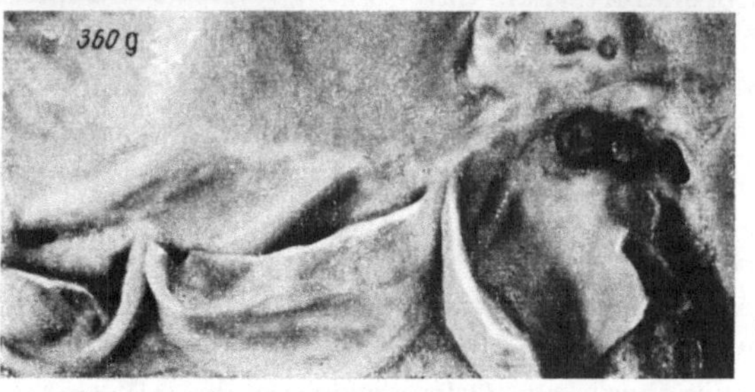

Abb. 6. Veränderungen im Bereich der Ostien. a) Angeborene Ostiumbarriere bei Aplasie des rechten Coronarostiums, 14 Jahre, ♂. Todesursache: Plötzlicher Herztod. b) Parietale Thrombose der Aortenwand vor dem linken Ostium mit Verschluß des in diesem Falle getrennt angelegten Ostium für den Ramus circumflexus sinister (Akute Ostiumbarriere). 66 Jahre, ♀. Todesursache: Ostiumthrombose bei Hochdruck und Coronarsklerose

(v. ALBERTINI; RITAMO, LAITINEN u. VIRKKUNEN; RATSCHOW; ZAK; ADLERSBERG u. HELPERNUM; ZEEK) bei Jugendlichen häufiger als später. Sie weisen auch, wie andere Autoren, besonders darauf hin, daß die Herzgefäße an allen generalisierten Gefäßveränderungen wie Periarteriitis nodosa, Endangiitis obliterans (MEESSEN; SINCLAIR u. NITSCH; WINKELMANN u. MORRE; VÖLKER) usw. beteiligt sein können.

Die Rückwirkung entzündlicher Gefäßveränderungen mit und ohne sekundäre Thrombose auf die Durchblutung des Herzens hängt von der Größe der befallenen Gefäße ab und sind sonst die gleichen, wie bei Coronarsklerose und Thrombose.

Die *Fehlbildungen* im Bereich der Coronarostien oder der Herzkranzschlagadern selbst sollen nur kurz und vorwiegend allgemein-pathologisch betrachtet werden. Sie sind Modelle quantitativer und qualitativer Durchblutungsstörungen.

Quantitative Durchblutungsstörungen — durch zu wenig Blut — finden wir bei der Aplasie eines Coronarostiums oder einer Coronararterie (Abb. 6a).

Qualitative Durchblutungsstörungen treten dagegen in dem Falle auf, wenn eine oder beide Herzarterien aus der Lungenschlagader abgehen und dann Blut mit Stoffwechselprodukten und zu wenig Sauerstoff dem Myokard zufließt.

Unter beiden Bedingungen entstehen im Myokard Nekrosen, die über Granulationsgewebe zu Narben werden. Nicht selten ist aber das Myokard auch ohne alle Veränderungen.

Quantitative Durchblutungsstörungen können direkt durch herzeigene Kompensationsmechanismen wie Weiterstellung von Ostien und Arterien sowie höhere Strömungsgeschwindigkeit kompensiert werden. Qualitative Durchblutungsstörungen können dagegen vom Herzen höchstens indirekt wirkungslos gemacht werden, wenn z. B. ein Gefäß, das Blut mit Stoffwechselprodukten und zu wenig Sauerstoff enthält, „ausgeschaltet" wird und sein Versorgungsgebiet mit Hilfe von intra- und extrakardialen Anastomosen von der anderen Schlagader übernommen wird. Das ist natürlich beim Ursprung beider Herzkranzschlagadern aus der A. pulmonalis nicht möglich. Es sei denn, es käme über extrakardiale Anastomosen zu einer Mischung von venösem und arteriellem Blut, die für die Ernährung und Funktion des Myokards ausreicht.

So demonstrieren die Fehlbildungen auch die Problematik der Pathologie der Coronararterien, daß nämlich pathologische Veränderungen der Coronargefäße klinische und morphologische Folgen haben können oder mit und ohne Kompensationsmechanismen folgenlos bleiben können.

Zu den Fehlbildungen ist im einzelnen nur zu sagen, daß man in der Literatur immer wieder Fälle mit Aplasie einer Coronararterie findet (PLAUT; PETRÉN; HALLERMANN; KOCKEL; RICHTER; MÖNCKEBERG; DUTRA; GORBRANDT; REINDELL u. HARNASCH, nach einer Beobachtung von MEESSEN; SWANN u. FITZPATRICK). Analysiert man diese Fälle genauer, so handelt es sich fast immer nur um die Aplasie eines Ostiums, nicht aber einer Herzschlagader. In solchen Fällen besteht eine *angeborene Ostiumbarriere*, die oft erst unter erhöhter Belastung wirksam wird, zu Durchblutungsstörungen oder zum Herztod führen kann. Entspricht aber in solchen Fällen die Größe des einen Ostiums dem Herzgewicht, so findet man keine Abweichungen der Muskulatur.

Die Bedeutung einer monostialen Coronarversorgung demonstriert der Fall eines 14jährigen Mädchens, bei der plötzlich der Tod eintrat (Abb. 6a). Das linke Ostium fehlte; die rechte Herzkranzschlagader war über eine sog. dritte Coronararterie (SCHLESINGER, ZOLL u. WESSLER) an das linke Ostium angeschlossen.

An zweiter Stelle steht der Abgang einer oder beider Coronararterien aus der A. pulmonalis (ADEBAHR; DAGONET; DUTRA; WILKINS u. SCOTT; ROTTER, W.; SWANN u. FITZPATRICK; SWANN u. WERTHAMMER). Gehen beide Herzarterien von der Lungenschlagader ab, dann tritt meist schon kurz nach der Geburt der Tod ein; entspringt aber nur eine aus der A. pulmonalis, dann sieht man auf Grund des Sauerstoffmangels Nekrosen, Granulationsgewebe und Narben in ihrem Versorgungsgebiet. Der Abgang einer Coronararterie aus der Lungenschlagader kann aber auch folgenlos bleiben. Bei einer 55jährigen Frau entsprang zwar die rechte Herzkranzschlagader aus der Lungenarterie, da aber weder Veränderungen des Myokards noch anamnestisch kardiale Symptome zu finden waren, muß die Herzdurchblutung auf dem linken Ostium geruht haben. Man darf sogar annehmen, daß die „Herzarterie‟, welche aus der Lungenschlagader abging, als Vene funktioniert hat.

Wenn wir nun zur Coronarsklerose übergehen, müssen wir wieder mit dem Ostium beginnen. Das Coronarostium kann in die Arteriosklerose des B. Aortae,

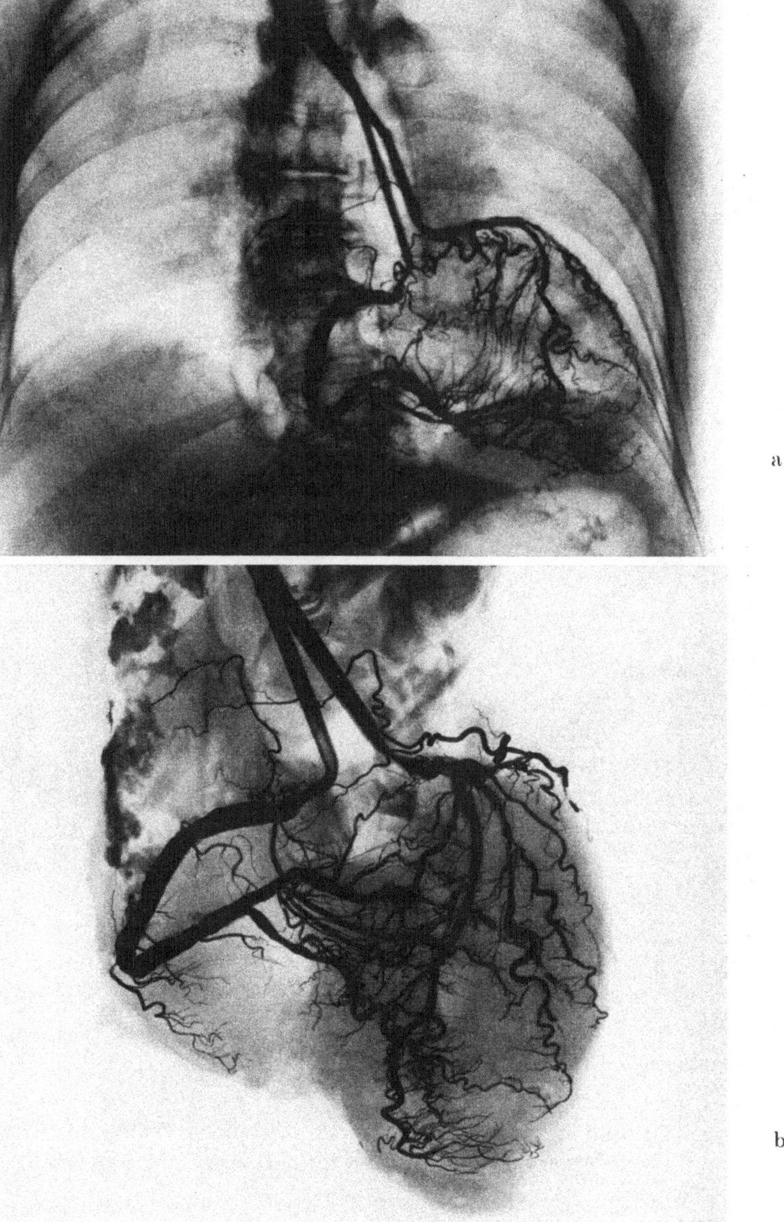

Abb. 7. Mittelschwere Coronarsklerose. a/b) Coronarsklerose mit Stenosen der linken Herzarterie und ihrer größeren Äste sowie Erweiterung des Stammes der rechten Coronararterie. Grobe Narben in der Muskulatur der Hinterwand des linken Ventrikels. a) in situ, b) am herausgenommenen Herzen. a/b) H.G. 410 g; 82 Jahre. – Todesursache: Schenkelhalsfraktur — Lungenarterienembolie

der Herzarterien oder beider (Abb. 4b) einbezogen sein. Fälle isolierter Arteriosklerose der Ostien sind seltener.

Die Arteriosklerose oder Lues der Ostien (Büchner, Goormah tigh, de Vos u. Blancquaert) führen zuerst zum Verlust der Elastizität, und damit zur Herabsetzung der funktionellen Anpassungsfähigkeit. Die progressive Einengung

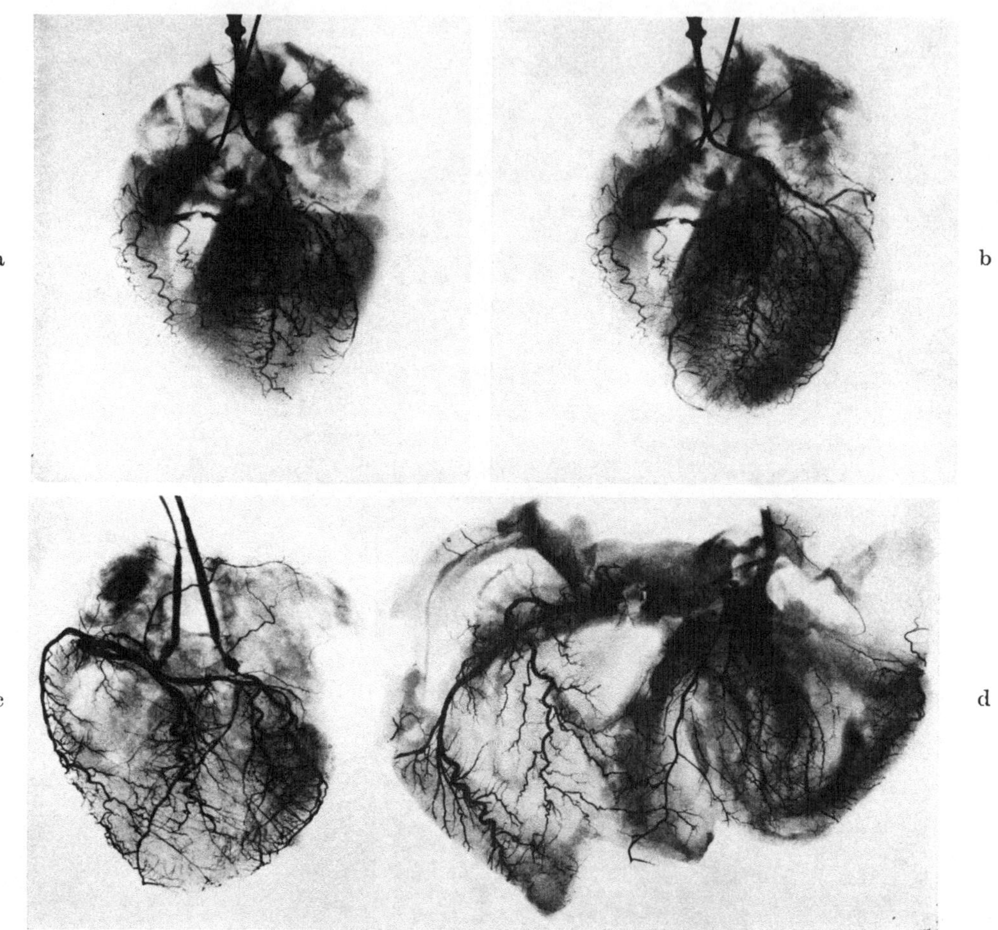

Abb. 8. Schwere stenosierende Coronarsklerose. a) Stenosen der rechten Coronararterie (Rechtsfüllung). Links nur Schatten der Kalkeinlagerung der Arterienwand. Rechtsversorgungstyp. b) Nachfüllung der linken Herzarterie. Perlschnurartige Lichtung aller Äste der linken Herzarterie. Keine groben Myokardnarben. H.G. 370 g; 83 Jahre, ♀ Todesursache: Herzinsuffizienz bei stenosierender Coronarsklerose. c/d) Gleichförmige stenosierende Arteriosklerose des Ramus descendens sinister. Alter arteriosklerotischer Verschluß des linken Ramus circumflexus. Fast normale rechte Coronararterie. Großes altes Herzwandaneurysma der Rückwand des linken Ventrikels. Grobe Narben im Septum. H.G. 540 g; 71 Jahre, ♀ Todesursache: Herzinsuffizienz bei Hochdruck und Coronarsklerose

des Ostiums geht unabhängig vom Herzgewicht mit einer Störung der Korrelation zwischen Ostium und Herzgewicht einher. Es entsteht eine *erworbene Ostiumbarriere*.

Bei der Erörterung der Coronarsklerose selbst interessiert uns vorwiegend ihr Einfluß auf die Herzdurchblutung. Die Rückwirkung der Arteriosklerose auf die Funktion der elastischen und muskulären Elemente der Wand und die Lichtungs-

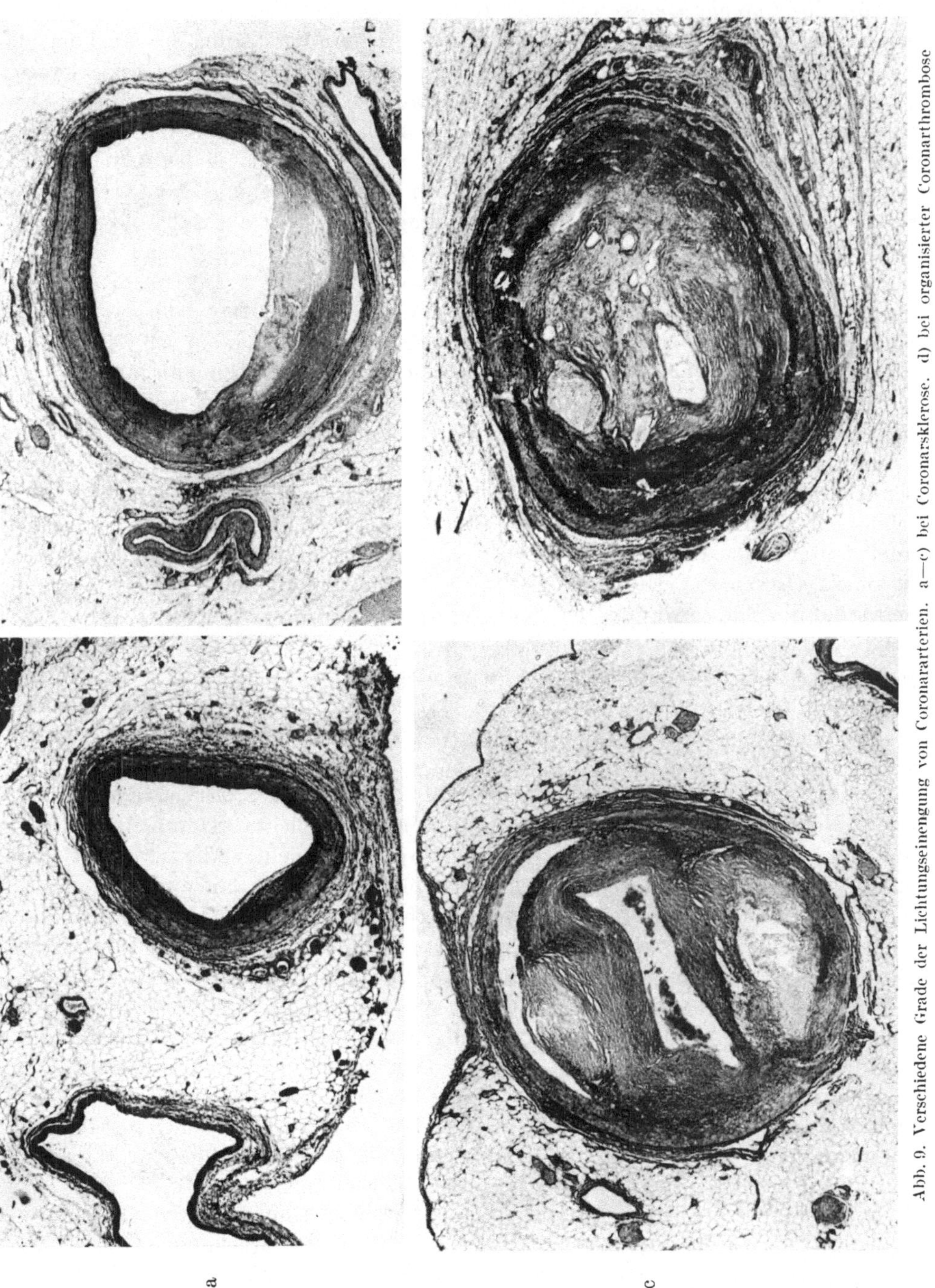

Abb. 9. Verschiedene Grade der Lichtungseinengung von Coronararterien. a—c) bei Coronarsklerose. d) bei organisierter Coronarthrombose

weite (Abb. 7—9) stehen dabei im Vordergrund (THOMA, MEESSEN). Auf die Besprechung von Pathogenese und Pathologie der Coronarsklerose können wir in diesem Rahmen verzichten.

10*

Mit der *Coronarsklerose* verlieren Gefäßabschnitte oder sogar ganze Gefäße zuerst ihre Elastizität (Barbareschi), dann durch die Zerstörung der Muskulatur oder eine kalkharte Innenschicht auch ihre Stellfähigkeit. Da die Arteriosklerose in der Innenschichte beginnt und dann erst auf die übrigen Gefäßwandschichten übergreift, gehen diese funktionellen Eigenschaften schrittweise verloren.

Beide Veränderungen findet man meist zuerst im Anfangsteil des absteigenden Astes der linken Herzkranzschlagader, dann in der rechten und auch im R. circumflexus sinister. Bei fortgeschrittener Coronarsklerose steht ebenfalls die Arteriosklerose des R. descendens sinister weit im Vordergrund. Diesen Ast findet man auch am häufigsten völlig verschlossen und verkalkt.

Erinnern wir uns an Lage und Verzweigungsmuster der Herzarterien, so muß sofort ins Auge fallen, daß die Coronarsklerose in den Gefäßen am schwersten ist, die am weitesten vom strömungsdynamischen Verzweigungsmodus abweichen.

In diesem Zusammenhange muß noch einmal auf die Herzgefäße bei der Herzhypertrophie eingegangen werden, da sich gerade bei der Coronarsklerose die arterio-kardiale Hypertrophie von der kardio-coronaren Hypertrophie unterscheidet. Die Arteriosklerose tritt nämlich bei der arterio-kardialen Hypertrophie früher und auch schwerer als bei der kardio-coronaren Hypertrophie auf; sie reicht auch weiter in die Peripherie (Bäuerle, Liebegott, Vivell, Rau), sogar bis ins Myokard (Linzbach, Edwards, Kathke). Die stenosierende Coronarsklerose gefährdet die Blutversorgung bei der arterio-kardialen Hypertrophie — also z. B. bei Hochdruck und Aortenisthmusstenosen — besonders deshalb, weil die Kompensation des erhöhten Blutbedarfs morphologisch im wesentlichen auf der Vergrößerung des Gefäßquerschnittes ruht. Bei der kardio-coronaren Hypertrophie — also vorwiegend bei Herzklappenfehlern — findet man dagegen keine sicheren Unterschiede zu normalgewichtigen Herzen.

Die Tatsache, daß Gefäßstenosen oder Gefäßverschlüsse zu klinischen Symptomen und zu Nekrosen der Herzmuskulatur führen können, ist leicht verständlich. Deshalb möchten wir im folgenden erörtern, warum es so oft trotz leichter oder schwerer Coronarsklerose weder zu klinischen noch zu morphologischen Erscheinungen kommt.

Stenosierte Gefäßabschnitte können durch *Ausgleichgefäße* (Kollateralen und Anastomosen) ersetzt werden (Giese, Rein). Solche Gefäße findet man oft parallel zur verschlossenen Schlagader. Kollateralen entstehen einmal dadurch, daß Äste proximal oder distal der Stenose Anschluß an nicht stenosierte Schlagadern haben. Sie werden dann weiter und können zusammen mit Verbindungen zur anderen Herzarterie (Anastomosen) das Versorgungsgebiet übernehmen. Die Leistungsfähigkeit der Ausgleichgefäße zeigen Herzen, bei denen man röntgenologisch als Rest der ursprünglichen Herzarterien nur noch Kalkschatten erkennen kann; die ganze Versorgung von Herzabschnitten, ja sogar des ganzen Herzens, wird in solchen Fällen von Ausgleichgefäßen übernommen.

Wenn man trotz enger Gefäßstenosen oder einer Obliteration des Anfangsabschnittes eines R. circumflexus keine Folgen an der Muskulatur findet, so liegt das in einem Teil der Fälle daran, daß diese beiden Arterien über Vorhofgefäße Blut erhalten können.

Die Ausprägung und Lokalisation der Ausgleichversorgung hat bei stenosierender Coronarsklerose im Einzelfalle einen so individuellen Charakter, daß man nur das Prinzip einer Ausgleichversorgung zeigen kann.

Die wesentlichen Faktoren, auf denen morphologisch die Herzdurchblutung trotz stenosierender Coronarsklerose ruhen kann, ohne daß klinische Symptome oder morphologische Veränderungen auftreten, sind also: Erhaltenes Restlumen und noch erhaltene Funktionsfähigkeit der Coronararterien, Kollateralen, intra- und extrakardiale Anastomosen (intrakardiale Anastomosen: BAROLDI, MATERO u. SCOMAZZONI; BLUMGART, SCHLESINGER u. ZOLL; BLUMGART, ZOLL u. FREEDBERG; BLUMGART, ZOLL, FREEDBERG u. GILLIGAN; GIESE; ROSSI u. DORDI; SCHOENMACKERS; WIGGERS, ZOLL, WESSLER u. SCHLESINGER. Extrakardiale Anastomosen: HUDSON, MORITZ u. WEARN; ROBERTSON; SCHOENMACKERS; SCHOENMACKERS u. VIETEN). Wenn auch die Ausgleichgefäße letzten Endes ebenfalls eine Arteriosklerose bekommen, so doch immer später als die Ursprungsgefäße. Sie können dann wieder durch neue Ausgleichsgefäße, die ohne pathologische Veränderungen sind, ersetzt werden. So sieht man gelegentlich in der vorderen Coronarfurche 3—4 Gefäße nebeneinander, von denen nur eines völlig unverändert ist, während die anderen in verschiedenem Grade verlegt oder obliteriert sein können.

An zweiter Stelle steht die Frage, warum eine Coronarsklerose Jahre, sogar Jahrzehnte weder Beschwerden noch klinische Symptome macht, um dann plötzlich zu Nekrosen, Infarkten oder gar zum Tode zu führen. Es liegt nahe, daß bei diesen Fällen immer wieder ein *Gefäßspasmus* diskutiert wird. BÜCHNER aber hat schon darauf hingewiesen, daß man sich bei diesen über längere Strecken kalkharten Gefäßen einen Spasmus nur schwer vorstellen kann. Außerdem müßte man, würde man einen Spasmus anerkennen, auch eine *Gefäßlähmung* erörtern. Treten aber klinische Symptome oder ein Infarkt auf, dann darf man sich in einem Teil der Fälle vorstellen, daß der Coronarquerschnitt, der schon vor dem Ereignis herabgesetzt war, einer höheren Belastung trotz schnellerer Blutströmung nicht mehr gewachsen oder daß es zu einer von den Herzgefäßen unabhängigen Verminderung der Durchblutung des Myokards gekommen war.

Die Herzdurchblutung ist natürlich in den Fällen, bei denen eine stenosierende Coronarsklerose oder eine Adaptationsstörung zwischen Herzgefäßen und Myokard besteht, labiler als sonst. Das muß sich darin auswirken, daß die Coronardurchblutung sowohl durch akute Änderungen der Lichtungsweite als auch durch extrakardiale Einflüsse unter den kritischen Wert absinken kann. Aus diesem Grunde ist auch ein an sich geringer Lichtungsverlust z. B. durch Blutungen in arteriosklerotische Herde für die Coronardurchblutung so gefährlich.

Die akute Verschlimmerung einer schon bestehenden Coronarsklerose hat aber meist morphologische Ursachen (BÜCHNER), die in kurzer Zeit die Restlichtung unter den kritischen Querschnitt einengen. Dabei stehen *subintimale Ödeme und Verquellungen* arteriosklerotischer Beete (BÜCHNER, MEESSEN, E. MÜLLER) neben *Blutungen* in coronarsklerotische Herde (DRURY; LOVIT u. CORZINE) mit sekundärer Einengung der Lichtung, wenn wir von der Thrombose absehen, im Vordergrund.

Da sich Ödeme und Blutungen in kurzer Zeit entwickeln, kann der über längere Zeit anlaufende morphologische Kompensationsmechanismus von Kollateralen und Anastomosen nicht mehr wirksam werden, so daß Herzmuskelnekrosen oder Herztod eine unabwendbare Folge sein können.

Nicht in jedem Falle wird man pathologisch-anatomisch den Herd nachweisen können, da bei Coronarsklerose schon der Verschluß eines kleineren Astes zu erheblichen Ausfallerscheinungen führen kann. Außerdem kann man oft nicht erkennen, auf welcher Arterie vorher die Hauptlast der Coronarversorgung geruht hat. Die Vielzahl von Ausgleichgefäßen, die ebenfalls selbst wieder eine Coronarsklerose haben können, erklärt außerdem, warum es dem Morphologen manchmal so schwer sein kann, die letzte Ursache einer Durchblutungsstörung aufzudecken. Im allgemeinen sind solche Herde allerdings in den Stämmen eher als in Ästen oder Ausgleicharterien zu finden.

Im Gegensatz zur Coronarsklerose wird mit dem Worte „*Coronarthrombose*" allzuhäufig die Vorstellung eines schweren klinischen Krankheitsbildes oder deletärer morphologischer Veränderungen verbunden. Das muß aber bei der Coronarthrombose so wenig wie bei der Coronarsklerose der Fall sein. Die Thrombose ist nur eine Sonderform des Gefäßverschlusses, die sich funktionell von der Arteriosklerose besonders durch die kurze Entwicklungszeit unterscheidet.

Die Rückwirkung einer Thrombose auf die Durchblutung ist von vielen Faktoren, von denen hier nur die wesentlichsten erläutert werden können, abhängig. Ein parietaler Thrombus kann die Durchblutung herabsetzen, ein Verschlußthrombus unterbricht sie, wenn keine Ausgleichversorgung zur Verfügung steht. Parietale Thromben können zwar oft die Durchflutung eines Gefäßes nur wenig beeinträchtigen, aber durch den Verschluß abgehender Äste die Versorgung von Organbezirken aufheben. Man muß deshalb den Wert einer parietalen Thrombose für jeden Fall analysieren.

Auf der anderen Seite kommt der Wertigkeit eines Gefäßes, in dem sich eine Thrombose entwickelt, eine entscheidende Bedeutung zu. Wenn einem Thrombus die Nekrose vom Versorgungsgebiet des verschlossenen Gefäßes folgt, kann die Wirkung der Thrombose, sehen wir von appositionellen Thromben ab, erschöpft sein. Beim Verschluß eines Gefäßes, z. B. eines Gefäßstammes, kann sich in seinem Versorgungsgebiet ein kleiner Infarkt bilden, gleichzeitig aber die Blutversorgung eines größeren Herzmuskelbereiches herabgesetzt sein, so daß der vom Thrombus abhängige Bereich der Durchblutungsstörung größer ist, als es die Ausdehnung des Infarktes ausweist. Deshalb sind auch schwerere klinische Symptome möglich, als nach der Ausdehnung des Infarktes anzunehmen ist. Morphologisch läßt sich nämlich bei erhaltener Muskelfaserstruktur noch nicht nachweisen, ob die Durchblutung quantitativ nur zum Erhaltungs- oder aber auch zum Arbeitsstoffwechsel ausgereicht hat.

In der letzten Zeit haben Zollinger und Papacharalampous auf die proximale und distale appositionelle Thrombose hingewiesen. Durch appositionelle Thromben können zusätzlich Gefäße verlegt werden. So kann ein protrahierter Infarkt entstehen oder ein schon bestehender Infarkt größer werden. Beim proximalen Anwuchs besteht die Gefahr der Verlegung wichtiger Äste, unter denen natürlich Kollateralen und Anastomosen sein können, so daß eine Durchblutungskrise des Herzmuskels folgen kann. Trotz allem können Thromben aber auch folgenlos bleiben, wenn schon vorher eine umfangreiche Ausgleichversorgung vorhanden war.

Da sich eine Thrombose in den meisten Fällen auf arteriosklerotischen Beeten (Meessen, E. Müller) entwickelt, stimmt in der Mehrzahl der Fälle ihre Lokalisation mit der einer Coronarsklerose überein. Sonst entstehen Thromben häufig noch auf Einrissen und Blutungen in arteriosklerotische Herde (AUFDERMAUER; MEESSEN; STAEMMLER; BAYER; LEVY) und auch bei Ödemen und Verquellungen (MEESSEN).

Im einzelnen muß für die Coronarthrombose noch ergänzt werden:

Thromben können nicht nur in den Coronararterien selbst, sondern auch an der Aortenwand unmittelbar vor dem Ostium entstehen und bis in ein Ostium reichen (OSBURG). Eine Frau von 66 Jahren starb, als sie gerade in klinische Behandlung kommen wollte, ganz plötzlich. Als Todesursache fand sich ein am Ende flottierender Thrombus vor dem Ostium des linken R. circumflexus, das in diesem Falle vom Ostium des R. descendens getrennt war (Abb. 6b).

Thromben, die in den Coronararterien nur ein flaches Polster bilden und funktionell keine wesentliche Bedeutung haben, werden für die wesentliche Ursache von Stenosen bei der Coronarsklerose (MEESSEN, 1940; DUGUID, 1948; MORGAN, 1956) gehalten. Sie nehmen an, daß solche flachen Thromben jeweilig in den arteriosklerotischen Herd einbezogen werden können. Diese Herde werden dadurch höher und bilden dann Stenosen. Flache Thromben können also indirekt zu einer Erschwerung der Coronardurchblutung führen. Auf der anderen Seite sind sie imstande, die Entwicklung einer Coronarsklerose durch den rhythmischen Anwuchs der Stenosen zu beschleunigen.

Entwickelt sich ein Thrombus in einer kleinen arteriosklerotischen Restlichtung einer Coronararterie, die schon vorher für die Blutversorgung ohne Bedeutung war, weil ihre Aufgabe von der Ausgleichversorgung übernommen wurde, hat die Thrombose dieser Restlichtung keine klinischen und morphologischen Folgen.

Den Thromben mit plötzlichem Verschluß einer größeren Gefäßlichtung kommt die größte Bedeutung zu, weil sie auf Grund der Unterbrechung oder Verminderung des Blutflusses sowohl zu Infarkten als auch zum plötzlichen Herztod führen kann. Die Gefahr ist bei lokalen und solitären arteriosklerotischen Herden besonders groß, weil solche Herde im allgemeinen noch keinen Einfluß auf die Coronardurchblutung hatten und deshalb auch noch keinen Anlaß zur Ausbildung einer Ausgleichversorgung gaben (Abb. 10a). Da solche Herde bei jüngeren Patienten häufiger sind als bei älteren, stellen sie ein großes Kontingent beim Herztod jüngerer Patienten. Die gleichen Folgen haben natürlich auch Thromben, wenn sie Gefäße verlegen, die trotz ihrer Stenose noch einen wesentlichen Teil der Coronarversorgung getragen haben (Abb. 10b). Auf dieser Art der Coronarthrombose basiert die Vorstellung von den deletären Folgen jeder Coronarthrombose.

Bei Coronarthrombosen wird immer wieder auf die *Rekanalisation* hingewiesen (Abb. 9d). Bei der postmortalen Angiographie sind aber Coronararterien trotz „Rekanalisation" nur selten durchgängig. Es handelt sich vielmehr in den meisten Fällen nur um eine Vascularisation, die der Organisation des Thrombus angehört, aber funktionell in den meisten Fällen ohne erkennbare Bedeutung ist. Die Bedeutung einer Revascularisation bzw. Rekanalisation wird dann dadurch vorgetäuscht, daß in der gleichen Zeit Kollateralen und Anastomosen ihre volle Wirksamkeit erhalten. Die Besserung der Blutversorgung schreibt man dann der Rekanalisation des Thrombus zu. Nach Resorption eines Thrombus und Organisation der wandständigen Teile kann ein Gefäß selbstverständlich wenigstens z. T. wieder durchgängig werden (SNOW, JONES u. DABER).

In der letzten Zeit wird immer mehr diskutiert, ob Coronarthrombosen immer
nur die Ursache oder ob sie nicht vielmehr gleichzeitig (HAUSS) oder nach dem Infarkt (E. MÜLLER, HAUSS) auftreten können. Primäre Thromben sind genügend
belegt, daß es aber auch sekundäre Thromben gibt, läßt sich ebenfalls zeigen.

Bei einer Frau von 69 Jahren (Abb. 10b) war z. B. der Infarkt nach der
klinischen Vorgeschichte und seinem morphologischen Aussehen mindestens

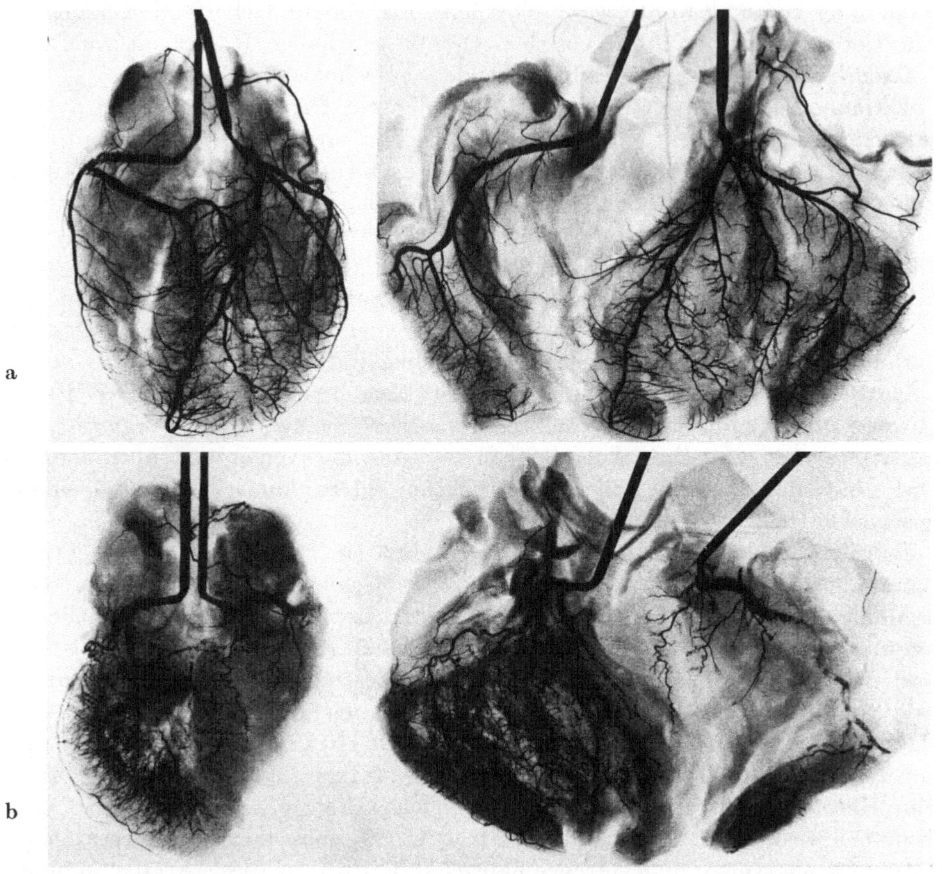

Abb. 10. Coronarthrombosen a) Thrombose der A. coronaria dextra an der rechten Kammerkante auf einem
solitären arteriosklerotischen Polster. H.G. 560 g; 52 Jahre, ♂ Todesursache: Plötzlicher Herztod auf dem Wege zur Arbeit (keine kardiale Anamnese). b) Schwere stenosierende Coronarsklerose des Ramus descendens sinister. Alter Verschluß des R. circumflexus sinister. Frische Thrombose der rechten Herzkranzschlagader. Ver-
schwielung der Hinterwand des linken Ventrikels mit atypischer Angioarchitektonik. Großer frischer Hinterwandinfarkt des linken Ventrikels. H.G. 360 g; 69 Jahre, ♀ Todesursache: Coronarthrombose

eine Woche alt, der Thrombus aber frisch und hatte den Tod zur Folge gehabt,
nachdem allerdings schon vorher ein Verschluß des R. circumflexus sinister
bestanden hatte.

Sekundäre Thrombosen sind auch aus hämodynamischen Gründen wahrscheinlich. Infarktgebiete sind nämlich nicht durchblutet, deshalb muß es in der
versorgenden Arterie entweder zu einer Verlangsamung oder aber zum Stillstand
des Blutes kommen. Mit der Änderung von Wandbeschaffenheit des Gefäßes

durch die Coronarsklerose und auch der Strömungsgeschwindigkeit des Blutes sind wesentliche Voraussetzungen für die Entstehung einer Thrombose erfüllt.

Ob nun solche sekundäre Thromben eigene Folgen haben oder nicht, ist dann wieder von der Größe und Wertigkeit des verschlossenen Gefäßes abhängig.

Venös gesteuerte Nekrosen des Herzmuskels sind vielleicht bei Coronarsklerose und Druckerhöhung im kleinen Kreislauf z. B. bei Lungenembolie und Rechtsinsuffizienz häufiger als man anzunehmen geneigt ist. Rein venös bedingte Nekrosen des Herzmuskels sind aber anscheinend selten (MacCallister u. Leighninger).

Es ist nun noch die Frage zu klären, ob die *Versorgungstypen* in der Pathologie der Coronargefäße eine Bedeutung haben. Bei der akuten Überlastung eines Ventrikels, der in der Vascularisation benachteiligt ist, kann es eher zu einem akuten Herzversagen kommen. So wird bei Lungenarterienembolie und Linksversorgungstyp häufiger die klinische Diagnose „Rechtsinfarkt" gestellt als sonst. Wir untersuchten z. B. einen Mann von 55 Jahren, der schlagartig zusammenbrach und starb, so daß der Kliniker, da eine Sternumfraktur vorlag, an einen Tod bei Herzkontusion dachte. Bei der Autopsie fand sich aber eine protrahierte Lungenarterienembolie mit zahlreichen Nekrosen des rechten Ventrikels (Meessen, Walder) und ein Linksversorgungstyp, bei dem die rechte hypoplastische Coronararterie noch nicht die rechte Kammerkante erreichte.

Wenn auf der Seite der Hauptversorgung das Ostium enger wird, eine Coronarsklerose oder Thrombose auftritt, ist die Herzmuskeldurchblutung wesentlich stärker gefährdet als beim Normalversorgungstyp. Beim Linksversorgungstyp fällt außerdem das Anastomosenfeld im Septum und an der Herzspitze aus, so daß bei einer Gefährdung der Coronardurchblutung eine Anzahl von Anastomosen nicht zur Verfügung stehen (Fanfani, Schlesinger, Schoenmackers).

Der Hinterwandinfarkt des linken Ventrikels und Nekrosen dorsaler Septumabschnitte sind bei Normal- und Rechtsversorgungstyp meist die Folge eines Verschlusses der rechten, beim Linksversorgungstyp aber Folge des Verschlusses einer der beiden Äste der linken Herzarterie.

Bei der intravitalen und postmortalen Angiographie (Jamin u. Merkel; Schlesinger; Schoenmackers u. Vieten; Giese; Müller-Mohnssen; Collister, Dankmeijer, Snellen u. van der Wal; Guglielmo u. Guttadauro; Helmsworth, McGuire, Felson u. Scott; Parade; Scott, Young, Zimmermann u. Kroh; van der Straeten; Vastesaeger, van der Straten u. Bernard) muß man besonders bei der Beurteilung von Gefäßen bedenken, daß Gefäße bes. bei Hochdruckherzen trotz glatter Wand eine schwere Coronarsklerose aufweisen können. Da man aber bei der Angiographie lediglich die Innenkonturen der Gefäße als Kriterium einer Arteriosklerose benutzt, kann die angiographische Untersuchung allein nur bedingt über das Vorliegen einer Coronarsklerose Auskunft geben.

Zur Frage der Operabilität der Coronarsklerose (*Atlas cardiac surgery*; Eckstein, Leighninger, Dalem, Newberry, Demming u. Orbison; Griesser; Hahn, Kim u. Beck; Kim, Hahn u. Beck; Maniglia u. Bakst; Schebitz u. Krahnert; Obetitsch-Mayer, Wenzel u. Wanse; Plachta, Thompson u. Speer; Vineberg; Vineberg u. Miller; Wedel, Lord, Neumann u. Hinton; Wedel, Stone, Neumann u. Lord) kann vom Morphologen nur so viel gesagt werden, daß man bei einer im Einzelfall unbekannten Verteilung, Ausdehnung und Lokalisation der Coronarsklerose gegenüber Methoden mit Implantation eines Gefäßes in Herzarterien Bedenken erheben muß. Anders sind solche Methoden zu beurteilen, die durch Implantation einer Arterie in das Myo- oder Epikard entweder direkt oder über Granulationsgewebe einen breiten Anschluß an den Herzmuskel bekommen. Den gleichen breiten Anschluß erhält man bei Kardio-, Perikardo- oder Pneumopexie. Bei allen Methoden kann aber letzten Endes die Verwachsung des Herzbeutels zum Anschluß der Coronargefäße an extrakardiale Arterien und damit zur Besserung des Krankheitsbildes führen. Wir selbst haben allerdings in entzündlich-bedingten Verwachsungen des Herzbeutels niemals sichere Verbindungen zwischen intra- und extrakardialen Schlagadern gesehen.

Über die Becksche Operation mit Anschluß der Venen an die Aorta sind die Meinungen noch geteilt.

Zusammenfassung

Die Anordnung der Herzgefäße wird mehr von der Herzmechanik als von der Strömungsdynamik des Blutes bestimmt.

Bei den Herzarterien muß man einen Normal-, Links- und Rechtsversorgungstyp unterscheiden.

Bei wachsenden und normalgewichtigen Herzen besteht eine optimale Korrelation zwischen dem Herzgewicht und den Ostien sowie der funktionierenden Masse der Coronararterien.

Bei Herzhypertrophie und Coronarsklerose kommt es zu einem relativen Enge der Ostien — zu einer Ostiumbarriere.

In der ungenügenden Adaptation der Herzarterien und ihrer Ostien an eine Herzhypertrophie kann schon die Gefahr einer Coronarinsuffizienz liegen. Oberhalb des kritischen Herzgewichtes und des Herzmuskelgrenzgewichtes ist eine Korrelationsstörung mit der Gefahr einer Coronarinsuffizienz wahrscheinlich. Die Größenordnung der Korrelationsstörung entscheidet darüber, ob es sich um eine relative oder absolute Coronarinsuffizienz handelt.

Fehlbildungen der Coronararterien sind Modelle für quantitative und qualitative Störungen der Coronardurchblutung.

Ausgleichgefäße in Form von Kollateralen und intra- sowie extrakardialen Anastomosen können bei Coronarsklerose klinische und morphologische Symptome verhindern.

Ödeme, Verquellungen und Blutungen in arteriosklerotische Beete führen zu kritischen Lichtungsverlegungen und damit funktionell zur Verschlimmerung der Coronarsklerose.

Coronarsklerose und Thrombose können mit klinischen und morphologischen Veränderungen einhergehen, aber auch folgenlos bleiben.

Bei der Angiographie lassen sich nur einzelne Formen der Coronarsklerose erfassen.

Die gegenseitige Abhängigkeit von morphologischen Coronarveränderungen und klinischen Symptomen oder pathologisch-anatomischen Veränderungen des Herzmuskels ist von so vielen und individuellen Faktoren anhängig, daß man keine Regel aufstellen kann (Büchner, Edwards, Hauss, Briggs). Das zeigen pathologisch-anatomisch Fälle mit schwerer Coronarsklerose und vernarbter

Coronarthrombose mit und ohne Herzmuskelveränderungen und klinischen Symptomen in der Vorgeschichte am besten.

Wenn man auch immer die Herzarterien in den Mittelpunkt der Betrachtung stellt, so wird man sich darüber im klaren bleiben müssen, daß in der Vascularisation des Herzens und in der Pathologie der Coronararterien immer noch Fragen offen sind. In den Herzgefäßen liegt auch nicht der einzige Schlüssel einer Störung der Herzdurchblutung, man muß vielmehr den Blick auch über die Herzarterien hinaus zum Herzen, Kreislauf und zum ganzen Organismus richten.

Literatur

ADEBAHR, G.: Zbl. Path. **92**, 177 (1954).

AHO, A.: Ann. med. exp. biol. fenn. Suppl. **28**, 1 (1950).

ALBERTINI, A. v.: Schweiz. Z. Path. **1**, 3, 163 (1938).

— Cardiologia (Basel) **7**, 233 (1943).

Atlas cardiac Surgery. Philadelphia 1957.

AUFDERMAUR, M.: Schweiz. med. Wschr. **1952**, 1086.

BÄHR, E.: Arch. Kreislaufforsch. **3**, 95 (1938).

BÄUERLE, W.: Beitr. path. Anat. **111**, 108 (1950).

BAILEY, CH. P., and W. LIKOFF: Dis. Chest. **27**, 477 (1955).

BARBARESCHI, G.: G. Geront. **3**, 195 (1955).

BAROLDI, G., O. MANTERO and G. SCOMAZZONI: Circulat. Res. **4**, 223 (1956).

BAYER, O.: I. D. Heidelberg 1938.

— Z. Kreislaufforsch. **35**, 12 (1943).

BJÖRCK, G.: Dtsch. med. Wschr. **1950**, 783.

BLUMGART, H. L., M. J. SCHLESINGER and P. M. ZOLL: J. Amer. med. Ass. **116**, 91 (1941).

— P. M. ZOLL, A. ST. FREEDBERG and D. R. GILLIGAN: Circulation **1**, 10 (1950).

BOCHDALEK, DR.: Virchows Arch. path. Anat. **41**, 257 (1867).

BONITZ, K., u. E. ZYLMANN: Frankfurt. Z. Path. **63**, 300 (1952).

BOROS, J. v.: Medizinische **1953**, 13.

— Dtsch. med. Wschr. **1953**, 239.

BRIGGS, J. F.: J. Amer. Ass. med. **149**, 345 (1952).

BUCHER, O.: Schweiz. med. Wschr. **1944**, 522.

— Schweiz. med. Wschr. **1945**, 966.

— Acta anat. (Basel) **3**, 162 (1947).

— Acta anat. (Basel) **8**, 185 (1949).

— u. M. H. KOELBING: Acta anat. (Basel) **17**, 369 (1953).

BÜCHNER, FR.: Die Koronarinsuffizienz. Dresden und Leipzig 1939.

— Dtsch. Militärarzt **6**, 570 (1941).

— Verh. dtsch. Ges. Kreislaufforsch. **16**, 26 (1950).

— Allgemeine Pathologie. München-Berlin 1950.

— Allgemeine Pathologie. München-Berlin 1956.

— Spezielle Pathologie. München-Berlin 1956.

— Dtsch. med. Wschr. **1957**, 1037.

— u. H. v. LUCADOU: Beitr. path. Anat. **93**, 169 (1934).

— A. REINDELL, H. KLEPZIG u. R. WEYLAND: Verh. dtsch. Ges. Kreislaufforsch. **18**, 141 (1952).

— A. WEBER u. B. HAAGER: Koronarinfarkt und Koronarinsuffizienz. Leipzig 1935.

CRAINICIANU, AL.: Virchows Arch. path. Anat. **238**, 1 (1922).

COLLISTER, M., J. DANKMEIJER, H. A. SNELLEN and W. H. VAN DER WEL: Arch. Path. (Chicago) **55**, 31 (1953).

DAGONET, Y.: Arch. Mal. Coeur **45**, 7 (1952).

DELIUS, L.: Verh. dtsch. Ges. Kreislaufforsch. **22**, 157 (1956).

DRURY, R. A. B.: J. Path. Bact. **67**, 207 (1954).

DÜLL, M.: Beitr. path. Anat. **105**, 337 (1941).

Duguid, J. B.: Lancet **1949 II**, 925.
Dutra, F. R.: Arch. intern. Med. **85**, 955 (1950).
Eckstein, R. W., D. S. Leighninger, J. Dalem, W. B. Newberry, J. H. Demming and J. L. Orbison: Circulat. Res. **2**, 60 (1954).
Edwards, J. C.: Circulation **13**, 235 (1956).
Edwards, J. E.: Lab. Invest. **5**, 476 (1956).
Fanfani, M.: Arch. De Vecchi Anat. pat. **19**, 779 (1953).
Frank, A., u. E. A. Schotte: Z. ges. exp. Med. **115**, 677 (1950).
Froment, R., P. Monnet, P. Gallois et A. Perrin: Arch. Mal. Coeur **50**, 55 (1957).
Giese, W.: Dtsch. med. Wschr. **1957**, 602 u. 633.
— Oeynhausener Gespräche II **1957**, S. 159.
Gorbrandt, F.: I. D. Düsseldorf 1940.
Goormaghtigh, N., L. de Vos and A. Blancquaert: Arch. intern. Med. **95**, 341 (1955).
Griesser, G.: Dtsch. med. Wschr. **1956**, 13.
Guglielmo, L. di, u. M. Guttadauro: Acta radiol. (Stockh.) suppl. 97 (1952).
— — Acta radiol. (Stockh.) **41**, 393 (1954).
— — Sci. med. ital., Dtsch. Ausg. **3**, 470 (1955).
Hahn, R. S., M. Kim and C. S. Beck: Amer. Heart J. **44**, 772 (1952).
Hakkila, J.: Studies on the myokardial capillary concentration in cardiac hypertrophie due to training. Helsinki 1955.
Hallermann, W.: Der plötzliche Herztod bei Kranzgefäßerkrankungen. Stuttgart 1939.
Hartenstein, H., and D. J. Freeman: Amer. J. Childr. **83**, 774 (1952).
Hauss, W. H.: Angina pectoris. Stuttgart 1954.
Hecht, H.: Arch. Kreislaufforsch. **5**, 292 (1938).
Hellerstein, H. K., and L. J. Orbison: Circulation **3**, 514 (1951).
Helmsworth, J. H., J. McGuire, B. Felson and R. C. Scott: Circulation **3**, 282 (1951).
Hess, W.: Arch. Entwickl.-Mech. Org. **16**, 632 (1903).
— Pflügers Arch. ges. Physiol. **168**, 439 (1917).
Hieronymi, G.: Verh. dtsch. Ges. Path. **1956**, 203.
Hirsch, S.: Acta anat. (Basel) **8**, 168 (1949).
— Acta med. scand. **138**, 449 (1950).
Hochrein, M.: Dtsch. med. Wschr. **1950**, 490.
— Handbuch der gesamten Unfallheilkunde, Bd. II., Rostock 1955.
Hoekstra, R. H.: Mschr. Kindergeneesk. **1951**, 443.
— Mschr. Kindergeneesk. **1951**, 493.
Hudson, Ch. L., A. R. Moritz and J. T. Wearn: J. exp. Med. **56**, 919 (1932).
Kádár, F.: Anat. Anz. **103**, 112 (1956).
Kathke, N.: Beitr. path. Anat. **115**, 405 (1955).
Kaunitz, P. E.: Amer. Heart J. **33**, 182 (1947).
Keizer, D. P. R., and R. R. Rochat: Amer. J. Dis. Child. **83**, 769 (1952).
Kelly, V. C., W. S. Wilkins and R. B. Scott: J. Pediatrics **42**, 731 (1953).
Kette, W.: Gesundh.-Wes. **1952**, 26.
Kim, M. L., R. S. Hahn et C. S. Beck: Rev. Chir. (Paris) **71**, 151 (1952).
Kirch, E.: Zbl. Path. **35**, 305 (1924).
Kisch, B.: Der ultramikroskopische Bau von Herz und Kapillaren. Darmstadt 1957.
Kockel, H.: Beitr. path. Anat. **94**, 220 (1934/35).
Levy, H.: Arch. intern. Med. **84**, 261 (1949).
Liebegott, G.: Oeynhausener Gespräche II 1957.
Lindner, E.: Z. Zellforsch. **45**, 702 (1957).
Linzbach, A. J.: Virchows Arch. path. Anat. **314**, 534 (1947).
— Klin. Wschr. **1948**, 459.
— Virchows Arch. path. Anat. **318**, 575 (1950).
Lovit, W. V., and W. J. Corzine: Arch. Path. (Chicago) **54**, 458 (1952).
Maniglia, R., and A. A. Bakst: Surgery **39**, 787 (1956).
McAllister, F. F., and D. S. Leighninger: Circulation **1**, 717 (1950).
Meessen, H.: Beitr. path. Anat. **99**, 328 (1937).
— Verh. dtsch. Ges. Kreislaufforsch. **1937**, 198.

MEESEN, H.: Beitr. path. Anat. **102**, 191 (1939).
— Frankfurt. Z. Path. **54**, 307 (1940).
— Beitr. path. Anat. **105**, 432 (1941).
— Vortrag Wien. med. Ges. 3. 11. 1944.
— Z. Kreislaufforsch. **36**, 181 (1944).
— s. REINDELL u. HARNACH.
— Lehrbuch der gerichtlichen Medizin. Stuttgart 1957.
— Wien. klin. Wschr. **1957** (im Druck).
MILLES, G., and W. DALESSANDRO: Amer. J. Path. **30**, 31 (1954).
MÖNCKEBERG, J. G.: Handbuch der pathologischen Anatomie, Bd. V/1. Berlin 1924.
MORGAN, A. D.: The Pathogenesis of Coronary Occlusion. Oxford 1956.
MÜLLER, E.: Klin. Wschr. **1941**, 725.
— Verh. dtsch. Ges. Kreislaufforsch. **21**, 3 (1955).
MÜLLER, W.: Die Massenverhältnisse des menschlichen Herzens. Hamburg-Leipzig 1883.
MÜLLER-MOHNSSEN, H.: Fortschr. Röntgenstr. **86**, 539 (1957).
— Beitr. path. Anat. **117**, 283 (1957).
— Beitr. path. Anat. (im Druck).
MURI, J. W.: Acta med. scand. **156**, Suppl. 319, 112 (1956).
OBIDITSCH-MAYER, I., M. WENZL u. G. WENSE: Langenbecks Arch. u. Dtsch. Z. Chir. **280**, 143 (1955).
OPITZ, E.: Z. Kreislaufforsch. **27**, 227 (1935).
OPPEL, A., u. W. ROUX: Vorträge und Aufsätze über Entwicklungsmechanik, Heft X. Leipzig 1910.
OSBURG, K.: Z. Kreislaufforsch. **45**, 192 (1956).
PAPACHARALAMPOUS, N., u. H. N. ZOLLINGER: Schweiz. med. Wschr. **1953**, 859.
PARADE, G. W.: Verhdl. dtsch. Ges. inn. Med. **45**, 216 (1933).
PÉTREN, T.: Virchows Arch. path. Anat. **278**, 158 (1930).
PLACHTA, A., S. A. TOMPSON and F. D. SPEER: Arch. Path. (Chicago) 59, 151 (1955).
PLAUT, A.: Frankfurt. Z. Path. **27**, 84 (1922).
POCHE, R., u. E. LINDNER: Z. Zellforsch. **43**, 104 (1955).
RATSCHOW, M.: Therapiewoche **3**, 315 (1953).
RAU, H.: Klin. Wschr. **1956**, 167.
RAUBISCHEK, H. V.: Wien. klin. Wschr. **1951**, 740.
REIN, H.: Pflügers Arch. ges. Physiol. **253**, 205 (1951).
REINDELL, H., u. H. HARNASCH: Z. Kreislaufforsch. **37**, 595 (1938).
RICHTER, O.: Virchows Arch. path. Anat. **299**, 637 (1937).
RITAMA, V., H. LAITINEN u. M. VIRKKUNEN: Ann. med. int. fenn. **40**, 133 (1951).
ROBERTSON, H. F.: Amer. J. Path. **6**, 209 (1930).
ROSSI, N., u. F. DORDI: Verh. dtsch. Ges. Path. **1952**, 195.
ROTTER, W.: Z. Zellforsch. **37**, 101 (1952).
— Zbl. Path. **89**, 160 (1952).
ROUX, W.: Gesammelte Abhandlungen über Entwicklungsmechanik der Organismen. Bd. I/1. Leipzig 1895.
SCHEBITZ, H., u. R. KRAHNERT: Zbl. Vet. med. **1**, 861 (1954).
SCHLESINGER, M. J.: Amer. Heart J. **15**, 528 (1938).
— P. M. ZOLL and ST. WESSLER: Amer. Heart J. **38**, 823 (1949).
SCHOENMACKERS, J.: Z. Kreislaufforsch. **37**, 617 (1948).
— Verh. dtsch. Ges. Kreislaufforsch. **15**, 124 (1949).
— Z. Kreislaufforsch. **39**, 68 (1950).
— Verh. dtsch. Ges. Path. **1948**, 402.
— Med. Klin. **1949**, 1009.
— Ärztl. Forschg. **2**, 337 (1948).
— Röntgenbl. **2**, 310 (1949).
— Zbl. Path. **91**, 505 (1954).
— Verh. dtsch. Ges. Kreislaufforsch. **21**, 385 (1955).
— Zbl. Path. **94**, 91 (1955).
— Verh. dtsch. Ges. Path. **1957**, 201 (Nauheim)

Schoenmackers, J.: Virchows Arch. path. Anat. **331**, 3 (1958).
— u. E. Stratmann: Arch. Kreislaufforsch. **22**, 153 (1955).
— u. H. Vieten: Dtsch. med. Wschr. **1954**, 671.
— — Atlas postmortaler Angiogramme. Stuttgart 1954.
Scott, R. W., A. F. Young, H. A. Zimmermann and I. Kroh: Amer. Heart J. **38**,881 (1949).
Sieglbauer, F.: Lehrbuch der normalen Anatomie des Menschen. Berlin-Wien 1927.
Sinclair, W. jr., and E. Nitsch: Amer. Heart J. **38**, 898 (1949).
Smith, J. Ch.: Circulation **1**, 1168 (1950).
Snow, P. J., A. M. Jones and K. S. Daber: Brit. Heart J. **17**, 503 (1955).
Spalteholz, W.: Die Arterien der Herzwand. Leipzig 1924.
Spang, K.: Dtsch. med. Wschr. **1954**, 318.
Staemmler-Kaufmann, J.: Spezielle pathologische Anatomie. Bd. I/1. Berlin 1955.
Staemmler, M.: Dtsch. Z. gerichtl. Med. **44**, 754 (1956).
Straeten, P. van der: Acta cardiol. (Bruxelles) **10**, 15 (1955).
Swann, P., and M. Fitzpatrick: Brit. Heart J. **14**, 457 (1954).
Swann, W. C., and S. Werthammer: Ann. intern. Med. **42**, 873 (1955).
Tacken, P. W. H.: T. Diergeneesk. **77**, 487 (1952).
Thoma, R.: Untersuchungen über die Histogenese und Histomechanik des Gefäß-Systems. Stuttgart 1893.
— Virchows Arch. path. Anat. **216**, 314 (1914).
— Virchows Arch. path. Anat. **230**, 1 (1921).
— Virchows Arch. path. Anat. **236**, 243 (1922).
Töndury, G.: Angewandte und topographische Anatomie. Stuttgart 1951.
Truex, R. C., and M. Schwarz: Circulation **4**, 881 (1951).
— and A. W. Angulo: Anat. Res. **113**, 467 (1952).
Vastesaeger, M. M., P. van der Straeten et R. M. Bernard: Acta radiol. (Bruxelles) **10**, 495 (1955).
Vineberg, A. M.: J. thorac. Surg. **18**, 839 (1949).
Vineberg, A., and Douglas Miller: Amer. Heart J. **45**, 873 (1953).
— Geriatrics **8**, 579 (1953).
— J. int. Coll. Surg. **22**, 503 (1954).
Vivell, O.: Verh. dtsch. Ges. Kreislaufforsch. **15**, 130 (1949).
Völker, R.: Verh. dtsch. Ges. Kreislaufforsch. **22**, 219 (1956).
Vogelberg, Kl.: Z. Kreislaufforsch. **46**, 101 (1957).
Walder, R.: Beitr. path. Anat. **102**, 485 (1939).
Wedel, J. von, P. W. Stone, Ch. G. Neumann, J. W. Lord jr., J. W. Hinton and R. E. Moran: Science **116**, 319 (1952).
— J. W. Lord jr., Ch. G. Neumann and J. W. Hinton: Surgery **37**, 32 (1955).
Wiggers, C. J.: Exper. Med. Surg. **8**, 402 (1950).
Winckler, G.: C. R. del' Ass. Anat. **1948**, 22.—24. III.
— Arch. Anat. (Strasbourg) **31**, 199, 418, (1948).
— C. R. Ass. Anat. **55**, 419 (1949).
Winkelmann, N. W., and M. T. Moore: J. Neuropath. **9**, 60 (1950).
Wolkoff, K.: Virchows Arch. path. Anat. **241**, 42 (1923).
Zak, F. G., M. Helpern and D. Adlersberg: Angiology **3**, 289 (1952).
Zeek, P. M.: Amer. J. Path. **24**, 889 (1948).
— Amer. J. clin. Path. **22**, 777 (1952).
Zinck, K. H.: Virchows Arch. path. Anat. **305**, 288 (1940).
— Klin. Wschr. **1941**, 1032.
— Klin. Wschr. **1942**, 311.
Zoll, P. M., St. Wessler and M. J. Schlesinger: Circulation **4**, 797 (1951).
— Trans. Amer. Coll. Cardiol. **1**, 29 (1952).
Zollinger, H. U., u. N. Papacharalampous: Schweiz. med. Wschr. **1953**, 864.

Aus dem Pathologischen Institut der Universität Münster
(Direktor: Prof. Dr. W. Giese)

Kollateralkreisläufe im Coronarsystem bei Coronarsklerose

Von

W. Giese und H. Müller-Mohnssen

Mit 10 Abbildungen

Die Tatsache, daß bei Coronarstenosen und selbst bei hochsitzenden Verschlüssen von Coronararterien Herzen funktionsfähig bleiben können, hat schon lange Anlaß zu der Frage gegeben, ob eine Umgehung des verschlossenen Gefäßabschnittes durch Kollateralkreisläufe möglich ist. In der Klinik wird diesem Problem erhöhte Beachtung geschenkt, seit Beck Methoden gezeigt hat, mit denen auch beim Menschen auf chirurgischem Wege eine Verbesserung der Durchblutung des Herzens bei Coronarstenosen erreicht werden kann (Literatur bei Griesser).

Wir stellten uns die Frage, ob die bereits im normalen Herzen vorhandenen Anastomosen unter pathologischen Verhältnissen zu einem funktionsfähigen Kollateralkreislauf ausgebaut werden können, der für die Blutversorgung hypoxämischer Herzabschnitte ausreicht.

Zur Darstellung der Anastomosen sind verschiedene Methoden entwickelt worden. Haller (1757) hat durch Gefäßpräparation Verbindungen zwischen den Coronarien und zu extracoronaren Gefäßen dargestellt. Größere Bedeutung haben die verschiedenen Injektionsmethoden gefunden. Bianchi (1885) und Baum (1889) verwandten zur Injektion Gipsbrei. Einen wesentlichen Fortschritt hat Spalteholz mit seiner Methode der Aufhellung des Herzens erzielt, die mit der Injektion gefärbter Substanzen kombiniert sehr aufschlußreiche Bilder gibt. Auch Beck hat diese Methode für die Studien des Coronarkreislaufs am Hundeherzen verwandt. Rossi und Dordi untersuchten die mit Farblösungen injizierten Anastomosen im histologischen Schnitt. Die Korrosionsanatomie liefert im allgemeinen keine befriedigende Darstellung der Anastomosen (Hyrtl u. a.). Baroldi und Scomazzoni verwandten zur Gefäßinjektion Kunststoffe (Neopren und Geon), mit denen sie am aufgehellten Präparat eine sehr gute Darstellung der Anastomosen erzielten.

Die radiologische Darstellung der Anastomosen wurde zuerst von Baumgärtner, Jamin und Merkel, von Crainicianu und später in verfeinerter Durchführung von Oberhelman und Le Count, neuerdings von Schoenmackers, Schlesinger u. Mitarb., Blumgart, Zoll u. Mitarb. durchgeführt. Schlesinger u. Mitarb. verwenden ein Kontrastmittel, das die Auffindung der Anastomosen auch bei der mikroskopischen Untersuchung erleichtert.

Prinzmetal u. Mitarb. injizieren durch P32 gekennzeichnete radioaktive Blutkörperchen oder Glaskugeln mit Durchmessern zwischen 10 und 400 μ zusammen mit einem röntgenkontrastgebenden Vehikel in eine der Coronarien. Durch Selbströntgenaufnahme werden die radio-aktiven roten Blutkörperchen, die über Anastomosen in den Bereich der gegenüberliegenden Arterien gelangt waren, nachgewiesen. Die Größe der in der gegenüberliegenden Arterie aufgefundenen Glaskügelchen geben gleichzeitig einen Anhalt über die lichte Weite der Anastomosen.

Wir stellten die Coronargefäße des menschlichen Herzens bei mehr als 100 Fällen mit schwerer Coronarsklerose durch postmortale Röntgenarteriographie dar.

Die Anastomosen des menschlichen Herzens werden an stereoskopischen Röntgenarteriogrammen aufgesucht. Als Kontrastmittel erwies sich 40%iges dickflüssiges Jodipin am geeignetsten. Die Aufnahmen wurden größtenteils mit einem Vier-Ventilröhren-Röntgenapparat und Feinstfocusröhre ohne Verstärkerfolie hergestellt. Jodipin hat bei seiner hohen Viscosität die Eigenschaft, zunächst das Arteriensystem bis zu den kleinsten Arterien und somit auch die Anastomosen elektiv anzufüllen, ehe es in das Capillargebiet abströmt. Als Angleich an die periodische Blutfüllung des Gefäßsystems beim schlagenden Herzen erfolgt die Injektion zweckmäßig intermittierend, damit der Transport des Kontrastmittels in die Peripherie durch die elastische Retraktion der vorgeschalteten Gefäße vor sich geht und übermäßig hohe Drucke vermieden werden. Die Phasen der Füllung werden im Durchleuchtungsbild kontrolliert. Es empfiehlt sich, die abschließende Aufnahme anzufertigen, ehe die Darstellung der Anastomosen und Kollateralkreisläufe durch diffuse Capillarfüllungen beeinträchtigt wird. Durchleuchtungs- und Aufnahmebefund werden zusammen ausgewertet. Während die im Durchleuchtungsbild verfolgte Kinetik des Füllungsablaufes einen Überblick über die Widerstandsverteilung in den Gefäßbahnen vermittelt, gewährt das abschließende stereoskopische Röntgenbild einen gleichmäßigen Überblick über die Gefäßverteilung in sämtlichen Wandschichten des Herzens. Die anschließende makroskopische Sektion des Herzens und die mikroskopische Untersuchung wird auf den jeweiligen röntgenologischen Gefäßbefund des Herzens eingestellt.

Die von uns mit dieser Methode erhobenen Befunde stimmen mit den bisher mitgeteilten Ergebnissen darin überein, daß sich im Anschluß an gefäßverengernde Coronarprozesse umfangreiche Kollateralkreisläufe entwickeln können. Sie bestätigen und erweitern vor allem die Befunde, die Walter Koch und Lin Chen Kong mit der Spalteholzschen Methode bei Coronarsklerosen und Aortensyphilis erhoben haben.

Wir fanden bei unseren Untersuchungen bestimmte, von den typischen Prädilektionsorten arteriosklerotischer Gefäßstenosen und Verschlüsse abhängige Formen von Kollateralkreisläufen.

Bei 30 Fällen von alten und frischen Verschlüssen des Ramus descendens der linken Coronarie fanden sich 17,

bei 27 Fällen mit Verschlüssen der rechten Coronarie 17

und bei 14 Verschlüssen des linken Ramus horizontalis 7 Fälle mit deutlich erweiterten Anastomosen und Kollateralkreisläufen.

Die Analyse der Fälle ohne Erweiterung der Anastomosen und ohne Ausbildung von Kollateralkreisläufen ergibt

im linken Ramus horizontalis 6mal einen frischen und einmal einen alten Verschluß,

in der rechten Coronarie 8mal einen frischen und zweimal einen alten Verschluß,

im linken Ramus descendens 5mal einen frischen und 8mal einen alten Verschluß.

Die Entwicklung von Kollateralen kann also auch bei alten Gefäßverschlüssen ausbleiben.

I. Die intramuralen Anastomosen im normalen Herzen

Bei der selektiven Arteriographie der Coronarien, d. h. bei getrennter Füllung der rechten und der linken Coronarie erreicht man oft einen Übertritt des Kontrastmittels aus der injizierten Coronarie in die Gefäße der anderen Coronararterie. Ein dünnflüssiges Kontrastmittel füllt die Capillaren aus und gibt ein diffus verschattetes Übergangsgebiet, in dem Einzelheiten nicht mehr zu analysieren sind. Ein Kontrastmittel höherer Viscosität wie das 40%ige Jodipin passiert das Capillargebiet nur schwer und erst bei Anwendung höherer Drucke. Kommt es zur Darstellung von Gefäßen des anderen Versorgungsgebietes, bevor die Capillarphase der Füllung erreicht ist, dann müssen Anastomosen im präcapillaren Bereich vorhanden sein. Diese lassen sich als Gefäßäste von der Größe der Arteriolen und kleinen Arterien mit der angegebenen Röntgentechnik scharf gezeichnet darstellen und bei stereoskopischer Betrachtung in ihrem Verlauf einwandfrei verfolgen.

Die Zahl der Anastomosen wechselt in normalen Herzen sehr stark. In der Wachstumsperiode lassen sich besonders bei Säuglingen und kleinen Kindern umfangreiche Füllungen der anderen Seite von einem Coronarostium aus erreichen. Mit zunehmendem Lebensalter wird dieser Übertritt immer geringer, und im Herzen des Erwachsenen wird nur noch ein Bruchteil der beim Säugling vorhandenen Anastomosen, bezogen auf eine Raumeinheit, darstellbar. Ob diese relative Abnahme darauf beruht, daß die Anastomosen mit der Vergrößerung des Herzens nicht mitwachsen oder ob sie sich zurückbilden, bleibt dabei noch offen.

Im Gegensatz zu ZOLL, WESSLER und SCHLESINGER, die mit Hilfe ihrer röntgenologisch-präparatorischen Methode nur in 9% gesunder Herzen Anastomosen nachweisen konnten, fanden wir in mehr als der Hälfte der Fälle deutliche präcapilläre vorgebildete Anastomosen. Diese Unterschiede ergeben sich wahrscheinlich aus der Verschiedenheit des Kontrastmittels.

Die Topographie der normalen Anastomosen

In normalen menschlichen Herzen sind Anastomosen praktisch überall anzutreffen. Darauf hat schon W. KOCH hingewiesen und ihre bemerkenswert große Zahl hervorgehoben. Sie lassen sich in den Grenzzonen der Versorgungsbereiche verschiedener großer Arterien gehäuft nachweisen, ebenso auch dort, wo ein dichtes Gefäßnetz vorhanden ist. Dagegen findet man sie nur selten zwischen den kleinen Nebenästen der gleichen Arterie.

Zu den wichtigsten Grenzzonen gehören:

1. Im Septum die Grenze zwischen den Versorgungsbereichen des Ramus descendens anterior und des Ramus descendens posterior mit seinen Parallelästen im hinteren Septumdrittel bis zur Herzspitze.

2. In der linken Hinterwand die Nahtstelle zwischen den Versorgungsgebieten der aus der linken Coronarie und der aus der rechten Coronarie stammenden Hinterwandäste. Diese Grenze liegt gewöhnlich im Bereich des linken hinteren Papillarmuskels; sie verschiebt sich jedoch mit dem Versorgungstyp (SCHOENMACKERS) bei stärkerer Ausbildung der linken Coronarie nach rechts bis zum Septum, beim Rechtsversorgungstyp nach links bis zur Herzkante.

3. In der rechten Vorderwand die Grenze zwischen den Endausbreitungsgebieten der mit dem Trabeculum septummarginale in die rechte Vorderwand laufenden vorderen Septumäste des linken Ramus descendens und den Verzweigungen des Kantenastes der rechten Coronararterie. Diese Grenze liegt fast regelmäßig im Projektionsfeld des vorderen rechten Papillarmuskels.

4. In der linken Vorderwand das Grenzgebiet zwischen den Versorgungsbereichen des linken absteigenden Astes und der großen Vorderwandäste bzw.
des Kantenastes der linken Coronarie. Die Anastomosen liegen hier vorwiegend
im Bereich des linken Papillarmuskels.

Im Septum, im Gebiet der Papillarmuskel und in der subendokardialen
Schicht des linken Ventrikels herrscht die größte Gefäßdichte, bezogen auf die
Flächeneinheit des Arterio-
gramms. Diesen Orten besonderer Gefäßdichte entspricht
auch die Häufung intercoronarer
Anastomosen. Die wichtigsten
und häufigsten Anastomosen
finden sich im Septum, im
Bereich der Herzspitze (Abb. 1),
im Bereich der Papillarmuskel
(Abb. 2 u. 3) und im Bereich
der subendokardialen Schicht.
Die subendokardialen Anastomosen lassen sich an gesunden
Herzen mit unserer Methode nur
schwer sichtbar machen.

Größe und Funktion
der Anastomosen

Die Darstellbarkeit der normalen Anastomosen ist, von den
Capillaranastomosen abgesehen,
mit der folienlosen Feinfocus-
technik heute exakt. Der Verlauf der Anastomosen läßt sich
im stereoskopischen Röntgenbild kontinuierlich verfolgen.
Ihre Gefäßweite ist aber so gering, daß sie mit den in der
Praxis üblichen Meßgeräten nur
sehr ungenau bestimmbar ist.
Nur vereinzelt besitzen normale

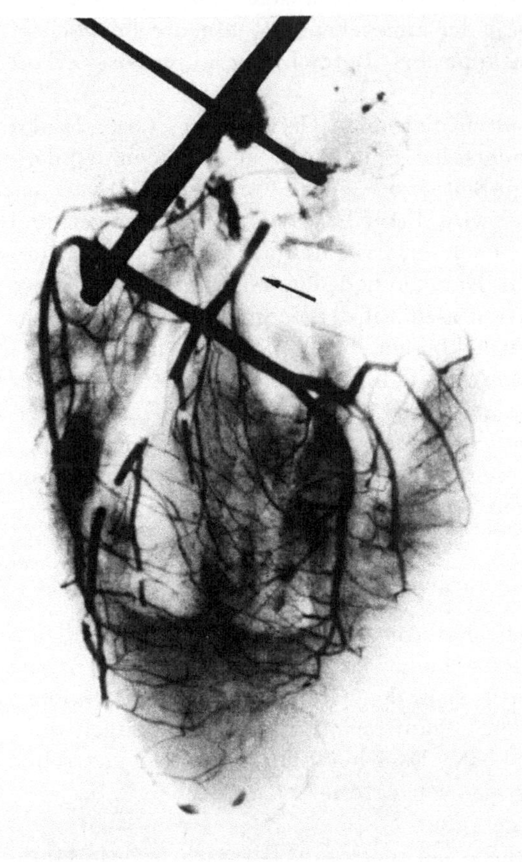

Abb. 1. Auf das Doppelte vergrößertes, rechtsseitiges Arteriogramm eines gesunden Säuglingsherzens. Man blickt von der
linken Kante auf das ausgebreitete Septum. Über normale
Septumanastomosen hat sich die linke absteigende Coronarie
(Pfeil) abschnittweise gefüllt

Anastomosen eine Weite, die man mit Hilfe von Vergrößerungsaufnahmen
schätzungsweise bestimmen kann. Die Durchmesser der größten vorgebildeten
Anastomosen betrugen in unseren Fällen bei Kindern und Erwachsenen
zwischen 100 und 200 μ. Das entspricht den Ergebnissen von Spalteholz,
Prinzmetal u. Mitarb., Laubry u. Mitarb. sowie Rossi und Dordi. Baroldi gibt
eine durchschnittliche Weite von 250 μ an. Wir fanden Anastomosen bis zu 250 μ
nur in seltenen Fällen.

Schlesinger u. Mitarb. sowie Ravin und Greever leugnen dagegen das
Vorhandensein von Anastomosen von über 40 μ Durchmesser im menschlichen

Herzen. Injektionstechnik und projektionsbedingte Vergrößerung können weitere Lichtungen vortäuschen. Die Fehlerbreite ist wahrscheinlich aber nur gering, sie beträgt sicherlich nicht mehr als 20%.

Die Anastomosen gehören zum peripheren Endausbreitungsgebiet einer Coronararterie und können aus diesem Grunde nur innerhalb der Muskulatur gefunden werden. Auch wenn große Äste, z.B. der Ramus descendens anterior mit dem Ramus descendens posterior anastomotisch über die Herzspitze oder wenn der rechte Kantenast mit dem Ramus descendens posterior über die Herzkante verbunden sind, tauchen die anastomosierenden Hauptäste in ihrem Endabschnitt in die subepikardiale Schicht der Muskulatur ein, so daß die Anastomosen selbst eine intramuskuläre Lage bekommen. Die meisten Anastomosen liegen jedoch tief in der Muskelschicht. Im gesunden Herzen gibt es zwischen den oberflächlichen größeren Arterienstämmen und im subepikardialen Gewebe praktisch keine direkten Kurzschlüsse.

Da die Anastomosen nur periphere Äste miteinander verbinden, deren mittlere Verlaufsrichtung etwa der Längsachse des Herzens entspricht, verlaufen sie meist in der horizontalen Ebene des Herzens gleichsam als spitzenwärts verschobene horizontale Arterien. Die

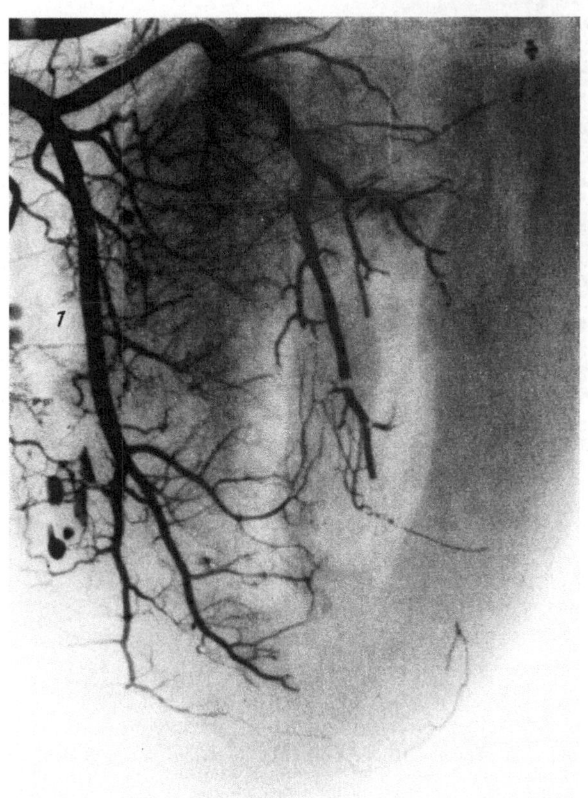

Abb. 2. Arteriogramm der rechten Coronarie eines gesunden 20jährigen Mannes (Ausschnitt in *a—p*-Ansicht). Es sind nur die Gefäße an der Hinterwand des linken Ventrikels dargestellt. (*1*: Hintere Absteigende). Über Papillarmuskelanastomosen und über eine Spitzenanastomose füllen sich Ausläufer des linken Kantenastes. Der hintere linksseitige Papillarmuskel ist als säulenförmige Verschattung in der Aufhellung des linken Ventrikels erkennbar

Abgrenzung der eigentlichen Anastomosenstrecke läßt sich nur abschätzen, nicht genau bestimmen. Im Gegensatz zu dem oft schraubenförmigen Verlauf der pathologisch erweiterten Anastomosen verlaufen die normalen Anastomosen gestreckt.

Ob die normalen vorgebildeten Anastomosen im Rahmen der physiologischen Funktion eines gesunden Coronarkreislaufes Schwankungen der Druckverteilung zwischen den Versorgungsgebieten als eine Art Überlaufventile ausgleichen, wie es bei den Rami communicantes im Circulus arteriosus Willisi der Fall ist, ob sie durch Öffnen und Schließen aktiv in die Blutverteilung eingreifen, oder ob sie hämodynamisch brachliegen, ist uns nicht bekannt.

11*

Die Darstellung der Anastomosen durch Kontrastfüllung einer Seite kommt durch einen Mechanismus zustande, der im Leben nur unter pathologischen Verhältnissen verwirklicht wird. Beide Coronarsysteme führen normalerweise annähernd gleiche Drucke, so daß zwischen ihnen ein hydrostatisches Gleichgewicht besteht. Erst bei Störungen des Druckgleichgewichtes wird das Netz der Anastomosen in Richtung des geringeren Druckpotentials begangen. Im Cerebralkreislauf läßt sich trotz breiter Anastomosierung über die Rami communicantes unter vitalen Bedingungen kaum eine Füllung der Gegenseite erreichen (Brobeil). Wenn wir dagegen am Leichenhirn die Injektion durch die Carotis einer Seite vornehmen, erhalten wir bequem und sicher eine Kontrastfüllung des ganzen Hirnarteriensystems. Moniz konnte an Leichenhirnen die Füllung der contralateralen Seite mit Kontrastmittel verhindern, wenn er in die Gegenseite mit gleichem Druck Wasser injizierte.

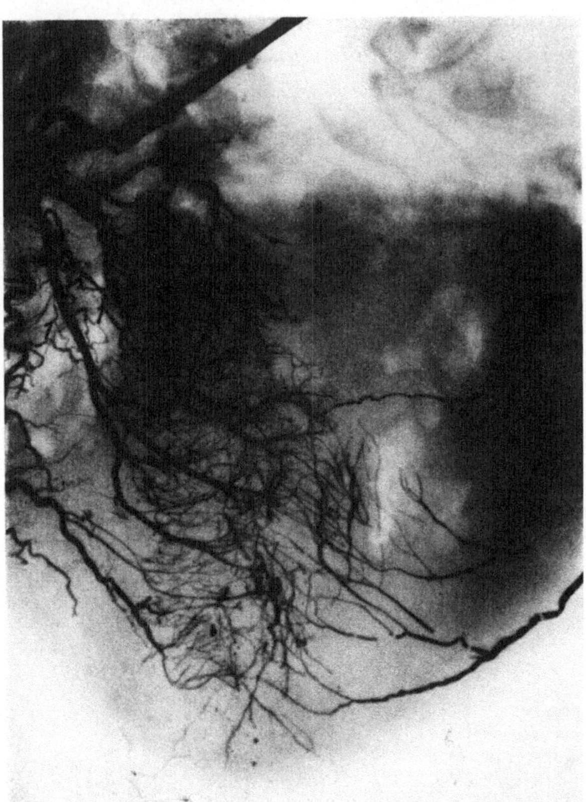

Abb. 3. Vorgebildete Hinterwandanastomosen des linken Ventrikels, dargestellt durch Injektion der rechten Coronarie, bei einem dilatierten Herzen eines 40jährigen Mannes mit gesunden Coronarien (1,1: hintere absteigende Arterien)

II. Die Anastomosen bei Störungen des Coronarkreislaufs

Ursachen der Anastomosenerweiterung

Aus den Untersuchungen an den Gehirnarterien müssen wir schließen, daß eine anhaltende, einseitig gerichtete Strömung in den Anastomosen erst dann entsteht, wenn eine Störung des Druckgleichgewichtes zwischen den vorgelagerten Arterien andauert. Diese Störung kann durch einseitige Änderungen des Widerstandes oder des Durchflußvolumens zustandekommen. Bei Hypertrophie und Dilatation des Herzens ist sie durch gleichmäßige Lichtungs- und Längenveränderung der Gefäße, bei Arteriosklerose durch lokalisierte Stenosen ausgelöst. Bei Coronarsklerose wird durch abrupte starke Querschnittsveränderungen das steilste Druckgefälle hervorrufen, da der Strömungswiderstand umgekehrt proportional der 4. Potenz des Radius anwächst. Das Druckgefälle zwischen den

Endpunkten der Anastomosen wirkt als bewegungserzeugende Kraft und gibt zu einer kontinuierlich gerichteten Strömung Anlaß.

Nach dem ersten histomechanischen Gesetz (THOMA) bedingt die Randstrombeschleunigung einer Blutströmung zunächst eine Weitstellung des betroffenen Gefäßes, bei längerem Bestehen ein Querschnittswachstum. Während die Hypoxie als Folge einer einseitigen dauernden Durchblutungsstörung den Induktionsreiz zur Entwicklung von Anastomosen gibt, wirken hämodynamische Kräfte beim Wachstum und bei der Ausbildung der vorgebildeten Anastomosen.

Die Bedeutung eines erhöhten Druckgefälles für die Bahnung der Anastomosen wurde schon von NOTHNAGEL hervorgehoben. Auch SPALTEHOLZ, BROBEIL und DULVA betonen die Notwendigkeit des erhöhten Druckgefälles. KRIEG und LÖHR messen dagegen dem Bluthunger des erkrankten Gewebes eine größere Wirksamkeit für die Bahnung der Anastomosen zu (Blutattraktion).

Aus unseren Beobachtungen ergibt sich, daß die Fähigkeit der Anastomosen, sich zu erweitern, in den Lebensaltern verschieden ist. In unseren Fällen linksseitiger, rechtsseitiger oder konzentrischer Hypertrophie von Herzen Erwachsener fanden wir weder Anzahl noch Weite der intramuralen Anastomosen über die obere Grenze der Norm erhöht, auch wenn fleckförmige Myokardschwielen darauf hinwiesen, daß eine relative Coronarinsuffizienz bestanden haben mußte. In Kinderherzen dagegen, die als Folge angeborener Vitien Hypertrophien beider Ventrikel aufwiesen, hatten sich Kollateralkreisläufe gebildet, die in gleichem Umfang nur dann bei Erwachsenen zu finden waren, wenn schwerste stenosierende Coronarsklerosen bestanden. Ob wir daraus schließen dürfen, daß bei Kindern eine größere plastische Potenz der Coronargefäße besteht als beim Erwachsenen, bleibt dabei offen.

Als unter krankhaften Zuständen des Coronarkreislaufs gebahnte Anastomosen betrachten wir solche interarteriellen Kurzschlüsse, die im Feinfocus-Arteriogramm auf DONEO-Film, d. h. ohne Folienunschärfe, weiter als 250 μ im Durchmesser sind.

Die Topographie erweiterter Anastomosen

Die Häufigkeit, mit der erweiterte und gebahnte Anastomosen in den verschiedenen Herzabschnitten auftreten, entspricht in erster Linie der Häufigkeitsverteilung der normalen Anastomosen im Herzmuskel überhaupt. Sie werden, ebenso wie die normalen Anastomosen, an den Versorgungsgrenzen der Coronarien und ihrer großen Äste, nämlich im Septum, in der Vorder- und Hinterwand des linken Ventrikels und in der Vorderwand der rechten Herzkammer zu finden sein.

Da die Ausbildung pathologischer Anastomosen vom Auftreten örtlich begrenzter trophischer und hämodynamischer Störungen abhängig ist, richtet sich ihre Häufigkeit in den verschiedenen Herzbezirken auch nach der Häufigkeit, mit der die ursächlichen Lichtungsänderungen der Gefäße in den verschiedenen Gefäßabschnitten lokalisiert sind.

Wie an anderer Stelle ausführlich dargestellt wurde (MÜLLER-MOHNSSEN), gelten als Prädilektionsorte, an denen sich die arteriosklerotischen Folgezustände (Thrombosen und Stenosen) bevorzugt manifestieren, nach dem Grade der Häufigkeit:

1. Der Ramus descendens der linken Coronararterie im Abgangsbereich der großen Papillarmuskel und Septumäste.

2. Die rechte Coronararterie in dem Anfangsteil ihres Bogens um den rechten Herzrand.

3. Der Ramus horizontalis der linken Coronarie dicht hinter der Aufteilung des Stammes der linken Coronararterie.

Stenosen und Verschlüsse, die eine Entwicklung von Anastomosen induzieren, haben ein bestimmtes nachgeschaltetes Induktionsfeld, das sich auf die Nachbarschaft des hypoxämischen Gebietes beschränkt. Darüber hinaus regen sie in keinem anderen Gebiet zur Anastomosenbildung an, so daß umgekehrt die Topographie ausgebildeter Anastomosen auf den Ort des verursachenden Verschlusses hinweist.

Dem linken Ramus descendens benachbart liegen die Vorderwand- bzw. Kantenäste des linken Ramus horizontalis und der rechten Coronarie sowie vor allem die kräftigen, an der Hinterwand des Herzens verlaufenden hinteren absteigenden Äste der rechten Coronararterie. Beim Verschluß des linken Ramus descendens werden die von den hinteren absteigenden Ästen her durchströmten Septumanastomosen und die von den linksseitigen und rechtsseitigen Vorderwand- bzw. Kantenästen unterhaltenen beiderseitigen Papillarmuskelanastomosen in Kraft treten.

Ein Verschluß der rechten Coronararterie mobilisiert über Zwischenschaltung der Septumanastomosen und der Papillarmuskelanastomosen die retrograde Auffüllung vom linken absteigenden Ast und von den linksseitigen Hinterwand- bzw. den beiderseitigen Kantenästen.

Beim Verschluß des linken horizontalen Astes werden die Anastomosen zu den benachbarten Vorderwand- und Hinterwandästen über die Papillarmuskelgebiete der Vorderwand und Hinterwand ausgebaut.

Sind im Bereich des linken Ventrikels mehrere, einander benachbarte größere Äste zugleich verschlossen, bildet sich eine besondere Gruppe von Anastomosen aus, wenn noch eine den linken Ventrikel versorgende Arterie erhalten ist. Über vorgebildete subendokardiale Anastomosen gewinnen die feinsten intramuralen Muskeläste dieser erhaltenen Arterie Anschluß an die der Verschwiclung entgangenen feinsten Muskeläste der verschlossenen Arterien. Die ausgebildeten subendokardialen Anastomosen formen, indem sie reichlich untereinander anastomosieren, ein Netzwerk mit rautenförmigen Maschen, das gegenüber dem primären subepikardialen Arteriensystem eine um die Wanddicke des Ventrikels parallel verschobene Flächenebene einnimmt.

Die Entwicklung der subendokardialen Anastomosennetze beginnt als Folge schwerster Gefäßausfälle gewöhnlich im Papillarmuskelgebiet. Die Netze können sich über den gesamten linken Ventrikel ausbreiten und die Funktion der verödeten subepikardialen Arterien übernehmen. Grundsätzlich können die Anastomosen in beiden Richtungen durchströmt werden.

In unserem Material konnten wir jedoch feststellen, daß in der Regel eine der Richtungen bevorzugt wird, die neben den ursprünglichen anatomischen Gegebenheiten durch die Lage der Coronarstenose und die Richtung des Druckgefälles bestimmt ist. So hat sich z. B. zeigen lassen, daß das Anastomosengebiet des Septums aus hydrodynamischen Gründen bevorzugt in dorsoventraler Richtung ausgebildet und durchströmt wird (MÜLLER-MOHNSSEN). Das liegt einmal an dem höheren Widerstand, der in den relativ weitlumigen und langen vorderen Septumarterien während der systolischen Kompression entsteht, zum anderen daran, daß die linke Coronararterie und der linke absteigende Ast bis zum Abgang der vorderen Septumäste größere Arterien abgeben, die im Falle der Widerstandserhöhungen in den vorderen Septumarterien als Ablaßventil für den Blutstrom dienen, und drittens an der frühzeitigen Manifestation der Arteriosklerose im linken absteigenden Ast. Diese Faktoren zusammen bewirken eine systolische Erniedrigung des Gipfelpunktes der pulsatorischen Schwankungen in den Septumarterien und damit einen Rechtsüberdruck im Anastomosengebiet des Septums, der die Ausbildung der Anastomosen in dorsoventraler Richtung bestimmt.

So ergeben sich aus der typischen Lage der vorgebildeten Anastomosen, aus den typischen Prädilektionsorten der zur Ausbildung der Anastomosen führenden Stenosen und Verschlüsse und schließlich aus der bevorzugten Strömungsrichtung typische Kollateralkreisläufe.

Die topographischen Typen der Kollateralkreisläufe

Während die Hypertrophie des Herzmuskels eine harmonische Vergrößerung aller den hypertrophierten Abschnitt versorgenden Gefäße im Gefolge hat (kardiovasculäre Hypertrophie, SCHOENMACKERS), erzeugt die Gefäßstenose eine isolierte

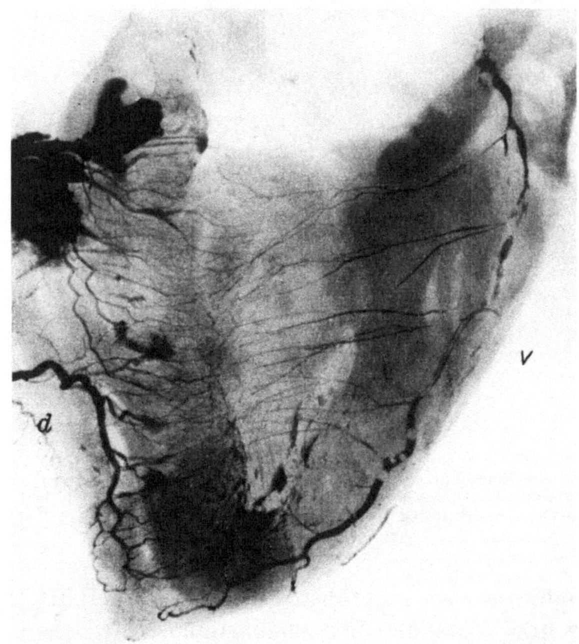

Abb. 4a. Arteriogramm eines isolierten Septums ohne Coronarkrankheiten. Nach ausschließlicher Injektion der hinteren absteigenden Arterien (*d*) hat sich die linke absteigende (*r*) über vorgebildete Septumanastomosen angefüllt

Erweiterung und Vermehrung der Anastomosen in der Peripherie des betroffenen Gefäßabschnittes und in den angeschlossenen Nachbargefäßen. Von einem Kollateralkreislauf sprechen wir erst dann, wenn der vermindert durchblutete Abschnitt über die erweiterten Anastomosen mit Blut aus den Nachbararterien aufgefüllt wird.

Es gibt Fälle, in denen eine verschlossene Arterie von einem einzigen Nachbargefäß über einen Anastomosenplexus retrograd aufgefüllt wird. In der Mehrzahl der Fälle liegen die Verhältnisse jedoch nicht so übersichtlich.

Weil die großen Coronararterien nicht unmittelbar miteinander, sondern nur durch ihre Seitenzweige über feinste Ausläufer anastomosieren, werden oft mehrere Seitenzweige über verschiedene Anastomosengebiete erreicht und auch angezapft.

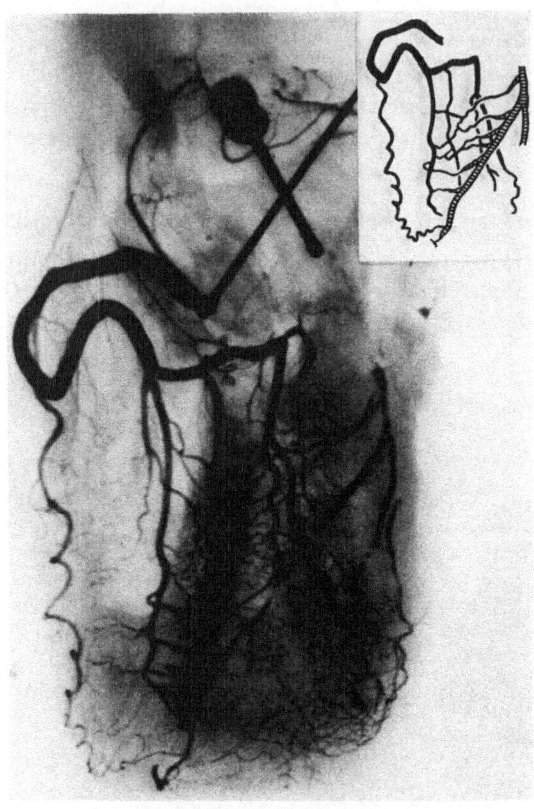

Abb. 4b. Rechtsseitiges Arteriogramm bei einer Stenose im Anfangsteil der linken Absteigenden in Seitenansicht. Über stark erweiterte Septumanastomosen hat sich die linke Absteigende fast kontinuierlich gefüllt. (In den erklärenden Schemata ist die rechte Coronarie schwarz, die linke Absteigende gestrichelt und die linke Horizontale weiß ausgeführt)

Als Beispiel dafür sei der linke absteigende Ast angeführt: Dieser füllt sich — abgesehen von unbedeutenden Spitzenanastomosen, welche eine direkte Verbindung mit dem hinteren Ramus descendens darstellen — nur über die Peripherie seiner Seitenäste. Häufig sind neben zahlreichen Septumanastomosen (Abb. 4a u. b) auch Papillarmuskelanastomosen in der Vorderwand ausgebildet, die vom rechten Kantenast ausgehen (Abb. 5) und gemeinsam die Gruppe der vorderen Septumarterien retrograd anfüllen. Dazu treten außerdem Anastomosen im linken vorderen Papillarmuskel, die an die Äste des linken Ramus horizontalis angeschlossen sind und sich über einen Papillarmuskel an der retrograden Füllung des linken Ramus descendens beteiligen (Abb. 6).

Die einzelnen Seitenäste des linken Ramus descendens tragen in annähernd gleichem Maße zur kompensatorischen Füllung ihres Stammes bei (Abb. 7), die Septumanastomosen, die bis zu 600 μ weit werden, liefern aber das Hauptkontingent.

Anders liegen die Verhältnisse bei Stenose oder Verschluß der rechten Coronararterie. Septumanastomosen und linksseitige Hinterwandanastomosen sind dabei meist nur gering ausgebildet und erlangen erfahrungsgemäß keine große Bedeutung. Die Verschlüsse der rechten Coronararterie liegen gewöhnlich im Bogen

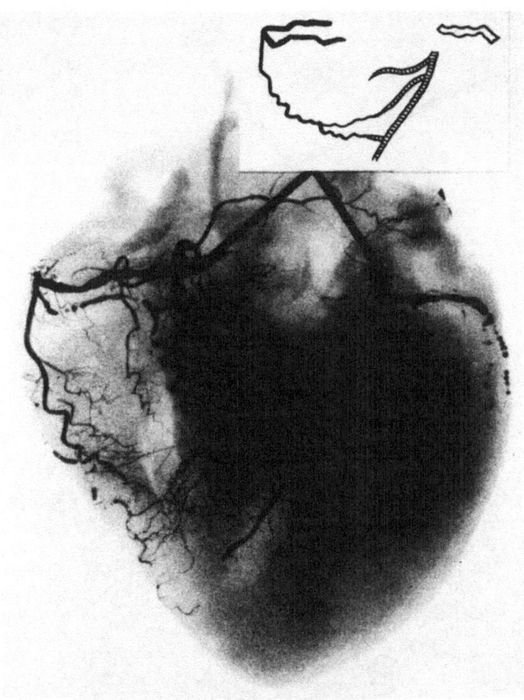

Abb. 5. Stenosierende Coronarsklerose mit einem Verschluß des linken absteigenden Astes und einer hochgradigen Stenose der rechten Coronarie hinter dem Abgang des Kantenastes (*a—p*-Ansicht). Zustand nach Injektion der rechten Coronarie. Retrograde Anfüllung der vorderen Septumarterien und der linken Absteigenden über tiefe intramurale Anastomosen der rechten Vorderwand

an der rechten Herzkante hinter dem Abgang des rechten Kantenastes. Daher fällt dem rechten Kantenast in einer nicht unbeträchtlichen Zahl der Fälle die Hauptlast bei der retrograden Auffüllung der abgetrennten rechten Coronararterie zu (Abb. 6 u. 8). Die Anastomosen liegen im Trabekelwerk des rechten Ventrikels, im Trabeculum septomarginale und vorwiegend in der subepikardialen Muskelschicht nahe der Spitze des rechten Ventrikels. Diese vom rechten Kantenast ausgehenden, girlandenförmig um die rechte Herzkante zur hinteren absteigenden Arterie verlaufenden Anastomosen erlangen durch diese besondere Beanspruchung samt ihren vorgeschalteten Arterien die stärksten Grade der kompensatorischen Erweiterung, die wir im Coronararteriensystem überhaupt beobachten können, in unseren Fällen Durchmesser bis zu 1200 μ.

Wenn die retrograde Auffüllung des verschlossenen Gefäßstammes nur über einen Ast erfolgt, entsteht nur in diesem eine retrograde Strömung, während die übrigen hinter der Verschlußstelle vom Stamm ausgehenden Äste orthograd durchströmt werden. Wir sprechen dann von einem unvollkommenen Kollateralkreislauf. Ein vollkommener Kollateralkreislauf besteht dann, wenn alle Seitenäste des von seinem proximalen Abschnitt abgetrennten Stammgefäßes an eine

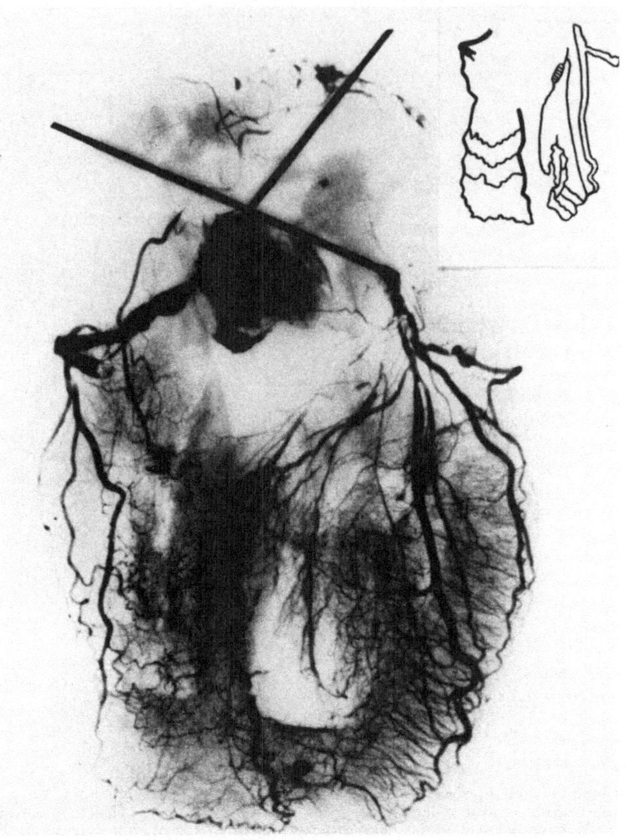

Abb. 6. Doppelseitiges Coronararteriogramm in *a*– *p*-Ansicht. Schwere stenosierende Coronarsklerose mit vollständigem Verschluß des linken absteigenden Astes und obturierender Thrombose der rechten Coronarie hinter dem rechten Herzrand. Retrograde Anfüllung des hinteren absteigenden Astes vom rechten Kantenast über Papillarmuskel und -Spitzenanastomosen der rechten Kammerwand. Retrograde Füllung eines kurzen Abschnittes der linken Absteigenden über vordere linksseitige Papillarmuskelanastomosen. Der Papillarmuskel ist als Weichteilschatten erkennbar

funktionierende Anastomosenquelle angeschlossen und retrograd durchströmt werden. In beiden Fällen beobachten wir kontinuierliche und diskontinuierlich kollaterale Anzeichnungen im Arteriogramm.

Die kollaterale Versorgung des verschlossenen linken horizontalen Astes gestaltet sich einfacher. Sie erfolgt bei Normalversorgungstypen über Hinterwand und Kante des linken Ventrikels. Je nach der Lage der Versorgungsgrenze, die von der jeweiligen Variation des Versorgungstyps abhängt, werden verschiedene Hinterwandäste bzw. der Kantenast der linken Coronarie von einem der hinteren absteigenden Äste oder über die Hinterwandportion der rechten Coronararterie aufgefüllt. Im Regelfall anastomosieren die Hinterwandäste im linken hinteren Papillarmuskelbereich miteinander.

Ebenso wie die hochsitzenden Verschlüsse der großen Coronararterien können auch Stenosen und Obliterationen kleiner Arterien durch Anastomosen zu Nachbargefäßen umgangen werden.

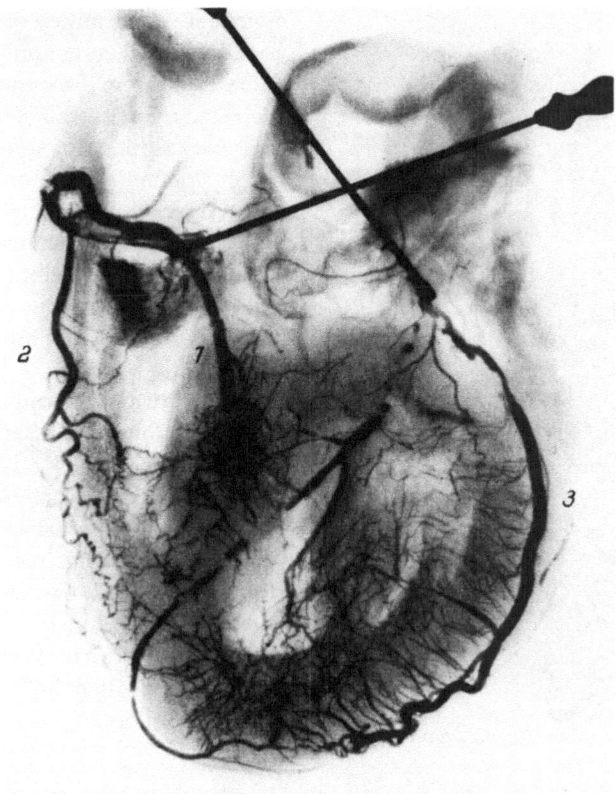

Abb. 7. Doppelseitiges Arteriogramm in $a-p$-Ansicht bei altem Verschluß der linken Absteigenden: Retrograde Auffüllung derselben von der hinteren Absteigenden (*1*) über Septumanastomosen, vom rechten Kantenast (*2*) über rechtsseitige Vorderwand- und Septumanastomosen und vom linken Kantenast (*3*) über linksseitige Papillarmuskel- und Spitzenanastomosen. Frischer Verschluß der rechten Coronarie

Folgende Formen typischer Kollateralkreisläufe lassen sich aus diesen Untersuchungen herausschälen:

1. Kollateralkreisläufe zwischen rechter und linker Coronararterie über das Septum ventriculorum bei Stenosen und Verschlüssen des linken Ramus descendens;

2. von Stenosen und Verschlüssen der rechten Coronarie induzierte Kollateralkreisläufe, die vom rechten Kantenast mit breiten Stromwegen in der Wand der rechten Kammer und parallel dazu in den Papillarmuskeln sowie im Trabekelwerk der rechten Kammerwand zum Hinterwandanteil der rechten Coronarie

verlaufen. Diese Kollateralkreisläufe werden also überwiegend aus Bestandteilen der erkrankten Arterie selbst gebildet.

3. Kollateralkreisläufe, die über die linke Hinterwand, meist über den linken hinteren Papillarmuskel verlaufen und Verschlüsse des linken Ramus circumflexus kompensieren.

4. Eine weitere Form typischer Kollateralkreisläufe ist nicht an eine bestimmte Verschlußlokalisation gebunden. Sie entsteht gerade bei multiplen Verschlüssen oder bei Verödungen größerer Gefäßabschnitte. Dazu gehören die von einer oder mehreren linksseitigen Arterien gespeisten Kollateralkreisläufe, die über subendokardiale Anastomosennetze von verschiedenem Umfange Verschlüsse von Arterien kompensieren, die den linken Ventrikel berühren. Von diesen subendokardialen Netzen kann die rechte Coronararterie auch über ihre linksseitigen Hinterwandäste retrograd gefüllt werden.

Bei schweren Coronarsklerosen mit protrahiertem Verlauf können mehrere dieser typischen Kollateralkreisläufe oder Teile derselben nebeneinander am gleichen Herzen vorhanden sein. Wir beobachteten Fälle, bei denen sich das gesamte Coronararteriensystem trotz multipler Verschlüsse über alle möglichen kollateralen Wege von einem Ostium aus füllen ließ (vgl. auch W. Koch u. Boros).

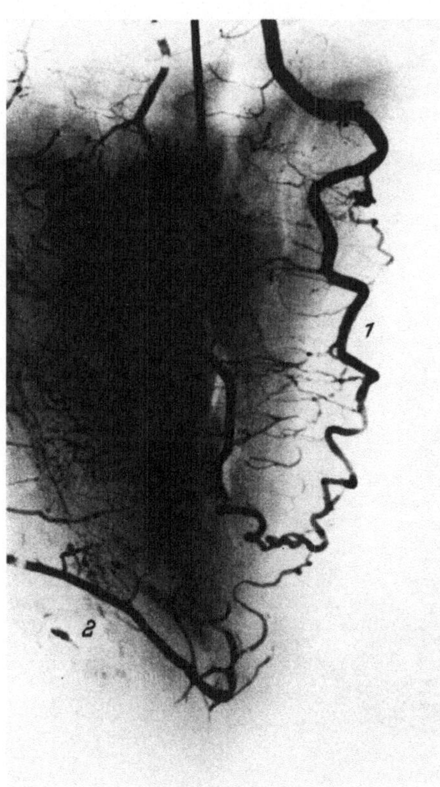

Abb. 8. Gefäßbild des rechten Ventrikels und des dorsalen Septumabschnittes in schräger Projektion von dorsal. Zustand nach Verschluß der rechten Coronarie am rechten Herzrand und des linken absteigenden Astes. Retrograde Auffüllung der hinteren Absteigenden (durch Kanüle markiert) vom rechten Kantenast (*1*) ausgehend, der linken Absteigenden (*2*) über eine Spitzenanastomose und der vorderen Septumarterien über Septumanastomosen (parallel zur linken Absteigenden gelegen)

III. Die Funktion der Kollateralkreisläufe und ihre Bedeutung für die Ausgleichsversorgung des Herzmuskels

Die retrograde Durchströmung der kollateral angeschlossenen Arterie ist den Strömungsverhältnissen in den Venen vergleichbar. Das Strombett verringert seinen Gesamtquerschnitt in proximaler Richtung, das in der Zeiteinheit den Querschnitt passierende Blutvolumen wird größer, wenn es sich um einen vollkommenen Kollateralkreislauf handelt, die Strömungsgeschwindigkeit nimmt zu.

Nach physiologischen Untersuchungen (Klisiecki u. Fleck, Green, Gregg, Wiggers) wird die vom Aortendruck bestimmte Coronardurchströmung durch periodische Schwankungen der intravasalen Strömungswiderstände als Folge von Formveränderungen des Herzens während der Herzrevolution modifiziert. Bei

Asystolie des Herzens ist die Coronardurchströmung vom Aortendruck abhängig. Die Aktion des Myokards reduziert die Coronardurchströmung. Der systolische Einstrom in die Coronarien — in äquivalenten Perioden gemessen — ist kleiner als der diastolische Einstrom. Umgekehrt wird der Rückstrom in den Coronarvenen während der Systole beschleunigt.

Der Blutstrom durchfließt die Kollateralarterien in umgekehrter Richtung vom peripher weiten zum proximal engen Gesamtquerschnitt, also im Sinne des venösen Rückflusses. Dieser wird durch die Systole erheblich begünstigt. Für den Kollateralkreislauf kommt dadurch ein günstiges Triebmoment zustande. Der kollaterale Schenkel wird systolisch aufgefüllt. In der nächstfolgenden Diastole vermag der Aortendruck wieder auf den Strom im entspannten Anastomosennetz Einfluß zu nehmen. Das über Anastomosen zugeführte Blut kann aber nicht wie in den Venen durch ein weites Ostium frei abfließen, sondern muß vor dem Übertritt in die Venen noch einmal das Capillargebiet des Herzmuskels passieren.

Die Länge der Strombahn umfaßt sowohl die Länge der am Kollateralkreislauf beteiligten vorgeschalteten und nicht verschlossenen Arterien als auch die Länge des sekundär angeschlossenen proximal abgetrennten Systems. Bei einem hochsitzenden linksseitigen Verschluß muß das Blut z. B. etwa den doppelten Weg von der rechten Coronararterie ausgehend über das Septum zur linken Coronararterie zurücklegen, um endlich im Capillargebiet der linken Coronarie nutzbar zu werden. Die Verlängerung des Stromweges bedeutet ein Anwachsen des Strömungswiderstandes etwa auf das Doppelte.

Je stärker die Anastomosen entwickelt und je weiter sie sind, je besser also der Kollateralkreislauf ausgebaut ist, um so seltener kommen bei der Röntgenarteriographie diffuse Parenchymverschattungen zustande, die auf Capillarfüllungen hinweisen. Die Capillarverarmung beschränkt sich also auf das Gebiet, in dem die Anastomosen ausgebildet sind, deshalb entstehen Röntgenaufnahmen von harter kontrastreicher Struktur, die ein wirres Geflecht von Gefäßen in Arteriolengröße im Bereich von Zonen fehlender Capillaren zeigen. Dies gilt als Zeichen dafür, daß die Strömungswiderstände in den Anastomosen nach Maßgabe ihres Querschnittes geringer sind als in den Capillaren, und daß die Strömung von der vorgeschalteten Arterie durch den Anastomosenplexus zum kollateralen Schenkel als dem Weg des geringsten Widerstandes unter Umgehung der Capillaren erfolgt.

Die vollkommene Funktion eines Kollateralkreislaufes verhindert zwar den Ausfall des betroffenen Herzabschnittes, schafft aber durch die Verlängerung und den Ausgleich des Druckgefälles zwischen gesundem und gestörtem Kreislaufanteil ein verringertes Energieniveau des ganzen Systems. Die Funktion dieses Systems ist dazu an einen erhöhten mittleren Aortendruck gebunden, also von geringerer Anpassungsbreite.

Während die Kollateralkreisläufe der unteren Extremität, z. B. die der Arteria femoralis nach Abgang der Arteria profunda, einen vollwertigen Ersatz des ursprünglichen Kreislaufes darstellen können, bleibt die Leistung der intercoronaren Kollateralkreisläufe nur unvollkommen.

Man kann aus dem anatomischen Ausbildungsgrad eines Kollateralkreislaufes bei Berücksichtigung der Fehlerquellen, die der Injektionsmethode anhaften, gewisse Rückschlüsse auf seine Funktionen ziehen, wenn man von einem günstigen mittleren Aortendruck ausgeht. Jedoch findet man im Coronarsystem auch anatomisch gut ausgebildete Umgehungskreisläufe mit schlechter klinischer Kompensation dann, wenn die erforderlichen Betriebsbedingungen durch Versagen des Herzens nicht gegeben sind.

Die Beziehungen zwischen Infarktnekrose, Herzmuskelschwielen und intercoronaren Anastomosen

Die frische Infarktnekrose, die durch Verschluß eines Coronarastes ausgelöst wird, zeichnet sich im postmortalen Arteriogramm nicht an. Der nekrotische Abschnitt erscheint gefäßlos. Die Kranzarterien erweisen sich damit funktionell als Endarterien, obwohl die große Zahl von Gefäßanastomosen seit Spalteholz mit zahlreichen Methoden immer wieder bestätigt worden ist.

Die Ausdehnung gefäßbedingter Herzmuskelnekrosen ist regelmäßig kleiner als nach dem Versorgungsbereich des verschlossenen Gefäßes zu erwarten wäre

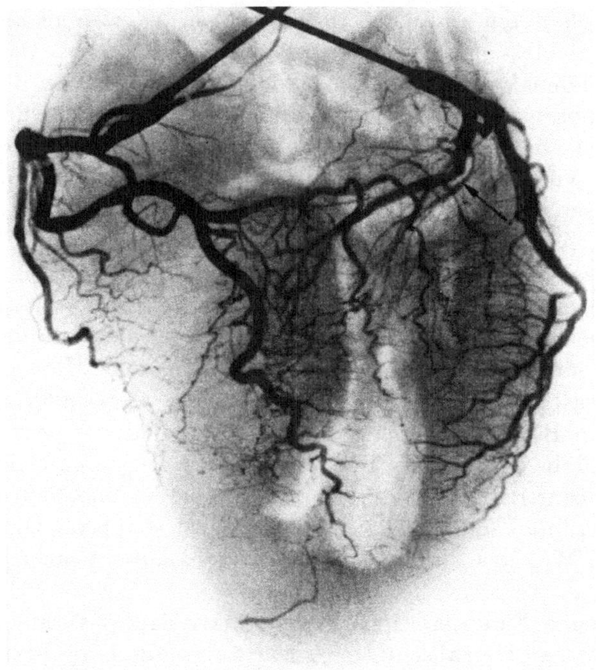

Abb. 9 a. Doppelseitiges Arteriogramm bei einem alten Verschluß des linken absteigenden Astes (Pfeil) mit vollständiger Gefäßlosigkeit der linken Vorderwand (in *a-p*-Ansicht)

(Büchner, Ring). Die Randzone des Infarktes, die nicht der Nekrose anheimfällt, wird offenbar über die Anastomosen mit Blut versorgt. Ihre Größe wechselt und ist wahrscheinlich von der Funktion dieser Anastomosen abhängig.

Das Kerngebiet eines großen kompakten Herzmuskelinfarktes wird im Laufe der Rückbildung in eine Schwiele umgewandelt. Auch diese zeichnet sich im postmortalen Angiogramm nicht an (Abb. 9a u. b). Die große Herzmuskelschwiele, die unter der mechanischen Beanspruchung gedehnt, zu einer dünnen Schwielenplatte ausgezogen und schließlich aneurysmatisch ausgebuchtet werden kann, bleibt so schwach vascularisiert, daß sie im Vergleich zu dem dichten Gefäßnetz der Nachbarschaft gefäßlos zu sein scheint.

Wir dürfen aus diesen Beobachtungen den Schluß ziehen, daß die vorgebildeten anastomotischen Verbindungen zwischen den Coronargefäßbezirken bei plötzlicher Umstellung des Coronarkreislaufes nur eine untergeordnete funktionelle Bedeutung haben.

Von diesen großflächigen kompakten Herzinfarkten lassen sich im Arteriogramm deutlich die Fälle mit mehr oder minder ausgedehnten kleinflächigen Schwielen unterscheiden. Sie entwickeln sich aus multiplen, disseminierten Herzmuskelnekrosen, die ganz überwiegend die inneren Schichten der Kammerwand einnehmen. Die daraus entstehenden Schwielen sind oft schalenförmig angeordnet und schließen noch reichlich erhaltene und funktionsfähige Muskelbezirke ein. Diese werden bei Stenosen der zugehörigen Arterien teilweise, bei ihrem Verschluß vollständig über Kollateralen mit Blut versorgt. Die Ausbildung der Kollateralen steht in einer quantitativen Relation zur Masse der noch erhaltenen Muskulatur. Je mehr Muskelgewebe in den Schwielenplatten noch vorhanden ist, um so reicher ist das Anastomosennetz entwickelt (Abb. 6 u. 10).

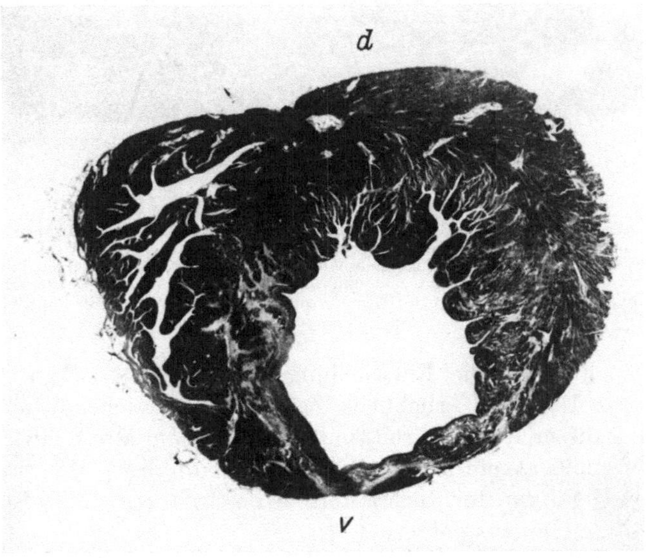

Abb. 9b. Querschnitt desselben Herzens in mittlerer Höhe: Dünnwandige Schwiele und aneurysmatische Aussackung der linken septumnahen Vorderwand (r). Tod an metastasierendem Bronchialcarcinom

Die kleinfleckigen Schwielenbezirke entstehen in der Regel bei stenosierenden Coronarsklerosen, die im Verlaufe einer langen Zeit die Gefäßlichtung zunehmend einengen und über eine Phase relativer Coronarinsuffizienz schließlich in einen vollständigen Coronarverschluß übergehen. Die vorauslaufende Phase der relativen Coronarinsuffizienz unterscheidet diese Fälle von den akuten oder in kurzer Zeit entstandenen, oft thrombotischen Gefäßverschlüssen. Die Mangeldurchblutung induziert die Ausweitung und vermehrte Durchströmung der Anastomosen und gibt so den Anstoß zur Entwicklung des Kollateralkreislaufs, der die Auswirkungen der Coronarstenose mildert. Die kollaterale Durchblutung schützt die Muskelfasern vor der hypoxämischen Nekrose und erhält sie funktionstüchtig.

Die Ausweitung der Anastomosen, die durch Druckdifferenzen im benachbarten Stromgebiet oder durch lokale Hypoxämie angeregt und unterhalten wird, geht nach vergleichenden Beobachtungen aller von uns untersuchten Fälle nur langsam in Wochen und Monaten vor sich. Es besteht keine Parallele zu der sehr raschen Bildung von Kollateralkreisläufen in den Extremitäten (Gregg).

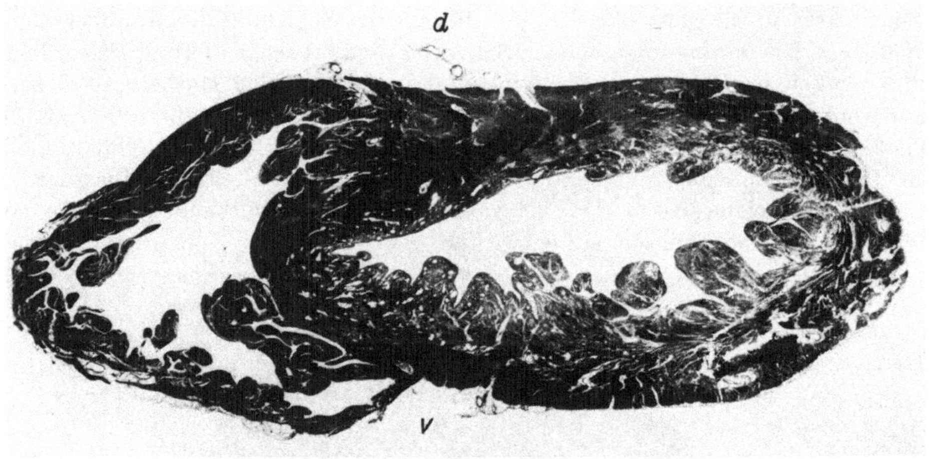

Abb. 10. Querschnitt eines Herzens in mittlerer Höhe (arteriographischer Befund: vollständige Verschlüsse im Anfangsteil der rechten Conorarie und in der linken Absteigenden direkt hinter dem Abgang der linken Horizontalen. Stenosen in der linken Horizontalen. Kollaterale Versorgung des linken Ventrikels über ein den ganzen Ventrikel auskleidendes subendokardiales Anastomosennetz, das von dem isoliert aus der linken Coronarie abgehenden und hypertrophierten linken Kantenast unterhalten wurde.) Lediglich fleckförmige subendocardiale Myokardschwielen des linken Ventrikels. Vermehrte subendokardiale Gefäßquerschnitte

Ebenso braucht auch die Entwicklung des anastomotischen Kreislaufs im Randgebiet eines Infarktes erhebliche Zeit. Die ausreichende anastomotische Vascularisierung dieser Randbezirke findet sich erst um alte Schwielen, die nach den Anamnesen mehr als ein halbes Jahr bestanden haben. Man muß vermuten, daß bei frischen Herzinfarkten die Mantelzone des Infarktes in der Blutversorgung noch über diese Zeit hinaus gefährdet ist.

In Fällen von Stenosen in mehreren Versorgungsbereichen können sich sehr verwickelte Kreislaufverhältnisse im Coronarsystem herausbilden, die die primären Versorgungstypen der Coronarien völlig verdecken und als sekundäre Versorgungstypen bezeichnet werden können. Aus diesen erklären sich ungewöhnliche Lokalisationen und Ausdehnungen von Infarktnekrosen bei zusätzlichen Thrombosen.

In einem unserer Fälle wurde die rechte Coronararterie, die den verschlossenen horizontalen Ast über die Hinterwand und den gleichfalls verschlossenen linken absteigenden Ast über das Septum kollateral versorgte, von einem frischen thrombotischen Verschluß im Bereich der rechten Herzkante getroffen. Hier fanden wir eine Infarktnekrose, welche über fast alle Abschnitte des linken Ventrikels einschließlich der Vorderwand und großer Teile des Septums ausgedehnt war. Solche Fälle sind ein indirekter Beweis für die gewebserhaltende Funktion eines Kollateralkreislaufs im menschlichen Herzen.

Schluß

Jeder Kollateralkreislauf entwickelt sich aus einer regionalen Mangeldurchblutung des Herzmuskels. Er ist eine Notmaßnahme und bleibt nur ein Notbehelf. Hochsitzende Verschlüsse einer Coronarie wälzen die gesamte Last der Blutversorgung des Herzmuskels auf die noch erhaltene Coronararterie, deren kompensatorischer Erweiterung enge Grenzen gesetzt sind. Insbesondere wirkt das Coronarostium als Barriere (SCHOENMACKERS).

Die Restzustände am Herzmuskel nach überstandenem Infarkt unterscheiden sich deshalb in Fällen mit und ohne Kollateralkreislauf nicht prinzipiell, sondern nur dem Grade nach. Der Kollateralkreislauf, der sich nach Eintritt eines Herzinfarktes entwickelt, kann nur die schlecht mit Blut versorgte Muskulatur in den Randzonen des Infarktes funktionsfähig erhalten. Die Infarktschwiele bleibt kleiner als nach dem Sitz des Coronarverschlusses zu erwarten wäre.

Der Kollateralkreislauf, der bei langsam zunehmender Coronarstenose entsteht, kann dagegen die Ausbildung einer kompakten Infarktnekrose verhindern, wenn schließlich aus der Stenose ein völliger Verschluß wird. Der kollateral versorgte Muskelabschnitt arbeitet aber unter den Bedingungen einer relativen Coronarinsuffizienz (BÜCHNER), in deren Folge fast stets disseminierte Herzmuskelnekrosen und kleine Schwielen entstehen. Diese sind um so größer und zahlreicher, je höher der endgültige Gefäßverschluß sitzt. Die protektive Wirkung des intercoronaren anastomotischen Kreislaufs ist also auch in diesen Fällen nur begrenzt.

Darum liegt der Gedanke an die chirurgische Herstellung von Anastomosen zu extracoronaren Arterien sehr nahe. Wie sich unter solchen Bedingungen der Coronarkreislauf beim Menschen gestaltet, können wir noch nicht sagen, da uns bisher noch eigene Erfahrungen fehlen.

Aus unseren Untersuchungen ergibt sich, daß über die in normalen Herzen vorgebildeten intercoronaren Anastomosen bei langdauernden Coronarstenosen mit großer Regelmäßigkeit Kollateralkreisläufe von typischer Anordnung entstehen, die die Folgen von Stenosen und sogar von hochsitzenden Coronarverschlüssen erheblich vermindern und zeitweilig sogar kompensieren können.

Literatur

BAROLDI, G., u. O. SCOMAZZONI: Verh. dtsch. Ges. Path. **1958**, 138.
— G. MATERO e O. SCOMAZZONI: Policlinico, Sez. prat. **26**, 741 (1954).
BAUM, H.: Dtsch. Z. Tiermed. u. vergl. Path. **14**, 273 (1889).
BECK, C. S.: Med. Klin. **1956**, 1445.
— u. S. D. LEIGHNINGER: J. Amer. med. Ass. **159**, 1264 (1955).
BERG, H. H., H. DÖRKEN u. H. HARDERS: Münch. med. Wschr. **1957**, 393.
BLUMGART, H. L., and J. MONROE: Amer. Heart J. **19**, 1 (1940).
— M. J. SCHLESINGER u. P. M. ZOLL: J. Amer. med. Ass. **116**, 91 (1941).
BOROS, J. v.: Medizinische **1953**, 401.
BROBEIL, A.: Hirndurchblutungsstörungen, ihre Klinik und arteriographische Diagnose. Stuttgart 1950.

Büchner, F.: Lehrbuch der speziellen Pathologie, S. 29. München-Berlin 1955.
— Die Coronarinsuffizienz. Dresden u. Leipzig 1939.
Crainicianu, A,: Virchows Arch. path. Anat. 238, 1 (1922).
Dotzauer, G., u. W. Naeve: Dtsch. gerichtl. Med. 45, 30 (1956).
Dulva, F. R.: Arch. inn. Med. 85, 955 (1950).
Giese, W.: Dtsch. med. Wschr. 1957, 602.
Green, H. D., D. E. Gregg, C. L. Wiggers: Amer. J. Physiol. 112, 262, 627 (1935).
Gregg, D. E.: Coronary Circulation in Health and disease. Philadelphia 1950.
— Verh. dtsch. Ges. Kreislaufforsch. 21, 22 (1955).
Griesser, G.: Dtsch. med. Wschr. 1956, 13.
Gross, L.: The blood supply to the heart in its Anatomical and Clinical aspects. New York
    1921.
— and M. A. Kugel: Amer. Heart J. 9, 165 (1933).
Haller, A. v.: Elementa physiologicae corporis humani. Bd. I. Lausanne 1757.
— Iteratae de vasis cordis observationes die XIV Sept. 1739. Opera minora. Bd. I. S. 19,
    1762.
Hauss, W. H.: Angina pectoris. Stuttgart: Georg Thieme 1954.
Hirsch, Cl., u. W. Spalteholz: Dtsch. med. Wschr. 1907, 20.
Hyrtl, J.: Die Korrosionsanatomie und ihre Ergebnisse. Wien 1873.
Jamin, F., u. H. Merkel: Die Coronararterien des menschlichen Herzens in stereoskopischen
    Röntgenbildern. Jena 1907.
Klisiecki, A., u. S. Fleck: Z. Biol. 97, 12 (1936).
Koch, W., u. Lin Chen Kong: Beitr. path. Anat. 90, 21 (1932).
Krieg, W, u. W. Löhr: Zit. nach Brobeil, s. d.
Moniz, E.: Die cerebrale Arteriographie und Phlebographie. Berlin 1940.
Müller, E.: Verh. dtsch. Ges. Kreislaufforsch. 21, 3 (1955).
Müller-Mohnssen, H.: Beitr. path. Anat. 117, 282 (1957).
— Beitr. path. Anat. 118, 121 (1957).
— Fortschr. Röntgenstr. 86, 539 (1957).
Nothnagel, H.: Z. klin. Med. 15, 42 (1889).
Oberhelman, H-A., and R. Le Count: J. Amer. med. Ass. 82, 1321 (1924).
Prinzmetal, M., H. Bergmann, H. E. Kruger, G. Schwartz and B. Simkin: Amer. J. Med.
    4, 617 (1948).
— B. Simkin, H. Bergmann and H. E. Kruger: Heart 39, 120 (1940).
Ring, R. A.: J. Path. Bact. 67, 21 (1950).
Rossi, N., u. F. Dordi: Verh. dtsch. Ges. Path. 35, 195 (1951).
Schlesinger, M. J.: Amer. Heart J. 15, 528 (1938).
Schoenmackers, J.: Med. Klin. 1949, 1009.
— Dtsch. med. Wschr. 1954, 671, 683.
— u. E. Stratmann: Arch. Kreislaufforsch. 22, 153 (1955).
Schütz, E.: Z. Kreislaufforsch. 45, 708 (1956).
Spalteholz, W.: Die Arterien der Herzwand. Leipzig 1924.
Thoma, R.: Beitr. path. Anat. 66, 259 (1920).
Zoll, P. M., S. Wessler, M. J. Schlesinger: Circulation 4, 797 (1951).

Aus dem Pathologischen Institut der Universität Münster und dem Physiologischen Institut
der Universität des Saarlandes — Homburg/Saar

Die Strömungsverhältnisse in den Coronararterien und ihre Bedeutung für die Manifestierung der Coronarsklerose

Von

H. Müller-Mohnssen

Mit 11 Abbildungen

I. Seitdem der Blutkreislauf Gegenstand experimenteller und theoretischer Erforschung ist, stellt sich immer wieder erneut heraus, daß für ihn nicht nur anatomisch sondern auch dynamisch das Prinzip der Ökonomie gilt. Dies Ergebnis kausal-analytischer Studien hat bei aller Skepsis gegenüber teleologischen Kurzschlüssen sogar dazu geführt, z. B. Teilungsstellen im Blutkreislauf als Vorbild für die technische Hydrodynamik zu verwenden. Neuerdings sind von David L. Cohn die absoluten Dimensionen sowie Anordnung und Aufspaltungsmodifikation der Einzelbahnen eines zusammengesetzten hydraulischen Systems errechnet worden, das mit Rücksicht auf Leistungsfähigkeit und Ökonomie des Betriebes als Optimalsystem zu bezeichnen ist. Diese Anordnung ist fast ein getreues Modell des Blutkreislaufs. Auch das mit einem Minimum an Energie durch dieses System getriebene Sekundenvolumen liegt in der physiologischen Größenordnung.

Den geringsten Energieaufwand benötigt eine annähernd ideale Potentialströmung, bei der das Druckgefälle in Strömungsrichtung den an der Mantelfläche des Gefäßes auftretenden Reibungskräften das Gleichgewicht hält. Das gilt in weitgehender Annäherung auch für die Poisseuille-Strömungen, die im Blutkreislauf gefunden werden.

In Gefäßverzweigungen und Gefäßkrümmungen lassen sich die absoluten Größen der Strömung nach dem Hagen-Poisseuilleschen Gesetz noch annähernd richtig errechnen. Es herrschen jedoch keine achsenparallelen Strömungen mehr: die Geschwindigkeitsverteilung über den Rohrquerschnitt zeigt charakteristische Deformierungen der symmetrischen und zentrierten Geschwindigkeitsparabel, die von geraden Rohrstrecken her bekannt ist. Ganz allgemein bieten Stromverzweigungen und Krümmerströmungen Grenzbedingungen zwischen stationären Flüssigkeitsbewegungen und den Strömungen mit gestörtem Gleichgewicht zwischen Reibungs- und Trägheitskräften. In diesen instabilen Strömungen erscheinen Druck- und Geschwindigkeitsvektoren, die der Richtung des integrierenden Geschwindigkeitspotentials entgegenlaufen: die Ausbildung von geordneten Wirbeln oder vollständiger Turbulenz ist die unmittelbare Folge;

12*

gleichzeitig entstehen Druckverluste, die im ausgeprägten Falle mit dem Quadrat der Durchflußmenge anwachsen. Instabile Strömungen sind daher mit dem Ökonomieprinzip nicht zu vereinbaren und werden in normal gestalteten Kreisläufen nur in seltenen Sonderfällen beobachtet.

Wir untersuchten den hydraulischen Einfluß solcher „kritischen" Bauabschnitte durch Strömungsversuche an Glasmodellen, die *den* Gefäßkrümmungen und Teilungsstellen im Coronarkreislauf nachgebaut waren, die gleichzeitig als Prädilektionsorte der Coronarsklerose eruiert werden konnten:

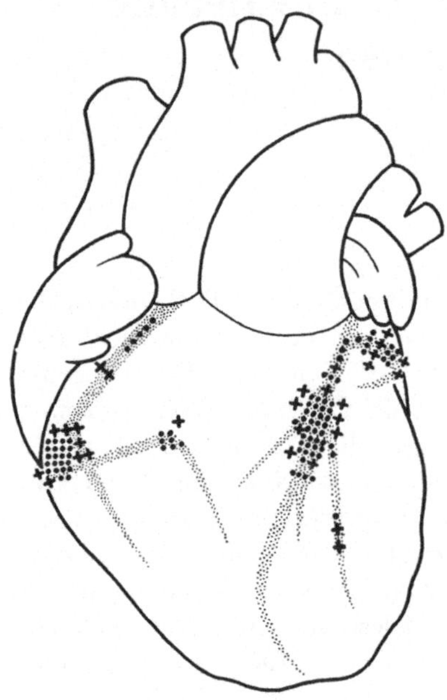

Abb. 1. Häufigkeitsverteilung der schwersten arteriosklerotischen Veränderungen im Coronargefäßsystem von 100 Fällen mit schwerer Coronarsklerose (● alte Verschlüsse; + Frische Thrombosen)

1. das Aufteilungsgebiet der linken absteigenden Coronarie (Abgänge der Septum- und Papillarmuskeläste auf annähernd gleicher Höhe);

2. den Krümmungsverlauf der rechten Coronarie um den Herzrand, meist hinter dem Abgang des rechten Kantenastes oder eines Vorhofastes (Abb. 1).

Die frühzeitige und häufige Manifestierung der Arteriosklerose in Bauelementen des Coronargefäßsystems, die gleichzeitig die erwähnten Überlagerungen der achsengerechten Hydrodynamik vermuten lassen, richtete unser Interesse auf die optische Darstellung der in ihnen herrschenden Strömungsvorgänge. Insbesondere sollte geklärt werden,

1. ob Krümmerströmungen und Stromaufteilungen unter physiologischen Bedingungen von den achsenparallelen Strömungen abweichen;

2. ob und unter welchen Bedingungen die kritische Grenze zur Instabilität überschritten wird, und

3. ob diese Strömungsformen letzten Endes in der Lage sind, die günstigen Entstehungsbedingungen der Arteriosklerose in den betroffenen Gefäßabschnitten zu erklären.

II. Durch einleitende Modellversuche sollten die Zweifel über die Frage ausgeschlossen werden, ob im Krümmungsverlauf der rechten Coronarie um den rechten Herzrand — als dem Beispiel einer kritisch hydraulischen Zone — bei physiologischen Strömungsgeschwindigkeiten Turbulenzerscheinungen auftreten.

Zunächst durchströmten wir 180°-Krümmer aus Polyäthylenschläuchen mit Wasser von konstanter Temperatur. Die Dimensionierung der Krümmer wurde im Kaliber wie in den Werten der Bogenradien den Typen rechter Coronarien entlehnt, die wir mit postmortaler Angiographie gefunden hatten. Einzelne Modelle erhielten Störungen in Form von Einengungen um 75% der Querschnittsfläche.

Die hydrostatischen Drucke zwischen An- und Ablaufrohr wurden bei Strömungsgeschwindigkeiten von 19—1900 mm/sec-¹ mit Differentialmanometern gemessen und gleichzeitig die Sekundenvolumina bestimmt. Mit Hilfe der Werte wurde der Turbulenzbeginn nach $\log \dfrac{\varDelta P}{\left(\dfrac{V}{t}\right)^2} \cdot \dfrac{t}{V}$ errechnet. Diese Funktion läßt den Übergang von der stationären zur turbulenten Strömung durch Änderung des Neigungswinkels erkennen.

Berücksichtigt man die relative Viscosität des Blutes nach dem Reynoldschen Ähnlichkeitsgesetz, so ergibt sich, daß die kritische Reynoldsche Zahl, also der Übergang zur vollständigen Turbulenz, mit physiologischen Geschwindigkeiten in keinem Falle auch nur annähernd erreicht wird. Die kritischen Reynoldschen Zahlen liegen weit höher, am höchsten bei einfachen glatten Krümmern oder bei Krümmern mit Stenosen am Ende der Krümmung. Als besonders anfällig für Störungen der Laminarität erwiesen sich die Krümmerströmungen mit Querschnittverengerungen im Anfangsteil der Krümmung, ein Umstand, der für die Strömungsverhältnisse in der rechten Coronarie von gewisser Bedeutung ist, denn gerade im Anfangsteil ihres Krümmungsverlaufes sind physiologische und pathologische Stromstörungen mit überwiegender Häufigkeit lokalisiert. Das sei an dieser Stelle vorweggenommen.

Lokale Störungen spielen sich bei Krümmer-Stenoseströmungen jedoch schon weit unterhalb der kritischen Reynoldschen Zahl ab. Darauf weisen die gegenüber den einfachen Krümmerströmungen veränderten Ausgangsneigungen der Funktionsverläufe hin (MÜLLER-MOHNSSEN).

Die weiteren experimentellen Untersuchungen betrafen die Frage, ob physiologische Strömungsgeschwindigkeiten bereits genügen, um den achsenparallelen Durchgang durch Krümmer und Verzweigungen zu stören und von der einfachen Laminarströmung mit parallelen Stromlinien abweichende Strömungsformen hervorzurufen.

Als physiologische Strömungsgeschwindigkeiten gelten die von A. MÜLLER und LASZT u. MÜLLER im Coronarkreislauf des Hundes gemessenen Werte. (Systolisch: 200—600 mm sec^{-1} bis gegen 0, diastolisch: 500—800 mm sec^{-1} bis gegen 0 mm sec^{-1}). Diese Werte, die mit einer von den genannten Autoren aus dem Castelli-Prinzip abgeleiteten Methode gewonnen wurden, müssen als die genauesten der z. Z. vorliegenden Meßergebnisse überhaupt angesehen werden.

Die Strömungsphänomene des stark strömungsdoppelbrechenden Vanadinpentoxydsoles ließen sich in Modellen verschiedener Bauabschnitte des Coronargefäßsystems aus spannungsfreiem Glas unter dem Polarisationsmikroskop leicht verfolgen. Da die Viscosität der gealterten Vanadinpentoxydsole durch Bestimmung mit dem Kugelfallviscosimeter nach HÖPPLER bekannt war, konnten die physikalischen Größen der kontinuierlichen Modellströmungen annäherungsweise auf die physiologischen Werte der Blutströmung abgestimmt werden.

Im Blutkreislauf reduzieren der Geschwindigkeitspuls, der mit den pulssynchronen Oscillationen veränderliche Rauhigkeitsfaktor der Gefäßwand und die Blutzellen die kritische Reynoldsche Zahl. Im Coronarkreislauf tragen noch die während der systolischen Muskelkontraktion auftretenden rhythmischen Widerstandserhöhungen komprimierter peripherer Arterienäste wesentlich zur Herabsetzung der kritischen ReynoldschenZahl des ganzen Systems bei (MÜLLER-MOHNSSEN). Schließlich wird unter physiologischen Bedingungen durch die Windkesselfunktion der großen Gefäße und durch die Konfiguration der Teilungsstellen (Intimawülste, ROTTER; Einschnürung des abgehenden Astes, ROUX; geringgehaltene Querschnittsvergrößerung, z. B. bei dichotomen Verzweigungen nur um den Faktor $\sqrt[3]{2}$, HESS, Winkelbildung nach dem Cosinussatz, HESS) eine gleitende Strömung dennoch gewährleistet.

Dem steht in unserem Modell mit kontinuierlichem Betrieb ein hydraulisches System gegenüber, das andere turbulenzfördernde und -verhütende Faktoren bedingt, die sich jedoch gegenseitig in einem Gleichgewicht halten, welches dem der Blutströmung vergleichbar ist. Für unsere Fragestellung hält der Modellversuch dem Vergleich mit natürlichen Verhältnissen durchaus Stand. Ein rhythmischer Betrieb würde die kritische Reynoldsche Zahl in unserer Anordnung zu weit herabsetzen.

Die ruhende Flüssigkeit zeigt innerhalb des in Benzol eingebetteten zylindrischen Glasrohres keine optische Aktivität: bei Beobachtung mit gekreuzten Nicols herrscht Dunkelheit. Während langsamer Strömung treten parallel zu beiden gegenüberliegenden Wänden breite Aufhellungsbänder in Erscheinung, die durch einen in der Rohrmitte verlaufenden schwarzen Streifen voneinander abgegrenzt werden. Der Streifen gibt die Bahn der Kernströmung an.

Wandnahe Aufhellungen entsprechen einer Grenzschichtströmung im Prandtlschen Sinne. Diese entsteht durch das Haften der zähen Flüssigkeit an der benetzten Wand und erzeugt durch Auftreten scherender Kräfte (Lindgren) eine gegenüber der Axialströmung veränderte optische Aktivität des Soles in einer schmalen, der Wand anliegenden Stromröhre.

1. Zuerst die Beschreibung der Beobachtungen in einfachen 180°-*Krümmern* mit Krümmungsradien von 5,0—7,5 mm und Durchmesser von 1,8—2,0 mm:

Während die Hauptströmung bei Fließgeschwindigkeiten des Soles, die einer Blutströmungsgeschwindigkeit von 40—60 mm sec^{-1} entsprechen, wie die Rohrachse verläuft, entsteht bei höheren Geschwindigkeiten, die aber noch innerhalb der physiologischen Größenordnung liegen, das Bild einer typischen Krümmerströmung. Die im Anlaufrohr achsengerecht verlaufende Strömung wird innerhalb des Krümmers gegen die Außenwand gedrängt, und die Flüssigkeit beginnt, schraubenförmige Bahnen auszuführen. Im Ablaufrohr nimmt die Hauptströmung von der Außenwand kommend die Rohrachse erst nach einer gewissen Strecke wieder ein.

Die Isotachen höchster Strömungsgeschwindigkeiten konzentrieren sich also auf Grund der Trägheit der strömenden Flüssigkeit an der Außenwand des Krümmers. Das bedeutet eine Deformation des rotationssymmetrischen Geschwindigkeitsparaboloids in der horizontalen Ebene (Abb. 2a u. b). Die Spitze der Parabel wird mit zunehmender Geschwindigkeit gegen die Außenwand des Krümmers gedrückt. Erst nach einer von der mittleren Strömungsgeschwindigkeit abhängigen Anlaufstrecke stellt sich das Parabelprofil im abführenden Schenkel des Rohres wieder her. Das sind praktisch die gleichen Verhältnisse, die A. P. Müller auf anderem Wege in seinem Modell des Aortenbogens fand.

An der Innenwand des Krümmers werden gegenüber der Außenwand stark erhöhte hydrostatische Drucke gemessen, die sich theoretisch durch die anliegende Schicht verringerter Progressivgeschwindigkeit erklären lassen. Ihnen gegenüber sind die an der Außenwand vermehrten hydrodynamischen Stoßkräfte als gering zu erachten.

Aus der fundamentalen, dem Erhaltungssatz der Energie entsprechenden Bernoullischen Druckgleichung der Hydrodynamik

$$\frac{p}{\varrho} + \frac{u^2}{2} + g \cdot z = \text{const}.$$

(worin p der statische Druck, u die Strömungsgeschwindigkeit, ϱ die Dichte und $g \cdot z$ die Erdbeschleunigung einer Ortshöhe darstellt) wird verständlich, daß in der Zone verminderter

Progressivgeschwindigkeit gleichzeitig eine höhere potentielle Energie, also ein höherer hydrostatischer Druck herrschen muß.

Dieser Druckdifferenz zwischen Innen- und Außenwand des Krümmers entspricht eine Geschwindigkeitskomponente quer zur Hauptströmungsrichtung. Die Hauptströmung wird dadurch zu der schon vielfach beschriebenen „Flechtströmung" modifiziert (DUBS). Mit signierten Strömungsfäden zeigte A. P. MÜLLER deutlich, daß im Krümmer keine achsenparallele, sondern eine dreidimensionale Strömung mit doppelschraubenförmigen Sekundärströmungen stattfindet.

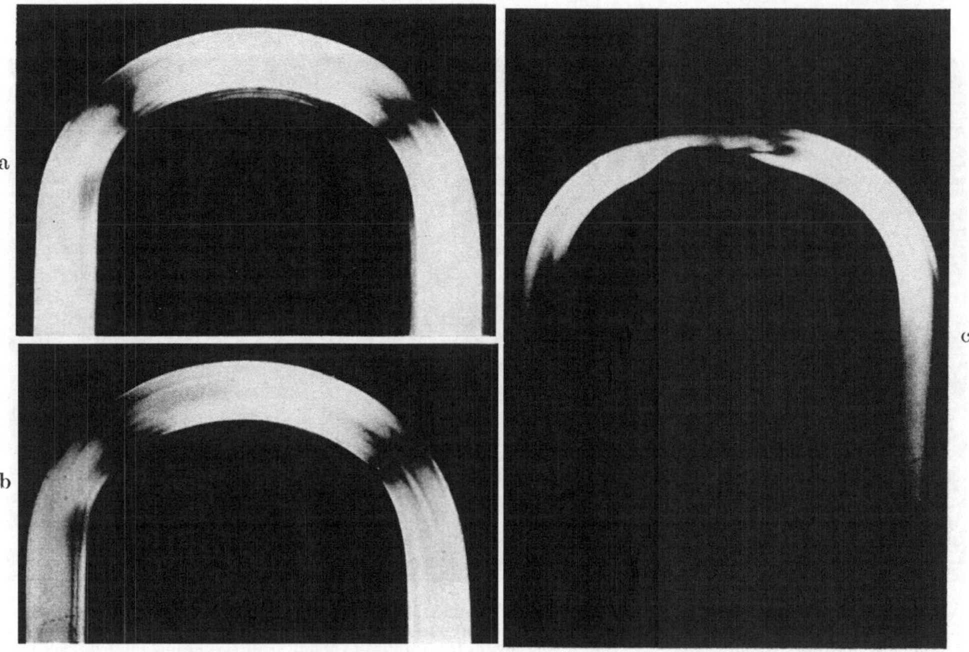

Abb. 2a—c. Krümmerströmungen unphysiologisch hoher Strömungsgeschwindigkeiten (660 und 890mm sec⁻¹). Das bei physiologischen Geschwindigkeiten schon vorhandene S-förmige Geschwindigkeitsprofil erscheint hier durch Strahlbildung an der Außenwand und Ablösung an der Innenwand des Krümmers besonders deutlich; c) Kombinierte Krümmer-Stenoseströmung. Der Flüssigkeitsstrahl der Stenoseströmung bewegt sich aus der Stenose kommend geradlinig gegen die Außenwand des Krümmers und hebt sich damit zunehmend von der Innenwand ab; das Wirbelfeld einer Stenoseströmung vergrößert sich durch Einleiten des Flüssigkeitsstrahles in einen Krümmer

Mitgeführte corpusculäre Elemente, die von der Axialströmung gegen die Außenwand geschleudert werden, prallen dort ab und werden mit den Sekundärströmungen gegen die Innenwand geschwemmt. Ein Teil der suspendierten Stoffe bleibt entweder in der energiearmen Innenströmung hängen oder verliert, gegen die Innenwand getrieben, den Rest seiner lebendigen Energie: es kommt zur Sedimentation. Haftfähige Teilchen können sich, wie eigene Beobachtungen an offenen Gerinnen zeigten, als Schwemmdepots an der Innenwand anlagern, und zwar in den gleichen Wandabschnitten, die von den erhöhten hydrostatischen Drucken betroffen werden.

In Krümmern natürlicher Flüsse wird das Außenufer durch hydrodynamische Kräfte arrodiert, während die Flußsohle am Innenufer durch wachsende Bänke von sedimentiertem Geschiebe aufgehöht wird. Dieser Vorgang verstärkt die Schlängelung des Flusses im Laufe der Zeit (Mäanderbildung).

Die Einbuchtung des Geschwindigkeitsprofils bedingt zusammen mit der asymmetrischen Verteilung der hydrostatischen Drucke über den Rohrquerschnitt, den Scherströmungen und den vermehrten Schubkräften an der Wand einen vergrößerten Strömungswiderstand pro Längeneinheit des Achsenfadens und eine erniedrigte kritische Reynoldsche Zahl im Krümmer.

2. Ähnlich markante Deformationen der Geschwindigkeitsparabel finden sich auch in *Rohrverzweigungen*.

Als Grundlage für das Modell einer einfachen rechtwinkligen Verzweigung diente uns der regelmäßige Abgang des rechten Kantenastes aus der rechten

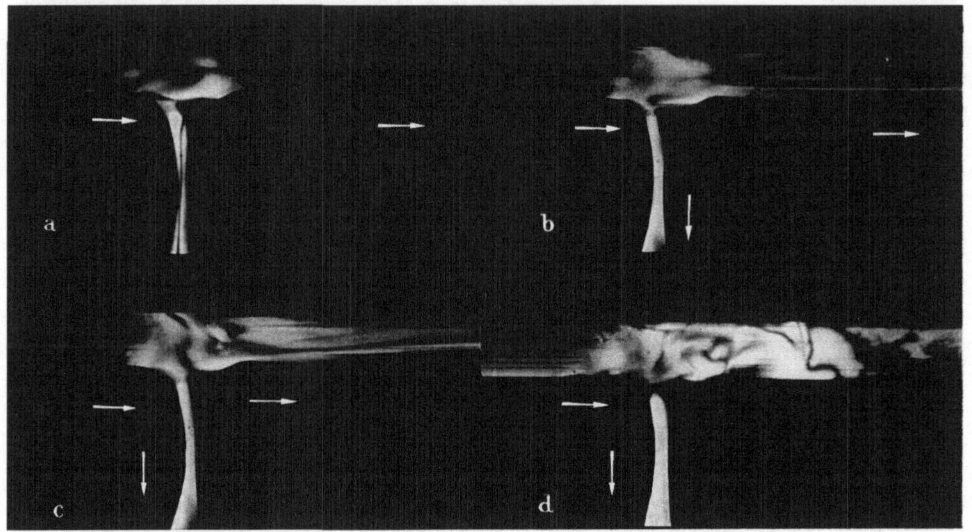

Abb. 3a–d. Modellströmung in einer rechtwinkligen Verzweigung. a) unterbrochene Strömung im Seitenzweig; b) dem Verhältnis der Rohrweiten entsprechende Durchströmung beider Rohre; c) erhöhter peripherer Widerstand im Hauptrohr; d) unterbrochene Durchströmung im Hauptrohr. (Vanadinpentoxydlösung im polarisierten Licht.) Erklärung s. Text

Coronarie vor ihrem Krümmungsverlauf um den rechten Herzrand. Die Durchflußgrößen im Hauptrohr und im Abzweig waren regulierbar.

Wird nur das Hauptrohr durchströmt und der Abzweig verschlossen, so zieht die Zentralströmung ohne Störung an der Abgangsstelle achsengerecht durch das Hauptrohr (Abb. 3a). Als nächstes brachten wir die Durchströmung des Abzweiges in Gang und vermehrten sie gegenüber der Hauptströmung in zunehmendem Maße. Mit zunehmendem Ablenkungswinkel werden die Stromfäden aus ihrem achsengerechten Verlauf in Richtung gegen die Rohrwandung hinter der Mündung des Abganges gezogen (Abb. 3b u. c). Es bildet sich ein S-förmiges, d. h. ein Geschwindigkeitsprofil mit einem Wendepunkt aus, dessen ungewöhnlich große Instabilität gegenüber turbulenten Störungen durch die Berechnungen von Tollmien bekannt ist (Abb. 4b). Die Isotachen der schnellsten Strömung liegen an der Wand der Mündungsseite hinter dem Abgang, die Isotachen der langsamen Strömung dem Abgang gegenüber. Hier, gegenüber dem Abgang, lasten entsprechend erhöhte hydrostatische Drucke auf der Gefäßwand, wie ergänzende Messungen zeigten. Bildet sich ein genügend starker Geschwindigkeitskontrast aus, so löst sich die Hauptströmung in der langsamen Zone von der Wand ab. Hauptströmung und vermehrter Wandwiderstand der Strömung bilden ein entgegengesetzt gerichtetes Vektorenpaar, das um 180° gegeneinander versetzt, tangential an der Ablösungszone angreift und der Flüssigkeit eine kreisende Bewegung aufzwingt.

Der gegen die Wand hinter der Mündung gerichtete Flüssigkeitsstrahl gleitet wie auf einer Rolle an der Zone langsamer Strömung vorbei. Auf unseren Standbildern erscheinen lediglich die Abgrenzungen des Wirbelfeldes. Die Wirbelbewegungen selbst lassen sich nur kinematographisch wiedergeben.

In unserer Anordnung erschienen diese Wirbel schon bei Strömungsgeschwindigkeiten, die an der oberen Grenze der Blutströmungsgeschwindigkeit liegen; der Zerfall der geordneten Strömung in Turbulenz setzt erst weit oberhalb dieser Grenze ein.

Wir möchten nicht auf der Behauptung bestehen, daß unter physiologischen Bedingungen an Teilungsstellen Wirbel auftreten, da unsere Glasmodelle zwar einen dem Cosinussatz(HESS)entsprechenden Abgangswinkel aufwiesen, jedoch nicht alle übrigen Baueigentümlichkeiten einer Gefäßteilungsstelle naturgetreu kopiert werden konnten. Schon geringste bauliche Abweichungen verändern die kritische Reynoldsche Zahl unter Umständen ganz erheblich.

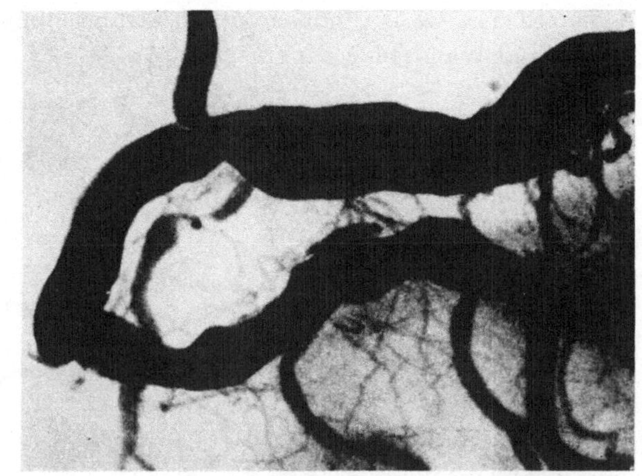

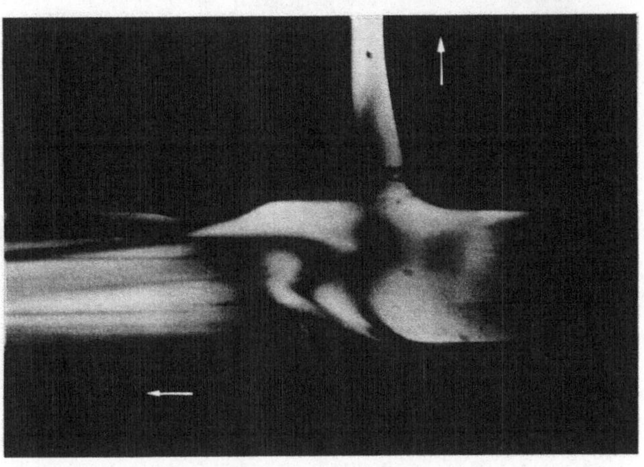

Abb. 4a u. b. a) Stenosierung der rechten Coronarie durch Intimapolster gegenüber dem rechtwinkligen Abgang eines großen Vorhofastes. Stenosen im Krümmer der rechten Coronarie. (Röntgenbild); b) Modellströmung in einer rechtwinkligen Verzweigung. Dreieckförmige Wandablösung gegenüber dem Abgang bei peripherer Widerstandserhöhung im Hauptrohr. (Der Pfeil zeigt die Strömungsrichtung an)

Es ist wohl sicher, daß auch biologische Teilungsstellen Wirbelfelder erzeugen können, wenn sich das Verhältnis der Sekundenvolumina vom Hauptrohr zum Abzweig, das unter biologischen Bedingungen nach Maßgabe der Rohrweiten in gewissen Grenzen festgelegt ist, in wesentlichem Maße zugunsten des Abzweigs verschiebt (z. B. wenn anatomische oder funktionelle Stenosen den peripheren Widerstand im Hauptrohr vergrößern), wie im Fall der Abb. 4.

In dem Glasmodell der linken absteigenden Coronarie mit dem Abgang eines Septumastes und eines Papillarmuskelastes — gleichzeitig des häufigsten Prädilektionsortes der Coronarsklerose — finden sich prinzipiell die gleichen Verhältnisse (Abb. 5). Die Gefahr, daß turbulente Mischbewegungen aufflackern, ist für die Strömung bei dem gleichzeitigen Zusammenwirken von zwei Störungsfaktoren größer, also die kritische Reynoldsche Zahl kleiner als bei einer einfachen Teilungsstelle. Ebenso wie Krümmer, führen Stromteilungen besonders gern zu Sedimentation und Wandablagerung.

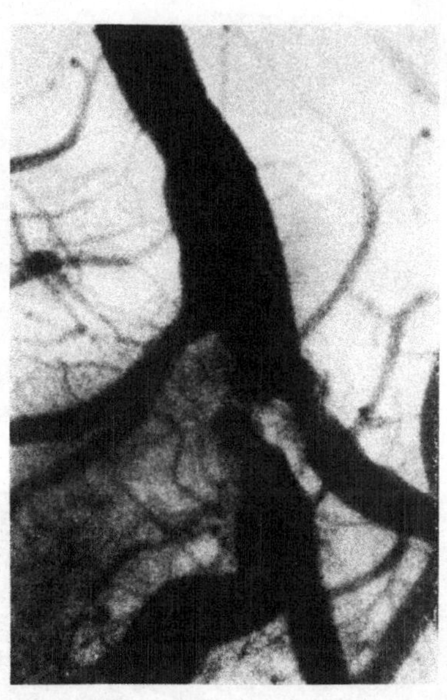 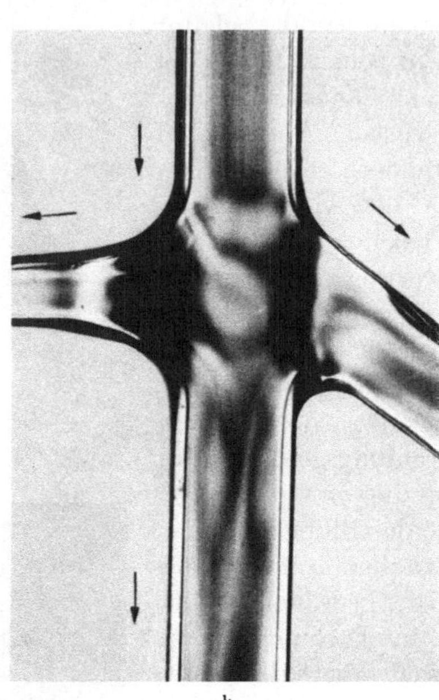

Abb. 5a u. b. a) Einengung der linken absteigenden Coronararterie durch einander gegenüberliegende Intimapolster hinter den Abgängen je eines Papillarmuskel- und Septumastes (Röntgenbild.) b) Modellströmung hinter je einem rechtwinkligen und spitzwinkligen Abgang. Einander gegenüberliegende Ablösungszonen hinter der Mehrfachverzweigung bei erhöhtem peripheren Widerstand im Hauptrohr

3. Die Einflüsse einer schon ausgebildeten *Stenose* auf die Strömung studierten wir zuerst an einem Modell eines geraden Internodiums mit einer umschriebenen Verengerung der Querschnittsfläche auf maximal 1:2. Dieses Verengerungsverhältnis wird von den Stenosen bei ausgebildeter Coronarsklerose meist übertroffen.

Auch im Stenoseabschnitt verläuft der schwarze Kernfaden schon bei minimalen Strömungsgeschwindigkeiten streng achsengerecht. Die in den Modellen und in den arteriosklerotisch veränderten Gefäßen am häufigsten zu beobachtenden unsymmetrischen Stenosen bewirken daher Ablenkungen der Zentralströmung gegenüber der aus den unveränderten Rohrabschnitten geradlinig anlaufenden Hauptströmung.

Noch bei einer der physiologischen Geschwindigkeit vergleichbaren Strömungsgeschwindigkeit des Soles entsteht ein von der Stenose geformter Flüssigkeitsstrahl, der die Rohrwand des nachfolgenden Abschnittes von normaler Weite um so später wieder erreicht, je schneller die Flüssigkeit strömt (Abb. 6b). Neben der kinetischen Energie des Strahles, die von Sekundärströmungen verzehrt werden muß, richtet sich die Größe der dreieckförmigen

„Totwasserzone", über die der Strahl hinausschießt, freilich danach, wie steil der Übergang vom engen zum weiten Rohrabschnitt gestaltet ist.

In der Ablösungszone induziert der Strahl eine Flüssigkeitszirkulation, die sich an der Kontaktfläche gleichsinnig mit der Hauptströmung, an der Wand entgegengesetzt bewegt. Es entwickelt sich ein quellenfreies Wirbelfeld mit geschlossenen

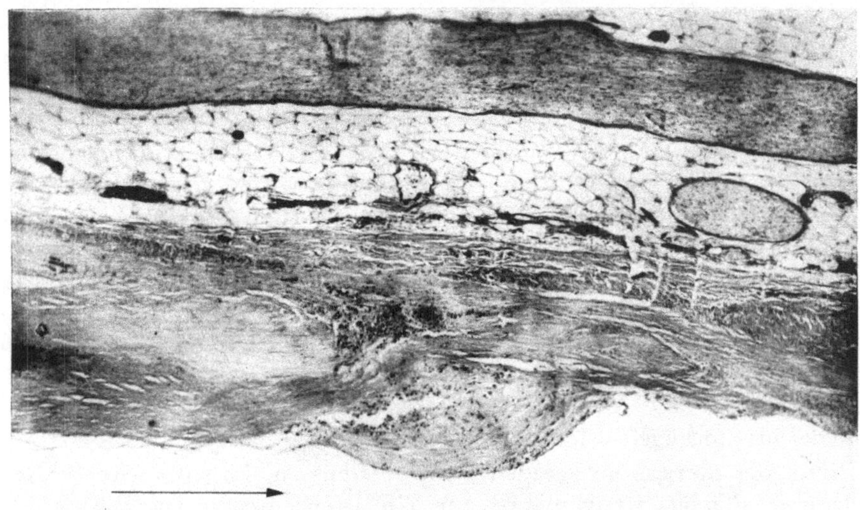

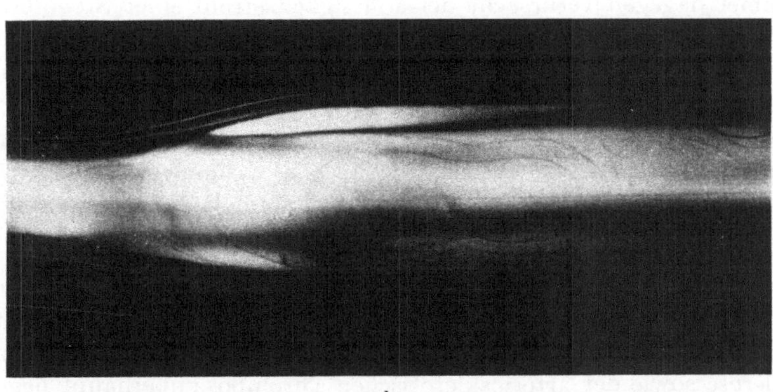

Abb. 6a u. b. a). Längsschnitt durch die Wand einer linken Coronararterie. Frische sichelförmige Intimaproliferation hinter einem älteren Intimapolster; b) Modellströmung hinter einer Stenose im geraden Rohr. Sichelförmige Wirbelzone an der Rohrwand

Feldlinien. Dieser sog. Potentialwirbel läßt sich gut beobachten, besonders, wenn die Flüssigkeit mit feinen korpuskulären Teilchen mikroskopischer Dispersion signiert wird. Die suspendierten Stoffe werden vom Wirbel festgehalten und erst wieder freigegeben, wenn das Wirbelfeld nach Verringerung der Strömungsgeschwindigkeit zusammenbricht.

Stenosebedingte Spiralwirbel oder Strudel innerhalb der Kernströmung entstehen erst bei unphysiologisch hohen Geschwindigkeiten. Wandablösung über eine längere Strecke erzeugt schließlich eine ungeordnet turbulente Strömung.

4. Zum Abschluß versuchten wir, mit der gleichen Methode die Strömungsvorgänge im Krümmer der rechten Coronarie, dem zweiten Prädilektionsort der Coronarsklerose, zu analysieren. Als zusätzlichen Störungsfaktor neben der Rohrkrümmung verwandten wir nicht den rechtwinkligen Abgang, der im natürlichen Vorbild in Form des rechten Kantenastes vorliegt, da dieses Modell optisch schwer zu erfassen ist, sondern eine Stenose. Zudem treten arteriosklerotische Stenosen im Krümmer der rechten Coronarie, vor allem hinter dem Abgang des rechten Kantenastes, gehäuft auf. Der besseren Übersichtlichkeit halber setzten wir die Stenose in den Scheitelpunkt der Krümmung.

Diese *kombinierte Krümmer-Stenoseströmung* erzeugt bei physiologischer Strömungsgeschwindigkeit ein wesentlich größeres Wirbelfeld als eine einfache Stenoseströmung im geraden Rohr. Das hat seinen Grund darin, daß sich der aus der Stenose kommende Flüssigkeitsstrahl wie die Hauptströmung im einfachen Krümmer gegen die konkave Fläche der Außenwand richtet. Er versucht, sich geradlinig weiter zu bewegen, während die Innenwand zunehmend von seiner Bewegungsrichtung abgebogen wird (Abb. 2c). In der kombinierten Krümmer-Stenoseströmung ist die Hauptströmung bei Geschwindigkeiten, die noch im Bereich des biologischen Interesses liegen, nicht mehr in der Lage, sich der Innenwand anzulegen: die Ablösungszone vergrößert sich erheblich und damit die Masse der im Störungsfeld festgehaltenen dispersen Stoffe.

Hinter der Stenose im geraden Rohr entsteht ein Potentialwirbel, also eine quellenfreie Flüssigkeitszirkulation um ein Drehzentrum, ein Wirbelfeld mit geschlossenen Feldlinien, während die übrige Strömung drehungsfrei bleibt. Im Krümmer dagegen verursacht der Flüssigkeitsstrahl einer Stenoseströmung außer einem Wirbelfeld mit offenen Feldlinien schon bei physiologischen Strömungsgeschwindigkeiten eine keilförmige Turbulenzzone mit ungeordneten oscillierenden Bewegungsschwankungen.

Die Gefahr der Wirbelbildung tritt in der kombinierten Krümmer-Stenoseströmung früher ein als in der einfachen Stenose- oder Krümmerströmung. Ungeordnete Turbulenz ist schon im physiologischen Geschwindigkeitsbereich zu befürchten.

III. Wenn im Folgenden der Versuch gemacht wird, den Entstehungsmechanismus der Coronarsklerose und Coronarthrombose an ihren Prädilektionsorten auf die örtliche Hydrodynamik zurückzuführen, so soll damit lediglich ein Beitrag zur Frage der Lokalisation geliefert werden. Der Entstehungsmechanismus der Arteriosklerose sowie der arteriosklerotischen Thrombose überhaupt liegt selbstverständlich auf einer anderen Ebene.

Sekundärströmungen und Wirbelströmungen an Gefäßkrümmungen, Teilungsstellen und Gefäßstenosen entfalten ihre Wandwirksamkeit 1. durch ihre hydraulischen Eigenschaften und 2. durch ihre Einflüsse auf das Verhalten der im Blut gelösten und suspendierten Stoffe.

1. Höchstwahrscheinlich werden Erythrocyten und Thrombocyten, wie die Schwemmstoffe in Flüssen und Kanälen oder in unseren Durchströmungsversuchen, in Zonen verminderter Progressivgeschwindigkeit — an der Innenwand des Krümmers oder gegenüber einer Teilungsstelle — abgebremst und konzentriert, oder sie werden in Richtung der dort herrschenden Sekundärströmungen gegen die Wand geschwemmt.

Es ist anzunehmen, daß sich auch hochmolekulare Plasmaeiweißkörper wie Schwemmstoffe in anderen strömenden Flüssigkeiten verhalten. Dann wäre ebenso wie eine *Adsorption* kolloidal instabiler Fibrinoid- oder Lipoproteinkomplexe an die Intima unter Bildung von Niederschlagsmembranen auch das Eindringen gewisser Stoffe in die Gefäßwand durch Diffusion, Dialyse oder Ultrafiltration erleichtert.

Nicht nur niedermolekulare Stoffe, auch kolloidal gelöste Eiweißkörper diffundieren durch Membranen, haben jedoch auf Grund ihres geringen osmotischen Wertes nur kleine Diffusionskonstanten. Wenn Adsorptionsniederschläge an der Intima haften, besteht ein Konzentrationsgradient denaturierter Serumbestandteile von der Lichtung in das Innere der Gefäßwand. In Richtung dieses Konzentrationsgefälles wäre die *Diffusion* höhermolekularer Stoffe durch die Intima, die ohnehin durch die Niederschläge geschädigt ist, nach dem 1. Fickschen Diffusionsgesetz möglich.

Auch für das Eindringen kolloidal gelöster Stoffe durch *Ultrafiltration* sind mit den erhöhten hydrostatischen Drucken die günstigsten Voraussetzungen an den Innenwänden von Krümmern und gegenüber Abgangsstellen gegeben.

Nach MANEGOLD hängt die durch die Membranporen gepreßte Flüssigkeitsmenge Q in direkter Beziehung vom Druck P und vom reziproken Wert der Zähigkeit ab:

$$Q = \frac{P}{\nu} \cdot K \frac{t\,F\,r}{d}$$

worin ν die kinematische Viscosität, F die Filterfläche, t die Zeit, r der Porenradius, d die Filterdicke und K eine von dem jeweiligen Filter abhängige Konstante bedeutet. In einer von CHINARD weiter entwickelten Formel ist außerdem die durch erhöhte thermodynamische Aktivität innerhalb der Flüssigkeit auf der Überdruckseite verursachte zusätzliche Diffusion — zumindest von Lösungsmittelmolekülen — durch die Membran in Richtung des hydrostatischen Druckgefälles berücksichtigt (s. RENKIN u. PAPPENHEIMER).

Die Viscosität ist nach STAUDINGER in der Regel direkt proportional dem Polymerisationsgrad, also auch der Größe der Teilchen. Bei höheren örtlichen Filtrationsdrucken können in der Zeiteinheit also entweder größere Mengen einer Dispersion oder aber größere Anteile gröberer Teilchen einer polydispersen Phase in die Intima gepreßt werden. (Im Plasma sind sämtliche durch die kolloidchemische Systematik unterschiedenen Dispersionsgrade vorhanden. Von den größten Teilchen — $5 \cdot 10^{-5}$cm nach v. DESHWANDEN und A. MÜLLER — wird sogar die untere Grenze der grobdispersen Größenordnung überschritten). Die maximale Größe der die Intima passierenden Teilchen wird letztlich durch die Porenweite des Intimafilters bestimmt. RENKIN und PAPPENHEIMER untersuchten die Filtercharakteristik der Capillarwand und schlossen aus der Durchtrittsgeschwindigkeit lipoidunlöslicher Moleküle im Größenbereich zwischen Wasser und Serumalbuminmolekülen auf $1 - 2 \cdot 10^9$ Poren mit Radien von 30 Å je cm² Capillarwand. Es bedarf der Klärung, ob sich die Filtereigenschaften der Intima mit denen der Capillarwand vergleichen lassen.

Der Mechanismus der Ultrafiltration ist nicht nur durch Einpressen einer bestimmten kolloidalen Teilchenfraktion mit dem Dispersionsmittel, sondern auch wegen der vermehrten Durchsaftung der Gefäßwand mit dem reinen Lösungsmittel von Bedeutung. Mit dem Dispersionsmittel gelangen nämlich die echten Lösungen von Elektrolyten und organischen Wirkstoffen durch die Intima in die Gefäßwand.

Mit einer Durchströmungsvorrichtung, die es gestattet, auf überlebende, aus dem Gewebsverband isolierte Kälbercoronarien getrennt von außen und vom Gefäßinnern her die verschiedensten Stoffe einwirken zu lassen, konnten wir nachweisen, daß einzelne Stoffe durch die ungeschädigte Intima in Sekundenschnelle eine von der Vasomotorenfunktion unabhängige Tonusänderung der glatten Gefäßmuskulatur hervorrufen. 20—40 mM KCl/l oder 0,1 $^0/_{00}$—1 $^0/_{00}$ Adrenalin lösen eine Verkürzung und Querschnittserweiterung aus. Durch eine 60—160 mM KCl-Lösung läßt sich eine Verlängerung und gleichzeitig eine Volumenkontraktion erreichen, bei weitgestellten Gefäßen auch durch eine 0,1 bis 1,0$^0/_{00}$ Acetylcholinlösung.

Selbstverständlich gelten diese physikochemischen Erörterungen mit einer gewissen Einschränkung, da die physikalische Permeation durch die Intima als einer geschlossenen Endotheldecke (Linzbach) mit den Stoffwechselvorgängen der Intimazellen interferiert. Die physiologischen Permeabilitätsverhältnisse nähern sich aber tatsächlich den physikalischen, wenn die biologischen Membranen geschädigt sind (Höber). Nicht nur durch ausgebildete Niederschlagsmembranen wird die Intima geschädigt, sondern schon durch die in den kritischen Zonen auf sie einwirkenden hydraulischen Kräfte:

1. Durch die höheren *hydrostatischen Drucke*. Es ist bekannt, daß die Gefäßwand auf eine lokal umschriebene Innendrucksteigerung besonders reagiert. Die Intima beantwortet die Erhöhung des statischen Flüssigkeitsdruckes an der Wand, wenn sie durch Verminderung der Wandströmungsgeschwindigkeit hervorgerufen wird, mit einer Proliferation, meist mit einer elastischen Hyperplasie (Thoma). Es ist nicht unwahrscheinlich, daß die von Rotter und später von Schwarz-Karsten schon in jüngerem Lebensalter an Teilungsstellen beobachteten Intimawülste solche Reaktionen darstellen, da sie gerade innerhalb der kritischen hydraulischen Zonen liegen.

2. bewirken die in den Gebieten verringerter Progressivgeschwindigkeit auftretenden Sekundärströmungen verstärkte *tangentiale Schubkräfte* der Flüssigkeit an der Wand und damit verstärkte Schubspannungen der Wand. Vermehrte Schubkräfte wirken mit der gegen die Wand gerichteten Strömung auch auf die Außenwände des Krümmers und auf den mündungsseitigen Wandabschnitt hinter einem Gefäßabgang.

Zusammengefaßt erzeugen also die sich gegenüber einer abgelenkten schnellen Strömung ausbildenden Störungsfelder mit verminderter Progressivgeschwindigkeit durch Anlagerung von dispersen Teilchen an die Gefäßwand, durch verstärkte Ultrafiltration und durch Belastungsschäden der Intima die günstigsten Voraussetzungen für die Ausbildung arteriosklerotischer Veränderungen. Im Krümmer bilden sich vor allem an den Innenwänden Intimaeinlagerungen (Wolkoff); in geringerem Maße an den Außenwänden. An Gefäßabgängen fließen die gegenüber der Mündung und die kleineren hinter der Mündung entwickelten arteriosklerotischen Polster zu spiraligen oder konzentrischen Stenosen zusammen. Typische Lokalisationsorte arteriosklerotischer Stenosen finden sich auf Abb. 7 a—c, Abb. 8—11.

Unterhalb von zwei Abgängen auf annähernd gleicher Höhe, wie im linken absteigenden Ast, lassen sich Lichtungsdeformierungen der verschiedensten Gestalt beobachten. Meist treten haarfeine Stenosen auf, die durch einander gegenüberliegende Polster hervorgerufen

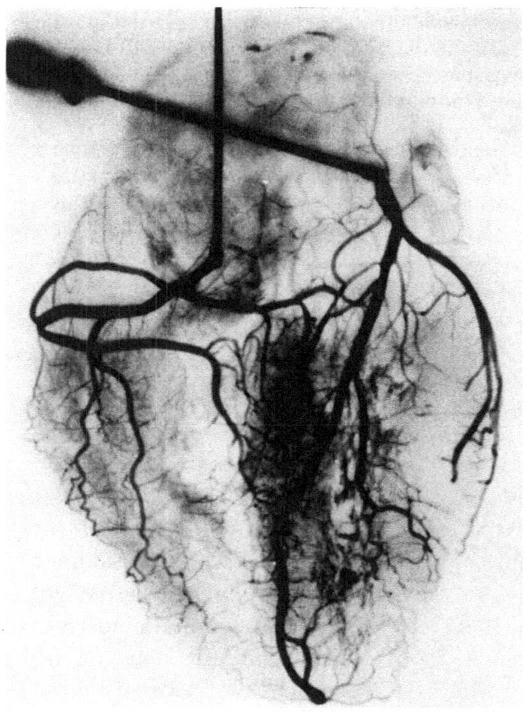

a

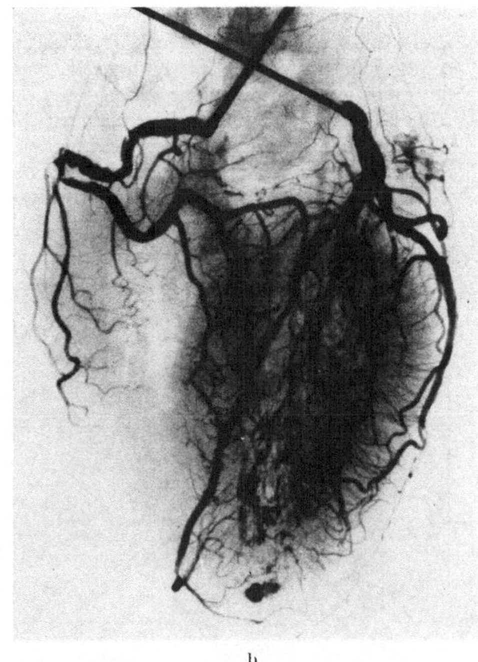

b

c

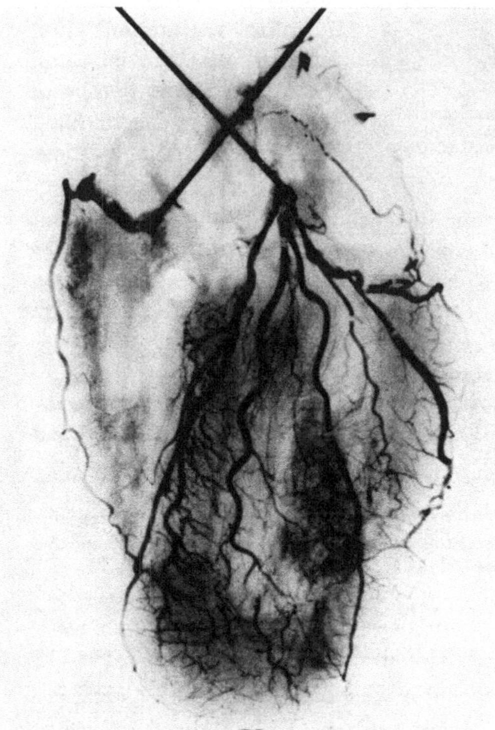

Abb. 7a—c. Beispiele doppelseitiger Arteriogramme
bei Coronarsklerose: a) Initialstadium der Coronarsklerose bei einem 20jährigen. Geringgradige Einschnürung des linken absteigenden Astes durch
flache, konzentrisch gelagerte Atherompolster unterhalb der Abgänge eines Septum- und eines Papillarmuskelastes. Im übrigen zartes Coronargefäß-
system. b) Fortgeschrittene Coronarsklerose mit
ausgeprägtester Stenosierung in der linken absteigenden Coronarie (vorwiegend hinter den Abgängen
des oberen Septum- und Papillarmuskelastes) und
im Krümmungsverlauf der rechten Coronarie um
den Herzrand. c) Obturierende, frische Coronarthrombose der rechten Coronarie, hinter dem Abgang des rechten Kantenastes

werden. In unseren Strömungsbildern erschienen einander gegenüberliegende Ablösungszonen unterhalb solcher Mehrfachverzweigungen, wenn der Strömungswiderstand im Stamm-
rohr erhöht war. Die Entwicklung bis zur haarfeinen Stenose im linken absteigenden Ast
läßt auf eine ähnliche Verteilung der Zonen verminderter Progressivgeschwindigkeit im
Ablauf einer Coronarsklerose schließen (Abb. 5).

Verminderte Progressivgeschwindigkeit ist nota bene nicht gleichbedeutend mit trägen
Strömungsflauten. Im Gegenteil: erst beim Überschießen der Strömungskräfte über die
Zähigkeit ist eine achsenparallele Strömung nicht mehr gewährleistet und der Potentialströmung wird durch Sekun-
därströmungen Energie entzo-
gen. Der Druckabfall übersteigt
das nach dem Hagen-Poisseuilleschen Gesetz zu erwartende
Maß, und die Strömungswiderstände steigen an. In gleichem
Maße entfaltet die der fortschreitenden Strömung ent-
zogene Energie ihre gefährliche
Wandwirksamkeit.

2. In wesentlich stär-
kerem Umfang als Sekun-
därströmungen fördern Wirbelströmungen, die auftreten, wenn mit den ersten
arteriosklerotischen Gefäß-
wandschäden bereits Lich-
tungsänderungen der Ge-
fäßrohre vorhanden sind,
Adsorptions-Diffusions-und
Ultrafiltrationsvorgänge an
der Intima und schließlich
die hydrostatische Bela-
stung der Gefäßwand.

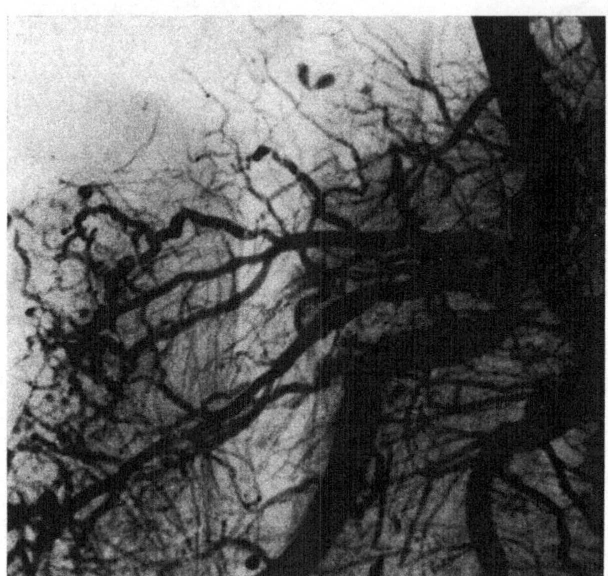

Abb. 8. Arteriogramm einer linken absteigenden Coronararterie.
Hochgradige Stenosierung durch ein arteriosklerotisches Polster
hinter den Abgängen von 2 Septumarterien und eines gegenüberliegenden Papillarmuskelastes.

Auf den vom Wirbelfeld berührten engumschriebenen Wandzonen lasten
besonders hohe hydrostatische Drucke, die wie die oscillierenden Bewegungen des
Wirbels mit hoher Frequenz schwanken. Neben diesen Drucken, die man sich als
senkrecht zur Wand gerichtet denken kann, spielen am Wirbelfeld tangentiale
Schubkräfte auf die elastische Gefäßwand eine besonders große Rolle.

Die gesamte Schubspannung τ_{ges} der Gefäßwand setzt sich aus der Zähigkeitsspannung τ
und der Schubspannung durch Turbulenz τ' zusammen. Wenn η die dynamische Viscosität
der Flüssigkeit, ϱ deren Dichte, u die Strömungsgeschwindigkeit, y der senkrechte Abstand
zur Rohrwand, somit $\dfrac{\partial u}{\partial y}$ das Geschwindigkeitsgefälle senkrecht zur Rohrwand (Gleitge-
schwindigkeit) und l der Mischungsweg (d. i. der Durchmesser, oder auch der Weg der
Flüssigkeitsballen einer turbulenten Strömungsschicht relativ zum Stromlinienverlauf der
übrigen Strömung) ist, so ergibt sich für $\tau_{ges} = \tau + \tau'$

$$\tau_{ges} = \eta \cdot \frac{\partial u}{\partial y} + \varrho \cdot l^2 \left(\frac{\partial u}{\partial y} \right)^2$$

Durch experimentelle Abklärung wurde auf dieser Grundlage ermittelt, daß $\tau_{wand} = \varrho \cdot v_*^2$
$\left(v_* = l \cdot \dfrac{\partial u}{\partial y}; \text{ s. Prandtl} \right)$ also vom Quadrat der Schubspannungsgeschwindigkeit v_* abhängig
ist. Diese nimmt im Falle einer turbulenten Strömung an der Wand beträchtliche Werte an.

Die hydrodynamischen Schubkräfte eines wandnahen Potentialwirbels wirken durch die Rückläufigkeit der Strömung in umgekehrter Richtung auf die Gefäßwand, wie die Schubkräfte der wirbelfreien Strömung auf den anschließenden Wandabschnitt. Daraus resultiert eine zusätzliche Beanspruchung der Gefäßwand durch Zerrung nach zwei Richtungen.

Diese dauernde hydraulische Wandbelastung unmittelbar am Wirbelfeld und im Bereich der gemeinsam mit den Wirbeln auftretenden Stromschnellen verursacht über die nach dem ersten histomechanischen Gesetz hinaus (THOMA) zu erwartenden Gefäßreaktionen offenbar Arrosionsschäden der Intima. Eine Schädigung der Intima leistet wiederum der Infiltration hochmolekularer Teilchen Vorschub; (evtl. während einer alimentären Lipämie; s. auch BREDT).

Geordnete Wirbelströmungen eignen sich in wesentlich größerem Maße als Sekundärströmungen, korpuskuläre Teilchen aus der vorbeiziehenden Hauptströmung zu binden und zu sedimentieren. Die spezifisch schweren Teilchen werden dabei gewöhnlich im Inneren des Wirbels festgehalten, spezifisch leichte Teilchen an die Wände der Profile angelagert (ein Vorgang, der bei der Reinigung strömenden Wassers im Flußbau und in der Kanalisation praktische Verwendung findet).

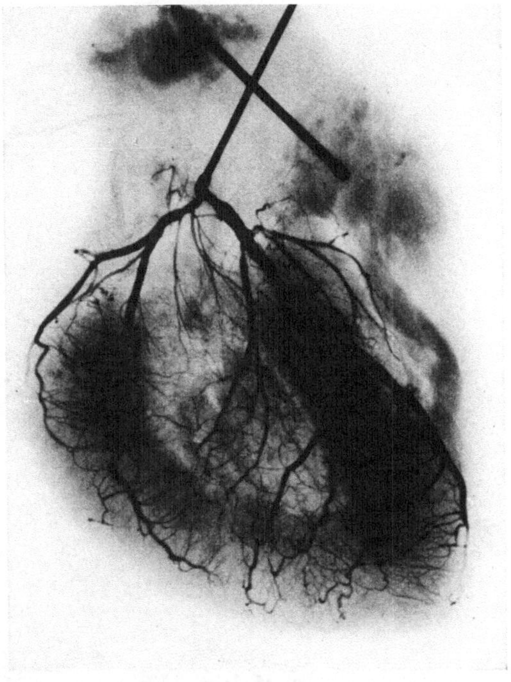

Abb. 9. Linksseitiges Arteriogramm. Hochgradige Stenose des linken absteigenden Astes gegenüber dem Abgang des 2., in diesem Fall des größeren Papillarmuskelastes. (Die Abbildung ist seitenverkehrt wiedergegeben)

Coronarthrombosen bilden sich fast regelmäßig hinter Teilungsstellen, vornehmlich hinter Mehrfachverzweigungen, wie im linken absteigenden Ast (Abb. 11, alte Thrombose) oder hinter Teilungsstellen vor einem Krümmer, wie in der rechten Coronarie (Abb. 7c), schließlich zwischen Teilungsstellen und peripher davon lokalisierten Stenosen. Diese Abschnitte im Coronargefäßsystem sind für Wirbelbildungen prädestiniert, wie unsere Experimente ergeben haben. Daher liegt nahe, daß auch Thrombocyten und Erythrocyten in Wirbelfeldern konzentriert und in Gegenwart des „clottable factor" (JOHNSON u. SCHNEIDER) zur Agglutination und Wandhaftung gebracht werden („viscöse Metamorphose", EBERTH u. SCHIMMELBUSCH). Daneben agglutinieren colloidale Eiweißlösungen mit Neigung zur Instabilität bevorzugt durch schnelle Rotationsbewegungen des Dispersionsmittels (mechanische Agglutination; ähnliches auch bei HUEPER).

Die bisher erwähnten Eigenschaften der Wirbelströmungen fanden sich — quantitativ abgeschwächt — schon bei Sekundärströmungen, bieten insofern

also nichts Neues. Durch die weiteren Betrachtungen tauchen jedoch für Wirbelbildungen im Blutkreislauf neuartige Gesichtspunkte auf.

In den nach den Experimenten zu erwartenden wandständigen Potential-
wirbeln kreist ein und dieselbe Blutmenge über längere Zeit auf den Bahnen der
geschlossenen Feldlinien, ohne wesentlich von außen ergänzt zu werden. Die
Sauerstoffspannung vermindert sich und damit der örtliche Gewebsstoffwechsel.

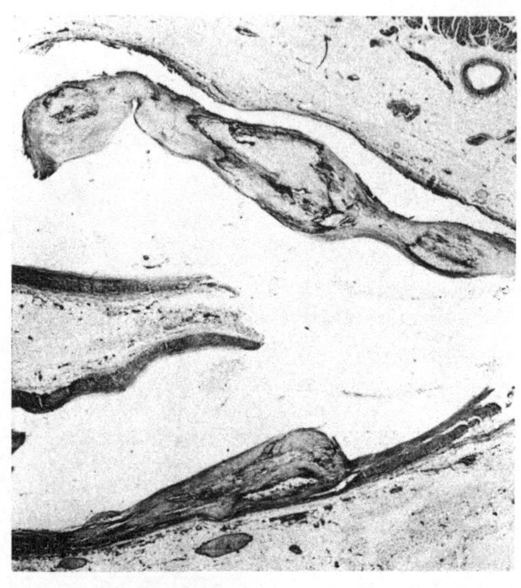

a

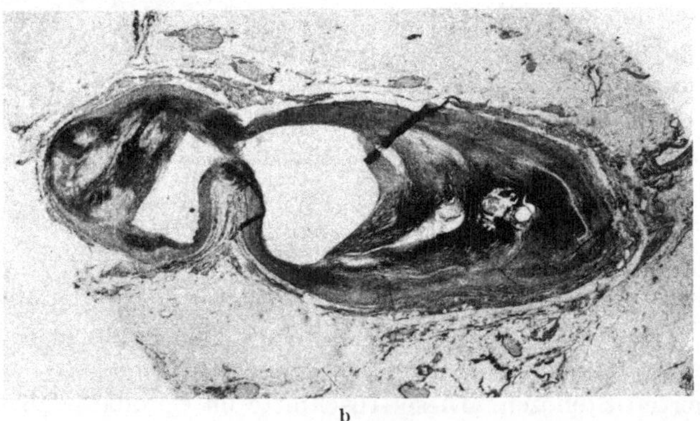

b

Abb. 10a u. b. Längsschnitt einer dichotomen Verzweigung (Aufteilung der linken Coronararterie in den absteigenden
und den horizontalen Ast). Ausbildung arteriosklerotischer Polster an den Außenwänden der Verzweigung, jeweils
gegenüber dem Abgang des anderen, gleichstarken Teilastes. b) Querschnitt einer entsprechenden dichotomen
Verzweigung gleichwertiger Teiläste. Intimapolster füllen die Orte der bei der Durchstömung zu erwartenden
Ablösungszonen aus

Durch den latenten Gerinnungsprozeß, der sich normalerweise ständig im Gefäßsystem abspielt (Lüscher) werden aus zerfallenden Thrombocyten Thrombin und
andere Gerinnungsfaktoren frei. Sie werden im Wirbelfeld nicht wie im freiströ-
strömenden Blut zunehmend verdünnt, sondern in einer streng umschriebenen
Zone angereichert. Die Anreicherung des Thrombins im Wirbelfeld begünstigt

eine weitere Plättchenagglutination und Fibringerinnung. Auch das aus den
zerfallenden Plättchen freiwerdende Serotonin, ein biogenes Amin mit stark
vasokonstriktorischem Effekt, konzentriert sich in der Wirbelzone und kann
unter Umständen eine umschriebene spastische Stenose bewirken. Wenn eine
erhöhte Gerinnungstendenz des Blutes besteht, erleichtert eine Stenose die vollständige Thrombosierung des Gefäßes (durch Verkleinerung der Gefäßlichtung,
durch Verstärkung des Wir-
bel- und des Widerstands-
faktors).

In vorläufigen Unter-
suchungen konnten wir den
in-vitro-Effekt des von der
Lichtung her applizierten
5-Hydroxytryptamins (En-
teramin, Thrombocytin, Serotonin) an isolierten Coronararterien von Kälbern
nachweisen. Er besteht in
einer Konstriktion, Ver-
längerung und Torsion der
Gefäße.

Die Wirkung ist der des
Acetylcholins im Einzelfall
gleichgerichtet, bei gleicher
Dosierung jedoch ungleich
stärker. Wir beobachteten noch
bei Konzentrationen von 10
bis 40 γ/ml 5-Hydroxytrypta-
min Volumenverminderungen
der überlebenden Coronarien
bis zu 50% des Ausgangsvo-
lumens, die einige Minuten
anhalten. Mit dem Auftreten
derartiger Konzentrationen in
unmittelbarer Nachbarschaft
von frischen Plättchenthrom-
ben wird mit gewisser Wahrscheinlichkeit zu rechnen sein,
wenn man in Betracht zieht,

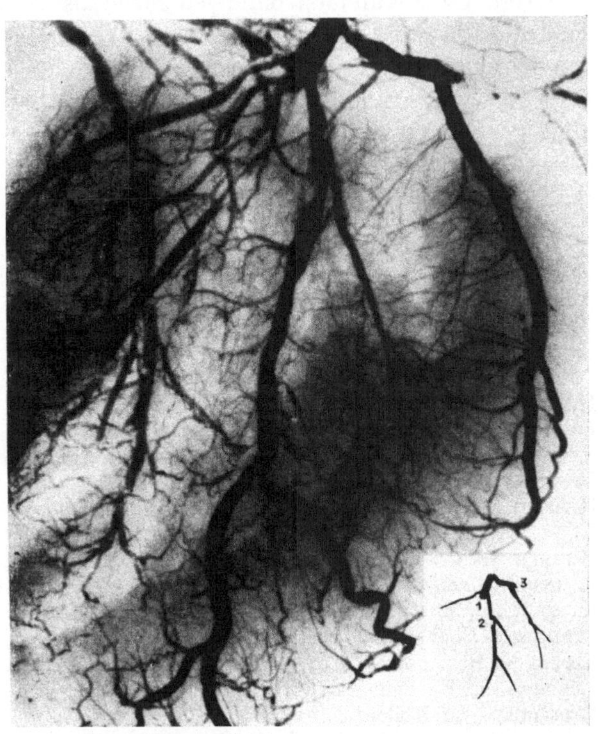

Abb. 11. Ausschnitt aus einem doppelseitigen Arteriogramm. Vollständiger (alter) Verschluß des linken absteigenden Astes unterhalb der
Abgangsstellen des großen Papillarmuskelastes und des oberen Septumastes (1). Geringgradige retrograde Anfüllung peripherer Anteile
des linken Absteigenden. Hochgradige Stenosierung des Papillarmuskelastes gegenüber dem Abgang eines Seitenzweiges (2). Frische obturierende Thrombose der linken horizontalen Coronararterie hinter dem
Abgang eines Vorderwandastes. Spitzer, exzentrischer Abbruch des
Kontrastbandes (3)

daß der Serotoningehalt der Thrombozyten zwischen 39 γ/g (ZUCKER u. BORELLI) und
100 γ/g (BRACCO u. CURTI) isolierter nasser Plättchen angegeben wird.

In Fällen von akutem Herztod vornehmlich junger Männer findet sich neben
einer geringgradigen Coronarsklerose oft nichts als eine dünnschichtige throm-
botische Intimaauflagerung — meist in der linken absteigenden Coronarie — ohne
daß ein peripher sitzender Embolus auf eine vorangegangene Obturation hinweist.
Für diesen Herztod könnte die Serotoninwirkung durch Auslösung eines lebensbedrohlichen Spasmus mitverantwortlich gemacht werden.

Dieser Verdacht läßt den Versuch einer frühzeitigen therapeutischen Anwendung von
Serotoninantagonisten, etwa aus der Gruppe der Lysergsäure-Derivate (ERSPAMER) oder von
Dibenamin, bzw. des stärker wirkenden Dibenzylin zusammen mit Anticoagulantien beim

13*

akuten Herzinfarkt durchaus angebracht erscheinen. Die Sympathicolytica Dibenamin und Dibenzylin eigneten sich auch für den Versuch einer prophylaktischen Dauerbehandlung anfallsbereiter Patienten. Das Dibenamin ist bereits von Nickerson und Call (1951) bei Angina pectoris verabreicht worden.

Anstelle der Strömungsflaute, die eine venöse Thrombose begünstigt, übernimmt der Wirbel, der eine energiereiche, flotte Strömung voraussetzt, die Rolle des hämodynamischen Faktors bei der Entstehung einer arteriellen Thrombose.

Geordnete Sekundärströmungen geben also den Anlaß für das erste Ansetzen der Coronarsklerose an den komplizierten Teilungsstellen z. B. im linken absteigenden Ast und in der rechten Coronarie. Die an diesen Orten ausgebildeten Stenosen verursachen erst die Entwicklung von Wirbelströmungen. Sie ermöglichen damit die Ausbildung neuer arteriosklerotischer Polster und beschwören schließlich den Ausgang in eine Coronarthrombose herauf. Mit der Ausbildung immer neuer Wirbelkeime nimmt der Prozeß der Coronarsklerose lawinenartig seinen Fortgang.

Literatur

Bracco, M., e P. C. Curti: Ann. Vill. Sanat. Sondalo 1, 180 (1953).

Bredt, H.: Therapiewoche 7, 1 (1956).

Chinard, F. P.: Zit. nach Renkin u. Pappenheimer.

Cohn, D. L.: Bull. Math. Biophys. 17, 219 (1955).

Deschwanden, P. v., A. Müller et L. Laszt: Congr. Int. Physiol. 20, 930 (1956) Bruxelles.

Dubs, R.: Angewandte Hydraulik. Zürich 1947.

Eberth, J. C., u. C. Schimmelbusch: Virchows Arch. path. Anat. 103, 39 (1886).

Erspamer, V.: R. C. scient. Farmitalia 1, 1 (1954).

Hess, W.: Entwickl.-Mech. Org. 16, 632 (1903).

Höber, R.: Physikalische Chemie der Zelle. Bern 1947.

Hueper, W. C.: Amer. J. clin. Path. 26, 559 (1956).

Johnson, S. A., and C. L. Schneider: Science 117, 229 (1953).

Laszt, L., u. A. Müller: Helv. physiol. pharmacol. Acta 15, 38 (1957).

Lindgren, E. R.: Ark. Fys. 7, 293 (1953).

Linzbach, H. J., u. W. Hort: Virchows Arch. path. Anat. 329, 669 (1957).

Lüscher, E. F.: Schweiz. med. Wschr. 1956, 345.

Manegold, E.: Kolloid-Z. 81, 36 (1937).

Müller, A.: Bull. schweiz. Akad. Wiss. 13, 50 (1957); Sympos. über Arteriosklerose. Basel 1956.

Müller, A. P.: Arch. Kreislaufforsch. 21, 281 (1953).

Müller-Mohnssen, H.: Beitr. path. Anat. 117, 238 (1957) (weitere Literatur!).

— Beitr. path. Anat. 118, 121 (1957).

Nickerson u. Call: Zit. nach J. C. Krantz and C. J. Carr: The pharmacologic principles of medical practice. Baltimore 1954 und L. S. Goodman, A. Gilman: The pharmacological base of therapeutics. New York 1955.

Page, J.: Physiol. Rev. 34, 563 (1956) (weitere Literatur über Serotonin).

Prandtl, L.: Strömungslehre. Braunschweig 1957.

Renkin, E. M., u. J. R. Pappenheimer: Erg. Physiol. 49, 59 (1957).

Rotter, W.: Z. Zellforsch. 37, 101 (1952).

Schwarz-Karsten, G.: Z. Anat. Entwickl.-Gesch. 119, 309 (1956).

Staemmler, M.: Dtsch. Z. gerichtl. Med. 44, 745 (1956).

Thoma, R.: Beitr. path. Anat. 66, 92, 295, 377 (1920).

Tollmien, W.: Götting. Nachr. Math. Physik I 1, 79 (1935).

Wolkoff, K.: Beitr. path. Anat. 82, 555 (1929); 91, 515 (1933).

Zucker, M. B., and J. Borelli: J. appl. Physiol. 7, 425 (1955).

Aus dem Pathologischen Institut der Universität Freiburg i. Br.
(Direktor: Prof. Dr. F. Büchner)

Das elektronenmikroskopische Bild der Herzmuskelzelle nach akuter Hypoxie

Von

E. Mölbert

Die Durchblutungsnot, welche der Angina pectoris ambulatoria zugrunde liegt, führt durch Sauerstoff- und Substratmangel zu einer akuten Hypoxydose des Herzmuskels. Danach ist es heute notwendig, bei der Untersuchung der Angina pectoris auch die Veränderungen im submikroskopischen Aufbau der Herzmuskelzelle bei akuter Oxydationshemmung zu analysieren. Dementsprechend haben wir systematisch im Experiment den Herzmuskel des Kaninchens bei exogenem Sauerstoffmangel und der Ratte bei toxischer Hypoxydose im elektronenmikroskopischen Bild untersucht.

In der Norm umgeben die Mitochondrien der Herzmuskelzelle säulchenartig dicht aneinandergelagert die Elementarfibrillen, besonders dicht in den Papillarmuskeln des linken Ventrikels. Diese große Anzahl von Mitochondrien kann als ein Zeichen des besonderen Energiebedarfes der Herzmuskelfasern gewertet werden. Die Mitochondrien zeigen gut ausgebildete innere Doppellamellen, welche die Träger der Enzyme des Citronensäurecyclus und der oxydativen Phosphorylierung sind.

Schon unmittelbar nach einmaligem Aufstieg der Tiere auf 12—13 000 m Höhe ist eine Abnahme und Verkürzung der Cristae mitochondrialis zu beobachten. Durch Wasseransammlung innerhalb der Mitochondrien sind sie geschwollen, durch Wasseransammlung zwischen den Mitochondrien sind sie stark auseinandergedrängt. Dieses morphologische Bild ist besonders im Papillarmuskel ausgeprägt. In diesem Stadium lassen die Elementarfibrillen noch keine Abweichung von der Norm erkennen.

Aber bereits 10 Std. nach akuter exogener Hypoxie treten starke regressive Veränderungen an ihnen auf: Am Z-Streifen beginnt eine Dissoziation und Aufhellung der Protofibrillen, welche schließlich in eine partielle Coagulationsnekrose übergeht.

Ist die Störung des Stoffwechsels nicht so stark ausgeprägt, so treten Veränderungen erst nach 20—25 Std. auf. Bei einem Teil der Mitochondrien sind jetzt nur noch Reste der inneren Lamellen erhalten. Auch beginnen die Elementarfibrillen in diesen Herzmuskelzellen destruktive Veränderungen aufzuweisen: Am Z-Streifen bildet sich ein Ödem zwischen den Protofibrillen, und die einzelnen Protofibrillen zeigen neben einer unregelmäßigen Anordnung ihres Verlaufs eine mehr körnige Beschaffenheit des Filaments. Möglicherweise tritt eine Trennung des globulären vom linear molekularen Anteil des Proteins ein, und die sechs Bündel von linearmolekularem Protein, aus welchem die Protofibrille besteht, lösen sich auf. Das Ergastoplasma, zum Teil zwischen den Protofibrillen gelegen, tritt stärker hervor. Neben den Mitochondrien finden sich jetzt osmiophile Tropfen aus Lipiden.

Wir können nach Untersuchungen, die Fräulein Thale unter mir durchführte, heute des weiteren sagen, daß bei einer Oxydationshemmung sich grundsätzlich die gleichen Bilder am Herzmuskel auch nach Blausäure, Malonsäure und Tetrachlorkohlenstoff entwickeln. Auch bei dieser toxischen Hypoxydose treten die ersten Veränderungen nicht an den Elementarfibrillen sondern an den Mitochondrien auf. In diesem submikroskopischen Bild der veränderten Mitochondrien dokumentiert sich eine beginnende energetische Insuffizienz, die einige Stunden später an den Elementarfibrillen als regressive Veränderung zur Auswirkung kommt. Diese führt schließlich zur Auflösung von Protofibrillen und damit zur Nekrose. Durch das Ödem in und zwischen den Mitochondrien lassen sich zwanglos die Veränderungen der Membranpotentiale und damit die Veränderung im EKG erklären.

Bei biochemischer Gewebsuntersuchung des Herzmuskels nach exogenem Sauerstoffmangel fanden Duspiva und Noltenius noch normalen Gehalt an oxydativen Phosphatverbindungen, besonders an ATP, ADP, AMP. Die Zelle besitzt also noch die nötigen Fermente, aber die Enzyme sind nicht mehr am Ort ihrer optimalen strukturgebundenen Wirkungsmöglichkeit verankert. Das bedeutet, daß die Strukturgrundlage für das Wirkungsoptimum der Enzyme zerstört ist und sie für den Stoffwechsel der Zelle schwerer verwertbar geworden sind. Dem Stoffwechsel liegt also eine „übergeordnete Ultrastruktur" zugrunde, welche durch Energiemangel gleich welcher Ätiologie geschädigt und schließlich zerstört werden kann. Dieses Wirkungsoptimum der an die Struktur gebundenen Enzyme ist bei Betrachtung der Stoffwechselgröße der Zelle jeweils mit in Rechnung zu setzen.

Literatur

Bennett, H., and H. Stanley: Amer. J. phys. Med. 35 (1955).
Bing, R. J.: Advanc. Cardiol. 1, 52 (1956).
Büchner, F.: Beitr. path. Anat. 89, 644 (1932).
— Beitr. path. Anat. 92, 311 (1933).
Duspiva, F. u. H. Noltenius: Beitr. path. Anat. 118, 52 (1957).
Grundmann, E.: Beitr. path. Anat. 111, 36 (1950).
Lindner, E.: Z. Zellforsch. 45, 702 (1957).
Moore, D. H., H. Ruska and W. M. Copenhaver: J. Biophys. Biochem. Cytol. 2, 755 (1956).
Moore, D. H., and H. Ruska: J. Biophys. Biochem. Cytol. 2, 261 (1957).
Schirrmeister, S.: Arch. Kreislaufforsch. 5, 264 (1939).
Sjöstrand, F. S., and E. Andersson: Proc. Stockh. Conf. Elec. Micros. 1956, 204.

Aus der Medizinischen Klinik und Poliklinik der Universität Münster/Westf.
(Direktor: Prof. Dr. W. H. Hauss)

Pathophysiologische Probleme bei Coronardurchblutungsstörungen

Von

W. H. Hauss

Mit 11 Abbildungen

Der Herzinfarkt bietet heute noch, was seine Ätiologie angeht, eine Vielfalt von ungelösten, praktisch wichtigen Fragen. Auf drei verschiedene Probleme soll im folgenden eingegangen werden.

I. Wenn die Auffassung richtig ist, daß für das Auftreten des Herzinfarkts eine Coronardurchblutungsminderung entscheidend ist, dann dürfte die Bedeutung der Coronarsklerose eine überragende sein.

Stets, wenn die Entstehung von Krankheiten Jahre und Jahrzehnte in Anspruch nimmt, so daß im Laufe der langen Zeit vielen krankmachenden Faktoren Gelegenheit gegeben war, in Wirksamkeit zu treten, ist die Klarstellung der Ätiologie mit besonderen Schwierigkeiten verbunden. Die Atherosklerose ist ein solches Krankheitsgeschehen. Dem Schrifttum sowohl über die klinischen Beobachtungen als auch über die experimentellen Studien ist zu entnehmen, daß ihre Pathogenese sehr komplex ist. Die Schwierigkeit für die Urteilsfindung besteht darin, aus der riesig angewachsenen Literatur die praktische Bedeutung und die Wirksamkeit der vielen Faktoren zu ermessen, die (sei es durch klinische Beobachtung, sei es durch experimentelle Arbeiten) als „atherogen" ausgewiesen wurden.

Seit langem wird angenommen, daß *Alter, Geschlecht, Konstitution, Rasse, Ernährung* und verschiedene *Erkrankungen* (z. B. Myxödem, Diabetes) Bedeutung für das Auftreten der Atherosklerose haben. Der arterielle Hochdruck ist ein kausaler Faktor, für dessen außerordentliche Wirksamkeit die Isthmusstenose immer wieder einen Beweis von einzigartiger Überzeugungskraft abgibt: In der Aorta ascendens und in dem Arcus aortae, also im Hochdruckgebiet, sind bei diesen Patienten schwerste Veränderungen der Wand bereits im zweiten Lebensjahrzehnt die Norm, wohingegen scharf abgesetzt im Niederdruckgebiet unterhalb der Stenose in diesem Lebensalter die Intima noch zart zu sein pflegt; dies bei ein- und demselben Patienten, so daß weitere ätiologische Momente sauber ausgeschaltet sind!

Auf den *multiradikulären* Charakter der Atherosklerose-Ätiologie soll eingangs nochmals ausdrücklich verwiesen werden, bevor nunmehr auf die Ergebnisse, die wir einer heute bevorzugten Forschungsrichtung zu verdanken haben, näher eingegangen wird.

Nachdem es Ignatowski im Jahre 1907 durch Fleisch-,Milch- und Eifütterung, Anitschkow 1913 durch Cholesterinfütterung gelang, bei Tieren eine Atherosklerose zu erzeugen, nachdem Aschoff 1910 erkannte, daß bei der Gefäßsklerose doppelbrechende Substanzen in der Gefäßwand auftreten und Windaus diese „Fettröpfchen" als Cholesterin definierte, seit einem halben Jahrhundert also, ist immer wieder dem gestörten Lipidstoffwechsel, insbesondere dem Cholesterinstoffwechsel, für die Entstehung der Atherosklerose Bedeutung zugemessen worden.

Durch angiochemische Untersuchungen (Bürger) wissen wir heute recht genau, daß die atheromatöse Gefäßwand erhebliche Unterschiede gegenüber der normalen aufweist. Neben Veränderungen des Wasser-, Calcium-, Stickstoff- und Mineralgehaltes, neben Veränderungen im Mucopolysaccharidgehalt (Bürger; Rinehard) und bei den Aminosäuren, die das Elastin aufbauen (Lansing), sind vor allem Veränderungen des Lipidgehaltes in den atheromatösen Gefäßen gefunden worden.

Die Tatsache, daß bei der Atherosklerose Cholesterin und Fettsäuren in der Gefäßwand erheblich angereichert sind, hat Anlaß gegeben, deren Konzentration im Blut bei Gesunden und Kranken zu kontrollieren. Dabei fand sich auf Grund vielfältiger Untersuchungen, daß Atherosklerosepatienten häufig eine Erhöhung und/oder eine pathologische Zusammensetzung der Blutlipide haben.

Von der Mehrzahl der Untersucher wird dem erhöhten Cholesterin und dem erhöhten Cholesterinestergehalt des Blutes für die Entstehung der Atherosklerose Bedeutung beigemessen (Adlersberg u. Mitarb.; Schettler). Das Verhältnis des Cholesterins zu den Phosphatiden, welches normalerweise 1:1 beträgt, wurde bei der Atherosklerose zugunsten des Cholesterins verschoben gefunden (Ahrens u. Kunkel; Gertler u. Mitarb.; Morrison u. Mitarb.).

Wir haben darauf aufmerksam gemacht, daß vor allem das Neutralfett bei Atherosklerosepatienten im Blut erhöht ist. Während es bei 31 Normalpersonen im Mittelwert um 320 mg-% lag, fanden wir bei 21 Infarktpatienten im Mittel 606 mg-%, also fast das Doppelte (Hauss u. Böhle).

Wie wir heute wissen, finden sich die Lipoide im Blut zum Teil als Fett-Eiweiß-Symplexe, als Lipoproteide, deren verschiedenartige Zusammensetzung durch elektrophoretische Untersuchung des Blutserums bestimmt werden kann (Swahn). Bei Atherosklerosepatienten fanden sich statistisch gehäuft Verschiebungen im Lipoidspektrum (Fischer; Kroetz u. Mitarb.; Hauss u. Böhle; Kunkel u. Slater; Miettinen; Rosenberg u. Mitarb.; Nikkilä; Voigt u. Schrader).

Die Lipoproteide im Blut können auch auf Grund ihrer verschiedenen Dichte mittels der Ultrazentrifugation des Serums separiert werden. Gofman u. Mitarb. unterscheiden nach der Flotationskonstante drei Gruppen von Lipoproteiden; solche mit einem S_f-Wert von 0—12, von 12—20 und von 20—400. Eine Korrelation besteht zwischen der Menge der Lipoproteide des S_f-Wertes 12—20 und dem Auftreten der Atherosklerose in dem Sinne, daß im Blut von Gefäßsklerotikern (z. B. Herzinfarktpatienten) eindeutig erhöhte Werte für diese Lipoproteidfraktion gefunden werden. Es scheint nicht, daß der sogenannte „atherogene Index", der aus den Werten für die verschiedenen S_f-Gruppen gebildet wurde, darüber hinaus weitere oder gesichertere Aufschlüsse für Diagnostik und Prognostik der Coronarerkrankten gibt (Page u. Mitarb.).

Von einer weiteren Seite sind wichtige Beiträge zur Frage des Zusammenhanges zwischen Fettstoffwechselstörung und Entstehung der Atherosklerose erbracht worden. In den letzten Jahren ist ein sorgfältiges Beobachtungsgut über die Ernährung von Völkern und Bevölkerungsgruppen zusammengetragen worden. Es entspricht einer weit verbreiteten Ansicht, daß die *Ernährungsgewohnheiten* bedeutsam sind für die Entstehung der Atherosklerose. Pathologisch-anatomische Untersuchungen zeigen immer wieder das Zusammentreffen von Adipositas und verstärkter Gefäßatheromatose und auf der anderen Seite das Fehlen von Gefäßveränderungen bei Normalgewichtigen oder Kachektischen. Allerdings ist dieser Zusammenhang keineswegs unwidersprochen geblieben. So vermißten z. B. KEYS und WRIGHT an einem Untersuchungsgut von über 1100 Herzinfarktpatienten diese Korrelation.

Kein Zweifel kann darüber bestehen, daß die Völker der Erde verschieden stark von Atherosklerose befallen werden. Es scheint, daß Ernährungsgewohnheiten eine Rolle spielen, da eine Gesetzmäßigkeit besteht, die nahezu von allen Untersuchern bestätigt wird: Völker, die eine an Calorien, Cholesterin und Fett arme Diät essen, haben normale Lipidfraktionen im Blut und neigen wenig zu Coronarsklerose. Völker, die eine calorien-, cholesterin- und fettreiche Ernährung bevorzugen, weisen pathologische Fettspiegel im Serum und starke Neigung zu Coronarsklerose auf (KATZ, STAMLER u. PICK).

Schwieriger ist schon zu entscheiden, welcher der einzelnen genannten Faktoren (die vermehrte Cholesterinzufuhr, die vermehrte Fettzufuhr oder die Übercalorigkeit) für die Atherogenese entscheidend ist.

Immer mehr setzt sich die Auffassung durch, daß die Höhe der exogenen Cholesterinzufuhr für die Entstehung der Athersklerose gleichgültig ist, wenn auch einzelne Forscher, so z. B. KATZ u. Mitarb. dieser Ansicht widersprechen. Sicherlich gelingt es durch Cholesterinverfütterung bei Tieren, Atherosklerose zu erzeugen. Aber dies als Argument für die Bedeutung der Cholesterinmenge in der menschlichen Nahrung anzuführen, erscheint unerlaubt, da Mengen verfüttert werden müssen, die weit oberhalb dessen liegen, was für die menschliche Ernährung in Betracht kommt.

Die Mehrzahl der Autoren neigt heute dazu, der Fettzufuhr die entscheidende Bedeutung zuzuschreiben (KEYS; MALMROS).

Strittig ist auch die Frage, ob unterschiedliche Wirkung von tierischem und pflanzlichem Fett anzunehmen ist. MALMROS ist dieser Ansicht. Nach Umstellung von 24 freiwilligen Versuchspersonen von animalischem auf dieselbe Menge vegetabilen Fettes sank der Cholesterinspiegel ab. Im Gegensatz dazu sieht KEYS keine Unterschiede zwischen der pflanzlichen oder tierischen Herkunft der Fette. Vielleicht bestehe eine gewisse Beziehung zwischen atherogener Wirkung und dem Sättigungsgrad der Fettsäuren. Nun ist im allgemeinen Fett pflanzlicher Herkunft reicher an ungesättigten Fettsäuren. Von diesen ungesättigten Fettsäuren ist seit langem bekannt (BURR u. BURR), daß sie in der Lage sind, Ernährungsstörungen bei der Ratte zu heilen. Vor allem die zweifach ungesättigte Linolsäure und die vierfach ungesättigte Arachidonsäure, die als essentielle Fettsäuren bezeichnet werden und Ausgangsmaterial für noch höher ungesättigte Fettsäuren in den Geweben sind, haben hohe Wirksamkeit. Die Funktion der ungesättigten Fettsäuren ist keineswegs geklärt. Es scheint, daß sie Bedeutung für den Trans-

Tabelle 1. *Ungesättigte Fettsäuren im Serum bei Gesunden und Coronarsklerotikern in Prozent der Totalfettsäuren*

	Dien-	Trien-	Tetraen-	Pentaen-	Hexaen-Säuren	Autor
gesund	22,0	1,59	6,03	0,76	1,13	Hammond
gesund	23,6	4,24	5,47	1,65	4,39	Krickau
krank	16,2	1,80	4,98	0,76	1,27	Hammond

port der Fette und für die Herstellung optimaler physico-chemischer Eigenschaften der Serumlipide haben. Es wurde die Hypothese diskutiert, ob die Atherosklerose durch eine Störung im Gleichgewicht der gesättigten und ungesättigten Fettsäuren verursacht würde. Die Bestimmung der ungesättigten Fettsäuren im menschlichen Serum ist schwierig, und ausreichendes Untersuchungsmaterial zur Beurteilung dieser Frage steht noch nicht zur Verfügung (Evans u. Mitarb.; Hammond u. Lundberg; Lipsky u. Mitarb.; O'Connel u. Mitarb.; Schrade u. Mitarb.; Wiese u. Mitarb.). In Tabelle 1 haben wir die Werte, die Hammond und an unserer Klinik Krickau bei Normalen und Hammond bei Atherosklerosepatienten gefunden haben, in einer Tabelle dargestellt.

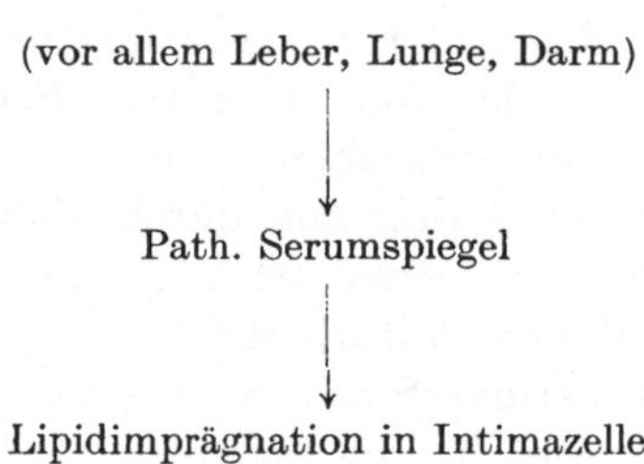

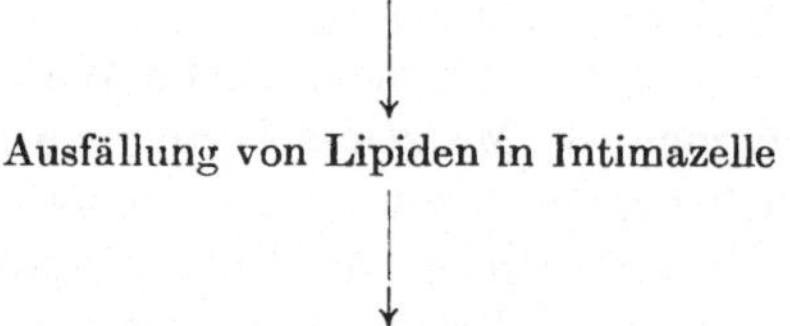

Abb. 1. Hypothesen über die Entstehung der Gefäßwandveränderungen

Es ist also festzustellen, daß eine Korrelation zwischen Höhe der Calorien-, Fettzufuhr, Veränderungen des Serumlipidspiegels und Häufigkeit der Atherosklerose von vielen Autoren gefunden wurde. Sicherlich ist diese Korrelation von großem Interesse. Man muß jedoch beachten, daß sie nichts Bestimmtes über das kausale Abhängigkeitsverhältnis dieser Faktoren auszusagen in der Lage ist und daß damit das Wesen der Atherogenese nicht ausreichend erhellt ist.

Es besteht z. B. durchaus die Möglichkeit, diese Korrelation im Sinne der Abb. 1a oder 1b zu interpretieren. Man gewinnt nach Studium der einschlägigen Arbeiten den Eindruck, daß eine Kausalkette besteht, in der die genannten Faktoren vertreten sind, es scheint jedoch, daß uns heute noch die Kenntnis sehr vieler und die Reihenfolge ihrer Glieder fehlt.

Zuverlässigere Einsicht kann wohl erst erwartet werden, wenn weitere Einzelheiten über den intermediären Cholesterin- und Fettstoffwechsel bekannt werden.

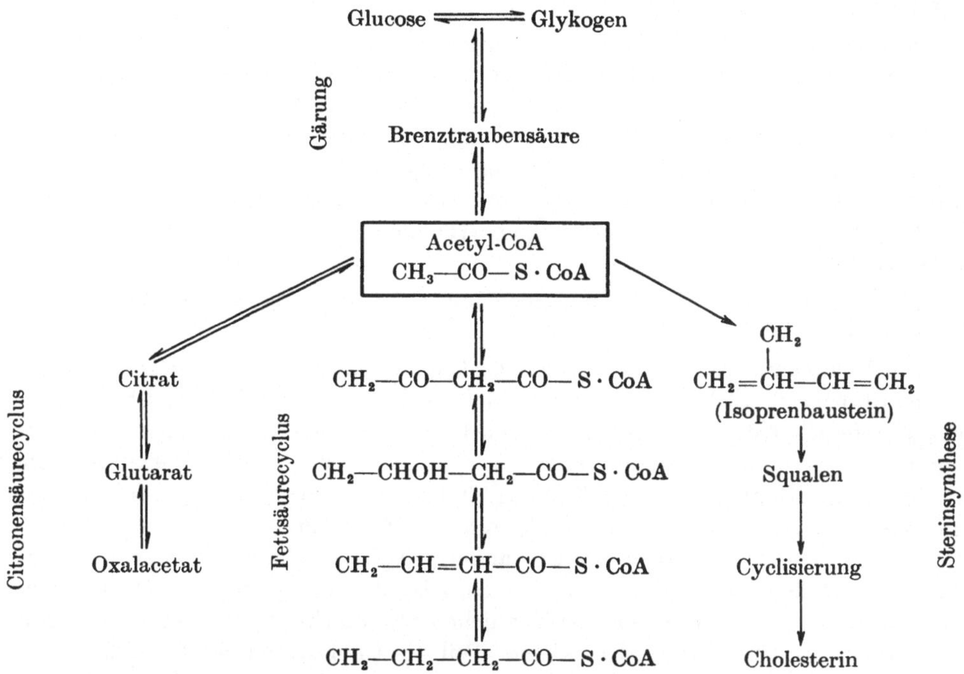

Abb. 2. Stellung der aktivierten Essigsäure im Intermediärstoffwechsel

In den letzten Jahren sind eine Reihe von neuen Erkenntnissen im intermediären Stoffwechsel gewonnen worden, von denen mir die nachfolgend mitgeteilten für unsere klinischen Anschauungen besonderes Interesse zu verdienen scheinen.

Als außerordentlich bedeutsam muß die Tatsache bezeichnet werden, daß von der aktivierten Essigsäure aus sowohl der Aufbau zu den Kohlenhydraten, zu den Fettsäuren und zum Cholesterin, als auch der Abbau über den Citronensäurecyclus zur Endoxydation führen kann (Abb. 2).

Der Aufbau des Cholesterins erfolgt wohl in der Hauptsache aus der Essigsäure bzw. Essigsäurederivaten (BLOCH u. RITTENBERG; LANDON u. GREENBERG). Er geht schnell vor sich. 4 Std. nach Injektion von radioaktivem Acetat bei Ratten war das freie Acetat vollkommen verschwunden und zu einem großen Teil in Cholesterin eingebaut (GOULD u. Mitarb.). Bei peroraler Fütterung von Acetat ^{14}C an Hunde konnte radioaktives Cholesterin nach wenigen Minuten im Blut und nach einer Stunde bereits maximal in Darm und Leber nachgewiesen werden. Es bildete sich ein Gleichgewichtszustand zwischen Blut und Geweben (THANNHAUSER).

Wahrscheinlich bildet sich durch Kondensation von 3 Acetatmolekülen das Isoprenskelett und schließlich aus diesem weiter das Squalen, das in Cholesterin übergeführt werden kann. Durch Biosysnthese gewonnenes ^{14}C-Squalen ergab bei Verfütterung an Mäuse in hohem Prozentsatz radioaktives Cholesterin (Langdon u. Bloch). Über die Enzymsysteme, die für die Synthesen von Bedeutung sind, ist noch wenig bekannt. Coenzym A, ATP, DPN, Pyridoxalphosphat, B_6, Flavinadeninnucleotid oder Riboflavinphosphat sind wahrscheinlich im Spiel (Bloch; Ditruri u. Mitarb.).

Es scheint, daß der Aufbau des Cholesterins in vielen, vielleicht allen Zellen des Organismus durchgeführt werden kann. Nachgewiesen ist er in der Leber, der Haut, den Testes, der Niere, der Nebenniere, im Dünndarm (Srere u. Mitarb.) und in der Intima der Gefäße (Zilversmith u. Store; Siperstein u. Mitarb.), vielleicht findet er noch in der Milz, der Lunge und im Hirn statt. Insgesamt dürften etwa 2 g/die synthetisiert werden, davon in der Leber 1,5 g und in allen anderen Organen zusammen etwa 0,5 g (Harper; Thannhauser; Landon u. Greenberg).

Darüber hinaus wird etwa dieselbe Menge, 2 g pro Tag, durch die Nahrung aufgenommen.

Im Organismus, so scheint es, wird das Cholesterinmolekül als Ganzes von den Zellen resorbiert. Bisher konnte nicht nachgewiesen werden, daß das Cholesterinringsystem im Körper aufgebrochen wird, insbesondere wurde auch kein entsprechendes Enzymsystem gefunden (St. George u. Friedman; Thannhauser u. Schaber). Dagegen wird ein Teil des Cholesterins ohne Spaltung des C-Skelets zu einer 2basigen Säure oxydiert, die mit dem Stuhl ausgeschieden wird (Cook, Polgar u. Thomson; Gould). Ein anderer Teil des Cholesterins wird in der Leber zu Gallensäuren umgewandelt. Dies ist der Hauptweg des Cholesterinabbaus in der Leber, wie sich aus Versuchen mit markiertem Cholesterin ergibt (Siperstein u. Chaikoff). Ein kleiner Teil des Cholesterins wird durch Abbau der Seitenkette zu Progesteron und anderen Steroidhormonen abgebaut (Bloch; Zaffaroni, Hechter u. Pincus).

Sowohl Fettsäuren als auch Cholesterin können aus Acetat gebildet werden (s. Abb. 2), jedoch gehen beide Synthesen wohl schon im Anfangsstadium verschiedene Wege. Dies ergibt sich aus Versuchen mit markierter Buttersäure, in denen das C_2-Fragment der Buttersäure (Carboxylgruppe und α-C-Atom) weniger für die Cholesterinysnthese als für die Bildung von Fettsäuren verwendet wird. Dagegen geht das β-γ-Fragment in das neugebildete Cholesterin über (Zabin u. Bloch). Die Fettsäureysnthese aus C_2-Körpern findet nicht nur in der Leber statt, sondern die meisten Gewebsarten sind wohl, wie Untersuchungen mit radioaktivem ^{14}C gezeigt haben, zu Fettsäurenbildung in der Lage (Chernik, Masoro, Chaikoff).

Von Interesse ist noch, daß die Leber *hungernder* Tiere im Gegensatz zu den Lebern von ausreichend ernährten Tieren nicht in der Lage ist, Fettsäuren aufzubauen (Bernhard u. Steinhauer; Boxer u. Stetten). Für eine ordnungsgemäße Fettsäurenbildung in der Leber genügt auch nicht die Zufuhr von Protein und Fett, sondern es muß Kohlenhydrat zugeführt werden (Masoro, Chaikoff u. Chernik; Lyons, Masri u. Chaikoff; Haugaard u. Stadie).

Das mit der Nahrung aufgenommene Fett wird keineswegs nach Resorption aus dem Darm sofort vollständig verbrannt, sondern zum Teil in Form von Fetten oder Glykogenen gespeichert (SCHOENHEIMER u. RITTENBERG). 30% der täglich aufgenommenen Kohlenhydratmenge werden in Fette übergeführt (MASORO, CHAIKOFF u. DAUBEN). Es scheint so, daß auch zur Fettbildung die meisten Gewebsarten in der Lage sind, wie Untersuchungen mit radioaktivem ^{14}C gezeigt haben (CHERNIK, MASORO u. CHAIKOFF).

Wenn auch die oben genannten Daten bereits wichtige Einzelheiten des intermediären Stoffwechsels aufzeigen, so können doch die Vorstellungen über die Entstehung der Atherosklerose erst ausreichend entwickelt werden, wenn wir in der Lage sind, die Einzelheiten der Stoffwechselschritte, was die Gleichgewichts- und Fermentsysteme angeht, genauer zu übersehen. Letzten Endes ist ja wohl das

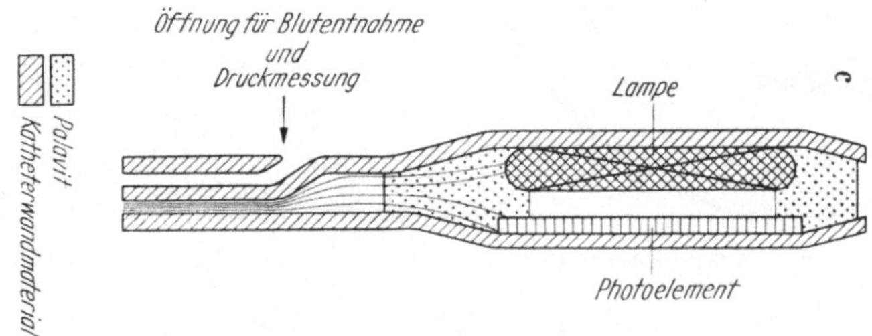

Abb. 3. Prinzip des Photokatheters

Problem das, warum bei der Atherosklerose in den Intimazellen ein vermehrter Aufbau von Fettsäuren und Cholesterin stattfindet, bzw. warum dieser vermehrte Aufbau in anderen Organen stattfindet, zu Spiegelerhöhung im Serum und zu Ablagerung in der Intimawand führt.

II. Nunmehr möchte ich kurz über eine neue Methode, die *Hämochromographie*, berichten, die Herr BENDER an unserer Klinik auf meine Anregung hin ausgearbeitet hat.

Bekanntlich ist bei der Herzkatheterung neben der Druckmessung an verschiedenen Stellen von Herz und Gefäßen die Messung der Sauerstoffsättigung des Blutes von Bedeutung. Diese wird vorgenommen durch Einzelentnahmen von Blutproben mittels des Katheters und Analyse im van Slyke-Gerät. Es wurde nun von BENDER ein Meßkopf entwickelt, der an den Katheter angebracht, es gestattet, fortlaufende intrakardiale und intravasale Sättigungs- und Farbstoffmessungen anzustellen.

Abb. 3 zeigt schematisch das Prinzip: In einer Durchbohrung des Katheters sind eine rotempfindliche Photozelle und ihr gegenüber eine Lampe montiert. Der von der Photozelle abgegebene Strom ist abhängig von der Lichtintensität, mit der die Zelle belichtet wird. Diese Lichtintensität ist eine Funktion der Farbe des Blutes. Der Photozellstrom wird registriert mittels eines Galvanometers. Kurz vor dem Meßkopf ist eine Öffnung im Katheter, welche die Druckmessung und Entnahme von Blut zu Eichzwecken gestattet.

Abb. 4 zeigt eine Photographie des Katheters, Abb. 5 den Katheter im Herzen liegend.

Abb. 6 zeigt die mit diesem Katheter gewonnene Kurve bei einem Vorhof-
septumdefekt: Der Katheter wird aus dem rechten Herzen in den rechten Vorhof
und in die Vena cava zurückgezogen. Zwischen Vorhof und Vena cava zeigt
sich der „Sauerstoffsprung" an dem Kurvenausschlag deutlich an.

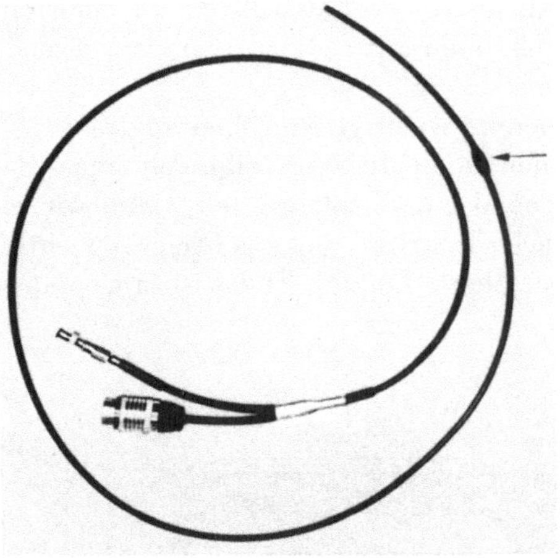

Diese Methode dürfte für die Herzkatheterung eine Hilfe sein, gibt sie doch schon während des Katheterns eine Übersicht über die Sättigungsverhältnisse. Sie dürfte speziell auch für die Bearbeitung von Coronardurchblutungsfragen Bedeutung gewinnen.

III. Zum Schluß möchte ich noch auf ein drittes Problem eingehen.

Die wichtige Beobachtung von LaDue, Wroblewski u. Karmen, daß nach Eintritt eines Herzinfarktes der Transaminasespiegel im Serum erhöht ist, wurde inzwischen von vielen Seiten bestätigt. Es wurde darüber hinaus festgestellt, daß im Serum nicht nur der Aktivitätsspiegel der Transaminase, sondern auch der vieler anderer

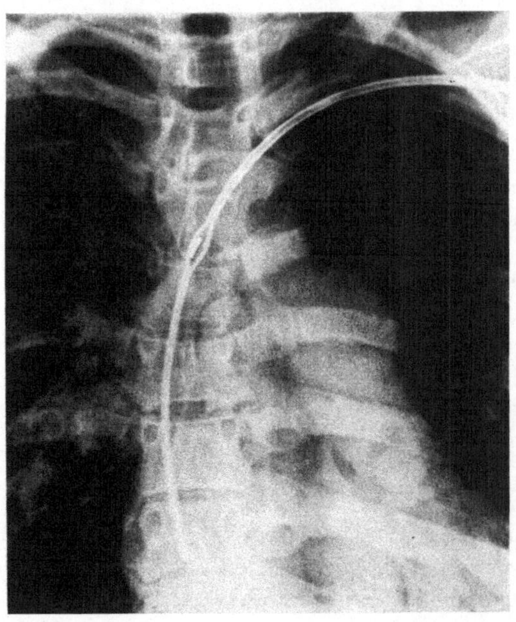
Abb. 4. Photographie des Photokatheters

Fermente, z. B. der Milchsäuredehydrogenase (MDH) und der Aldolase (ALD) ansteigt. Wir (Hauss u. Leppelmann) haben dann darauf aufmerksam gemacht, daß nicht alle Fermente im Anschluß an eine Infarzierung mit *Erhöhung* ihrer Aktivität im Serum, sondern einige auch mit *Erniedrigung* reagieren. Diese Reaktion fanden wir bei der Tributyrin- und Acetylcholinspaltung.

Abb. 7 zeigt eine typische Reaktion, wie sie nach Herzinfarkt aufzutreten pflegt.

Es war naheliegend, die Fermentspiegelerhöhung im Blut durch die Annahme zu erklären, daß aus dem zerfallenen Herzmuskel, der ja reich an Fermenten ist, Fermente aus der Zelle frei und in das Blut hinausgespült

Abb. 5. Photokatheter im Herzen liegend

werden (Nydick, Wroblewski u. LaDue). Diese Annahme erscheint um so berechtigter, als z. B. die Glutaminsäure-Oxalessigsäuretransaminase (GOT) nach Infarzierung aus dem betroffenen Herzmuskelteil verschwindet und gleichzeitig eine

GOT-Erhöhung im Serum auftritt. An Hunden ließ sich zeigen, daß sich Alter des Herzinfarktes und Gehalt des infarzierten Herzmuskels an GOT umgekehrt proportional verhalten: je älter der Herzinfarkt, desto geringer der Gehalt des Herzmuskels an GOT (NYDICK, WROBLEWSKI u. LADUE; JENNINGS u. WARTMANN).

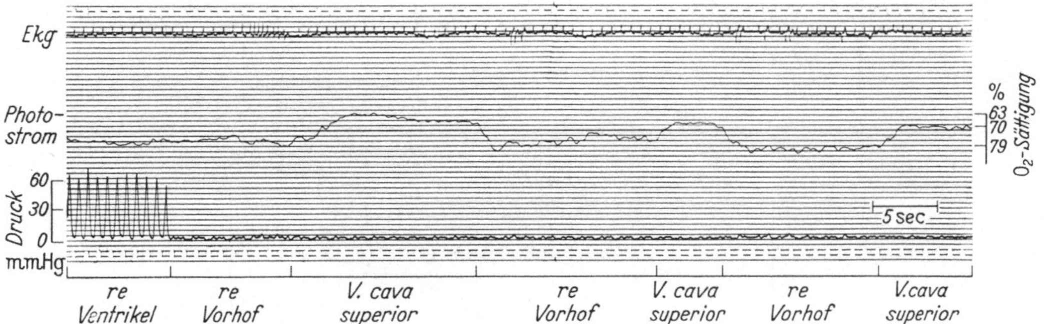

Abb. 6. Gleichzeitige fortlaufende Registrierung von EKG (obere Kurve), Sauerstoffsättigung (mittlere Kurve) und Druck (untere Kurve) während der Zurücknahme des Meßkopfes vom re. Ventrikel über den re. Vorhof zur oberen Hohlvene, sowie bei anschließender wiederholter Passage der Grenze re. Vorhof — obere Hohlvene. Stets reproduzierbarer „Sauerstoffsprung" in der Oxymeterkurve zwischen oberer Hohlvene und rechtem Vorhof

Und schließlich besteht eine grobe Parallelität zwischen der Größe des Herzinfarktes und dem GOT-Anstieg im Serum: je größer der Infarkt, desto höher steigt die GOT-Aktivität im Serum (LADUE, WROBLEWSKI; KATTUS u. Mitarb.).

Wenn wir diese naheliegende Erklärung nicht als ausreichend erachten für die Entstehung des beobachteten Phänomens, so vor allem aus zwei Gründen:

1. Nach Herzinfarkt nimmt die Fähigkeit des Serums, Tributyrin und Acetylcholin zu spalten, mit derselben Regelmäßigkeit ab, mit der andere Fermentaktivitäten, z. B. GOT und MDH ansteigen. Dieser Abfall kann natürlich nicht mit einem Fermenteinstrom aus dem Infarkt erklärt werden. Das Phänomen muß demnach doch wohl eine kompliziertere Ursache, zum mindesten Teilursache haben.

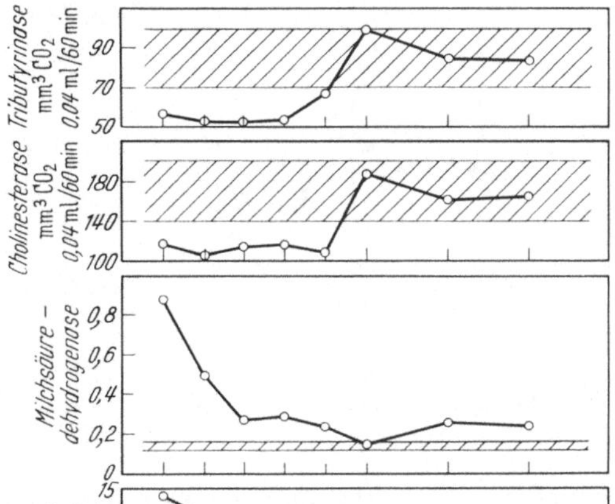

2. Die Fermentmenge, die maximal in dem zerstörten Herzmuskelteil frei werden kann, ist nicht groß

Abb. 7. Verhalten von Tributyrinase, Cholinesterase, MDH und Aldolase im Serum nach Vorderwandinfarkt

genug, um derartige Aktivitätserhöhungen im Serum zu bewirken, wie man sie in der Klinik nach Herzinfarkten beobachtet. An folgender Überschlagsrechnung sei dies für die MDH dargetan:

Im menschlichen Herzmuskel sind etwa 220000 E MDH/g, im menschlichen Serum etwa im Durchschnitt 400 E/cm³ (LADUE). Der Zerfall von 1 g Herzmuskel macht also eine Fermentmenge frei, die in einer Serummenge von etwa $2200\ cm^3$ eine Aktivitätssteigerung von $100\ E/cm^3$ auslösen würde. Eine Steigerung von $1500\ E/cm^3$ im Serum (welche Steigerung häufig nach Herzinfarkt beträchtlich überschritten wird), setzt also einen Zerfall von 15 g Herzmuskel voraus. Nun stellten Wroblewski und LaDue durch Injektion von MDH bei Hunden fest, daß die 10fache Spiegelhöhe des Normalen in 1 Std. bereits zum größten Teil

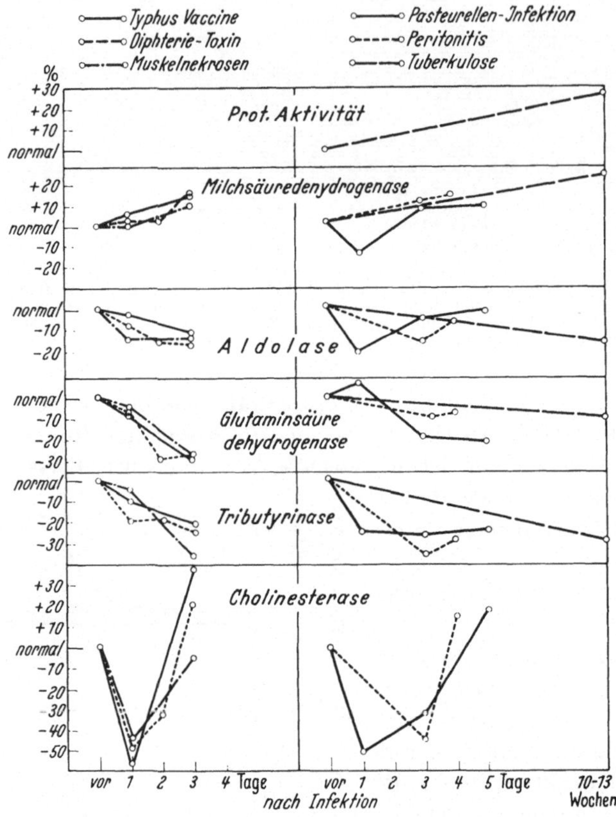

Abb. 8. Reaktion der Aktivität von Serumfermenten bei verschiedenen akuten Erkrankungen, insbesondere auch Infektionskrankheiten

wieder aus dem Serum verschwindet. Setzen wir einmal die *Abbau-* und *Ausscheidungsrate* nicht mit dem 10fachen, sondern geringer an, so müßten also, um eine Spiegelerhöhung von 1500 E zu unterhalten, pro Stunde mindestens 15 g, d. h. pro Tag $24 \times 15 = 360$ g, in 3 Tagen etwa $360 \times 3 = 1080$ g zerfallen.

Es liegt auf der Hand, daß der Zellzerfall einer solch großen Herzmuskelmenge nicht in Betracht kommt.

In diesem Zusammenhang sei auch erwähnt, daß die Erhöhung von Fermentaktivitäten in dem nach Herzinfarkt beobachteten Ausmaß keineswegs nur bei dieser Erkrankung auftreten, sondern wir konnten sie bei anderen akuten Anlässen, z. B. nach Infektionskrankheiten und nach Operationen in ähnlicher Weise sehen. Auch hier war ein Teil der Fermente in seiner Aktivität erhöht (MDH, GOT und ALD) und ein anderer Teil erniedrigt (CHE). Diese prinzipiell gleichartige Reaktion wurde gefunden, wenn auch je nach Art und Schwere der Erkrankung quantitative Unterschiede zu beobachten waren, ja aus uns unbekannten Gründen bei manchen Infektionen keine Reaktion gesehen wurde. In Abb. 8 haben wir Änderungen der Serumfermentspiegel bei verschiedenen akuten Infektionskrankheiten graphisch dargestellt. Wir betonen, daß wir auch dann das Phänomen fanden, wenn kein klinischer Anhalt für einen wesentlichen Zellzerfall (also z. B. bei Grippe und bei unkomplizierter Angina) bestand.

Auch nach Lungenembolie tritt das beobachtete Phänomen auf. Einer unserer Herzinfarktpatienten erlitt nach Normalisierung der durch den Myokardinfarkt bedingten Fermentaktivitätsänderungen eine Lungenembolie. Wie aus Abb. 9 ersichtlich ist, hatten (sieht man von dem fehlenden ALD-Anstieg bei Herzinfarkt ab) Myokardinfarkt und Lungenembolie die gleichen Aktivitätsänderungen im Serum zur Folge.

Andere Autoren (CONRAD; OSTROW u. Mitarb.; RUDOLPH u. Mitarb.; TICKTIN) fanden ebenfalls einen GOT-Anstieg nach Lungen-, Nieren-, Milz-, Mesenterialinfarkt, akuter Pankreatitis, Trümmerverletzung, Verbrennung, hämolytischer Krise und nach Operationen.

Wenn man die Annahme nicht akzeptiert, daß die Fermentspiegelerhöhung im Blut nach Herzinfarkt mit dem Einstrom aus dem zerstörten Muskelteil ausreichend erklärt sei, woher soll dann die Fermentspiegelerhöhung im Blut kommen? Nun, die Fermente werden wahrscheinlich genau daher stammen, wo sie auch physiologischerweise herzukommen pflegen. Dazu kurz folgendes:

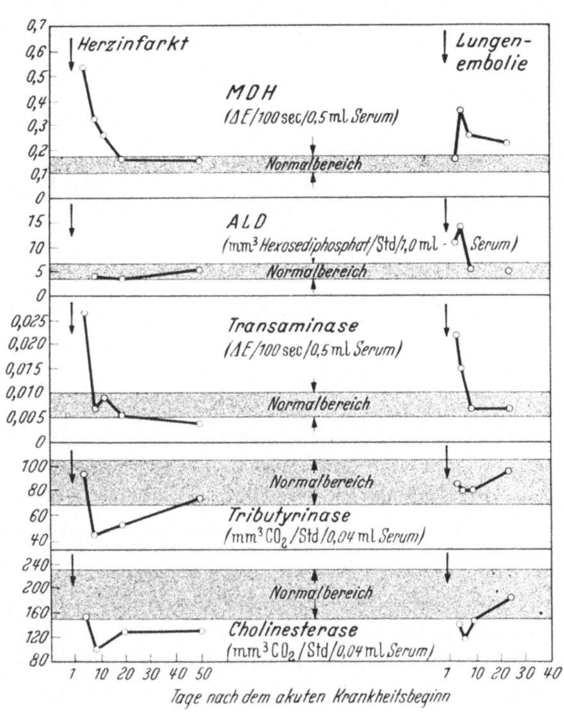

Abb. 9. Verhalten der Serumaktivität von Fermenten nach Herzinfarkt und Lungenembolie bei demselben Patienten

Im Blut werden keine Fermente erzeugt, sondern sie sind Produkte der Organzellen. Für GOT, MDH, ALD spielen Leber, Muskel, Herzmuskel und Nieren quantitativ wohl eine besondere Rolle, für andere Fermente andere Organe, z. B. das Pankreas für Amylase. Aus den Organzellen diffundieren die Fermente in das Blut in einer Menge, die von einigen Faktoren abhängig ist. So wird zunächst die *Konzentration des Fermentes* in der Zelle von Einfluß sein, die ihrerseits wieder auf der einen Seite durch die *Produktion* des Fermentes, auf der anderen Seite durch seinen *Abbau* in der Zelle bestimmt ist. Auch werden *Permeabilität* von Membranen, wobei man nicht nur an die äußere Zellwand, sondern auch an Membranen von Kernen und Organellen zu denken hat, sowie die *Bindung* einzelner

Fermente an feste Strukturen und die *Größe des Fermentmoleküls* bedeutsam sein. Für den Aktivitätsspiegel der Serumfermente ist auch durchaus die Bedeutung der Blutzellen, insbesondere der Leukocyten in Betracht zu ziehen. Des weiteren ist der Fermentspiegel bestimmt durch die *Ausscheidungsquote* der Fermente in Urin und Galle sowie durch die *Abbauquote* im Körper.

Nur einige in der Zelle vorkommende Fermente sind auch im Blut vorhanden. Bei einem Großteil verhindert wohl Konzentration, Molekülgröße oder Haftung innerhalb der Zellelemente die Diffusion in das Blut. So ist z. B. die Sorbit-dehydrogenase beim Gesunden nicht im Serum vorhanden. Da sie in größeren

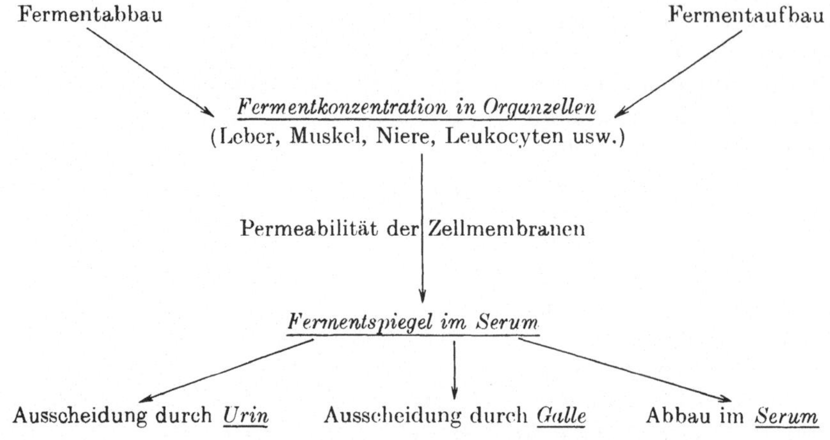

Abb. 10. Übersicht über die Faktoren, welche die Fermentspiegelhöhe im Serum beeinflussen

Mengen nur in der Leber und in anderen Organen lediglich in ganz geringfügiger Konzentration vorkommt, kann ihr Auftreten im Serum wohl stets als spezifisches Zeichen eines „Leberschadens" aufgefaßt werden (GERLACH). Leider sind uns Fermente, die nur im Herzmuskel vorkommen, nicht bekannt, so daß die Frage nach der Herkunft der Fermentspiegelschwankung bei Herzinfarkt schwieriger liegt.

In Abb. 10 haben wir die Faktoren, welche die Fermentspiegelhöhe im Serum beeinflussen, einmal schematisch dargestellt.

Wir möchten annehmen, daß die Fermentspiegelveränderungen, wie wir sie nach Herzinfarkt, nach Infektion und nach Operation zu beobachten pflegen, dadurch entstehen, daß sich infolge der genannten Erkrankungen in Abb. 10 dargestellte Faktoren verändern[1].

So ist z. B. nach Infektionskrankheiten und nach Herzinfarkt eine Permeabilitätsänderung der Zellwände nachgewiesen. Vor allem dürften dabei die Verhältnisse an der Leberzelle bedeutsam sein, daneben aber wohl auch Änderungen an anderen Organen (Niere, Muskelsystem usw.). Klinisch sahen wir nach Infektionskrankheiten besonders dann erhebliche Fermentänderungen im Blut,

---

[1] Wir sind also der Auffassung, daß die Erhöhung der Transaminase- (und weiterer Ferment-) Aktivitäten im Serum nicht oder nur in geringfügigem Grade durch den *Einstrom* aus dem infarzierten Herzgewebe resultiert, sondern daß diese Schwankung als eine *Reaktion* des Organismus aufgefaßt werden muß.

wenn ein Ikterus auftrat, so z. B. bei einem Pleuraempym und bei einem Lungenabsceß, die mit einer Bilirubinämie von 1,8 mg-% einhergingen. Wahrscheinlich ist die Vorstellung richtig, daß bei Infekten die physiologische *Sekretion* von Fermenten in das Serum durch Permeabilitätsänderung der Membrane der Organzellen, vor allem der Leberzellen in pathologischem Ausmaß gesteigert ist. Über die Rolle, die Abbau und Ausscheidung der Fermente spielen, sind wir nicht orientiert, ebensowenig über Änderung von Fermentproduktion und Enzymabbau in den Organzellen.

Auch bei der Hepatitis epidemica oder nach toxischer Leberschädigung, so möchten wir postulieren, stammt der Hauptanteil der vermehrten Fermentaktivität (BRUNS u. NEUHAUS; BRUNS u. PULS; HORN u. AMELUNG; SIBLEY u. FLEISHER; u. a.) im Blut aus der vermehrten *Fermentsekretion* der Leberzelle und nicht aus ihrem Zerfall. Bei einer Überschlagsrechnung für die MDH müßten sonst praktisch nicht in Betracht kommende Leberzerstörungen angenommen werden. [Etwa 30 g Leber (MDH-Gehalt in der Leber 95000 E/g) müßten zerfallen, um eine Serumspiegelerhöhung um 1500 E/cm³ zu bewirken. Da eine 10 fache Serumspiegelerhöhung jedoch, wie oben zitiert (WROBLEWSKI u. LADUE), innerhalb einer Stunde verschwindet, müßten am Tag mindestens 24 × 30 g = 720 g, und da die Fermentaktivitätserhöhung nach Hepatitis 2—3 Wochen anzuhalten pflegt, 720 g × 14, also etwa 10 kg Leber zerfallen.]

Kürzlich machte FRANKEN die interessante Beobachtung, daß bei einem Coma hepaticum überhaupt keine GOT-Aktivität im Serum mehr nachgewiesen werden konnte. Dieser Befund ist mit obiger Theorie gut zu interpretieren: Wenn eben die Leberfunktion zusammenbricht, dann werden keine Fermente mehr produziert und können auch nicht mehr in das Serum sezerniert werden.

Die Vorstellung von der Bedeutung der *Fermentsekretion* und nicht dem *Zellzerfall* dürfte auch bei der progressiven Muskeldystrophie zutreffen. Auch hier können die ALD-Mengen, die über Jahre im Serum gefunden werden, nicht durch eine Nekrose, sondern nur durch eine vermehrte Sekretion der ALD aus der Muskulatur in das Blut erklärt werden.

Wodurch tritt nach Infektionen bzw. nach Herzinfarkt eine Membranänderung auf? Bei Infekten werden sicherlich toxische Wirkungen bedeutsam sein, ebenso wie bei Vergiftungen. Ob dabei eine direkte Wirkung der Toxine auf die Zelle eine Rolle spielt, oder ob die Reaktion des Organismus auf diese Toxine viel komplizierter ist, darauf soll hier nicht eingegangen werden. Wir sind der Ansicht, daß es sich *beim Herzinfarkt* wahrscheinlich um eine *komplexere* Reaktion des Organismus im Sinne der vegetativen Gesamtumschaltung (F. HOFF) handelt, daß also die Fermentaktivitätserhöhungen im Serum als weitere Symptome des akuten Syndroms (HAUSS) aufzufassen sind.

In der Annahme, daß vor allem Änderungen der Fermentsekretion aus der Leber, diesem für den Fermenthaushalt so außerordentlich wichtigen Organ, in Zusammenhang stehen könnten mit der klinisch beobachteten Fermentkonzentrationsschwankung im Serum, haben wir bei experimentellen Untersuchungen an 265 Ratten und 31 Meerschweinchen die Leberfermente nach verschiedenen akuten Schädigungen (nach Injektion von Typhustoxin, von Diphtherietoxin, nach einer durch Quarzstaub hervorgerufenen Peritonitis, nach einer Pasteurellen-Infektion und nach Tuberkulose-Infektion) kontrolliert. Jeder der in Abb. 11

14*

wiedergegebenen Punkte stellt einen Mittelwert von 10—15 Leberanalysen dar, die mit den Werten von 10 Kontrolltieren verglichen wurden. Einzelheiten s. Hauss, Leppelmann und Plänitz. Man sieht, daß der Fermentgehalt der Leber nach allen den genannten Anlässen gleichartigen Schwankungen unterworfen ist. Während die proteolytische Aktivität und die MDH zunimmt, nimmt die Aktivität von ALD, GOT und TRI ab, die Aktivität des acetylcholinspaltenden Fermentes nimmt sehr schnell und sehr erheblich ab, um dann fast in allen Fällen über ihren Ausgangswert anzusteigen.

Unsere Untersuchungen zeigen also, daß bei akuten Schädigungen und akuten Erkrankungen nicht nur eine regelmäßige Schwankung der *Serum*fermentaktivität auftritt, sondern auch regelmäßig eine Schwankung im Fermentgehalt der *Leber*.

Aus unseren Ausführungen ergibt sich, daß der Fermentspiegelschwankung im Serum nach Herzinfarkt eine Rolle für Diagnose und Prognose des Herzinfarktes zukommt. Ihre Bedeutung gleicht der anderer Zeichen des sog. akuten Syndroms. Tritt bei einem Herzschmerzanfall das Symptom auf, dann kann mit großer Wahrscheinlichkeit ein Infarkt angenommen werden, allerdings kommt differentialdiagnostisch durchaus auch ein Lungeninfarkt in Betracht. Ob die Fermentreaktionen empfindlicher sind als die anderen Zeichen des akuten Syndroms (Fieber, Leukocytose, Blutsenkungsbeschleunigung usw.), wird die weitere Beobachtung lehren müssen. — Auch für die Beurteilung der Schwere eines Infarktes kann die Fermentbestimmung behilflich sein, allerdings nicht

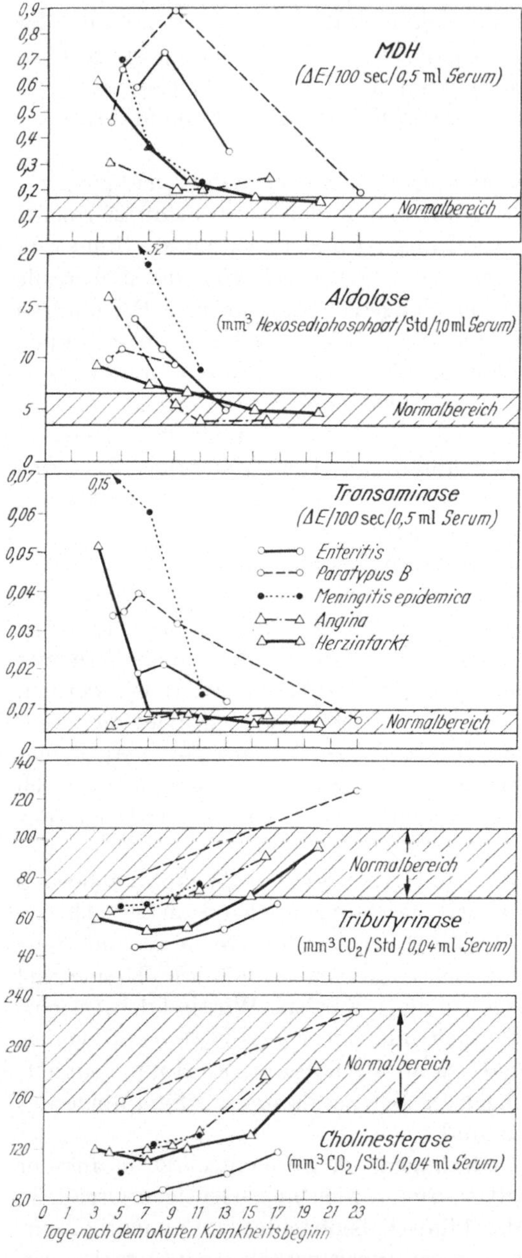

Abb. 11. Verhalten der Aktivität von Fermenten in der Leber nach verschiedenartigen akuten Anlässen

in dem Sinne, daß sie sozusagen als Maß der aus dem infarzierten Herzmuskel eingeströmten Fermentmenge aufzufassen ist, sondern als Maß der Reaktion des Organismus, die bei einem großen Infarkt erheblicher ist als bei geringfügigeren Anlässen.

Literatur

Teil I

ADLERSBERG, D., A. D. PARETS and E. D. BOAS: J. Amer. med. Ass. 141, 246 (1949).
AHRENS, E. H., and H. G. KUNKEL: J. clin. Invest. 28, 1565 (1949).
ANITSCHKOW, N.: Beitr. path. Anat. 56, 379 (1913).
— Beitr. path. Anat. 57, 201 (1914).
— Beitr. path. Anat. 59, 306 (1914).
ASCHOFF, L.: Beitr. path. Anat. 47, 1 (1910).
— Lectures in Pathology. New York: Hoeber 1924.
BERNHARD, K., u. H. STEINHAUSER: Helv. chim. Acta 27, 207 (1943).
BLOCH, K.: J. biol. Chem. 157, 661 (1945).
— u. D. RITTENBERG: J. biol. Chem. 145, 625 (1942).
BOXER, G. E., and D. JR. STETTEN: J. biol. Chem. 153, 607 (1944).
BÜRGER, M.: Ergebn. inn. Med. Kinderheilk. 34, 583 (1928).
— Fette und Lipoide des Blutes, in Handbuch der allgemeinen Haematologie, Bd. 2/II, 1934.
— Angiopathia diabetica. Stuttgart: Georg Thieme 1954.
BURR, G. O., and M. M. BURR: J. biol. Chem. 82, 345 (1929).
CHERNIK, S. S.. E. J. MASORO and J. L. CHAIKOFF: Proc. Soc. exp. Biol. (N. Y.) 73, 348 (1950).
O'CONNEL, P. W., E. LIPSCOMB and B. F. DAUBERT: Arch. Biochem. 36, 304 (1952).
COOK, R. P., N. POLGAR and R. O. THOMSON: Biochem. J. 47, 600 (1950).
DITURIT, F., F. COBEY, J. V. B. WARMS and S. GURIN: Fed. Proc. 14, 203 (1955).
EVANS, J. D., J. M. WALDRON, N. L. OLEKSYSHYN and R. W. RIEMENSCHNEIDER: J. biol. Chem. 218, 255 (1956).
FISCHER, F. W.: Klin. Wschr. 1957, 373.
GERTLER, M., S. GARN and J. LERMAN: Circulation 2, 205 (1950).
GOFMAN, J. W., et al.: Circulation 14, 691 (1956); Discussion A, S. 714; Discussion B, S. 720.
GOULD, R. G.: Circulation 2, 467 (1950).
— F. M. SINET, J. N. ROSENBERG, A. K. SOLOMON and B. HASTINGS: J. biol. Chem. 177, 295 (1949).
HAMMOND, E. G., and W. O. LUNDBERG: Arch. Biochem. Biophys. 57, 517 (1955).
HARPER, H. A.: Review of Physiol. Chem. Los Altos 1955; Chapter 15: Fat Metabolism; Sterid Metabolism. p. 214.
HAUGAARD, E. S., and W. C. STADIE: J. biol. Chem. 200, 705 (1953).
HAUSS, W. H., u. E. BÖHLE: Dtsch. Arch. klin. Med. 202, 579 (1955).
IGNATOWSKI, A.: Virchows Arch. path. Anat. 198, 248 (1909).
KATZ, L. N., and J. STAMLER: Springfield: Thomas 1953.
— — and R. PICK: Fed. Proc. 15, 885 (1956).
KEYS, A.: Fed. Proc. 8, 523 (1949).
— Circulation 5, 115 (1952).
— In Proc. 42 nd Ann. Meet. Ned. Sect. Amer. Life Convention 1954, p. 163.
— In World Trends in Cardiology. Vol. 1, Cardiovascular Epidemiology. Ed. by A. KEYS and P. D. WHITE. New York: Paul Hoeber Inc. 1956.
— J. T. ANDERSON and O. MICKELSEN: Science 123, 29 (1956).
— and M. H. KEYS: Brit. J. Nutrit. 8, 138 (1954).
KROETZ, C., u. F. W. FISCHER: Dtsch. med. Wschr. 1954, 653.
KUNKEL, H. G., and R. J. SLATER: J. clin. Invest. 31, 677 (1952).
LANDON, E. J., and D. M. GREENBERG: J. biol. Chem. 209, 493 (1954).
LANGDON, R. G., and K. BLOCH: J. biol. Chem. 200, 129 (1953).
LANSING, ALBERT I.: In Ciba Foundation Colloquia on Ageing Vol. 1, General Aspects. London: J. & A. Churchill Ltd. 1955.
LIPSKY, S. R., A. HAAVIK and C. L. HOOPER: J. clin. Invest. 36, Nr. 2, 223 (1957).
LYONS, J., M. S. MASRI and J. L. CHAIKOFF: J. biol. Chem. 196, 25 (1952).
MALMROS, H.: In Symposion über Arteriosklerose v. 8.—10. 8. 1956 in Basel.
— Acta med. scand., Suppl. 246, 137 (1950).
— G. BIÖRCK and B. SWAN: In Proc. Int. Cong. Inst. Med. Stockholm 1954.
MASORO, E. J., J. L. CHAIKOFF, S. S. CHERNIK et al.: J. biol. Chem. 185, 845 (1950).
— — and W. G. DAUBEN: J. biol. Chem. 179, 1117 (1949).

MIETTINEN, M.: Ann. med. int. fenn. **46**, 69 (1957).

MORRISON, L., L. HALL and A. CHENNY: Amer. J. med. Sci. **216**, 32 (1948).

NIKKILÄ, E.-A.: Scand. J. clin. Lab. Invest. **4**, 369 (1952).

PAGE, I. H., L. A. LEWIS and J. GILBERT: Circulation **13**, 675 (1956).

RINEHART, J. F., and L. D. GREENBERG: Amer. J. Path. **25**, 481 (1949).

ROSENBERG, I. N., et al.: Amer. J. Med. **16**, 818 (1954).

SIPERSTEIN, M. D., and I. L. CHAIKOFF: J. biol. Chem. **198**, 93 (1952).

— — and S. S. CHERNIK: Science **113**, 747 (1951).

SRERE, P. A., I. L. CHAIKOFF, S. S. TREITMAN and L. S. BURSTEIN: J. biol. Chem. **182**, 629 (1950).

SWAN, B.: Scand. J. clin. Lab. Invest. **4**, 98 (1952).

SCHETTLER, G.: In Handbuch der Inneren Medizin; Stoffwechsel-Krankheiten, Bd. VII/2, S. 734.

— Dtsch. med. Wschr. **1953**, 989.

SCHOENHEIMER, R., u. D. RITTENBERG: J. biol. Chem. **114**, 381 (1935).

SCHRADE, W., R. BIEGLER u. C. OTT: Klin. Wschr. **1956**, 1242.

ST. GEORGE, S., and M. FRIEDMAN: Fed. Proc. **14**, 146 (1955).

THANNHAUSER, S. J.: Dtsch. Arch. klin. Med. **141**, 290 (1923).

— u. H. SCHABER: Z. phys. Chem. **127**, 278 (1923).

VOIGT, K. D., u. E. D. SCHRADER: Z. Kreislaufforsch. **43**, 2 (1954).

WIESE, H. F., R. H. GIBBS and A. E. HANSEN: J. Nutrit. **52**, 355 (1954).

WINDAUS, A.: Z. physiol. Chem. **67**, 174 (1910).

WRIGHT, I. S., C. D. MARPLE and D. F. BECK: Myocardial Infarction. New York: Grune & Stratton, Inc. 1954.

ZABIN, I., and K. BLOCH: J. biol. Chem. **192**, 261 (1951).

ZAFFARONI, A., O. HECHTER, G. PINCUS: J. Amer. chem. Soc. **73**, 1390 (1951).

ZILVERSMITH u. STORE: Zit. nach K. STUHLFAUTH, A. ENGLHARDT-GOELKEL, M. MEHNERT, H. ROTTENHÖFER: Med. Klin. **1956**, 1685.

Teil II

BENDER, F.: Naturwissenschaften **45**, 18 (1958).

Teil III

AMELUNG, D., u. H. D. HORN: Dtsch. med. Wschr. **1956**, 1701.

BRUNS, F., u. W. PULS: Klin. Wschr. **1954**, 657.

— u. J. NEUHAUS: Biochem. Z. **326**, 242 (1955).

CONRAD, F. G.: New Engl. J. Med. **256**, 602 (1957).

DUE, J. S. LA, and F. WROBLEWSKI: Circulation **11**, 871—877 (1955).

— — and A. KARMAN: Science **120**, 497—499 (1954).

FRANKEN, F. H.: Klin. Wschr. **1957**, 1203.

GERLACH, U.: Klin. Wschr. **1957**, 1144.

HAUSS, W. H.: Stuttgart: Georg Thieme 1954.

— u. H. J. LEPPELMANN: Klin. Wschr. **1957**, 65.

— — Klin. Wschr. **1957**, 71.

— — u. H. PLÄNITZ: Klin. Wschr. **1957**, 957.

— — u. H. SÜLLMANN: Diskussionsbemerkung. Verh. dtsch. Ges. inn. Med. **62**, 322 (1956).

HOFF, F.: Klinische Physiologie und Pathologie. Stuttgart: Georg Thieme 1952.

HORN, A. D., u. D. AMELUNG: Dtsch. med. Wschr. **1957**, 619.

JENNINGS, R. B., and W. B. WARTMANN: Med. Clin. N. Amer. 3 (1957).

KATTUS, A. A., R. WATANABE and C. SEMMENSON: Circulation **15**, 502 (1957).

NYDICK, I., F. WROBLEWSKI and J. S. LA DUE: Circulation **12**, 161—168 (1955).

OSTROW, B. H., D. STEINBERG, H. E. TICKTIN, G. N. POLIS and J. M. EVANS: Circulation **14**, 790 (1956).

RUDOLPH, L. A., R. DUTTON and J. A. SCHAEFFER: J. clin. Invest. **34**, 960 (1955).

SIBLEY, J. A., and G. A. FLEISHER: Proc. Staff. Meet. Mayo Clin. **29**, 591 (1954).

TICKTIN, H. E., B. H. OSTROW and J. M. EVANS: Clin. Res. Proc. **4**, 102 (1956).

WROBLEWSKI, F., and J. S. LA DUE: Science **123**, 1122 (1956).

— — Clin. Res. Proc. **4** (1956).

— — Ann. intern. Med. **43**, 345 (1955).

Aus der 1. Medizinischen Klinik des Universitätskrankenhauses Hamburg-Eppendorf
(Direktor: Prof. Dr. H. H. BERG)

Über das Sludge-Phänomen in seiner Beziehung zur Coronarpathologie

Von

H. HARDERS

Mit 9 Abbildungen

Das Wort „sludge", das in der Terminologie der Motorentechnik den schlammigen Bodensatz in Ölwannen bezeichnet, ist von dem amerikanischen Anatomen KNISELY in den biologischen Bereich übernommen worden. Seit etwa 1940 versteht man nach seinem Vorgange darunter eine reversible intravasale Zusammenballung von Erythrocyten, die zu einer unter Umständen erheblichen Beeinträchtigung der Blutströmung führen kann. Die große Zahl der sehr verschiedenartigen Möglichkeiten einer experimentellen Auslösung des Phänomens spricht schon dafür, daß es sich nicht um eine ätiologisch einheitliche Erscheinung handelt, sondern daß durchaus wesensverschiedene Störungen der Suspensionsstabilität des zirkulierenden Blutes unter diesem biomikroskopischen Bilde auftreten können. So geht das Sludge-Phänomen z. B. oft dem Grade der Beschleunigung der Blutkörperchensenkung weitgehend parallel. Um eine echte Immunagglutination handelt es sich dabei aber unter klinischen Bedingungen entgegen dem Sprachgebrauch mancher Autoren nur relativ selten. Auch ist das Sludge-Phänomen keine Entdeckung erst der neueren Zeit. Schon vor 105 Jahren hat der Leipziger Augenarzt COCCIUS als erster am Menschen die Zusammenballung der Erythrocyten im strömenden Blut mit einem primitiven Mikroskop beobachtet und beschrieben.

Die heutige Technik der biomikroskopischen Untersuchung am gesunden und kranken Menschen bedient sich in der von uns weiterentwickelten Form (*7, 10*) für die subjektive Beobachtung eines stereobinokularen Leitz-Mikroskopes (Vergrößerungen meist 48mal und 96mal) mit den dazugehörigen Spezialstativen und -beleuchtungseinrichtungen. Zur photographischen Dokumentation dient eine eigens entwickelte Leica-Apparatur mit Spezialobjektiven und Elektronenpunktblitz. Die Gründe, warum wir die „Augenmethode" allen anderen Verfahren zum Capillarstudium vorziehen, sind a. a. O. ausführlich dargelegt (*7*).

In der letzten Zeit haben wir den Versuch gemacht, die Kreislaufveränderungen am Menschen mikrokinematographisch festzuhalten. In Zusammenarbeit mit

Herrn Dr. F. Fehse vom Hygienischen Staatsinstitut der Universität Hamburg (Direktor: Prof. Dr. H. Harmsen) und mit technischer Unterstützung des Nord- und Westdeutschen Rundfunkverbandes, Fernsehen, Hamburg-Lokstedt, wurde eine mikrokinematographische Apparatur entwickelt, die auf dem Gebiete der intravitalen Kreislauf-Kinematographie bessere Ergebnisse liefert als jedes andere rein lichtoptische Verfahren. Das von einem Spezialobjektiv entworfene licht-optische Bild der Blutgefäße der menschlichen Augenbindehaut wird mittels einer Fernsehkamera in ein elektronenoptisches Bild übersetzt, das nun mit Hilfe

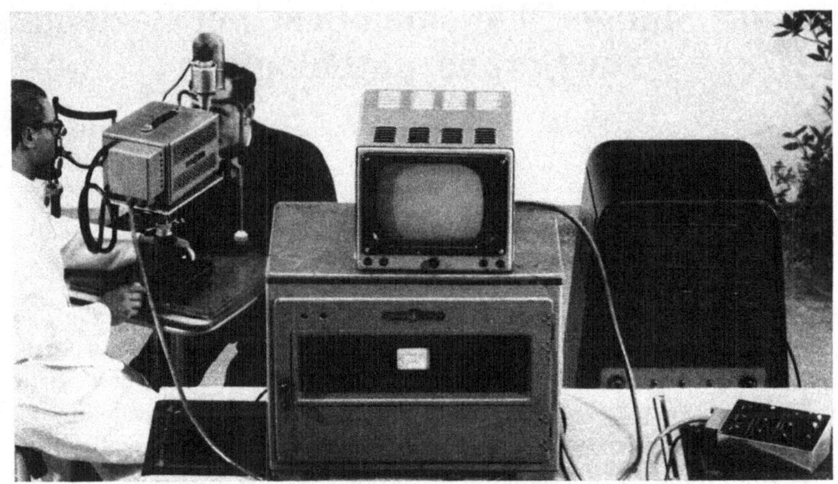

Abb. 1. Die Apparatur für die Fernseh-Mikroskopie und -Mikroprojektion. Mit Fernseh-Kamera, Verstärker, Bildschirm, Projektor und Regelpult

besonderer Verstärker- und Regelapparaturen sowohl in der Lichtintensität als auch im Kontrast und der Vergrößerung auf elektronischem Wege erheblich angehoben werden kann. Die Methode erlaubt auf diese Weise, bei nur minimaler Lichtbelastung des Objektes, stark vergrößerte, lichtstarke und kontrastreiche Bilder zu erzeugen, die projiziert und auch auf Film aufgezeichnet werden können. Es besteht so die Gewähr, daß weder das Objekt durch die Beleuchtung geschädigt wird, noch Veränderungen in dem Gefäßsystem der Conjunctiva entstehen, welche nur mit den Versuchsbedingungen zusammenhängen.

Zum eigentlichen Thema übergehend, werde ich im folgenden besonders eine der Möglichkeiten der Auslösung des Sludge-Phänomens behandeln, nämlich die durch alimentäre Lipämie. Denn gerade sie scheint eine besondere Be-ziehung zur Coronarpathologie zu haben, wie später noch zu besprechen sein wird. Es kann nicht auf alle jene Argumente aus Klinik und Patho-logie, geographischer Medizin und der „Panorama"-Beobachtung innerer Krankheiten eingegangen werden, die für einen ätiologischen Zusammenhang zwischen Fetternährung und bestimmten Gefäßkrankheiten sprechen (*1, 11, 17, 18, 19, 22, 23*) und die uns zu unseren eigenen Untersuchungen (*9, 10*) veranlaßt haben. Cullen und Swank haben 1954 an Hamstern einige Stunden nach Fett-mahlzeiten Zusammenballung roter Blutkörperchen mit verlangsamter Blut-strömung beobachtet und die Ansicht ausgesprochen, daß diese Veränderung, wenn sie auch beim Menschen nachgewiesen werden könnte, als pathogenetischer Faktor bei verschiedenen Gefäßkrankheiten diskutiert werden müsse. Wir haben in der Folgezeit zahlreiche Untersuchungen an Menschen gemacht, deren Methode und Resultate kurz geschildert werden sollen:

Versuchspersonen waren 15, meist junge, gesunde Männer. Mit einer Ansnahme wurden Frauen von den Versuchen ausgeschaltet, weil Instabilität der Blutsuspension in Zusammenhang mit dem Menstrualcyclus bekannt ist (*31*). Zwei der

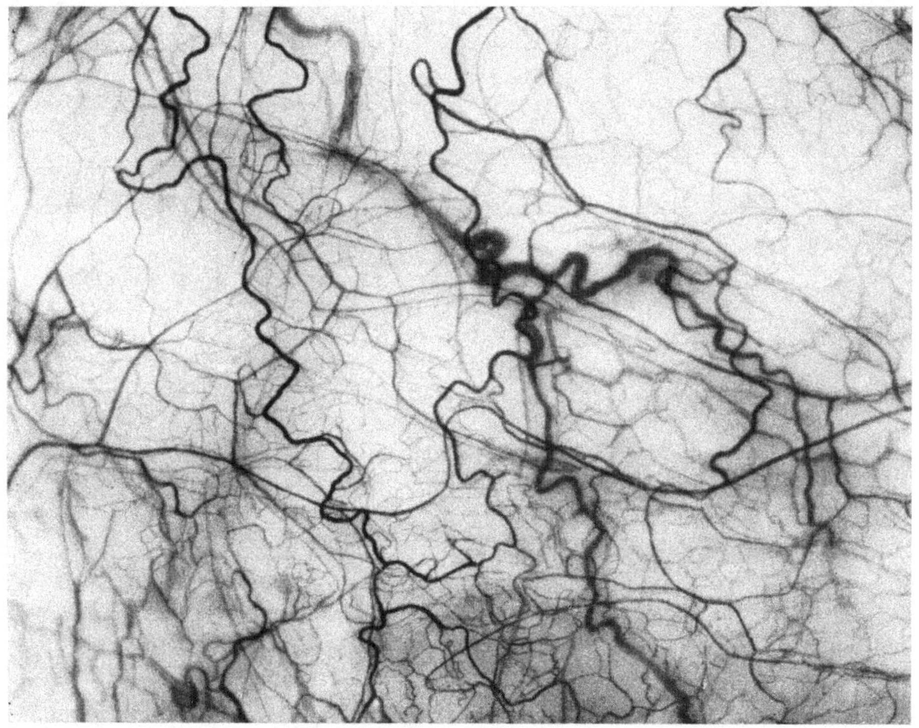

Abb. 2. Normalbild der Gefäße der menschlichen Augenbindehaut bei niedriger BSG im Nüchternzustand. Ganz homogener Gefäßinhalt, sehr schnelle Blutströmung. Etwa 30mal

Versuchspersonen hatten eine periphere Arteriosklerose. Vor dem Versuch wurde das Rauchen, der Genuß von Alkohol und Kaffee sowie die Anwendung vasoaktiver Medikamente ausgeschlossen.

Diäten, die als Fettbelastung gegeben wurden, waren Fettmahlzeiten mit einem Gehalt von durchschnittlich 150 g (zwischen 130 und 200 g) überwiegend Butterfett. Die Zubereitung war im einzelnen recht unterschiedlich. Teils wurde die Butter direkt mit auf 2 Scheiben Brot gegessen, teils wurde sie als Käsecreme oder in einer sahneartigen Zubereitung gegeben.

Trübungsmessungen wurden bei der Mehrzahl der Versuche photoelektrisch durchgeführt, wobei sich das Maximum der Lactämie zwischen der 4. und 6. Std. nach der Fettmahlzeit fand.

Die BSG wurde vor, während und nach den Versuchen mehrfach kontrolliert. Niedrige Blutkörperchensenkungsgeschwindigkeit (unter 3/6) war als Zeichen einer guten Blutsuspensionsstabilität die Voraussetzung für die Verwendung der betreffenden Patienten zum Versuch. Nach den Fettmahlzeiten wurde ein meist nur geringes Ansteigen der BSG beobachtet.

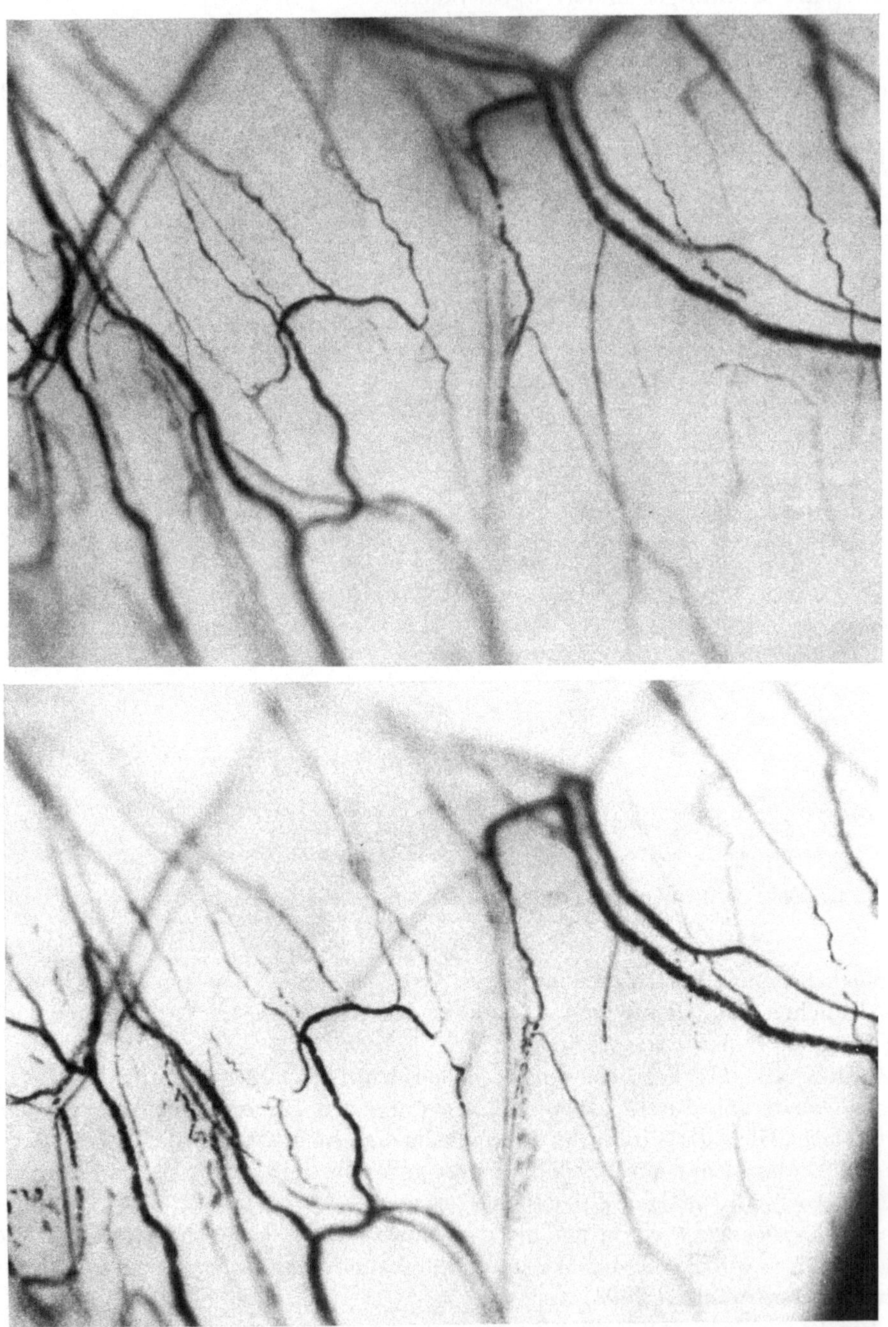

Abb. 3. Lipämie-Versuch. Bindehautgefäße vor und 3 Std. nach der Fettmahlzeit. Erhebliche Zunahme der intravasalen Verklumpung der Erythrocyten mit starker Verlangsamung der Blutströmung. Etwa 50mal

Subjektive Klagen der Versuchspersonen wurden während des Versuches protokolliert. Dabei ergab sich gelegentlich auch bei Gesunden etwa 5 Std. nach der Mahlzeit ein ganz geringes Oppressionsgefühl.

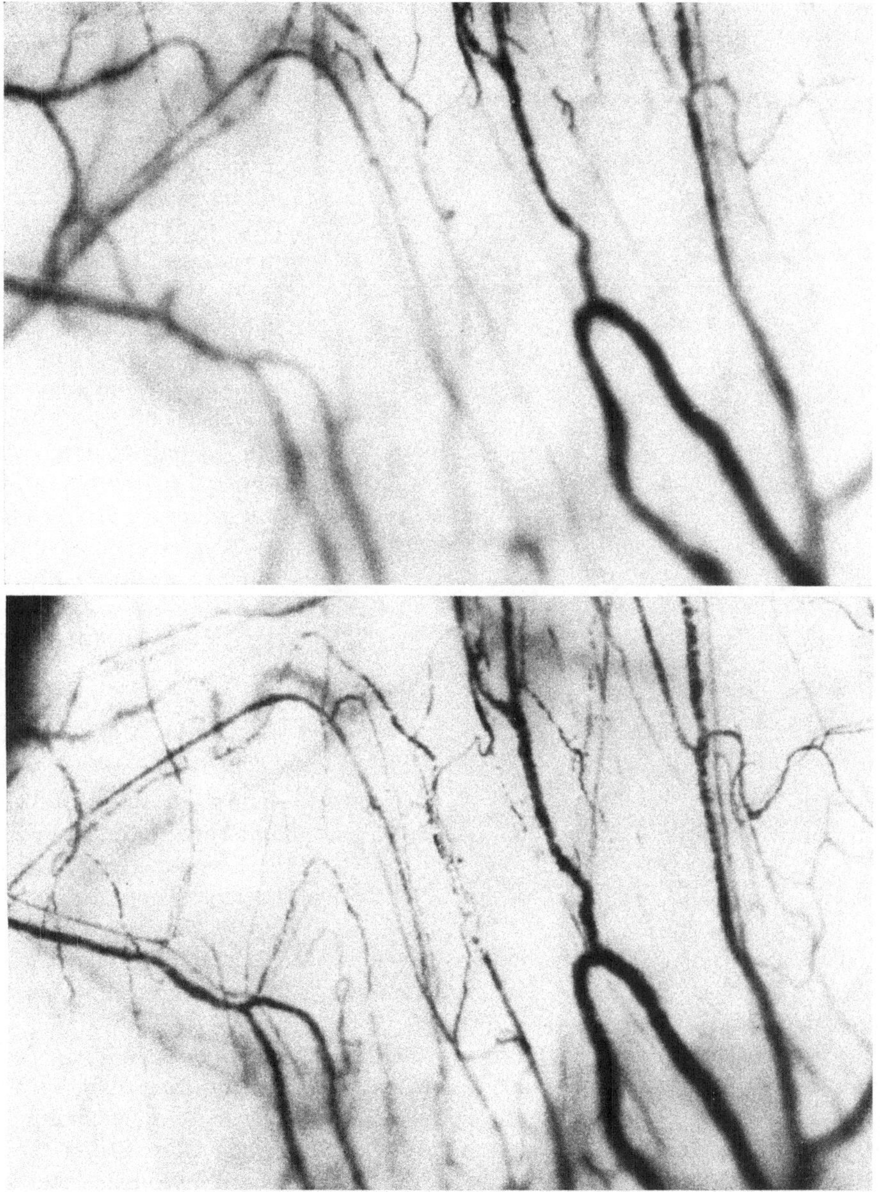

Abb. 4. Lipämie-Versuch. Das gleiche Gefäßgebiet vor und 3 Std. nach Fettmahlzeit. Erhebliches „lipämisches Sludging" mit starker Behinderung der Blutzirkulation. Etwa 50 mal

Elektrokardiogramme wurden z. T. stündlich bis zu 10 Std. nach der Fettmahlzeit geschrieben. In einigen Fällen konnten bei gesunden Versuchspersonen geringe reversible EKG-Veränderungen festgestellt werden. Schwerere Veränderungen, wie sie Kuo und Joyner, Berman u. a., bei Coronarsklerotikern nach Fettmahlzeiten beschreiben, kamen in unserer Versuchsserie nicht zur Beobachtung, da solche Patienten vom Versuch grundsätzlich ausgeschaltet wurden.

Die Biomikroskopie der Strömungsveränderungen in den Bindehautgefäßen der Versuchspersonen umfaßte meist mehrere Vorkontrollen vor dem Versuch, um normale Strömungsverhältnisse sicherzustellen. Nur Personen mit ganz normaler Blutströmung wurden herangezogen. Während des Versuches wurden in kurzen Abständen die Bindehäute beider Augen mikroskopiert und auch mikrophotographiert. Von jeder einzelnen Person wurden meist über 30 Aufnahmen gemacht, deren Auswertung später anhand von Vergrößerungen erfolgte. Als besonders beweiskräftig wurden nach Möglichkeit Aufnahmen desselben Gefäßgebietes vor dem Versuch und auf dem Höhepunkt der Veränderungen angestrebt. Es ist mir nicht möglich, gerade das besonders stark ausgeprägte lipämische „sludging", wie es bei Coronarsklerotikern und Patienten mit Infarktanamnese auftreten soll, zu

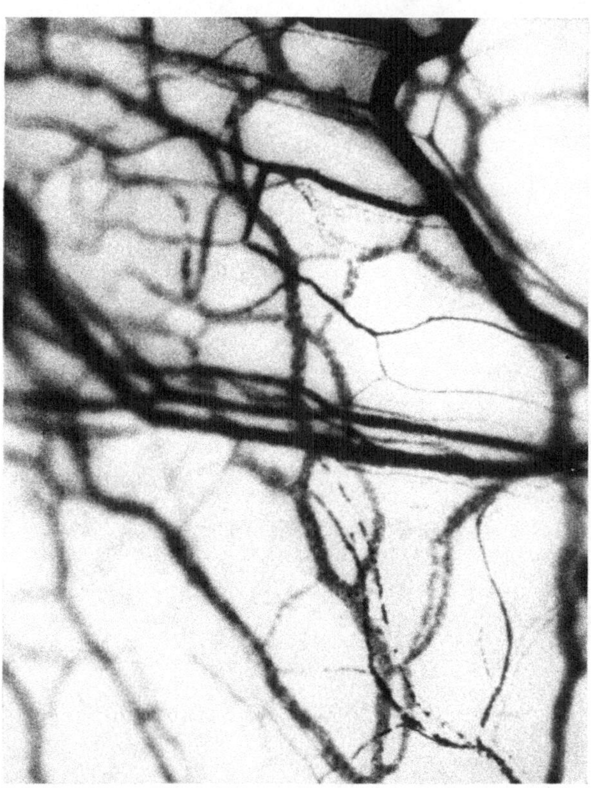

Abb. 5. Lipämisches Sludging 5 Std. nach fettreicher Mahlzeit. Nach 10000 E Heparin i.v. Etwa 60mal

demonstrieren. Die Gefährdung solcher Patienten durch den Fettversuch (*2, 3, 12, 13, 17, 18, 19, 29*) schien mir zu groß, um ihre Verwendung zu dem Versuch zu rechtfertigen.

Bei den Versuchen ergab sich nun parallel dem Grade der Lipämie mit einem Maximum etwa zwischen der 5. und 7. Std. nach der Fettmahlzeit eine deutliche intravasale Aggregation der Erythrocyten mit erheblicher Verlangsamung der Blutströmung. In einigen Fällen konnte sogar längerdauernder Stillstand der Blutsäule in mehreren Gefäßen beobachtet werden. Die individuell etwas verschieden stark ausgeprägten Veränderungen waren besonders deutlich bei den älteren Patienten mit Sklerose. Wahrscheinlich ist der Sludge-erzeugende Einfluß verschiedener Fettsorten sehr unterschiedlich stark. Eingehende diesbezügliche Untersuchungen fehlen noch. An welche Eigenschaften der Nahrungsfette ihre Sludge-erzeugende Kraft oder ihre Gefährlichkeit für den Kreislauf gebunden ist, ist noch fast völlig unbekannt. Heparin war bei einmaliger Injektion selbst in einer Dosierung, die zur Aufhebung der Blutgerinnbarkeit ausreichte, weder vor noch während des Versuches gegeben, in der Lage, die Aggregation der

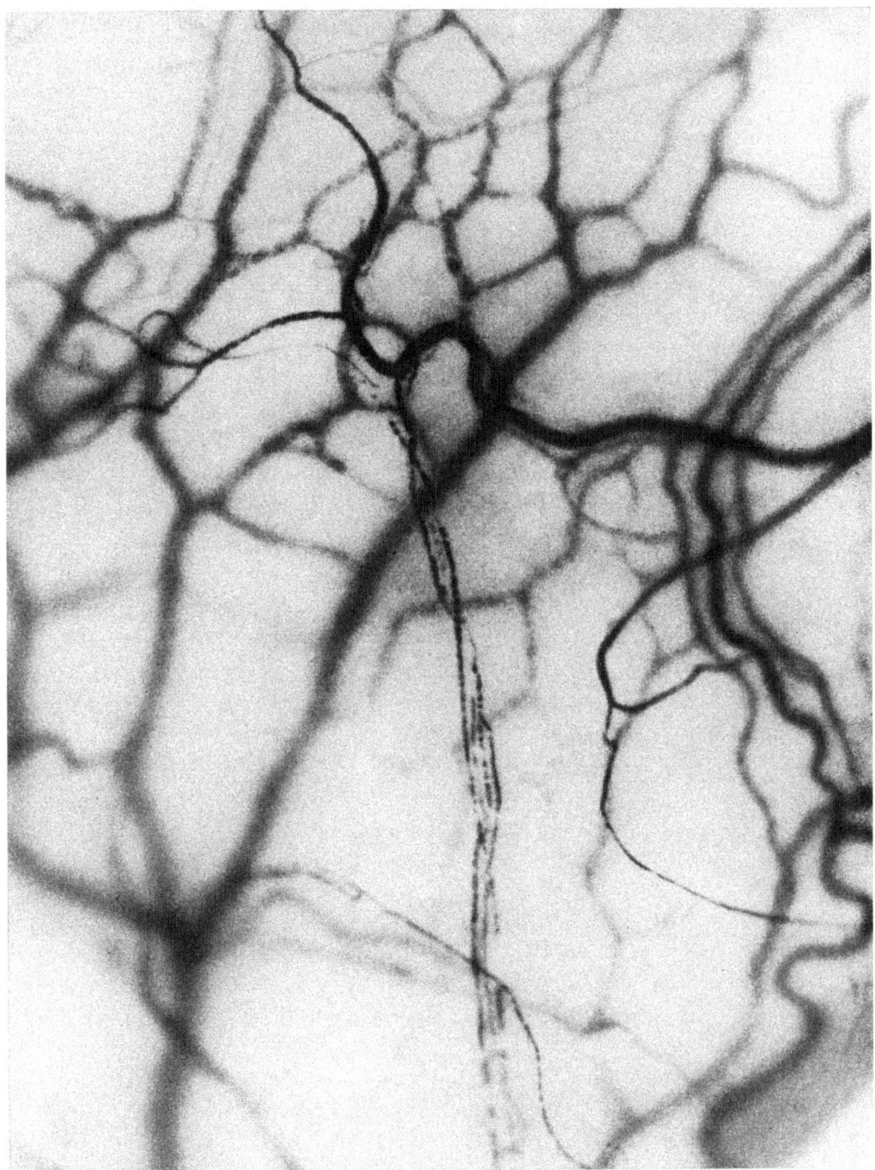

Abb. 6. Intravasale Aggregation von Erythrocyten 3 Std. nach fettreicher Mahlzeit. Etwa 50mal

Erythrocyten zu verhindern oder aufzulösen. Dieser Befund steht in Übereinstimmung mit den Erhebungen einiger anderer Autoren (zit. in *10*). So betont BLOCH (*4*) anläßlich seiner Untersuchungen bei Herzinfarkten, daß Anticoagulantienbehandlung weder eine ausreichende Dünnflüssigkeit des Blutes noch den Ausschluß von „Mikrothromboembolie" garantiert. Nach fettfreien Mahlzeiten, z. B. auch nach doppelter Kohlenhydratbelastung mit 2 mal 50 g Glucose per oral, konnten keine ähnlichen Veränderungen festgestellt werden. Die eigenen

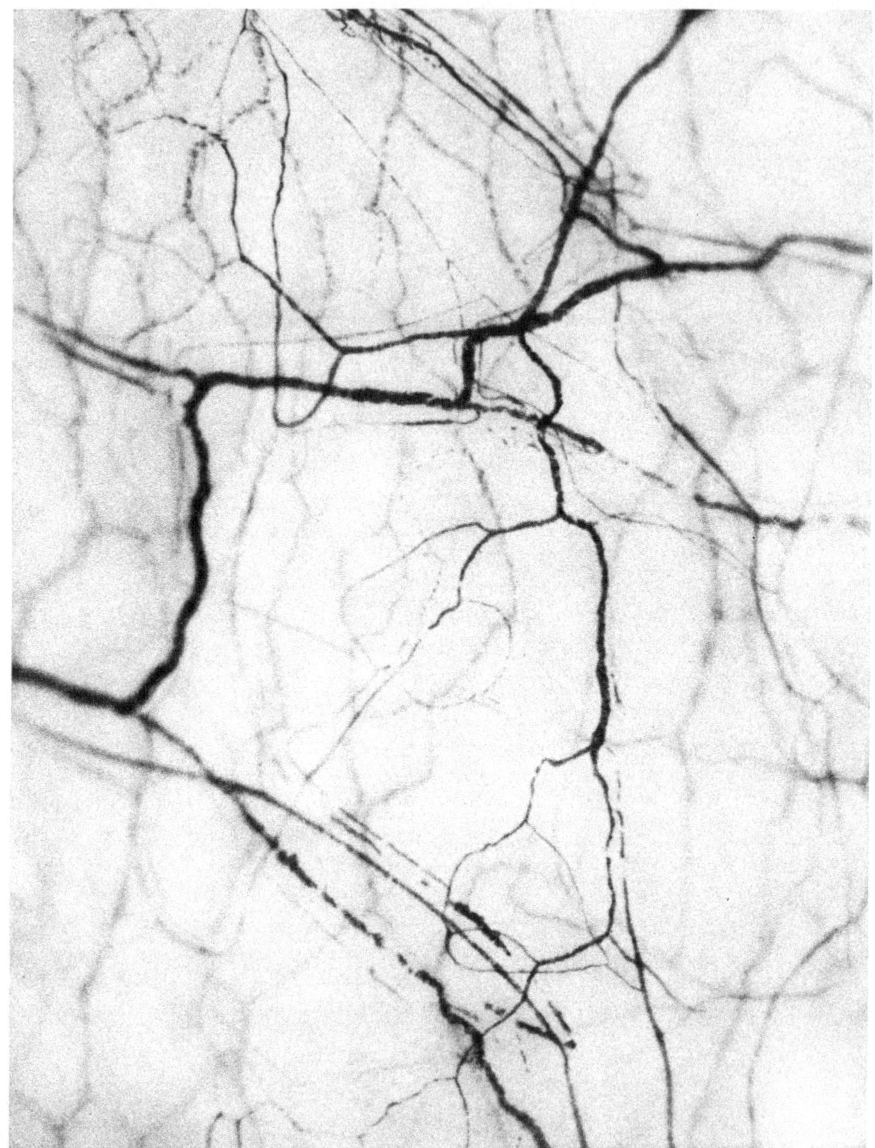

Abb. 7. Vollständiger körniger Zerfall der Blutsäule mit z. T. erliegender Blutströmung 3 Std. nach der Fettmahlzeit. Etwa 50 mal

Befunde stehen in fast völliger Übereinstimmung mit den gleichzeitig und unabhängig erhobenen der Knisely-Schule (*12, 13, 29*). Sie geben eine Erklärungsmöglichkeit für das Auftreten von Stenokardien mehrere Stunden nach reichlichen Mahlzeiten und manche nächtlichen Anfälle von Angina pectoris. Erste, zusammen mit Herrn Dr. H. A. THIES von der Chirurgischen Universitätsklinik Hamburg (Direktor: Prof. Dr. L. ZUKSCHWERDT) angestellte Untersuchungen,

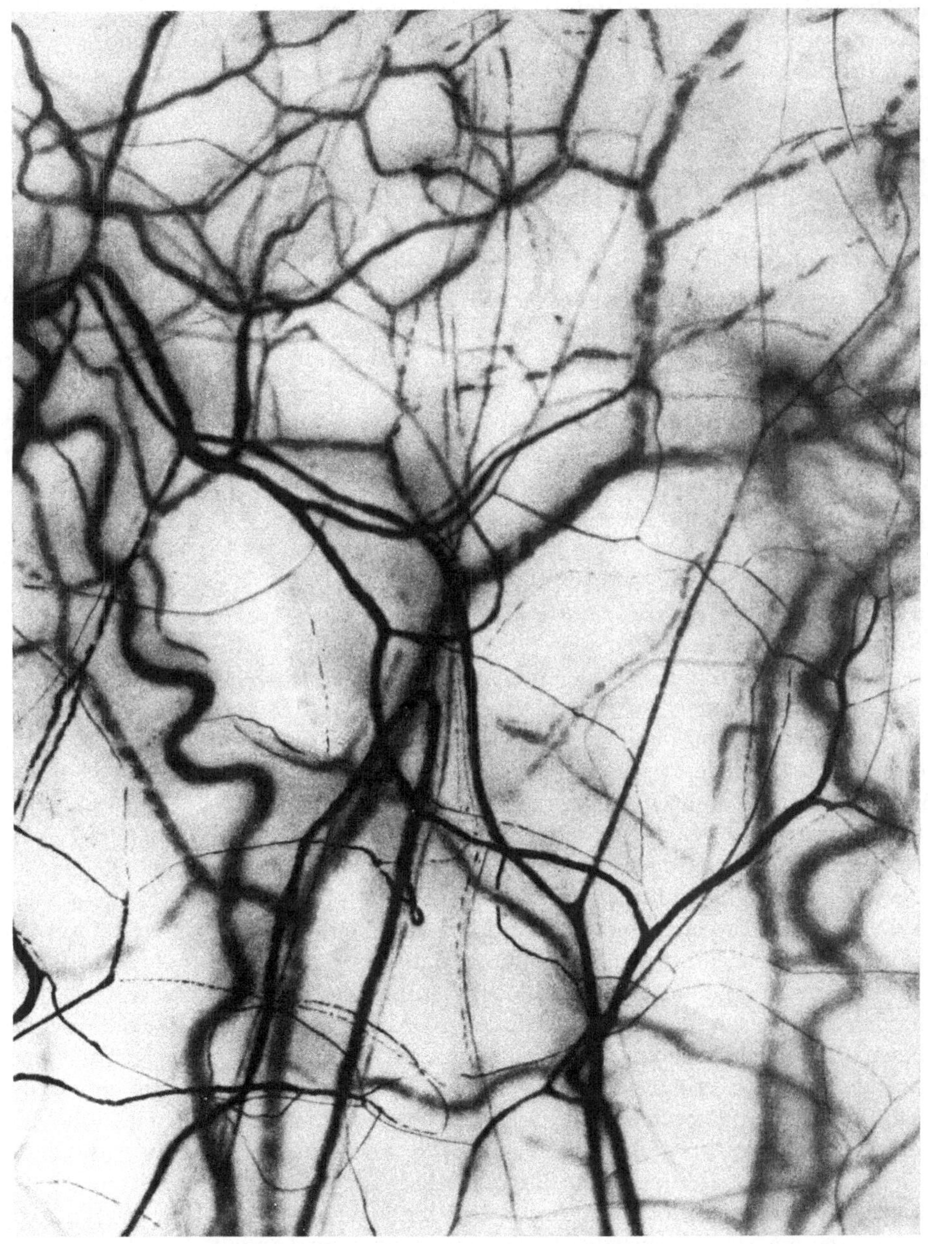

Abb. 8. Starke lipämische Zusammenballung der Erythrocyten in allen Gefäßen. „Pseudohomogene" Blutsäule in einigen Gefäßen größeren Kalibers. Etwa 60 mal

ergaben in Übereinstimmung mit den Befunden von LASCH und SCHIMPF u. a. (zit. in *10*) eine leicht gesteigerte Gerinnungsneigung während des Versuches.

Swank u. Mitarb. haben an dem lipämisch verklumpten Blut im Dunkelfeld eine Hüllenbildung auf der Oberfläche der Erythrocyten nachgewiesen und gezeigt, daß es diese zähflüssig, klebrige Hülle ist, welche das Zusammenbacken der einzelnen Erythrocyten zu den Sludgeaggregaten bewirkt. Diese viscöse Hüllsubstanz, über deren chemische Natur nichts Sicheres bekannt ist, und die wohl auch für das sog. Wöhlischsche Fadenphänomen (30) in vitro verantwortlich ist, dürfte wohl auch eine gesteigerte Adhäsivität der Aggregate an der Gefäßwand bedingen. Knisely und Warner haben zeigen können, daß auch intravasal eine Blutsenkung, insbesondere bei starker Erythrocytenaggregation der Schwere folgend in Richtung auf abhängige Gefäßpartien erfolgen kann. Diese abgesackten, klebrigen Aggregate bilden schließlich sandbankartige Anlagerungen an die Gefäßwand, die zunächst zwar noch nicht als Thromben bezeichnet werden dürfen, aber doch wohl eine Matrix zur Fibrinabscheidung darstellen (20). Die Adhäsion der Erythrocytenaggregate an der Wand und die Sedimentierung tritt unter dem Einfluß der durch das sludging hervorgerufenen Strömungsverlangsamung verstärkt in Erscheinung.

Was haben nun die hier demonstrierten Augenbefunde mit der Coronarpathologie zu tun? Eine gewisse Berechtigung zur Verallgemeinerung des am Auge Beobachteten und zu Analogieschlüssen auf die Zirkulation in den Coronararterien liefert der Kniselysche Satz vom „statistically valid sample". Er besagt, daß der Verklumpungsgrad des Blutes in allen Arterien des Organismus derselbe ist. Dieser Kniselysche Satz, der sich auf eine große Zahl von Beobachtungen an Menschen und Versuchstieren stützt, kann auch aus den eigenen Beobachtungen, wenn auch mit einigen hier nicht ins Gewicht fallenden Einschränkungen bestätigt werden. Wenn man also die Annahme gelten läßt, daß in den Coronararterien während einer Fettbelastung ein ähnlich verklumptes Blut fließt wie in den Conjunctivalarteriolen, liegen Verhältnisse vor, die für die Durchströmung besonders arteriosklerotisch veränderter Gefäße nicht gleichgültig sein können. Bis zu einer bestimmten Aggregatgröße vermögen Sludge-Massen zwar, unter Deformierung und Fragmentierung die capillare Wegstrecke zu pasieren. Sobald aber einzelne Aggregate eine bestimmte Größe überschreiten und eine genügende innere Festigkeit (Rigidität) aufweisen, kann ihre Einschwemmung nicht mehr durch maximale Erweiterung von Arteriolen und Capillaren ausmanövriert werden. So kommt es zu „multiplen temporären Embolien" feinster Gefäße. Für länger dauernde und ausgedehntere Durchblutungsstörungen bedarf es außer dem sludging allerdings doch zusätzlich meist noch lokaler Gefäßveränderungen. Das Sludge-Phänomen ist an sich keineswegs gleichbedeutend mit Thrombose, aber es darf als disponierend für eine Fibrinabscheidung angesehen werden. Daß offenbar gerade das lipämische sludging besonders thrombosedisponierend ist, mehr als u. U. erheblich stärkeres Sludging aus anderweitiger Ursache, wird wohl in erster Linie durch die gleichzeitigen Veränderungen der Blutgerinnbarkeit erklärt. Wenn auch enge Beziehungen zur „latenten Blutgerinnung" möglich scheinen, ist damit aber nicht gesagt, daß es sich um ein intravasales Gerinnungsphänomen handelt. Zur lipämischen Thrombosedisposition dürfte auch das intravasale Verhalten der Thrombocyten unter dem Einfluß der Lipämie (z. B. Adhäsivität) von wesentlicher Bedeutung sein. Bei der alimentären Lipämie ist das sludging der Erythrocyten also nur eine und vielleicht nicht einmal die pathogenetisch wichtigste Veränderung. Abb. 9

stellt einen Versuch dar, die beobachteten Veränderungen in einen größeren
Zusammenhang, speziell mit den klassischen thrombosedisponierenden Fak-
toren zu stellen. Selbstverständlich handelt es sich bei diesem Schema weder
um eine vollständige Darstellung der Pathogenese des Herzinfarkts, noch um die
Unterstellung, daß der diskutierte pathologische Mikrozirkulationsvorgang bei allen
Fällen von Angina pectoris oder Herzinfarkt in die Pathogenese eingeschaltet ist.

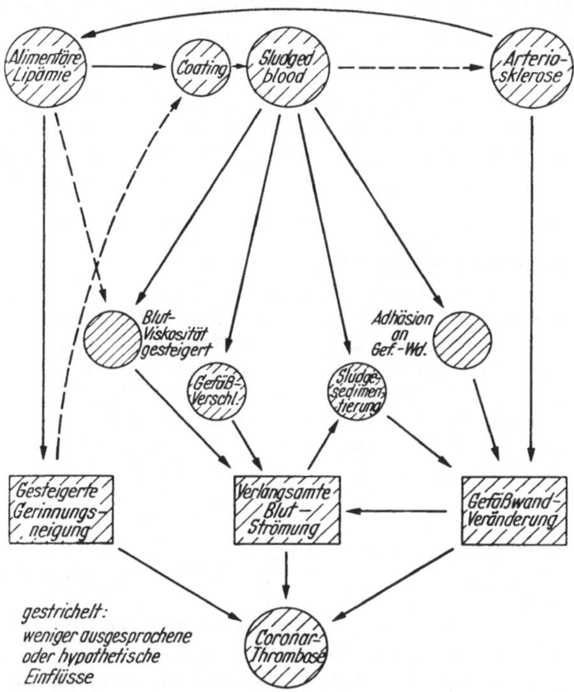

Abb. 9. Pathogenetische Beziehungen zwischen alimentärer Lipämie, "sludged blood" und Arteriosklerose.
Alimentäre Lipämie führt (bei Arteriosklerotikern besonders stark) zu Hüllenbildung an Erythrocyten und
sludging; gleichzeitig zu gesteigerter Gerinnungstendenz des Blutes. Sludged blood hat eine gesteigerte „Gesamt-
viscosität" und führt zu temporären Verschlüssen feinster Gefäße. Erythrocytenaggregate sedimentieren intravasal und bilden adhärente Massen an Gefäßwänden. Diese Veränderungen stehen in pathogenetischen Wechsel-
beziehungen zu den 3 klassischen thrombosedisponierenden Faktoren.

Als akute Einflüsse kommen also im Hinblick auf die Versorgung des Myokards
die folgenden Wirkungen des "sludging" in Frage:

1. Disposition zu Thrombenbildung in größeren Coronararterienstämmen an
den durch örtliche Sklerose oder Strömungsdynamik besonders gefährdeten
Prädilektionsorten.

2. Disseminierte temporäre Passagestörungen an feinsten Arterienästen auch
ohne Thrombosierung größerer Arterienstämme.

3. Auch ohne 1. oder 2. Beeinträchtigung des Sauerstoffaustausches infolge
Hüllenbildung und Verklumpung der Erythrocyten (noch hypothetisch).

Das Problem, ob chronisch fortbestehendes oder über lange Zeiträume immer
wiederholtes sludging in der Pathogenese der Arteriosklerose eine Rolle spielen
kann, soll hier nicht behandelt werden.

Es war nicht meine Absicht, eine neue Theorie zur Entstehung der Angina
pectoris oder des Herzinfarkts allgemein aufzustellen. Ich habe nur eine bisher

nicht berücksichtigte Blutveränderung demonstriert, die wahrscheinlich oft mit im Spiele ist. Andere wichtige Faktoren sind noch zu studieren. Immerhin sind beim lipämischen sludging im Falle einer Coronarsklerose alle die Veränderungen gegeben, die als klassische Thrombosefaktoren bekannt sind. Ein pathogenetisch wichtiger Teilfaktor, der eine Anlage zu Gefäßverschlüssen darstellt, kann sich also im zirkulierenden Blut manifestieren. Es scheint, daß in der Vergangenheit als Ursache von Durchblutungsstörungen vasomotorische Einflüsse, besonders „Spasmen" zu sehr in den Vordergrund gestellt wurden. „Spasmen" als Ursache coronarer Durchblutungsstörungen sollten nur da angenommen werden, wo sie direkt methodisch beweisbar sind. Die direkte Beobachtung der Mikrozirkulation beim kranken Menschen bewahrt vor Fehlschlüssen und ist berufen, manchem pathophysiologischen Problem ein neues Gesicht zu geben.

Literatur

1. Berg, H. H.: Dtsch. med. Wschr. **1954**, 801.
2. Berman, B.: J. Lab. clin. Med. **33**, 1501 (1948).
3. — J. R. Braunstein and J. McGuire: Circulation 1, 1017 (1950).
4. Bloch, E. H.: Amer. J. med. Sci. **229**, 280 (1955).
5. Coccius, A.: Über die Ernährungsweise der Hornhaut und die Serum führenden Gefäße im menschlichen Körper. Eine Monographie. Leipzig: Müller 1852.
6. Cullen, Ch. F., and R. L. Swank: Circulation 9, 335 (1954).
7. Harders, H.: Med. Klin. **1956**, 1181.
8. — Schweiz. med. Wschr. **1957**, 11.
9. — Verh. dtsch. Ges. inn. Med. **62**, 499 (1956).
10. — Thromb. diath. haemorrh. 1, 482 (1957).
11. Henschen, F.: Schweiz. med. Wschr. **1947**, 968.
12. Higginbotham, A. C., A. V. Williams and M. H. Knisely: Anat. Rec. **121**, 310 (1955).
13. — — J. S. C. med. Ass. **53**, 1 (1957).
14. Knisely, M. H., E. H. Bloch, Th. S. Eliot and L. Warner: **106**, 431 (1947).
15. — u. L. Warner: 1. Internat. Kgr. Basel 1954, Verh.-Ber. S. 377. Basel: Schwabe 1955.
16. — — Several steps in the formation of thrombi in vivo. Thrombose und Embolie. 1. Internat. Kgr. Basel 1954. Verh.-Ber. p. 385, Basel: Schwabe 1955.
17. Kuo, P. T., and C. R. Joyner: J. Amer. med. Ass. **158**, 1008 (1955).
18. — — J. Amer. med. Ass. **163**, 727 (1957).
19. — J. Amer. dietetic Ass. **33**, 22 (1957).
20. Laufman, H., W. B. Martin and C. A. Tanturi: Science **108**, 283 (1948).
21. Lasch, H. G., u. Kl. Schimpf: Dtsch. Arch. klin. Med. **203**, 146 (1956).
22. Plotz, M.: J. Amer. med. Ass. **139**, 623 (1949).
23. Strøm, A., and R. A. Jensen: Lancet 1, 126 (1951).
24. Swank, R. L.: Amer. J. Physiol. **164**, 798 (1951).
25. — Science **120**, 427 (1954).
26. — and Ch. F. Cullen: Proc. Soc. exp. Biol. (N. Y.) 82, 381 (1953).
27. Warner, L.: Anat. Rec. **100**, 784 (1948).
28. — Thesis, Univ. of Chicago 1949.
29. Williams, A. V., A. C. Higginbotham and M. H. Knisely: Angiology 8, 29 (1957).
30. Wöhlisch, E., u. P. Bohnen: Klin. Wschr. **1924**, 472.
31. Zilliacus, H.: Ann. chir. gyn. fenn. **41**, 125 (1952).

Aus der Medizinischen Klinik der Universität Heidelberg

Klinik der coronaren Durchblutungsstörungen

Von

K. Matthes

Mit 2 Abbildungen

Zur Diagnose der Coronardurchblutungsstörungen führt in erster Linie der charakteristische Schmerz. Er ist ein Muskelschmerz, ausgelöst durch ein Mißverhältnis zwischen Muskelstoffwechsel und Coronardurchblutung, letztlich also eine Folge der Hypoxie des Herzmuskels, wenn auch über die Art des auslösenden Metaboliten nichts Sicheres bekannt ist.

Andererseits sind die Bedingungen für das Auftreten des Schmerzes keineswegs klar übersehbar. Auch schwere Herzinfarkte können ganz schmerzlos verlaufen, schwerste Hypoxämie des Herzmuskels wie Stickstoffatmung führt bei Gesunden fast nie, bei Coronarsklerotikern gelegentlich zum Auftreten dieser Schmerzen.

Dem Schmerz kann ein plötzlich aufgetretener Coronararterienverschluß (durch Thrombose, intramurale Blutung, entzündliche Schwellung) zugrunde liegen oder auch ein plötzliches Ansteigen des Blutbedarfs des Herzmuskels, dem die Leistungsfähigkeit des organisch erkrankten, meist arteriosklerotisch veränderten Coronargefäßsystems nicht gewachsen ist. Das Vorkommen von Coronarspasmen, die den Coronarfluß ohne Rücksicht auf den Blutbedarf des Herzens vermindern, ist unter physiologischen Bedingungen bisher nicht erwiesen.

Der Stoffwechsel und damit der Blutbedarf des Herzens nimmt mit der Herzleistung zu, er wird ansteigen bei körperlicher Arbeit, auch bei plötzlichem Blutdruckanstieg. Sympathicusreiz wird ein Ansteigen der Arbeitsleistung des Herzens bewirken und gleichzeitig durch Freisetzen von Noradrenalin den Stoffwechsel steigern. Noch mehr wird aus dem Blutstrom aufgenommenes Adrenalin den Herzstoffwechsel erhöhen [Raab (12)].

Manche dieser funktionellen Einflüsse können so dominant sein, daß sie auch ohne wesentliche Coronarsklerose Herzschmerzen auslösen, die dem Angina pectoris-Schmerz ähnlich sind. So der extreme Blutdruckanstieg plus Epinephrinausschüttung beim Phäochromocytomanfall, dem plötzlichen Blutdruckanstieg bei akuter Nephritis, ja selbst auch starke Blutdruckschwankungen bei ausgesprochenen hypertonen Regulationsstörungen, ebenso extrem tachykarde Zustände sowie Kollapszustände, die mit dem Absinken des Aortendruckes auch die Coronardurchblutung vermindern. Auch der sog. pulmonale Hochdruckschmerz ist wahrscheinlich nur eine besondere Form der Coronarinsuffizienz beim

15*

Cor pulmonale. Änderungen der Qualität des Blutes, wie starke Anämie, erhöhte Viscosität, arterielle Hypoxie, können bei Belastungen das Auftreten von Herzschmerzen begünstigen.

Hypertrophie des Herzens (bei Hypertonie oder Herzklappenfehlern), Thyroxinausschüttung sowie sympathicotone Einstellung der Herzarbeit in der Ruhe, können die „Coronarreserve" und damit die Belastbarkeit des Herzens vermindern. Bei vorhandener Coronarsklerose ist die Fähigkeit der Anpassung des Coronarsystems an wechselnde Anforderungen wesentlich beeinträchtigt. Auch kann das sinnvolle Zusammenspiel der Windkesselwirkung der Coronargefäße mit dem Windkessel der Aorta, welches die Verschiebung des Strömungsmaximums der die Innenschichten des Coronarsystems versorgenden Arterienäste von der Systole in die Diastole erleichtert, gestört sein [Sinn (14)].

Lokale Stenosierungen und Gefäßverschlüsse erschweren die Durchblutung einzelner Myokardabschnitte. Sie begünstigen andererseits mit der Zeit eine Erweiterung der Anastomosen zwischen benachbarten Coronarstromgebieten und leiten damit eine Kompensation lokaler Zirkulationsstörungen ein, die wirksam sein kann, soweit nicht, wie bei doppelseitiger Ostiumenge, eine diffuse Kreislauferschwerung vorliegt. Besonders bei obliteriertem Perikard können auch extrakardiale Gefäße wie perikardiale Gefäße, Bronchialarterien durch Erweiterung ihrer Anastomosen zu den Coronargefäßen an der Blutversorgung des Herzens teilnehmen. So werden bei langsam fortschreitender Coronarsklerose schon normalerweise Zustände erreicht, wie sie etwa die Becksche Operation mit der Einengung des Sinus coronarius anstrebt, so daß zweifelhaft bleibt, ob mit irgendeiner Form künstlicher Zirkulationserschwerung mehr erreicht wird als bei der natürlichen Zirkulationserschwerung durch die fortschreitende Coronarerkrankung. Sinnvoller erscheint der Teil der Beckschen Operation, der eine Perikardverödung anstrebt insofern, als dadurch vielleicht wirklich neue Extracoronargefäße an das anastomosenwillige Coronargefäßsystem herangebracht werden.

Auch das Eintreten eines thrombotischen Coronarverschlusses kann durch funktionelle Momente beeinflußt werden. Ich erinnere an den Zusammenhang zwischen der Blutgeschwindigkeit und dem Gleichgewicht der Gerinnungsfaktoren, an die Zunahme der Gerinnungstendenz des Blutes im Anschluß an eine fettreiche Mahlzeit. Soeben hat Müller-Mohnssen (10) wie auch Müller (9) auf lokale strömungsmechanische Bedingungen hingewiesen, die eine Thrombusentstehung gerade bei Anstieg der Durchblutung der Coronargefäße erklären können. Solche Beobachtungen machen es verständlich, daß auch Myokardinfarkte, nicht bloß Angina pectoris-Zustände, sehr oft in unmittelbarem Anschluß an starke körperliche Anstrengungen auftreten.

Es empfiehlt sich, die zu klinischen Symptomen führenden Coronarerkrankungen in 3 klinische Symptomengruppen einzuteilen:

1. Angina pectoris
2. Chronische Coronarinsuffizienz
3. Myokardinfarkt.

Der Schmerz der Angina pectoris ist charakterisiert durch den plötzlichen Beginn, die Lokalisation in der vorderen Brustwand, dem begleitenden Gefühl von Druck, Enge, Angst, die Auslösung oder Verschlechterung durch körperliche

Anstrengung, die kurze Dauer des Anfalls, der in der Regel Minuten beträgt und eine Viertelstunde kaum übersteigt.

Der Schmerz wird in der Regel unter dem oberen oder mittleren Teil des Brustbeins empfunden. Schmerzen unter der Herzspitze oder unter der linken Brust sind selten Angina pectoris. Er zeigt in etwas mehr als der Hälfte der Fälle charakteristische Ausstrahlungen, besonders in den medialen Teil des linken Armes, in den Nacken und die oberen Rückenpartien, seltener nach dem Bauch zu in die Gallenblasen- und Magengegend.

Der Schmerz kann durch sehr verschiedene Anlässe ausgelöst werden, so durch psychische Erregung, Kälte, Nahrungsaufnahme, Bewegungen. Es ist jedoch weitgehend charakteristisch, daß der Schmerz mindestens auch durch körperliche Anstrengungen ausgelöst werden kann und daß die Patienten aus diesem Grunde plötzliche erhebliche körperliche Anstrengungen meiden. Angina pectoris-ähnliche Schmerzen mit dauernd normaler Arbeitstoleranz sind keine echte Angina pectoris. Schmerz nur bei beginnender Arbeit kann vorkommen.

Der plötzliche Beginn und die kurze Dauer sind charakteristisch und sollten für die Diagnose nicht fehlen, wenn auch bei sonst charakteristischer Symptomatologie einzelne Anfälle etwas länger dauern können. Das EKG kann in der Ruhe völlig normal sein, durch Arbeitsbelastung gelingt es häufig, aber keinesfalls immer, eine vorübergehende ischämische Reaktion im EKG nachzuweisen. Öfter, aber auch nicht regelmäßig, kann man bei der standardisierten Arbeitsbelastung einen Anfall auslösen.

Unter chronischer Coronarinsuffizienz verstehen wir Zustände von gehäuften und sehr oft länger dauernden und schweren Anfällen, die sonst den Kriterien für typische Angina pectoris genügen. Klinisch erwecken sie oft wegen ihrer langen Dauer den Verdacht eines Myokardinfarktes. Es können jedoch im EKG, auch bei wiederholter Kontrolle, typische Infarktzeichen nicht erkannt werden. Auch fehlen die Erscheinungen des sog. „akuten Syndroms" [nach HAUSS (5)]. Über EKG-Veränderungen bei diesem Krankheitsbild wird Ihnen Herr DELIUS berichten.

Der Myokardinfarkt ist schließlich charakterisiert durch die mehr oder weniger massive transmurale Myokardnekrose mit ihren charakteristischen Erscheinungen im EKG. Klinisch entspricht dem in typischen Fällen der plötzlich einsetzende schwere stundenlang anhaltende Coronarschmerz, mit der so häufigen Tendenz zu Blutdruckabfall und Schock, kardialer Arrhythmie und Herzinsuffizienz. Die den Infarkt wohl immer in mehr oder weniger starker Ausprägung begleitenden Stoffwechselsymptome wie Fieber, Leukocytose, Anstieg des Blutzuckers, Veränderungen des humoralen Blutbildes, als da sind Verschiebungen innerhalb der Globuline, Anstieg des Fibrinogens, des c-reaktiven Proteins, Austritt verschiedener Zellfermente wie Transaminasen, Äpfelsäuredehydrogenase, Milchsäuredehydrogenasen, Aldolase ins Blut, hormonelle Umstellungen, unter ihnen z. B. ein Anstieg der Ketosteroide und Aldosteronausscheidung im Harn, hat HAUSS (5) unter dem Begriff des „akuten Syndroms" zusammengefaßt, und damit eine einheitliche Pathogenese unter Mitwirkung des Nervensystems und des Endokriniums angedeutet.

Zweifellos ist eine solche Zusammenfassung in erster Annäherung berechtigt, sie entbindet aber nicht von einer Einzelanalyse der Pathogenese jedes Einzelsymptoms, die natürlich die zu erwartende Verknüpfung dieser Symptome wird

berücksichtigen müssen. Schon der verschiedene zeitliche Verlauf der Einzel-
symptome — so beobachtet man den Anstieg der Transaminase schon in den ersten
Stunden nach dem Infarkt, den des Fibrinogens, der BKS und des c-reaktiven
Proteins erst nach Tagen — deutet auf die Notwendigkeit auch einer Differenzierung hinsichtlich der Pathogenese hin. Für den Kliniker sind diese Symptome
oft ein wichtiger Anhaltspunkt in der Differentialdiagnose, wobei einzelne Anteile
dieses Symptoms, wie z. B. das Verhalten der Serumfermente, eine höhere Spezi-
fität für das Infarktgeschehen haben als andere.

Unter den lebensbedrohlichen Komplikationen, die oft das klinische Bild des
akuten Myokardinfarktes bestimmen, sind akut auftretende Rhythmusstörungen,
der kardiogene Schock sowie die akute Herzinsuffizienz die wichtigsten.

Rhythmusstörungen finden sich in etwa ein Drittel bis ein Viertel aller Fälle.
Sie trüben zum Teil die Prognose erheblich und erfordern bei der Therapie sorgfältige Beachtung. Mit dem Infarkt frisch aufgetretenes Vorhofflimmern oder
-flattern führt fast immer zu erheblicher Kammertachykardie und kann so zum
Versagen des Herzens in Form des „kardiogenen Schocks" oder der akuten Herzinsuffizienz beitragen.

Ebenso wie bei der nodalen Kammertachykardie ist die Therapie der Wahl die
intravenöse Applikation ausreichend großer Digitalisdosen (z.B. 0,4 mg Cedilanid),
die bis zum Erfolg der Frequenzherabsetzung in ein-bis zwei-stündigen Abständen
wiederholt werden muß. Notfalls muß diese Therapie mit den später zu besprechen-
den Maßnahmen zur Bekämpfung des kardiogenen Schocks kombiniert werden.

Einzelne ventrikuläre oder auriculäre Extrasystolen sind ohne wesentliche
prognostische Bedeutung, während gehäufte ventrikuläre, besonders heterotrope
Extrasystolen Vorboten einer ventrikulären Kammertachykardie, evtl. sogar des
Kammerflimmerns sein können. Besonders in Fällen von ventrikulärer Kammertachykardie sollte ein Versuch mit Procainamid gewagt werden, das in bedrohlichen Fällen auch intravenös unter Beachtung der notwendigen Vorsichtsmaß-
nahmen (sehr langsame Injektion und Blutdruckkontrolle) injiziert werden kann.

In weniger bedrohlichen Fällen kann Chinidin oder Procainamid peroral
verabfolgt werden. Eine generelle Chinidin-Therapie aller Infarkte ist nicht
notwendig. Papaverin und andere spasmolytische Mittel sind meist ohne Wirkung.
Relativ häufig tritt, besonders bei Septuminfarkten, a. v.-Blockierung verschiedenen Grades ein: von der einfachen Überleitungsverzögerung bis zum partiellen
und totalen a. v.-Block.

Findet sich bei schweren Infarkten Bradykardie, so ist in erster Linie an
a. v.-Block zu denken. Auch der Eindruck einer Bigemie kann durch partielle
a. v.-Blockierung entstehen. Eine besondere Therapie, etwa Aludrin, ist nur bei
sehr starker Bradykardie erforderlich. Gegebenenfalls ist, obwohl Adams Stokes-
sche Anfälle bei Herzinfarkten sehr selten sind, ein Schrittmacher bereitzustellen.

Kardiogener Schock ist das nächstwichtigste therapeutische Problem. Er
tritt entweder unmittelbar beim Eintreten des Infarktes ein, wobei der Schmerz
an der Schockerzeugung beteiligt sein kann, häufiger aber erst später nach 12,
24 und mehr Stunden. Schock ist nicht identisch mit Blutdruckabfall. Man sieht
oft nach Myokardinfarkt Blutdrucke unter 100 mm, selbst unter 80 mm systolisch
ohne die klinischen Zeichen eines Schocks, als da sind graue Blässe, kalter Schweiß,
kalte Extremitäten, Oligurie, manchmal Trübung des Sensoriums. Andererseits

sieht man besonders bei vorher hypertonischen Personen klinische Erscheinungen des Schocks auch bei höheren Blutdruckwerten. Im Schock ist immer das Herzminutenvolumen deutlich verringert. Noch viel stärker erniedrigt ist das Schlagvolumen, da in der Regel eine erhebliche Tachykardie vorliegt.

Aber eine ebensolche Erniedrigung des Herzminutenvolumens findet sich auch gelegentlich bei Patienten mit Herzinfarkt ohne Schock. Die akute Leistungsminderung des Herzens als direkte Folge des Infarktes ist daher wohl die wichtigste Bedingung für das Eintreten des Schocks, aber vielleicht nicht die *einzig* ausschlaggebende.

Man hat vielfach gesagt, der Schock beim Herzinfarkt sei eine reflektorisch oder humoral ausgelöste Gefäßinsuffizienz. Versteht man darunter eine allgemeine Erweiterung der Arteriolen mit Abfall des peripheren Gesamtwiderstandes, so kann mit Sicherheit behauptet werden, daß so etwas beim Myokardinfarkt keine Rolle spielt, denn sowohl die Tierexperimente mit Coronarunterbindungen und Coronarembolisierungen als auch die Erfahrungen am Menschen zeigen, daß der periphere Gesamtarteriolenwiderstand im Schock nach Coronarinfarkt vermehrt, selten unverändert, aber kaum je herabgesetzt gefunden wird.

Auch im Bereich des Niederdrucksystems kommt es nicht zu einem groben Mißverhältnis zwischen Füllung und Inhalt. Die zirkulierende Blutmenge kann einmal leicht vermindert oder leicht vermehrt sein. So fanden SMITH et al. (*15*) in den ersten Stunden nach coronarem Schock eine annähernd normale zirkulierende Blutmenge; in den nächsten 24 Std. kann sie abnehmen, oder — wenn Herzinsuffizienz dazukommt — auch zunehmen. AGRESS und BINDER (*2*) wiesen darauf hin, daß die Blutmenge nicht mehr als höchstens 16% abnimmt. Dies könne für den Eintritt des Schocks kaum ausschlaggebend sein, da z. B. bei der Entblutung der Schock erst eintritt, wenn die Blutmenge um 40% und mehr abgenommen hat. Das zentrale Blutvolumen ist erhöht, aber oft nicht mehr, als der Herzvergrößerung entspricht.

Der zentrale Venendruck wurde von der Mehrzahl der Autoren, besonders von denen, die vorwiegend schwere Fälle im Schock untersuchten, erhöht gefunden, während andere Autoren, die anscheinend leichtere Fälle oder Fälle von beginnendem Schock untersuchten, oft normalen oder erniedrigten Venendruck und verminderte Venenfüllung fanden. Da klinische Infarkte fast ausschließlich den linken Ventrikel betreffen, ist Venendruckerhöhung ohnehin nur zu erwarten, wenn allgemeine Herzinsuffizienz mit Flüssigkeitsretention eintritt. Eine Gefäßinsuffizienz kann daher primär für den Eintritt des Schocks nicht verantwortlich gemacht werden.

Tab. 1 zeigt eine Zusammenstellung der Befunde verschiedener Autoren an Patienten im Schock nach Myokardinfarkt. Noch eindrucksvoller als die Herabsetzung des mittleren arteriellen Blutdrucks ist die sehr starke Abnahme des Herzindex (Herzminutenvolumen bezogen auf die Körperoberfläche). Demgegenüber ist der zentrale Venendruck teils normal, teils beträchtlich erhöht, eine mangelnde Füllung des Herzens kann also nicht Ursache der Abnahme der Herzleistung sein; diese ist vielmehr direkte Folge des Infarktes. Der periphere Gesamtwiderstand ist oft deutlich erhöht, in anderen Fällen aber auffallenderweise annähernd normal, obwohl der Abfall von Blut- und Minutenvolumen eigentlich eine regulative Erhöhung des Widerstandes bedingen sollte.

Tab. 1. *Hämodynamische Umstellungen beim Schock nach Myokardinfarkt*

Autoren	Jahr	Patientenzahl	Mittlerer Arterien-Druck (mm Hg)	Herz-Index (l/m^2/min)	Peripherer Gesamt-Widerstand (Dyn.sec/cm^{-5})[3]	Venen-Druck (mm H_2O)
FREIS et al.	1952	1[1]	72	2,4	1,300	115
		2	83	1,5	2,450	90
		3	73	1,5	2,100	140
		4	52	1,6	1,200	270
SMITH et al.	1954	5	58	1,9	1,280	88
		6	54	1,3	1,360	176
		7	60	1,4	2,080	74
		8	84	1,5	2,480	81
		9	70	1,3	2,160	149
GILBERT et al.	1954	10	77	0,8	3,900	220
		11	54	0,8	3,400	65
		12	32	0,6	1,600	175
GAMMILL et al.	1955	13	90	[2]	1,600	[4]
		14	85	[2]	2,367	[4]

[1] Fall 1 — Vor dem Schock: m. art. Dr. = 120; Herz-Index = 3,4; Ges.-Widerst. = 1,55
[2] Nur Schlagvolumen angegeben: Patient 13:43 cm^3; Patient 14:22 cm^3
[3] Mittelwert für peripheren Gesamtwiderstand bei Normalen: 1,400
[4] Keine Angaben

Aus AGRESS und BINDER: Amer. Heart J. **54**, 458 (1957).

Abb. 1 zeigt die hämodynamischen Daten von Patienten mit Herzinfarkt nach SMITH et al. (*15*). Patienten im Schock zeigen sich nach diesem Material durch erniedrigten Herzindex, erhöhten Venendruck, erniedrigten arteriellen Mitteldruck, erhöhten peripheren Widerstand mit gering vermindertem Blutvolumen aus.

Nach diesen Daten liegt beim Schock in erster Linie eine verminderte Herzleistung vor; trotz ausreichendem venösem Rückstrom und normalem oder erhöhtem zentralem Venendruck ist die Auswurfleistung des Herzens vermindert. Dies bedingt den Abfall des Blutdrucks, obwohl sich der arterielle Kreislauf durch Vermehrung des peripheren Widerstandes dem abgesunkenen Herzminutenvolumen teilweise anpaßt. Die Ursache der verminderten Auswurfleistung kann allein der Infarkt sein. Dies geht unter anderem aus tierexperimentellen Befunden — so aus den Arbeiten SARNOFFs (*13*) — hervor.

Natürlich kann man einwenden, es läge bei den Fällen mit erhöhtem Venendruck eine Kombination von Schock im Sinne einer reflektorisch erzeugten Gefäßinsuffizienz und sekundär echter Herzinsuffizienz vor. Jedes starke Absinken des Blutdruckes verschlechtert ja die Coronardurchblutung und schädigt so sekundär die Herzleistung weiter. Dem gegenüber kann darauf hingewiesen werden, daß auch ein plötzliches Absinken des Herzminutenvolumens allein infolge Leistungsverminderung des Herzens eine Abnahme des venösen Rückflusses nach sich ziehen wird. Auch die zirkulierende Blutmenge wird abnehmen, da die kompensatorische Vasokonstriktion im großen Kreislauf niemals ganz gleichmäßig erfolgt, sondern im Gegenteil das bekannte Bild der Zentralisation erzeugt. Dadurch wird das Blut in den arteriell spärlich oder gar nicht versorgten Stromgebieten von der aktiven Zirkulation mehr und mehr ausgeschaltet. Die

Annahme einer primären Leistungsminderung des Herzens läßt also die Befunde am Kreislauf nach Herzinfarkt durchaus verstehen.

In jedem Falle zeigen die nach Kollaps bei Herzinfarkt erhobenen hämodynamischen Befunde, daß sich die Begriffe Kollaps und Herzinsuffizienz nicht reinlich trennen lassen. Beim kardiogenen Kollaps ist das klinische Erscheinungsbild des Schocks zum größten Teil bedingt durch das plötzliche Absinken des Fördervolumens des Herzens. Mindestens bei schwerer Kollapssituation finden

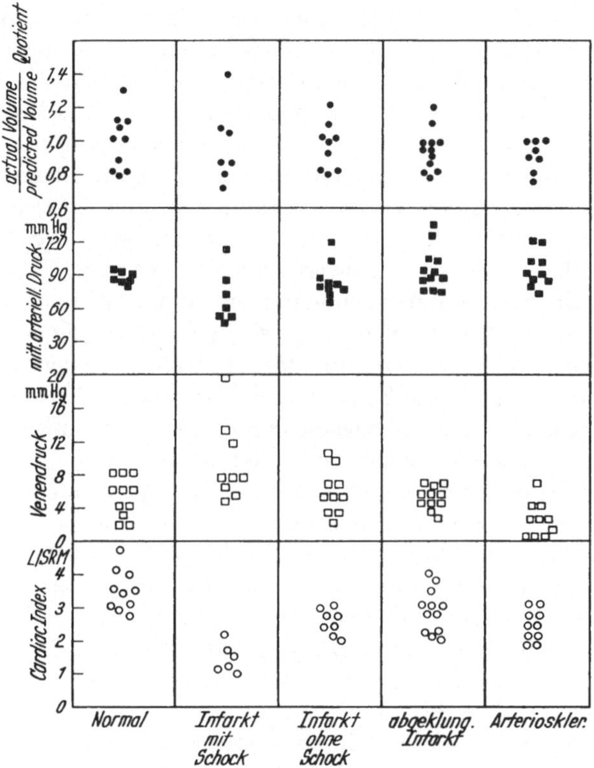

Abb. 1. Umzeichnung nach SMITH, WICKLER u. FOX: Circulation 9, 352 (1957)

sich oft Befunde, wie Erhöhung des zentralen Venendruckes, Rasselgeräusche über den Lungenunterlappen, die auf eine Lungenstauung bzw. auf eine Druckerhöhung auch im linken Vorhof hindeuten, Symptome, die zum Erscheinungsbild der echten Herzinsuffizienz mit Stauung gehören.

Daß diese Symptome im Gesamterscheinungsbild des akuten Myokardinfarktes nicht noch deutlicher hervortreten, liegt daran, daß dies Anpassungsvorgänge im Niederdrucksystem wie renale Retention von Wasser und Kochsalz erfordert, die Zeit brauchen. In jedem Fall muß damit gerechnet werden, daß bei einem schweren Kollaps nach Herzinfarkt die Symptome der Herzinsuffizienz latent vorhanden sind.

Der periphere Gesamtwiderstand nimmt im Kollaps nach Myokardinfarkt zu. FREIS et al. (4) geben als Normalwert bei Gesunden 925 dyn. sec/cm⁵ an, bei leichten Infarkten fanden sie 1175, bei schwereren ohne Schock 1325, bei Infırkten mit Schock 2050 dyn. sec/cm^5 (Farbstofftest). Agress und Binder (2) weisen darauf hin, daß im Schock nach Myokardinfarkt in Einzelfällen Werte für den peripheren Gesamtwiderstand gefunden wurden, die noch im Normalbereich liegen. In diesen Fällen sei die sympathisch vermittelte kompensatorische Vasokonstriktion der arteriellen Strombahn unzureichend. Sie stellen die Hypothese auf, daß vom Herzen ausgehende sensible Impulse einen optimalen Einsatz der pressoreceptorisch vermittelten Vasokonstriktion verhindern. Die tierexperimentelle Begründung — bessere Ausbildung dieser Vasokonstriktion nach Durchschneidung cervicaler Hinterwurzeln — erscheint mir nicht überzeugend, zumal die entsprechenden Aktionsstromuntersuchungen noch ausstehen.

Einzelwerte des peripheren Gesamtwiderstandes sind, selbst wenn richtig gemessen wurde, ohne Kenntnis der Ausgangslage vor Beginn des Schocks kaum zu beurteilen. Dennoch mag es sein, daß in Einzelfällen im Schock dem starken Abfall des Herzminutenvolumens nicht ein entsprechender Anstieg des peripheren Gesamtwiderstandes entspricht. Dies wird besonders leicht der Fall sein, wenn, wie bei Hypertonikern, der Ausgangswert schon erhöht war.

Immer, wenn das Herzminutenvolumen stark abnimmt, kommt es zu der sog. Zentralisation, d. h. die Durchströmung gewisser Gebiete, wie der Extremitäten, des Splanchnicusgebiets, der Niere nimmt stärker ab als die anderer, wie Coronarien, Hirngefäße, Leberarterie. Diese Zentralisation ist maßgeblich für das Auftreten bestimmter Spätschäden nach Schockzuständen, wie der anurischen Nephrose; ihre therapeutische Verstärkung kann eine Gefahr bedeuten.

Alle diese Überlegungen sind wichtig für die Therapie. Eine generelle Behandlung mit Infusionen, seien es Plasmainfusionen oder Bluttransfusionen, hat bei Kollaps nach Myokardinfarkt enttäuscht. Die Mortalität wurde nicht verbessert. Vermutlich deshalb, weil die Vermehrung der Blutmenge für das insuffiziente Herz eine zu große Belastung darstellt. Auch intraarterielle Plasmainjektionen haben meist nicht den gewünschten Erfolg gehabt. Eher dürfte es möglich sein, durch ganz vorsichtige Dosierung von Sympathicometicis dem schweren Kollaps wirksam zu begegnen, ohne das Herz stärker zu belasten. Es entspricht dies den Befunden, die darauf hinweisen, daß die sympathisch vermittelte Vasokonstriktion der arteriellen Strombahn beim Schock nach Myokardinfarkt oft unzureichend ist.

Am geeignetsten ist der Arterenoldauertropf, zur Überbrückung sehr plötzlicher Kollapse auch die subcutane Injektion von Depotaktamin. Wir verwenden den Arterenoldauertropf immer dann, wenn das klinische Vollbild des Schocks vorliegt und der systolische Blutdruck unter 80 mm Hg abgefallen ist. Solche Fälle haben eine hohe Mortalität, die zwischen 80 und 100% liegen dürfte. Durch Arterenolinfusion kann eine begrenzte Besserung dieser Mortalität um etwa 20% erreicht werden [Agress et al. (1)]. Dem entsprechen auch unsere eigenen Erfahrungen. Wesentlich ist, daß der Blutdruck unter der Arterenolinfusion laufend überwacht und ein Ansteigen über 100 mm Hg systolisch nicht geduldet wird.

Wie uns Versuche an der Katze, bei der wir das Stromvolumen der Aorta ascendens aufschrieben, zeigten, nimmt beim Normaltier während der Arterenoldauerinfusion die Aortendurchblutung bei steigendem Druck ab, während im Entblutungskollaps die Aortendurchblutung mit steigendem Aortendruck ansteigt, vermutlich weil die Verbesserung der Coronardurchblutung bei steigendem Aortendruck die Herzleistung wesentlich verbessert [Mechelke u. Nusser (8)]. So kann angenommen werden, daß auch beim Menschen im schweren Kollaps Arterenolinfusionen nicht nur den Blutdruck erhöhen, sondern auch das Herzminutenvolumen zum Ansteigen bringen.

In allen Fällen von schwerem Schock ist es, da eine latente Herzinsuffizienz angenommen werden muß, zweckmäßig, Strophanthin oder Digitalis in kleinsten Dosen, entsprechend 1/16—1/8 mg Strophanthin, meist mehrfach täglich zu geben. Wir greifen zu dieser Therapie also nicht nur dann, wenn irgendwelche Hinweise für eine beginnende Herzinsuffizienz sprechen, sondern allgemein dann, wenn ein schockartiger Zustand oder ein sehr starker Blutdruckabfall vorliegt. Ein statistischer Nachweis des Nutzens einer solchen Therapie ist zwar noch nicht erbracht. Man sieht aber häufig eine unmittelbare Besserung des Kreislaufes nach solchen Injektionen.

Auch eine Dauersauerstoffatmung mit Nasenkatheter wird immer zweckmäßig sein. Selbst bei normaler Lungenfunktion ist der Gewinn an Sauerstoffspannung des Blutes für die Ernährung der Infarktrandzone wichtig. Wenn durch Lungenstauung eine Beeinträchtigung der Lungenfunktion vorliegt, ist der Gewinn noch ausgesprochener.

Eine sorgfältige Bekämpfung der Schmerzen durch Alkaloide und Barbiturate wird immer notwendig sein, auch zur Schockbekämpfung beitragen. Im Schock bei frischem Myokardinfarkt ist i.v.-Injektion von Dilaudid mit Strophanthin sowie die Sauerstoffatmung die erste und wichtigste Maßnahme.

Reine Herzinsuffizienz, ohne Schock, wird sich bei dem üblichen Sitz des Infarktes im Bereich der Muskulatur des linken Ventrikels in Lungenstauung, Dyspnoe und Lungenödem äußern. In seltenen Fällen kann ein frischer Herzinfarkt zunächst ganz unter dem Bild eines akuten Lungenödems verlaufen. Plötzlich, ohne erkennbare Ursache auftretendes Lungenödem bei älteren Menschen ist immer auf Herzinfarkt verdächtig. Die starke Atemnot und Oppression läßt den typischen Infarktschmerz oft zurücktreten. Schwere Cyanose und akute, diffuse, asthmatoide Bronchitis können vorhanden sein. In leichteren Fällen weisen nächtliche Attacken von Asthma cardiale auf den durchgemachten Infarkt hin.

Für die Therapie ist wichtig, daß auch in diesen Zuständen die Tendenz zu Blutdruckabfall und Schock immer bereitliegt, ja, Lungenödem und Schock können gleichzeitig vorhanden sein. Infolge dessen auch bei höherem Blutdruck größte Vorsicht mit der üblichen Lungenödem-Therapie — Aderlaß und besonders ganglienblockierenden Mitteln! Zunächst ist die Kombination von Strophanthin und Pantopon immer vorzuziehen, nur bei zunehmender Lungenstauung und hohem Blutdruck können kleinste Mengen Depotgangliostat oder Pendiomid (10 mg und weniger) verwandt werden. Rechtsseitige Herzinsuffizienz mit Stauung kann sich sekundär besonders im Laufe der Rekonvaleszenz nach wiederbeginnender Belastung einstellen.

Herzinfarkte ohne die genannten Komplikationen, ohne Rhythmusstörungen, ohne Schock und ohne Symptome von Herzinsuffizienz imponieren klinisch zunächst als leichtere Fälle, wenn auch recht ausgedehnte Nekrosen vorliegen können. Hier kann sich die Therapie auf die Schmerzbekämpfung, Bettruhe, sehr leichte Kost, unter Umständen Sauerstoffatmung und die Anticoagulantien-

Therapie beschränken, auch wenn der Blutdruck ohne Schocksymptome erheblich abgesunken ist. Digitalis und Strophanthin erscheinen nicht immer notwendig, ebensowenig Injektionen von Euphyllin, Papaverin, Khelline und ähnlichen Präparaten. Davon, daß Strophanthin schadet, bin ich nicht überzeugt; die Flimmertendenz liegt im Krankheitsbild, nicht am Strophanthin. Notwendig ist nur eine sehr sorgfältige Überwachung, da eine der genannten Komplikationen, die eine aktive Therapie notwendig macht, jederzeit, auch Tage nach Infarktbeginn, überraschend eintreten kann.

Bezüglich der Differentialdiagnose des Herzinfarktes möchte ich nur kurz auf diejenigen Überlegungen eingehen, die sich aus einer atypischen Ausstrahlung des Infarktschmerzes herleiten. So kann bei der seltenen Ausstrahlung des Infarktschmerzes hauptsächlich zum Bauchraum hin an Cholecystitis, Pankreatitis, Ulcus ventriculi gedacht werden. Auf die Notwendigkeit der Abgrenzung einer Hiatushernie braucht nicht näher eingegangen zu werden. Schmerzen in den Armen, welche die äußeren und ulnaren Partien des Armes bevorzugen, lassen an eine Osteochondrose als Ursache denken, während der coronare Schmerz die rumpfnahen Partien der oberen Extremität bevorzugt. Das etwa 10—15% der Fälle von akutem Myokardinfarkt in der Rekonvaleszenz komplizierende Schulter-Hand-Syndrom steht in keiner Beziehung zu Ausdehnung oder Persistenz der auslösenden Coronardurchblutungsstörung.

Prinzmetal und Massumi (11) wiesen vor kurzem darauf hin, daß nach Infarkten sich ein Schmerzsyndrom der vorderen Brustwand entwickeln kann, welches mit einer Druckempfindlichkeit der Brustmuskeln und ihrer Sehnenansätze einhergeht und einen persistierenden Coronarschmerz vortäuschen kann. Dieses Schmerzphänomen steht in keiner direkten Beziehung mehr zu coronaren Durchblutungsstörungen und ist in Analogie zu setzen zum Schulter-Hand-Syndrom und teilt dessen auf lange Sicht günstige Prognose, soll auch durch ACTH, Cortison-Derivate und Röntgenstrahlen beeinflußbar sein. Die Kenntnis des Syndroms scheint wichtig schon mit Hinsicht auf die große psychische Belastung, die für den Kranken die alternative Annahme persistierender Coronardurchblutungsstörungen darstellt.

Wichtig ist auch die Abgrenzung von der zunehmend häufiger werdenden akuten, unspezifischen Perikarditis. Der akute Beginn mit sehr schweren präkordialen Schmerzen läßt in erster Linie an einen Herzinfarkt denken. Das initial hohe Fieber, die Abhängigkeit der Schmerzen von Atmung und Körperhaltung, die häufige Mitbeteiligung der Pleura sind diagnostische Hinweise. Perikardreiben ist oft schon am Anfang vorhanden, kann aber auch bei der akuten Perikarditis fehlen; beim Infarkt tritt es meist erst am zweiten bis dritten Tage auf. Das EKG ermöglicht meist eine Entscheidung, mindestens, wenn der Verlauf berücksichtigt werden kann. Wichtig ist die Neigung der Perikarditis zu Rezidiven, auch das nicht seltene Auftreten eines der akuten Perikarditis ganz analogen rezidivierenden Krankheitsbildes im Anschluß an einen echten Herzinfarkt oder auch im Anschluß an eine Commissurotomie bei Mitralstenose [Dressler (3)].

Auch auf die Schwierigkeiten der Differentialdiagnose zwischen Pulmonalembolie und Herzinfarkt sei nur kurz hingewiesen, auch darauf, daß Lungenembolie als Komplikation eines Herzinfarktes, Herzinfarkt im Gefolge einer Lungenembolie eintreten kann. Soweit es bei Lungenembolien nicht zu schwersten

Kollapsen kommt, die ihrerseits diffuse hypoxische Zellschädigungen verursachen, spricht das Fehlen des Anstieges der Serumfermente, GOT, Milchsäuredehydrogenase und Äpfelsäuredehydrogenase für Lungenembolie, da das Lungengewebe arm an diesen Fermenten ist. Der Nachweis der charakteristischen, aber sehr flüchtigen EKG-Veränderungen wird bei Lungenembolie wenigstens in einem Teil der Fälle gelingen.

Der für die Diagnose des Infarktes so wichtige Herzschmerz kann auch bei ausgedehnten Infarkten fehlen bzw. ersetzt sein durch weniger auffällige Sensationen wie Druckgefühl, Atemnot, Angstgefühl, Übelkeit, Erbrechen, aber es können auch sichere Infarkte ganz unbemerkt verlaufen. Sicher tritt dies häufiger auf, wenn der Infarkt einen präexistenten Krankheitszustand kompliziert, so Infarkt bei schwer Dekompensierten, bei Cerebralsklerose mit oder ohne Insult, postoperativer Infarkt. Es können auch Nebensymptome des Infarktes, wie Dyspnoe, Lungenödem, Erbrechen, die Trübung des Sensoriums beim schweren Schock, den Schmerz zurücktreten lassen, es braucht dies aber nicht der Fall zu sein, und es bleiben die Fälle von sicherem Infarkt, in denen das Ausbleiben der Schmerzen schwer erklärlich ist.

Vielfach wurde angenommen, daß ein sehr langsam sich entwickelnder Coronarverschluß die Schmerzlosigkeit begünstigen würde. Es gibt jedoch andererseits Fälle, bei denen einem massiven Infarkt ein oft wochenlang dauernder Status gehäufter, sehr schmerzhafter und langdauernder Angina pectoris-Zustände im Sinne einer chronischen Coronarinsuffizienz vorausgeht. Kommt es dann sekundär zur Ausbildung eines transmuralen Infarktes, so kann der Schmerz aufhören, vermutlich, da die ischämischen Muskelpartien der Nekrose verfallen. In diesem Fall hat die langsam sich entwickelnde Coronarstenose gerade in besonderem Maße schmerzauslösend gewirkt.

Zu den differentialdiagnostischen Erwägungen gehört auch der Ausschluß von Allgemeinerkrankungen, die die Entstehung eines Herzinfarktes begünstigen. In erster Linie wäre hier zu nennen der Diabetes mellitus, die essentielle Hypercholesterinämie und die essentielle Hyperlipämie. Auf das weitverzweigte Gebiet der Beziehungen der Arteriosklerose und speziell der Coronarsklerose zum Lipoidstoffwechsel und dessen diätetische Konsequenzen, die unter anderem auch für die Prophylaxe des Myokardinfarktes Bedeutung haben, kann im Rahmen dieses kurzen Referates nicht eingegangen werden.

Nun einige Worte zum Problem der Behandlung des Herzinfarktes mit Anticoagulantien. Nach Untersuchungen von LASCH et al. (6) besteht eine direkte Beziehung zwischen der Umlaufgeschwindigkeit des Blutes und dem Gleichgewicht der Gerinnungsfaktoren, die im strömenden Blut nach Art einer latenten Gerinnung dauernd miteinander reagieren. Dabei zerfällt im strömenden Blut Prothrombin in Thrombin, Faktor VII und Faktor IX, alle drei Wege erscheinen möglich, während in den Mitochondrien der Leber vorwiegend aus Faktor VII Prothrombin resynthetisiert wird. Bei hypozirkulatorischen Zuständen beim darniederliegenden Kreislauf nimmt der turn-over dieses Prothrombinkreises und damit die Konzentration fast aller Gerinnungsfaktoren stark zu. Bei hyperzirkulatorischen Zuständen tritt das Gegenteil ein. Dieses Grundphänomen, welches die seit langem bekannte Tatsache, daß verlangsamte Blutströmung die Thromboseneigung vermehrt, verständlicher macht, läßt sich auch bei den mit

Abnahme des Herzzeitvolumens und daher Zunahme der Blutumlaufzeit einhergehenden Zuständen nach Myokardinfarkt nachweisen (Abb. 2). Dies kann wichtig sein für die als Infarkt-Komplikation gefürchtete venöse Thromboembolie, kaum für die Coronarthrombose selbst.

Solche Beobachtungen belegen die Notwendigkeit einer Therapie mit Anticoagulantien bei diesen Zuständen. Der Grundzusammenhang zwischen der Blutumlaufzeit und dem Gleichgewicht der Gerinnungsfaktoren kann durch sekundäre Faktoren, wie die Ausschüttung körpereigenen Heparins bei sehr starkem Abfall des Blutdrucks und des Herzzeitvolumens — eine Art Notfallfunktion — überlagert sein, evtl. auch durch den Einfluß einer fettreichen Mahlzeit auf das Gleichgewicht der Gerinnungsfaktoren, wahrscheinlich auch noch durch andere, bis jetzt nicht voll aufgeklärte Einflüsse, die vorwiegend den Thromboplastinanteil betreffen.

Entsprechend war in unserem Material am 1.—3. Tag nach dem akuten Ereignis die mit dem Thrombelastogramm gemessene Gesamtgerinnungszeit meist deutlich verkürzt, besonders bei Patienten mit darniederliegendem Kreislauf. In den darauffolgenden 1—2 Wochen sind die Werte wechselnd manchmal verkürzt, häufiger aber normal oder auch leicht verlängert, wie auch der Kreislaufzustand zwischen Hypozirkulation und einer durch das Fieber mitbedingten Hyperzirkulation schwankt. Später, nach Abklingen der febrilen Periode, beobachtete man oft wieder eine Tendenz zur Verkürzung der Gerinnungswerte.

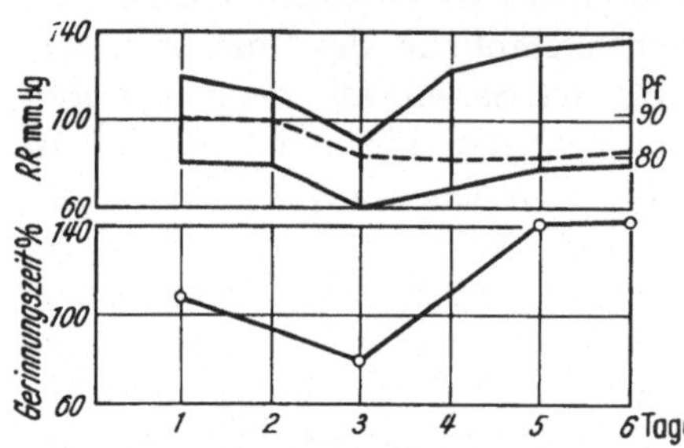

Abb. 2. Blutdruck, Pulsfrequenz und Gesamtgerinnungszeit [R-Phase im Thrombelastogramm (Hartert)] nach Herzinfarkt (Pat. E. S.). Aus Lasch, Mechelke, Nusser u. Sessner: Dtsch. Arch. klin. Med. (im Druck)

Bei raschem Wechsel des Kreislaufzustandes kann sich bei Berücksichtigung des sehr schnellen Umsatzes der Gerinnungsproteine auch das Gleichgewicht der Gerinnungsfaktoren innerhalb kürzester Zeit verändern. In der labilen Phase in den ersten 2—3 Wochen nach einem Herzinfarkt bietet eine einmal tägliche Bestimmung der Gerinnungsverhältnisse des Blutes keine hinreichende Sicherheit gegen das Auftreten einer thrombophilen Faktorenkonstellation, selbst wenn man eine Globalmethode verwendet, die auch den Thromboplastinanteil erfaßt, wie die Thrombelastographie. Wir sind daher, nachdem wir eine Zeitlang alle unsere Patienten in zweitägigen Abständen kontrolliert hatten und nur diejenigen einer Anticoagulantien-Therapie zuführten, welche bei den Kontrollen eine verkürzte Gerinnungszeit aufwiesen, wieder dazu übergangen, alle Patienten nicht nur zu kontrollieren, sondern auch zu behandeln, also für den Myokardinfarkt die z.B. bei postoperativen Zuständen sehr bewährte gezielte Anticoagulantien-Therapie aufzugeben.

Von 74 Patienten, die wegen einer verkürzten Gerinnungszeit mit Anticoagulantien behandelt wurden, starben 19 = 26,7%. Von 16 Patienten mit Herzinfarkt, die in der gleichen Zeit nicht behandelt wurden, weil ihre Gerinnungswerte immer über 100% waren, sind 6 gestorben = 37%. Auch nach Abzug derjenigen Fälle, die innerhalb von 24 Std. oder an infarktunabhängigen Zuständen verstarben, betrug der Unterschied immer noch 18 zu 28,5%, so daß die Behandelten günstiger abschnitten. Auch ist aufgefallen, daß bei 4 Nachinfarkten aus der Gruppe der Behandelten und der Unbehandelten jeweils unmittelbar vor Eintritt des Nachinfarktes das TEG plötzlich einen stark verkürzten Gerinnungswert zeigte. Diese Beobachtungen haben uns veranlaßt, alle Patienten zu behandeln und auch einen Unterschied zwischen good und poor risk nicht zu machen. Auf die Notwendigkeit, die Mehrzahl der Patienten auch nach der Krankenhausentlassung einer langdauernden ambulanten Nachbehandlung zu unterziehen, sei ausdrücklich hingewiesen.

Man ist nun vielfach wohl mit Recht der Meinung, daß Anticoagulantien-Therapie in erster Linie die thromboembolischen Nachkrankheiten beim Infarkt — also Lungenembolie und Nachinfarkt — verhindern kann, während ihr Einfluß auf die primäre, auf Grund einer Gefäßwandschädigung schon etablierte, lokalen Coronarthrombose weniger sicher ist.

Auch Nachteile den Anticoagulantien-Therapie sind diskutiert: Beeinträchtigung der Infarktheilung, Beeinträchtigung der sich beim Anstieg des Infarktfiebers vielleicht entwickelnden Fibrinolyse, Begünstigung einer Herzruptur. Aber diese, zum großen Teil doch theoretischen Erwägungen, werden einen kaum abhalten, mit der Heparin-Theraphie zu beginnen, wenn -wie meist- die Blutgerinnungszeit deutlich verkürzt ist.

Prednison und ACTH sind auch bei der Theraphie des Myokardingarktes von verschiedenen Autoren verwandt worden. Die Erfolge waren im allgemeinen enttäuschend. Auch tierexperimentell ließ sich eine Verlängerung der Überlebenszeit nach Coronarunterbindung nicht demonstrieren.

Auch Butaczolidin ist allein oder in Kombination mit Anticoagulantien beim Infarkt verwendet worden; ein abschließendes Urteil über diese Therapie ist zur Zeit noch nicht möglich.

Wir sind noch immer der Meinung, daß Patienten mit frischem Herzinfarkt 4—6 Wochen lang fest im Bett liegen und hinterher sich zwei Monate lang extrem schonen sollen. Natürlich darf das keine starre Immobilisierung sein. Die Patienten sollen dazu angehalten werden, sich im Bett in gewissem Umfang zu bewegen. Massage der Beine und leichte Bewegungsübungen sollen von Anfang an stattfinden. Beine mit noch so kleinen Varicen sollen auch im Bett fest gewickelt werden. Wir Internisten können in dieser Beziehung von der postoperativen physikalischen Thromboseprophylaxe der Chirurgen einiges lernen. Bei der Festsetzung der Länge der Bettruhe wird darauf zu achten sein, daß die humoralen Veränderungen, BKS, Globulinverschiebung nach Myokardinfarkt sich größtenteils zurückgebildet haben [WUHRMANN (16)] und der nach dem Anfall gesenkte Blutdruck sich nach Möglichkeit wieder normalisiert hat. Bei Anticoagulantien-Therapie ist in Rechnung zu setzen, daß diese Behandlung die Ausheilung der Myokardwunde eher verzögert, also eine Verkürzung der Bettruhe kontraindiziert.

Literatur

1. AGRESS, C. M., H. J. JAKOBS, H. F. GLASSNER, M. A. LEDERER, C. CLARK, F. WROBLEWSKI, A. KARMEN and J. S. DUE: Circulation 11, 711 (1955).
2. — and M. J. BINDER: Amer. Heart J. 54, 458 (1957).
3. DRESSLER, W.: J. Amer. med. Ass. 160, 1379 (1956).

4. Freis, E. D.: J. clin. Invest. **31**, 131 (1952).
5. Hauss, W. H.: Angina pectoris. Stuttgart: Georg Thieme 1954.
6. Lasch, H. G., K. Mechelke, E. Nusser u. H. H. Sessner: Dtsch. Arch. klin. Med. **204**, 1 (1957); Biblioth. hämatol. **6**, 160 (1957).
7. Matthes, K.: Int. Symposion Koronarerkrankungen, Referat. Wien 1957 (im Druck).
8. Mechelke, K., E. Nusser u. W. Hey: Pflügers Arch. ges. Physiol. **261**, 527 (1955).
9. Müller, E.: Virchows Arch. path. Anat. **328**, 353 (1956).
10. Müller-Mohnsson, H.: Symposion Bad Oeynhausen Oktober 1957. Referat (im Druck).
11. Prinzmetal, M., and R. A. Massumi: J. Amer. med. Ass. **159**, 177 (1955).
12. Raab, W.: Ann. N. Y. Acad. Sci. **64**, 528 (1956).
13. Sarnoff, S. J.: Physiol. Rev. **35**, 107 (1955).
14. Sinn, W.: Die Elastizität der Arterien und ihre Bedeutung für die Dynamik des arteriellen Systems. Wiesbaden: Franz Steiner 1956.
15. Smith, W. W., N. S. Wickler and A. C. Fox: Circulation **9**, 352 (1954).
16. Wurhmann, F.: Intern. Symposion Koronarerkrankungen. Referat. Wien 1957 (im Druck).

Aus dem Gollwitzer-Meier-Institut an der Universität Münster in Bad Oeynhausen
(Direktor: Prof. Dr. L. Delius)

Zur Problematik der Coronarinsuffizienz im Elektrokardiogramm

Von

L. Delius

Mit 6 Abbildungen

I. Vorübergehende Senkungen der ST-Strecke und mehr oder minder flüchtige T-Negativitäten (unabhängig von Änderungen der QRS-Gruppe) im EKG haben sehr verschiedene Ursachen. Unter den kardialen Anlässen steht die Angina pectoris voran. Für sie ist die akute, absolute Coronarinsuffizienz der unbestrittene Grundvorgang.

Daraus hat man, wenigstens in einem großen Teil des elektrokardiographischen Schrifttums innerhalb Deutschlands, eine Zeitlang den Schluß gezogen, mehr oder weniger alle zeitweiligen ST-Senkungen und T-Negativitäten hätten etwas mit bedenklichen coronaren Durchblutungsstörungen zu tun. Dieser Irrtum führte dazu, daß der Begriff des Myokardschadens dubiös und derjenige der Coronarinsuffizienz in der EKG-Beurteilung mißdeutet wurde. Als Reaktion der Klinik war im letzten Jahrzehnt eine diagnostische Unterbewertung der genannten Befunde und eine weitgehende Ablehnung der erwähnten Bezeichnungen zu bemerken.

Nach dem neuesten Stand der Dinge ist eine abermalige Prüfung und Stellungnahme in der Frage der Beurteilung vorübergehender oder unbeständiger und ungewöhnlicher Endstreckenveränderungen im EKG angebracht.

II. Wir gehen dabei von einer Sammlung von EKG-Befunden aus, die sich um das Phänomen der *„Mobilität" von ST und T im EKG* gruppiert. (Auf eine evtl. in denselben Kurven zu beobachtende Mobilität anderer EKG-Teile, vor allem von P und QT, wollen wir hier nicht eingehen.) Zu einer Häufung entsprechender, serienmäßig festgehaltener Zeugnisse kam es bei uns wohl deshalb, weil wir aus diagnostischen Gründen an Patienten mit *kardiovasculären organisch-funktionellen Grenzzuständen* oftmals ausgiebige EKG-Wiederholungsuntersuchungen vorgenommen haben, und wir in diesem Zusammenhang frühzeitig an langfristigen Verlaufsbeobachtungen von ST- und T-Veränderungen im EKG interessiert wurden.

Für serienmäßige Wiederholungsprüfungen empfehlen sich stereotyp ausgeführte Aufnahmen der drei Standardableitungen (synchron geschrieben) im Liegen und im Stehen, ferner unipolare Brustwand- und Nehbsche Ableitungen. Dieses Untersuchungsprogramm ist in „Verdachtsfällen" zu verschiedenen Tageszeiten oder in unterschiedlichen Aktionszuständen des Herzens (körperliche oder psychische Belastungen, Schmerzen, Mißempfindungen, Medi-

kamentwirkungen, Hypnose usw.) an verschiedenen Tagen zu wiederholen. In anderen Fällen
sind Wiederholungsuntersuchungen im Abstand von Wochen oder Monaten über längere Zeit
zweckmäßig. Das sind für den klinischen Alltag vielleicht utopische Forderungen. Es kommt
uns hier nur darauf an, die Vorbedingungen unserer Erfahrungen zu kennzeichnen.

III. Bei einer Durchsicht des Materials, zunächst nach formalen Gesichts-
punkten, ergab sich, daß die QRS-unabhängige Veränderlichkeit der ST-Strecke
und der T-Zacke im EKG entweder als *akzidentelle Erscheinung* zu bereits vorher
vorhandenen abnormen EKG-Befunden für eine gewisse Zeit hinzutreten, oder
daß sie als *essentielles und evtl. wiederkehrendes Phänomen* bei vor- und nachher
normalen Kurven auftreten kann.

Akzidentell ist die ST- und T-Mobilität (oder -Motilität) vor allem zu sehen,
wenn unter akuten „stress‘‘-Bedingungen zusätzliche Verringerungen, in manchen
Fällen (Hypertoniker) aber auch vorübergehende Vermehrungen einer durch eine
Atheromatose oder Sklerose bereits eingeschränkten Coronardurchblutung aus
den EKG-Befunden mit Wahrscheinlichkeit zu folgern sind. Weiterhin kommen
solche akzidentelle ST- und T-Veränderungen in schon durch eine Myokarditis
oder durch postmyokarditische und durch postnekrotische Narben veränderten
EKG dann manchmal vor, wenn eine vermehrte Herzarbeit durch körperliche
oder seelische Belastung, durch Fieber oder durch Pharmaka hervorgerufen wird.
Etwas längerwährende, temporäre ST- und T-Veränderungen im Sinne einer
„Besserung‘‘ vorbestehender Befunde sieht man wiederum insbesondere in pathologischen Linkstyp-Kurven von Hypertonikern, bei denen für eine gewisse Frist
unter entsprechender Therapie eine Entlastung des linken Ventrikels eintritt.

Der Prototyp einer *essentiellen*, beim selben Menschen häufig, evtl. chronisch
wiederkehrenden ST- und T-Mobilität ist das Orthostase-EKG. Einschränkend
muß gleich hinzugefügt werden, daß orthostatische EKG-Veränderungen recht oft
aber auch zusätzlich oder „akzidentell‘‘ in solchen EKG vorkommen, deren im
Liegen aufgenommene „Ruhe-Kurven‘‘ bereits geringe, z. B. postinfektiöse ST-
und T-Änderungen zeigen — wie es ja bekannt ist, daß orthostatische Syndrome
in der Rekonvaleszenz nach Infektionskrankheiten nicht selten sind. „Essentiell-
mobil‘‘ kann sich die Endstrecke des EKG ferner gelegentlich für eine ganz kurze
Frist nach Extrasystolen und nach tachykardischen Anfällen verhalten, weiter
kommen vorübergehende ST-Senkungen und Negativitäten von T in ausgeprägten
Angsterregungen vor, oder noch deutlicher während hysterischer Ausnahme-
zustände sowie unter entsprechenden hypnotischen Suggestionen, fernerhin bei
manchen epileptischen Anfällen, in pharmakodynamischen Schock- oder Rausch-
zuständen und bei einigen psychotisch Kranken. Besonders bekannt geworden
sind die unter *verschiedenartig* herbeigeführtem Sauerstoffmangel höheren Grades
auch bei Gesunden in individuell — worauf es in unserem Zusammenhang an-
kommt — auffällig *unterschiedlicher* Intensität unter gleichen Bedingungen zu
beobachtenden ST- und T-Veränderungen (Opitz; Rühl u. a.). Sodann gibt es
passagere reflektorische Beeinflussungen der ST-Strecke und T-Zacke bei Cholecystitis und bei Gallenkoliken, bei einigen Ulcus-Kranken, bei Hiatushernien und
verschiedenen akuten abdominellen Prozessen, nach Nahrungsaufnahme, im
Hunger und während Infusionen. Schließlich sind entsprechende Befunde bei
operativen und diagnostischen Eingriffen, insbesondere im Bereich des Schädels,
beobachtet worden. Ferner gibt es temporäre ST- und T-Veränderungen bei

allergischen, fokaltoxischen und pharmakodynamischen Einwirkungen, insbesondere bei Anwendung sympathikomimetischer Drogen und nach Nicotin, oder auch bei Vergiftungen. (Soweit die zitierten Befunde nicht auf immerhin zahlreichen eigenen Beobachtungen beruhen, beziehen sie sich besonders auf die Zusammenfassung der entsprechenden Befunde und Belege in der ersten und dritten Auflage des Buches von LEPESCHKIN).

Eine Brücke von den zuletzt erwähnten, zumeist extrakardial bedingten ST- und T-Mobilitäten zu den mehr oder weniger typischen Befunden ausschließlich organisch-kardialer Herkunft bei akuter Coronarinsuffizienz bilden bestimmte Formen von akuten und subakuten, evtl. sich häufig wiederholenden Ischämiereaktionen. Ihr Kennzeichen ist, daß sie manchmal nur in den Brustwandableitungen faßbar werden, und daß nach dem klinischen Eindruck oftmals psychische oder mindestens vegetativ-sympathogene Einflüsse an der Auslösung der meist vorhandenen stenokardischen Beschwerden beteiligt sind. Ganz besonders variable, zeitweilig fast bizarre Kurvenbilder können nach einer eigenen Beobachtung mit BERG und WERNER entstehen, wenn bei Personen mit starker psychovegetativer Labilität ein Myokardinfarkt eintritt, oder wenn — wie in einem anderen eigenen (mit PETERMANN untersuchten) Falle — aortenluetisch bedingte Angina pectoris-Anfälle mit emotional-vegetativen Einflüssen auf das EKG interferieren.

Aus unserer Sammlung von entweder als akzidentell und essentiell, oder — wenngleich nicht synonym — als kardial und extrakardial zu bezeichnenden ST- und T-Mobilitäten, die jeweils nach Möglichkeit in Serienuntersuchungen desselben Patienten zu erfassen gesucht wurden, ist hier nur die ausschnittweise Abbildung einiger Beispiele möglich (Abb. 1—5).

Aus räumlichen Gründen beschränken wir diese Wiedergabe „mobiler EKG-Veränderungen" auf solche Fälle, bei denen klinisch eine *Simultaneität* organisch-coronarer und funktionell-vegetativer Krankheitsvorgänge angenommen werden mußte (Gruppe IV der Tab. 1). Die Abb. 1—5 enthalten hierzu einiges, sowohl nach der Dauer der Beobachtungen, wie teilweise nach der „Verborgenheit" der EKG-Befunde oder ihrer Rückfälligkeit besondere Material, das über die bekannten flüchtigen EKG-Veränderungen etwa bei Belastungsversuchen von Angina pectoris-Kranken hinausgeht.

Die Voraussetzungen, bestimmte Merkmale und die Bedeutung der ohne Beteiligung faßbarer coronarer Herzkrankheiten vorkommenden mobilen EKG-Veränderungen können hier nur tabellarisch (Tab. 1; Gruppe I—III) angeführt werden.

Es kommt uns im Rahmen des Themas weniger auf eine Beschreibung der Einzelheiten dieser Befunde und ihrer Ursachen an, als auf den Versuch einer zusammenfassenden pathogenetischen Betrachtung und Interpretation der mobilen EKG-Veränderungen. Es soll die maßgebliche Bedeutung neurohormonaler Einwirkungen auf den Herzstoffwechsel als gemeinsame und gleichsam zentrale Entstehungsursache für die verschiedenen Spielarten (I—IV der Tab. 1) der entsprechenden Befunde herausgestellt werden.

Im Schrifttum finden sich neuerdings zahlreiche Einzelhinweise über das Vorkommen mehr oder weniger flüchtiger, oftmals vegetativ bedingter EKG-Veränderungen. Auf die schon erwähnte Anführung vieler solcher Befunde bei LEPESCHKIN wird verwiesen. Auch in den Lehrbüchern der Elektrokardiographie von HOLZMANN, KORTH u. a., ferner besonders in den Monographien von REINDELL u. Mitarb. und von KIENLE, sowie in der EKG-Fibel von

Tabelle 1. *Vorkommen, Merkmale und Bedeutung der mobilen ST- und T-Veränderungen (die nicht durch eine akute, absolute Coronarinsuffizienz verursacht sind)*

Vorkommen	Merkmale		Bedeutung
	formal	zeitlich	
I. a) bei vegetativen, insbesondere sympathicotonen Herz- u. Kreislaufregulationsstörungen	essentiell bes. im Orthostase-Ekg, gelegentlich auch schon in Ruhekurven bei ausgeprägter veg. Labilität (z.B. Tagesschwankungen-Ekg); fast immer in Abl. II u. III, sowie in V5 und V6.	flüchtig; evtl. häufig wiederkehrend unter gleichen Bedingungen	Indicatorbedeutung für nervös ausgelöste oder übersteuerte Störungen im Arbeitsstoffwechsel des Herzens
b) bei intra- und postinfektiösen Beeinträchtigungen der Herzmuskel- und Kreislauffunktion	akzidentell bes. im Bel.-Ekg bei Kombination funkt. u. org. Syndrome; Ableitg. wie oben	Im Bel.-Ekg nur flüchtig auftretend, sonst über Wochen bis Monate an der sehr unterschiedlichen Intensität der Ekg-Befunde erkennbar	Beurteilung als „veg. Beimischung" nur nach längerer Beobachtung (Wiederholungsuntersuchungen; Ausschluß von Digitalis-Wirkungen usw.) erlaubt
II. bei extrakardial bedingten Dysreflexien mit Beeinflussung der Herztätigkeit (nach Nahrungsaufnahme, bei abdominellen Erkrankungen; gastrokard. Symptomenkomplex usw.)	sowohl essentiell wie akzidentell; weniger ausgeprägt als in Gruppe I; — evtl. nur in BWA; sonst vorw. in Abl. II und III	subakut (Stunden bis Tage, meist nicht regelmäßig wiederkehrend)	Keine besondere Bedeutung außer der symptomatischen einer erhöhten reflektorischen Ansprechbarkeit des Herzens
III. Postextrasystolisch; bei hormonalen Erkrankungen; bei toxischen oder allg. Stoffwechselstörungen, auch solchen des Mineralstoffwechsels	können in allen Ableitungen auftreten; evtl. auch nur in Abl. I	evtl. ganz kurzfristig (Sekunden); in anderen Fällen relativ beständig über Tage und Monate; Wechselhaftigkeit auch dann	Meist keine sichere Beziehung zu i.e.S. vegetativen Ursachen; evtl. Hinweis auf versteckte Allg.-Erkrankungen (Tetanie, Addison, klimakterische Störungen usw.)

IV. bei organisch-funktionellen Grenzzuständen im myokardialen Bereich, z. B. Ischämiereaktionen infolge zugleich bestehender Coronarsklerose und psychovegetativer Labilität; bei Allergosen; nach Pharmaka usw; als seltene Zusatzerscheinung bei Infarkten.

a) bei Stenokardien sehr unterschiedlichen objektiven Schweregrades	meist akzidentell; dann evtl. in allen Abl.; gelegentlich essentiell nur in BWA V3—V5.	akut und subakut akut und subakut	Prognostisch als *relativ* günstig zu werten (im Rahmen der jeweiligen Gesamtbeurteilung)
b) bei noch nicht völlig fixierten Hypertonien verschiedener Genese durch vorübergehende Entlastung des li. Ventrikels, z. B. auch nach Sympathektomien	nur akzidentell als „Besserungen" pathol. Linkstypkurven	temporär (Wochen)	Prognostisch *relativ* günstig zu bewerten (s. oben; wie dort als Hinweis auf eine partielle Reversibilität der Krankheitserscheinungen „positiv" zu beurteilen. Vorsicht ist jedoch angebracht)

Heinecker finden sich entsprechende Erwähnungen. An neueren Einzelarbeiten seien diejenigen von Colucci, Gardberg u. Mitarb., Ljung, Kleinsorge u. Mitarb. erwähnt[1].

[1] *Anmerkung bei der Korrektur:* Auf eine jüngst erschienene Arbeit „Über die diurnalen Veränderungen des path. EKG" von J. Kenedi u. G. Bige. Cardiologia (Basel) **32**. 278 (1958) wird ebenfalls verwiesen.

Eine einheitliche Betrachtung der funktionellen EKG-Veränderungen unter Einbeziehung der simultan mit organischen Herzkrankheiten auftretenden ST- und T-Mobilitäten fehlt jedoch bisher. Ebensowenig ist uns eine systematische Nutzanwendung einiger neuerer, insbesondere von RAAB, aber auch von GREGG; A. M. KATZ; H. FEINBERG und L. N. KATZ; RUSHMER; ECKSTEIN u. a. stammender experimenteller Untersuchungen (über die extrakardiale Beeinflussung des Herzstoffwechsels und der Coronardurchblutung) mit dem Ziele einer Interpretation der mobilen EKG-Veränderungen begegnet[1].

Verschiedene, aus der theoretischen Forschung stammende Darlegungen über die Steuerung der Coronardurchblutung (in Veröffentlichungen von BÜCHNER, von SCHAEFER und von SCHÜTZ) haben uns zu unserem hier vorgelegten Versuch einer zusammenfassenden klinischen Deutung der mobilen EKG-Veränderungen immerhin ermutigt.

Aus der sehr großen Zahl von Einzelbeobachtungen, die sich mit flüchtigen EKG-Veränderungen beschäftigen, müssen einige neuere hier deshalb vorweg herausgehoben werden, weil sie als Bestätigungen unserer Auffassungen angesprochen werden können, oder weil sie — wenn auch teilweise andersartig gedeutete — Analogiebefunde enthalten. So bringt UMBACH exakte Belege und Beispiele für die Möglichkeit ganz erheblicher EKG-Veränderungen bei Störungen der zentralen vegetativen Regulation. Ein tschechischer Arbeitskreis (FEJFAR, WIDIMSKY, PISA u. a.) hat in den letzten Jahren u. a. orthostatische Reaktionen nach Myokardinfarkten geprüft. KLEPZIG, REINDELL und TECKLENBORG haben vor kurzem eigene zustimmende Nachuntersuchungen zu amerikanischen Beobachtungen über flüchtige T-Veränderungen, die nur im Brustwand-EKG festzustellen waren (s. Abb. 3 dieser Arbeit), veröffentlicht. Von den neun in der Arbeit von KLEPZIG u. Mitarb. besprochenen Kranken litten sieben an einer vegetativen Kreislaufregulationsstörung. Die verwandten, wenn auch teilweise unterschiedlich interpretierten Erfahrungen der amerikanischen und schwedischen Untersucher (ROCHLIN u. EDWARDS; LEVIT u. DINMAN; GREWIN; SIMONSON u. Mitarb., WASSERBURGER u. LORENZ) werden in der Arbeit von KLEPZIG ausführlich diskutiert.

Einige EKG-Befunde, die den in unseren Abb. 3—5 wiedergegebenen z. T. ähneln, hat UHLENBRUCK vor einigen Jahren veröffentlicht. Die reversiblen EKG-Veränderungen wurden als durch Coronarspasmen, vielleicht auch durch Mikroinfarkte bedingt, gedeutet.

Auf die nur am Rande unserem Thema zugehörige Literatur über das „intermediäre Coronarsyndrom" (GRAYBIEL; DAGINI; MAURICE; BLUMGART) kann lediglich verwiesen werden.

Eigene frühere Untersuchungen zum Problem der „mobilen EKG-Veränderungen" bei funktionellen Herz- und Kreislaufstörungen sind vor allem in einer Arbeit Arch. Kreislaufforsch. 11, 1 (1942) sowie in mehreren Dissertationen (GLADEWITZ; DELABAR; VOGELBACH) niedergelegt. Die Arbeit von DELABAR setzt sich insbesondere mit den von WENDT geäußerten Hypothesen über die Beeinflussung des Herzstoffwechsels durch vagische Impulse auseinander. In einer weiteren Dissertation (DIETRICH) und in einer Publikation meiner früheren Mitarbeiter GLADEWITZ und BERG wurde ein Ansatz zur vektoriellen Betrachtung

---

[1] *Anmerkung bei der Korrektur:* s. dazu auch die Ergänzung des Lit.-Verz. unter BERNE, DENISON, KATZ.

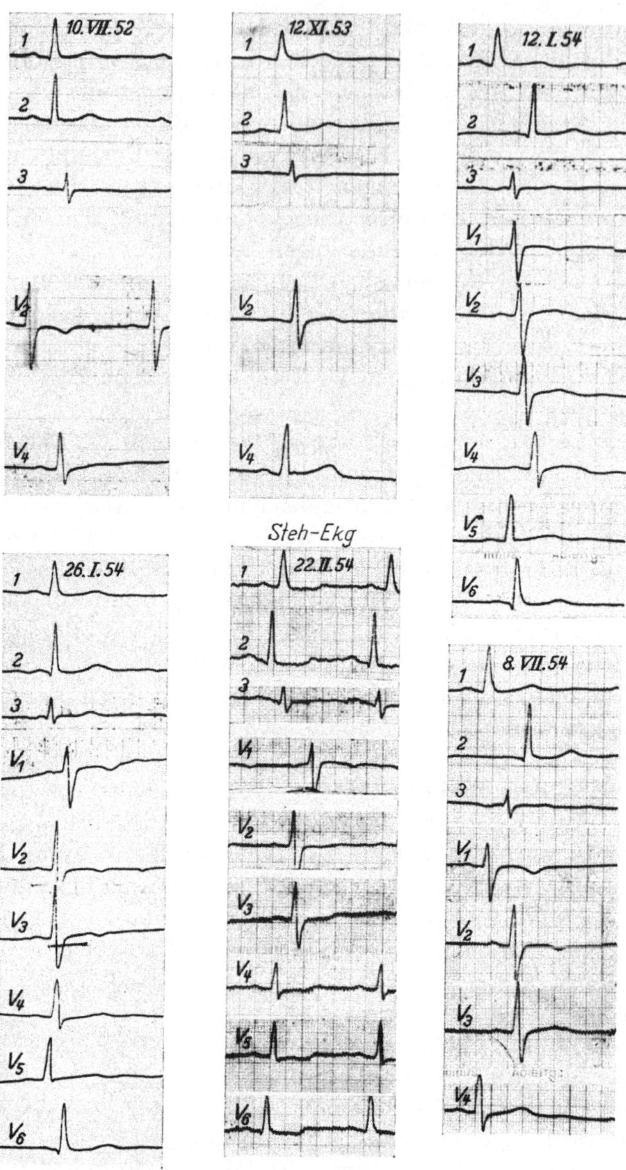
10. VII. 52
12. XI. 53
12. I. 54
Steh-Ekg
26. I. 54
22. II. 54
8. VII. 54
1 a

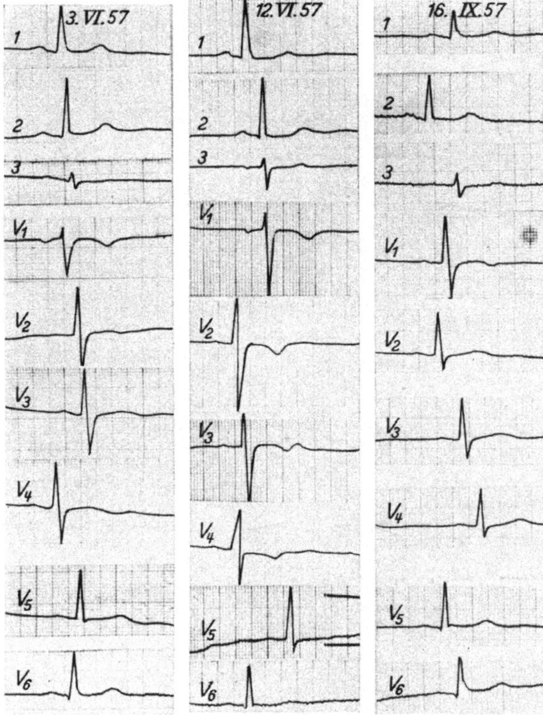

1 b

Abb. 1a u. b. Langfristige EKG-Verlaufsserie einer jetzt 61jährigen Pat., bei der seit Jahren eine hochgradige Vasolabilität mit Blutdruckschwankungen zwischen 180/100 und 95/60 mm Hg sowie krisenhafte sympathicotone Gefäßreaktionen mit Stenokardien, Harnflut, Hyperhydrosis, Kopfschmerzen und ähnlichen Erscheinungen bekannt sind. Noch normale Herzgröße und -form. Auch bei Berücksichtigung einiger technischer Mängel der EKG-Serie bleibt die Veränderlichkeit der T-Zacke und der ST-Strecke, insbesondere über dem Präcordium sehr auffällig. Im allgemeinen, aber nicht immer, bestand eine Parallelität zwischen Stenokardien und T-Negativitäten. Analog „mobile" Befunde in EKG vom 29. 1. und 9. 10. 1957 konnten aus räumlichen Gründen nicht abgebildet werden

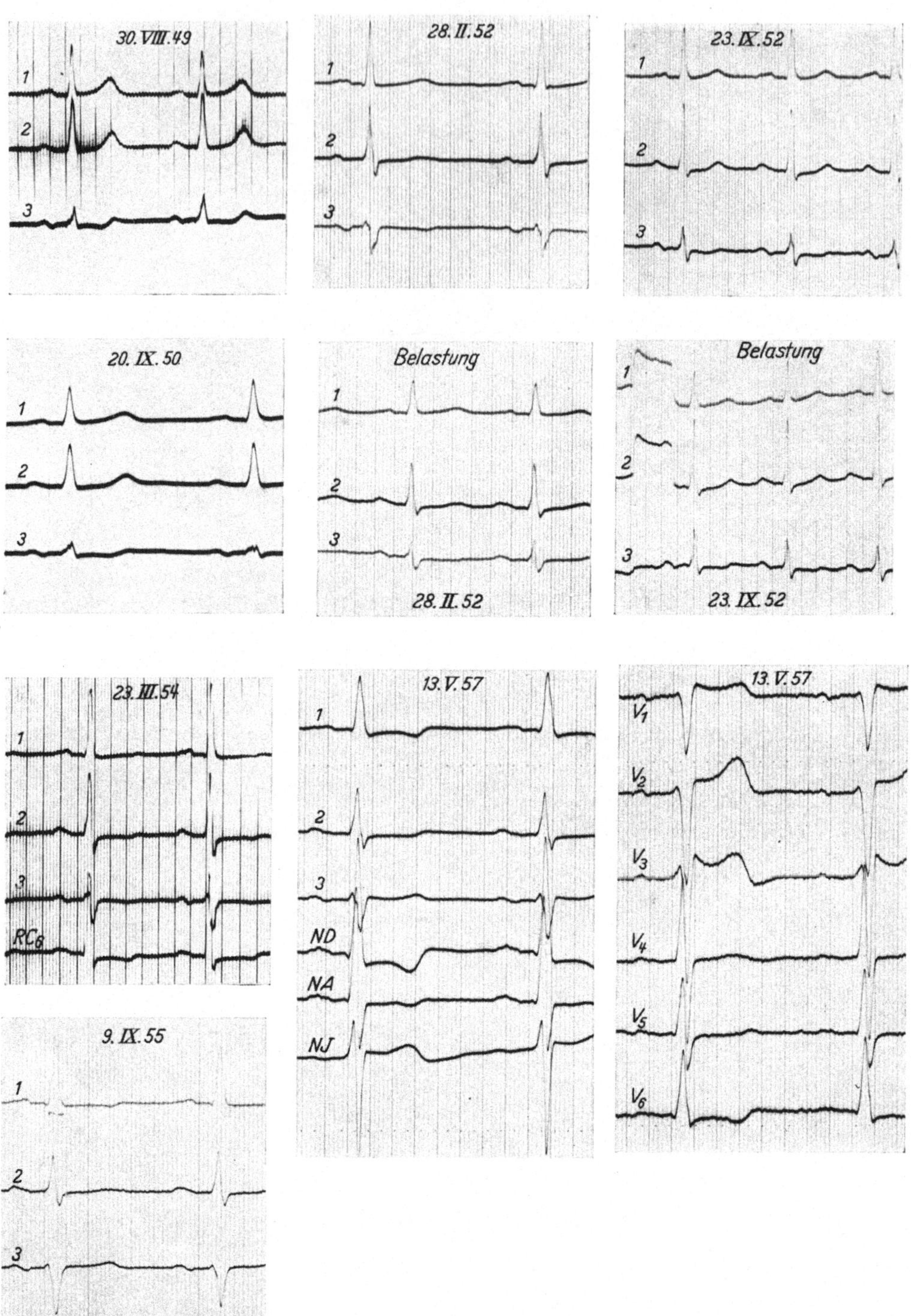
30. VIII. 49
1
2
3
28. II. 52
1
2
3
23. IX. 52
1
2
3
20. IX. 50
1
2
3
Belastung
1
2
3
28. II. 52
Belastung
1
2
3
23. IX. 52
23. III. 54
1
2
3
RC6
13. V. 57
1
2
3
ND
NA
NJ
13. V. 57
V1
V2
V3
V4
V5
V6
9. IX. 55
1
2
3

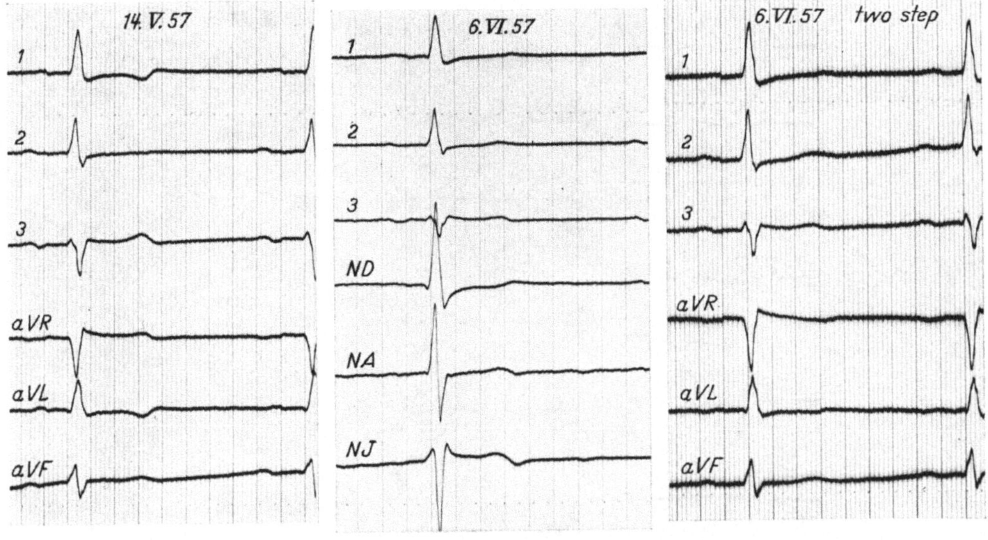

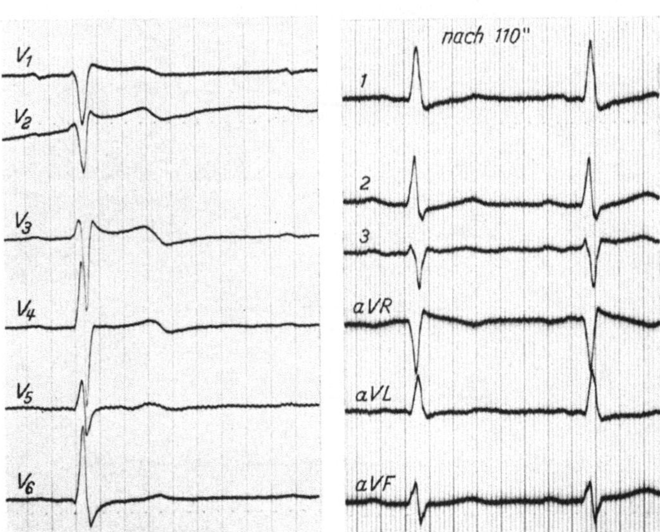

Abb. 2 a u. 2 b. Langfristige EKG-Verlaufsserie eines vegetativ nur mäßig erregbaren, aber hyperaktiven, jetzt 57jähr. Pat. mit essentieller Hypertonie. BD-Schwankungen zwischen 210/120 und 160/95 bei jahrelanger Beobachtung unter den verschiedensten Bedingungen. Herzgröße an der Grenze der Norm. Bemerkenswert ist die relativ gute temporäre Rückbildungsfähigkeit des pathologischen Linkstyps — der schon einige Jahre bestand — unter stationärer Behandlung vom 10. 5. —10. 6. 1957 und im Belastungsversuch.

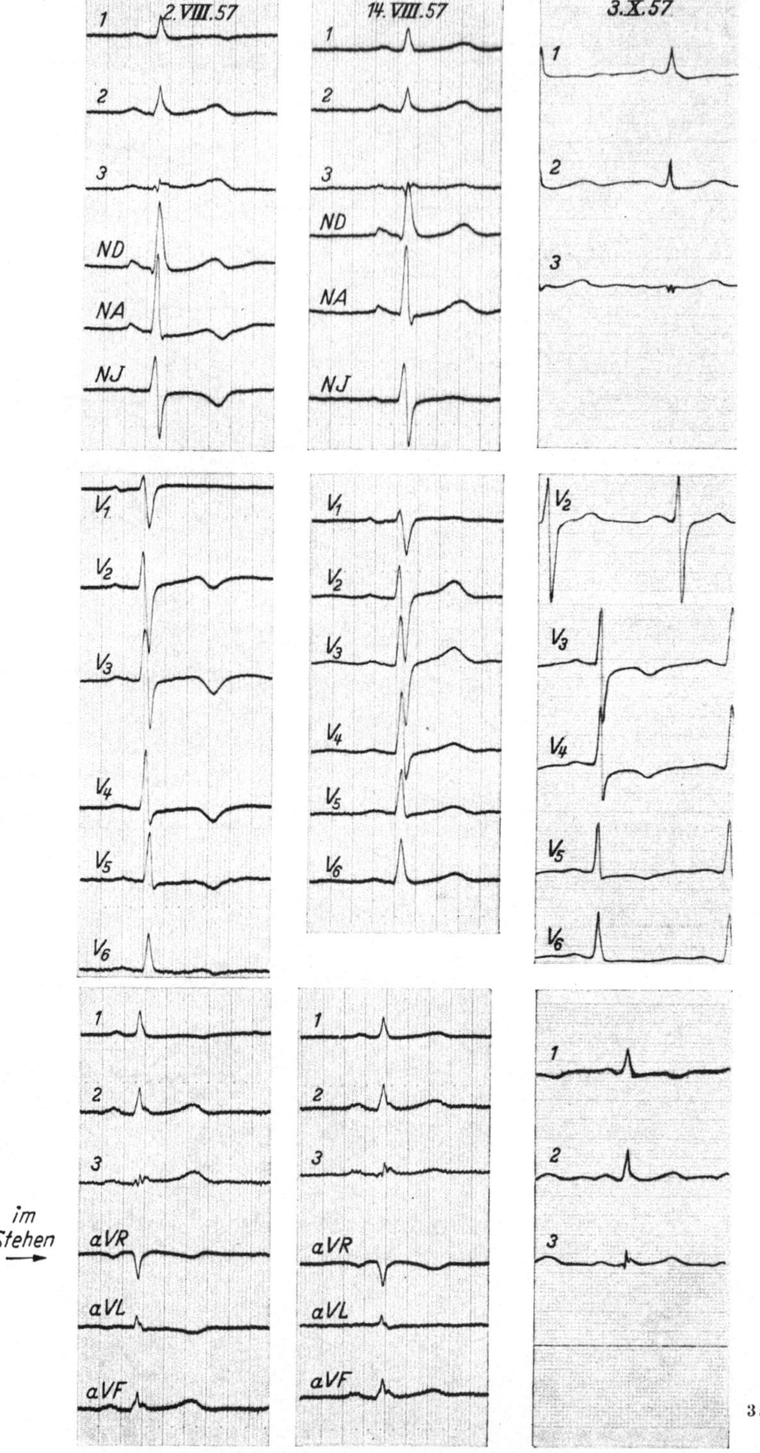

Abb. 3a u. b. Kurzfristige EKG-Verlaufsserie eines jetzt 58 jährigen, psychovegetativ hochgradig 130/85 mm Hg. Auffällige, nur über dem supraapikalen Präcordium erkennbare, relativ rasch aber nicht ausschließlich von psychischen Erregungen abhängigen Anfällen. Keine

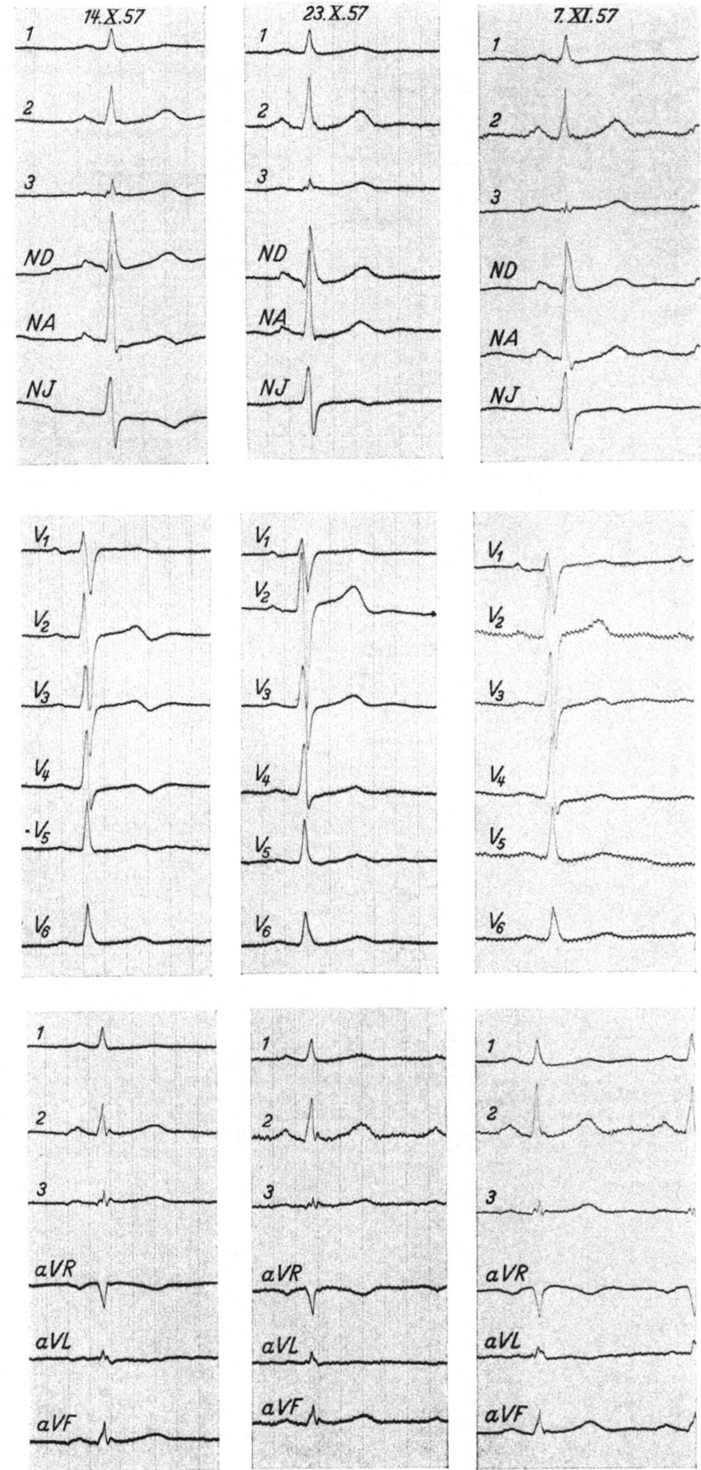

3b

labilen und sensiblen Patienten mit stenokardischen Anfällen. Herz röntgenologisch o. B., BD reversible und wieder neu reproduzierte Ischämiereaktionen in Parallelität zu den weitgehend, eigentlichen Infarktzeichen. Nach längerer Behandlung anhaltende Besserung seit $^3/_4$ Jahren

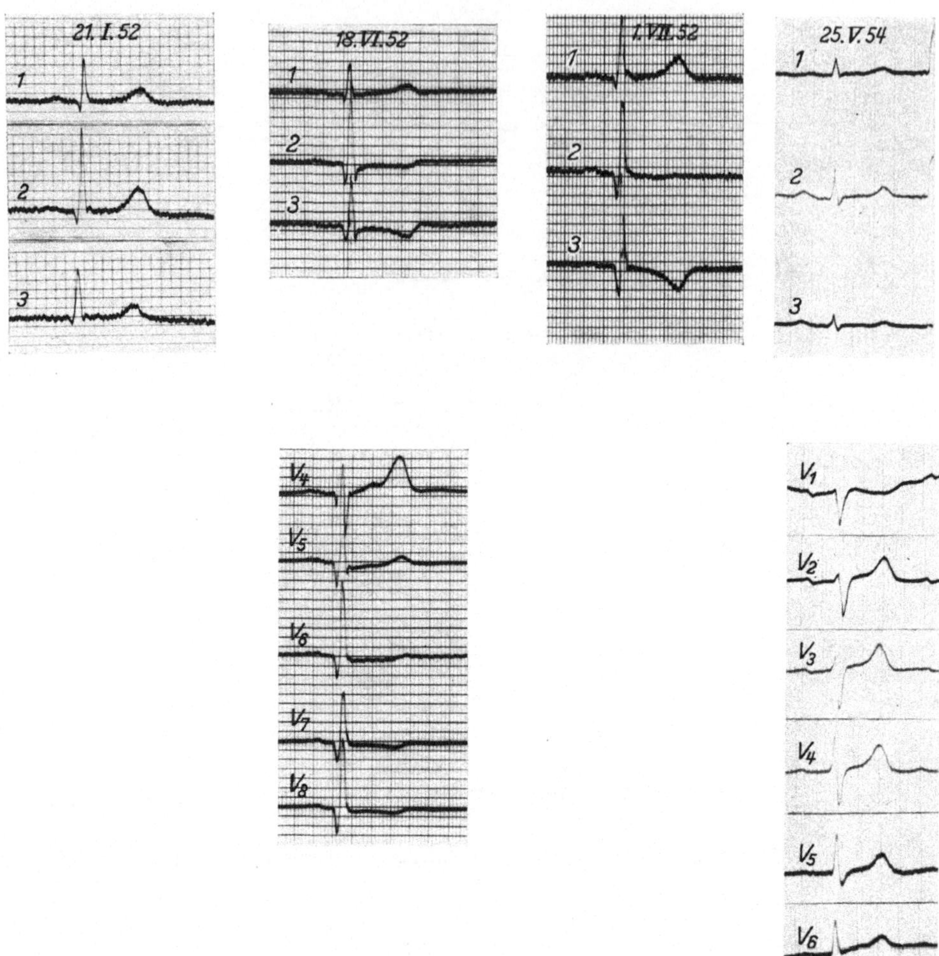

4 a

Abb. 4a — c. Langfristige EKG-Verlaufsserie eines jetzt 48 jährigen Mannes mit hochgradiger Vasolabilität seit früher
Jugend. 1947 luische Infektion. Januar 1952 erste heftige Angina pectoris-Anfälle. Febr. 1952 Diagn. einer Med.
Univ.-Klinik: Herzinfarkt. Juni/Juli 1952 Heilverfahren. Seit 1954 arbeitsunfähig wegen ständiger Stenokardien
bei stärkster psychovegetativer Labilität. 1955 Psychiatrische Beobachtung. 1956 seropositive Luesreaktionen,
erste Kur. — Herzgröße und -form normal. BD 180/110. Keine akustischen Hinweise auf Aortenlues, trotzdem
luetische Coronarstenose möglich. Auffällig sind die sehr starken, aber immer wieder rückbildungsfähigen Änderungen der ST-Strecke und der T-Zacke im Verlauf von Jahren. Den Anfällen gehen ausgeprägte psychovegetative
Erregungen parallel

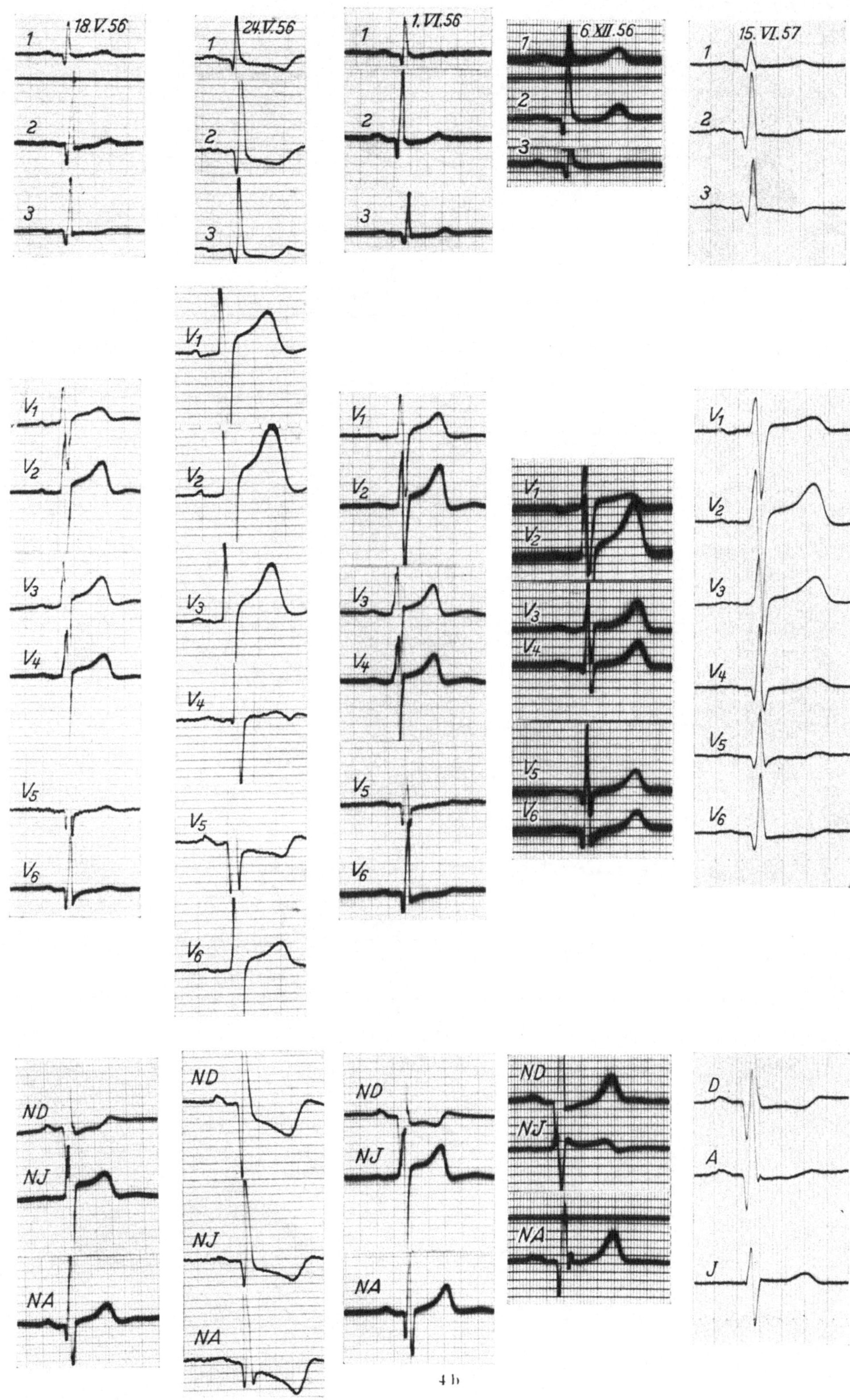

18.V.56
24.V.56
1.VI.56
6.XII.56
15.VI.57
1
2
3
V1
V2
V3
V4
V5
V6
ND
NJ
NA
D
A
J

Ekg im Liegen

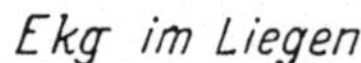

im Stehen (10')

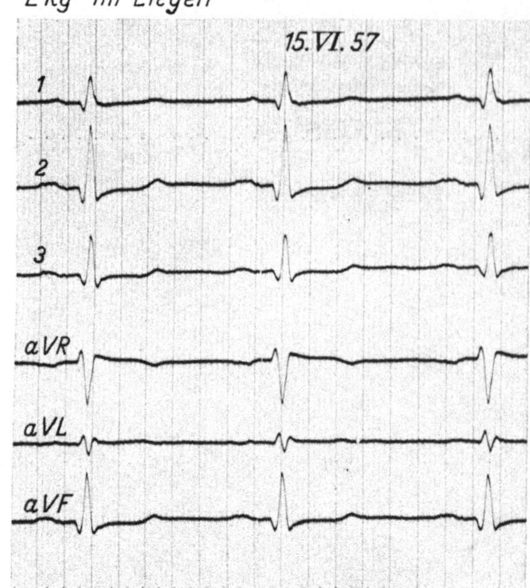

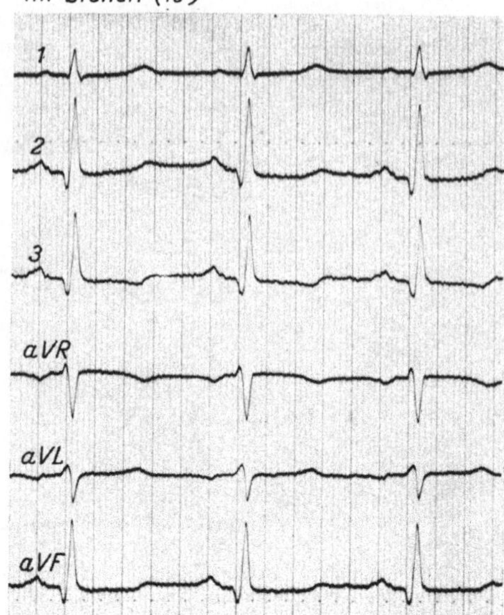

nach Belastung
Master-Test
(nur 3/4 der Norm)

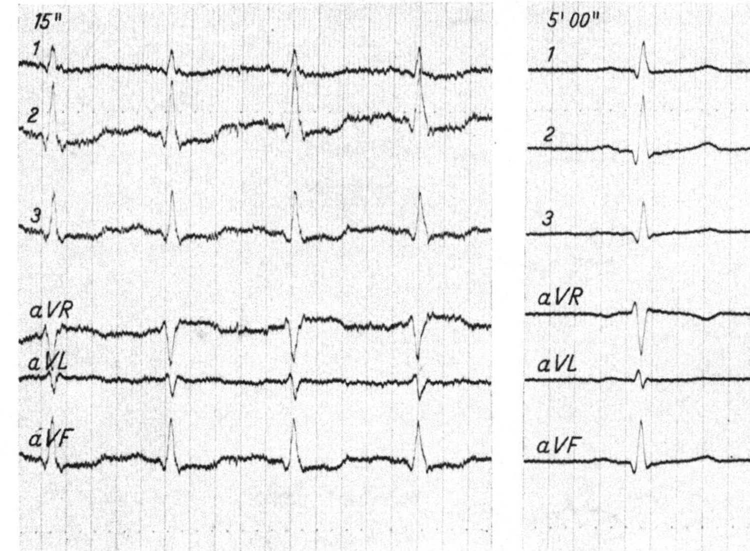

der in der Orthostase zu beobachtenden EKG-Veränderungen gemacht. Diese Bestrebungen sollen demnächst fortgeführt werden. Eine Übersicht über das EKG bei Herz- und Kreislauffunktionsstörungen wurde vor kurzem mit WITZLEB veröffentlicht.

IV. Die als solche mehr oder weniger monotonen und uniformen ST- und T-Veränderungen — seien sie nun vorübergehender Art oder nicht — werden, wenn sie unabhängig von Störungen der Erregungsausbreitung auftreten, durch Verkürzungen und Verringerungen der Erregungsaktivität (LEPESCHKIN) oder — mit anderen Worten — durch Störungen der Repolarisation in den (subendokardialen ?) Muskelschichten der Ventrikel, vorwiegend wohl der linken Kammer bedingt. Solche Störungen der Erregungsrückbildung können — soweit wir wissen — außer durch mechanische, chemische und entzündliche Verletzungen der entsprechenden Muskelpartien nur durch Stoffwechselstörungen intra- oder extracellulärer Art im Herzmuskelgewebe verursacht werden. Diese letztgenannten Vorgänge müssen, wenn sie nach Intensität und Zeit eine gewisse Schwelle — die praktisch mit derjenigen der elektrokardiographischen Manifestation wahrscheinlich gleichbedeutend ist — überschreiten, mit vorgegebenen oder nachgeordneten Änderungen in der „Güte" (GOLLWITZER-MEIER) der Kranzgefäßdurchblutung einhergehen. Da nun in sehr vielen Fällen mobiler ST- und T-Veränderungen für entzündliche, chemische (falls Digitalis-Einflüsse entfallen) oder mechanische Einwirkungen auf das subendokardiale Myokard keine Anhaltspunkte bestehen, stellt sich — geht man den Problemen auf den Grund — schließlich doch wieder die Frage, in welchem unmittelbaren oder mittelbaren Zusammenhang mit der Ernährung, mit dem Stoffwechsel und der Durchblutung der Herzmuskelzellen die Veränderlichkeit der angeführten ST- und T-Befunde steht. Diese Frage ist nach den eingangs zitierten klinischen Erfahrungen jetzt jedoch so zu erweitern, daß eine zureichende Antwort auch die Wert- und Entstehungsunterschiede zwischen den „schweren" EKG-Befunden ausschließlich coronarer Herkunft und den „leichten" EKG-Veränderungen partiell coronarer Genese erklären müßte.

Für die im Rahmen neuro- und psychovegetativer Herz- und Kreislaufregulationsstörungen, aber auch für die bei jugendlichen Hypertonikern und für die bei kardiovasculären organisch-funktionellen Grenzzuständen auftretenden mobilen ST- und T-Veränderungen haben wir bereits 1942 aus klinisch-experimentellen Untersuchungen einige entsprechende pathogenetische Annahmen abgeleitet. Wir sagten damals, daß die (passiven) *hämodynamischen Determinanten der Coronardurchblutung zur Erklärung solcher EKG-Befunde oder der ihnen zugrunde liegenden Stoffwechselstörungen nicht genügen würden, vielmehr Herznerveneinflüsse (besonders solche des Sympathicus* — dessen Bedeutung für „funktionelle T-Zackenänderungen" kurz vorher NORDENFELT bereits wahrscheinlich gemacht hatte) *auf die Herzmuskelzellverbände und auf den Coronarkreislauf in der Pathogenese dieser Befunde, vielleicht teilweise im Sinne einer Synergismusstörung von Sympathicus und Vagus, mitspielen müßten.*

Jetzt (1957) läßt sich diese *Arbeitshypothese* einerseits auf Grund des vielfach erweiterten elektrokardiographischen Erfahrungsgutes, andererseits nach neuen experimentellen Befunden über die Begrenzung der nervösen Regulation der Coronardurchblutung, vor allem von amerikanischen Autoren (GREGG, ECKENHOFF, HAFKENSCHIEL u. a.; zit. bei SCHÜTZ und bei WITZLEB) und besonders

Anfall
nach Anfall
Ruhe
kurz nach Belastung
7. I. 55
15. I. 55
15. I. 55
20. I. 55
20. I. 55
18. I. 55

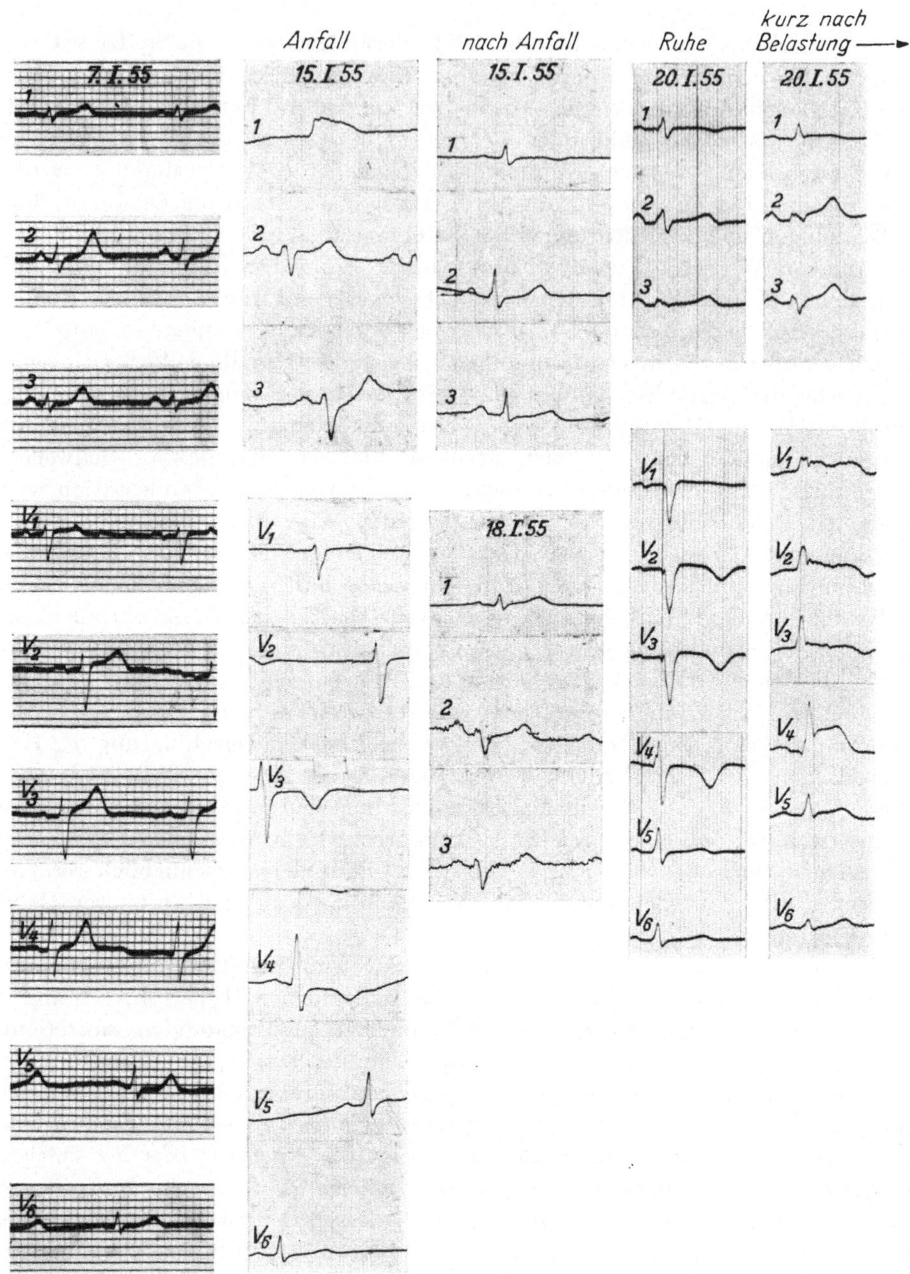

5 a

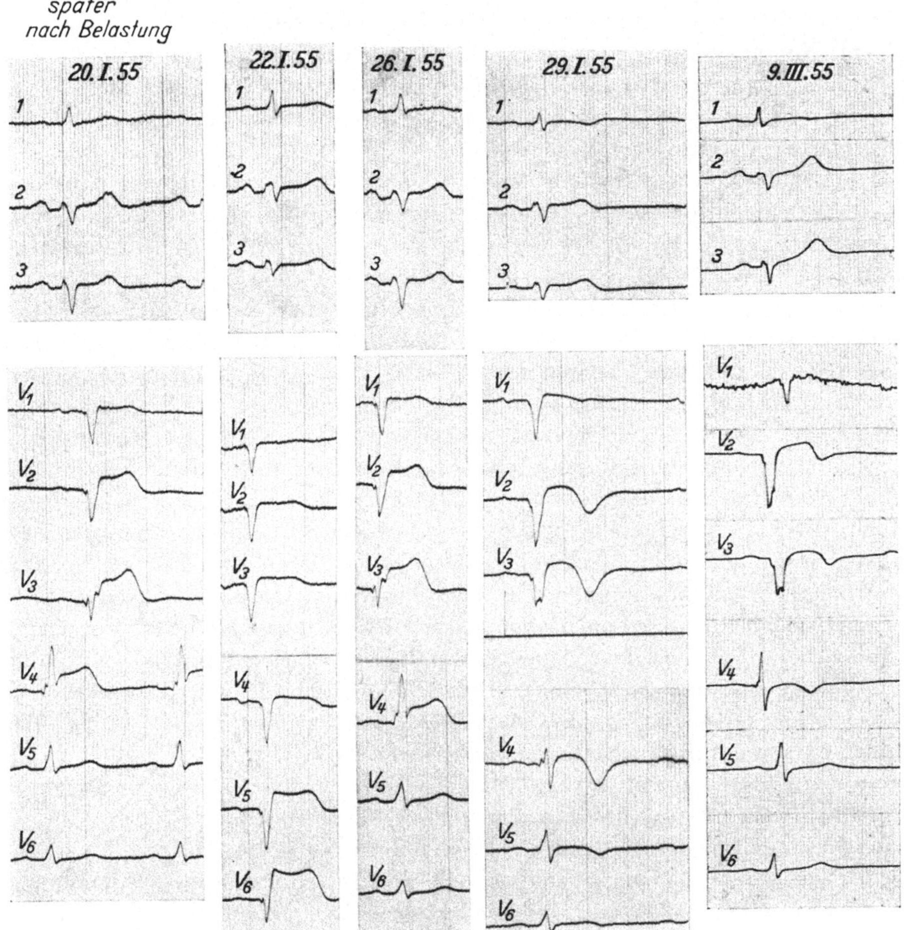

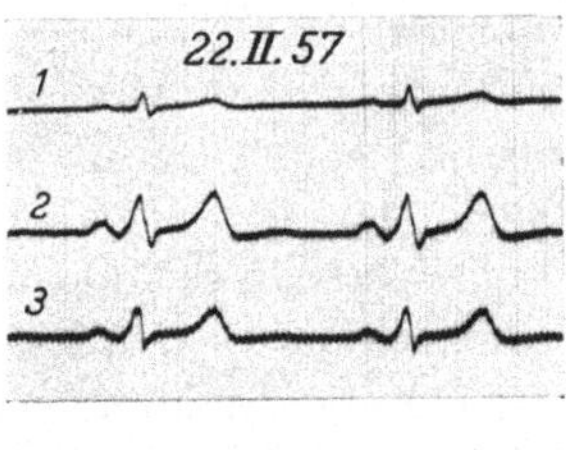

5 b

Abb. 5 a u. b. Kurzfristige EKG-Verlaufsserie (mit einer Nach-beobachtung nach 2 Jahren) eines jetzt 46jährigen Mannes (Maurer) mit sehr auffälliger, paranoider Persönlichkeitsstruktur. Nicotin- und Alkoholabusus. Atypischer Herzvorderwandinfarkt mit erst langsam hervortretenden, durch inadäquates, hyperaktives Gesamt-Verhalten weitgehend überlagerten Symptomen (deshalb irrtümlich Belastungsversuch am 20. 1. 1955). Bemerkenswert sind die an den verschiedenen Untersuchungstagen und je nach Situation stark wechselnden Ischämiezonen in der Nähe des Infarktbezirkes und das — trotz weiteren Nicotinabusus — später teilweise normalisierte EKG, BD und Röntgenbefund 1955 und 1957 normal.

auf Grund der Untersuchungen von Raab über die Zusammenhänge von vege-
tativem Nervensystem, Herzstoffwechsel und Coronardurchblutung in einer
wesentlich genaueren und in einer prinzipiell — wenn auch wohl nicht immer
de facto — *für die Gesamtheit der akzidentellen und essentiellen mobilen ST- und
T-Veränderungen geltenden Form vorlegen.*

Dabei muß allerdings bedacht werden, daß die zur Rede stehenden Befunde
fast bei jedem einzelnen Menschen eine komplexe Pathogenese haben dürften
und vereinfachende Verallgemeinerungen von experimentellen Einzeltatsachen
darum fehlgehen müssen. Selbst im Paradigma der essentiell-mobilen ST- und
T-Veränderungen, im Orthostase-EKG, interferieren mindestens zwei wesentliche
pathogenetische Faktoren: der periphere Blutaufstau in den Beinen bei der meist
vorhandenen peripheren „Capillarinsuffizienz" (Wollheim) und eine wahrscheinlich zentral geregelte, vermutlich im Sinne eines Nutritionsreflexes auftretende,
nicht selten überschießende Sympathicuserregung vor allem der Herztätigkeit,
die, wie zu zeigen ist, auf die Coronardurchblutung nicht ohne Einfluß sein
dürfte. Was schon für dieses einfache Beispiel gilt, kompliziert sich ganz wesentlich bei den nur akzidentell auftretenden mobilen ST- und T-Störungen, etwa
denjenigen, die als akute Ischiämiereaktionen bei psychasthenischen Coronarsklerotikern vorkommen können oder bei allergischen Ursachen solcher Befunde
oder auch schon im einfachen pathologischen Belastungs-EKG.

Trotz dieser Schwierigkeiten für die Deutung von Einzelfällen scheint es uns
wesentlich genug, daß jetzt eine einigermaßen einheitliche und befriedigende
Interpretation der passageren Endstreckenänderungen möglich ist. Diese EKG-
Befunde rücken damit innerhalb der praktischen EKG-Diagnostik endlich in eine
von den früheren, zunächst über- dann untertreibenden Bewertungen gleichmäßig distanzierte, angemessene Beurteilung ein. Ebenso erhält der in der
Elektrokardiographie durch Mißbrauch mit Recht etwas in Mißkredit geratene
Begriff der Coronarinsuffizienz — nunmehr mit den notwendigen Ergänzungen
und Einschränkungen versehen — wieder einen adäquaten Rang auch für die
mehr oder weniger harmlosen EKG-Befunde.

V. Solange die neueren Untersuchungsergebnisse der amerikanischen Autoren
über die verhältnismäßig engen Grenzen der nervösen Regulation der Coronardurchblutung sowie diejenigen von Alella über die Steuerung der Coronarweite
durch Hypoxie, ferner die schon erwähnten Befunde von Raab über die adren-
ergisch-cholinergische Regelung des Myokardstoffwechsels noch nicht bekannt
waren, stieß die Annahme von einer Mitwirkung des Sympathicus an der Pathogenese der verschiedenen Formen von funktioneller Coronarinsuffizienz und ihrer
EKG-Manifestation auf das große Dilemma des seit den Experimenten von
Langendorff im Jahre 1902 bekannten coronardilatierenden Sympathicus-
effektes. Angesichts dieser Schwierigkeit hatten wir unsere älteren Annahmen
(s. oben) zunächst auch nicht weiter verfolgt.

Seitdem aber sowohl durch die schon etwas länger zurückliegenden Untersuchungen von Gollwitzer-Meier, Kroetz und Krüger (1937—1940), wie
durch die neueren Arbeiten von Raab u. Mitarb. (1943—1953) gezeigt wurde,
daß Sympathicusreize und adrenergische Überträgerstoffe oder Drogen primär
den Arbeitsstoffwechsel und damit den Sauerstoffverbrauch der Herzmuskelzellen
stimulieren, seitdem wir ferner die aus hypoxischen Ursachen entstehenden lokal-

chemischen vasodilatorischen Einflüsse genauer kennen (ALELLA) — die wahrscheinlich für den Coronarstrom wesentlich bedeutsamer sind als die gesamten (dilatorischen oder constrictorischen) vasomotorischen Effekte — ist der ,,Mechanismus'' einer relativen (und funktionellen) Coronarinsuffizienz unter adrenergischen Einwirkungen viel eher verständlich geworden[1].

Sowohl NORDENFELT wie wiederum vor allem RAAB u. Mitarb. haben im Laufe der Zeit als Beleg dieser Auffassungen experimentelles und — ebenso wie wir — klinisches Material mannigfacher Art beigebracht, aus dem hervorgeht, daß adrenergische neurohormonale Einwirkungen das EKG im Sinne einer Negativierung von ST und T beeinflussen können. (Weitere Literatur s. bei LEPESCHKIN und bei FEJFAR u. Mitarb.).

Schon bei noch ,,normalen'' Verhältnissen ist unter solchen Voraussetzungen die Entstehung eines rasch vorübergehenden Mißverhältnisses zwischen myokardialem Sauerstoffbedarf einerseits, coronarer Sauerstoffzufuhr andererseits (oder zwischen Kataboliten-Ab- und O_2-Antransport) und diejenige entsprechender passagerer, elektropathologischer Manifestationen bei plötzlich aus irgendeinem Grunde einfallenden Sympathicusreizen denkbar. Eindeutig berechtigt dürfte diese Vorstellung von ergotrop bedingten, temporären ,,Güte-Schwankungen'' in der Coronardurchblutung für solche Fälle sein, in denen entweder — bei ,,Hyperregulatoren'' — mit übermäßig starken Sympathicuseinwirkungen auf den Arbeitsstoffwechsel des Myokards im Rahmen vegetativer Regulationsstörungen zu rechnen ist, oder bei denen, z. B. infolge beginnender Sklerose, eine ,,organisch'' bedingte unzureichende Reaktionsfähigkeit der Coronargefäße auf die lokalchemisch übermittelten Erfordernisse eines erhöhten Herzstoffwechsels vermutet werden kann. (S. dazu die schematischen Darstellungen der Abb. 6.)

Die adrenergisch bedingten, mittelbaren, relativen Coronarinsuffizienzen sind jedoch, wie noch einmal ausdrücklich betont werden muß, sicher nicht die einzigen Ursachen der in der Klinik vorkommenden mobilen ST- und T-Veränderungen. Es handelt sich vielmehr in sehr vielen Fällen um ein *Zusammenwirken dysregulativer unmittelbarer (z. B. hämostatischer) und mittelbarer (sympathogener) Einflüsse auf die Coronardurchblutung oder, wie soeben angedeutet, um ein Zusammentreffen normoregulativer sympathogener Einflüsse auf den Herzstoffwechsel mit bereits vorbestehenden Beeinträchtigungen der coronaren Durchblutung.*

Immerhin werden durch diese Vorstellungen gut gangbare Brücken zwischen den verschiedenen, in ihrer Einzelbedeutung schon länger erkannten Komponenten der Pathogenese mobiler EKG-Veränderungen (Myokard-Stoffwechsel, Coronardurchblutung, nervöse Fehlregulation der Herz- und Kreislauftätigkeit) geschlagen. Gerade die Erkenntnis von der *Verschränkung der Einzelfaktoren* in der Entstehung der funktionellen Coronarinsuffizienz enthebt

---

[1] *Anmerkung bei der Korrektur:* Ob außer den extrakardialen und den lokal-chemischen Einflüssen auf den Arbeitsstoffwechsel des Herzens noch intrakardiale, durch die Herzfüllung ausgelöste und baroceptiv vermittelte Faktoren mechanischer Herkunft für die Regelung der Coronardurchblutung wirksam sind, ist nach neuesten Untersuchungen von BRETSCHNEIDER u. Mitarb. (Verh. Ges. Kreislaufforsch. 1958) zu bedenken. Da den extrakardialen Einwirkungen ohnehin mehr die Rolle ,,kontrollierender'', bei Regulationsstörungen aber ,,entgleisender'' Regelungen zufallen dürfte, würden die hier vorgetragenen Auffassungen durch eine entsprechende Erweiterung unserer Vorstellungen wohl nur insoweit berührt, wie vielleicht intrakardiale Einflüsse etwa bei orthostatischen Reaktionen wirksam wären.

uns nach dem jetzigen Stand der Dinge der Annahme apodiktischer Behauptungen über die Ursachen und die Beurteilung mobiler EKG-Veränderungen. So dürfte

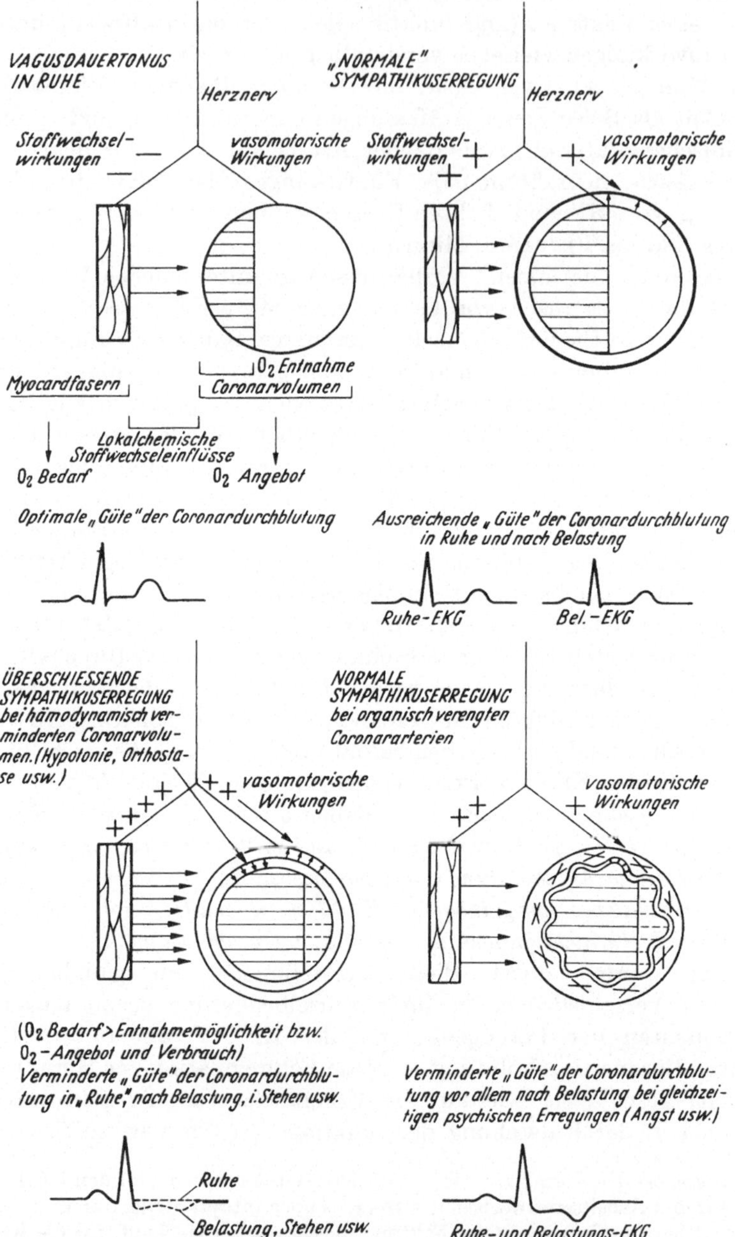

Abb. 6. Schematische Darstellung von vier Arten von Herznerveneinwirkungen auf die Beziehungen von Herz- stoffwechsel, Coronardurchblutung und EKG (unter Benutzung von Befunden und Zeichnungen von GOLL- WITZER-MEIER, RAAB u. WITZLEB)

es weder den klinischen Erfahrungen noch den neueren experimentellen Befunden ganz entsprechen, wenn gesagt wurde, daß bei sympathischem Kreislaufantrieb eine

„Coronarsklerose die Voraussetzung" für das Auftreten einer Coronarinsuffizienz sei. Ebenso sollte man nicht mehr von einer „Bedeutungslosigkeit" mobiler ST- und T-Veränderungen bei „gesunden" Menschen sprechen.

Wenn sich die experimentellen Befunde und die theoretischen Vorstellungen RAABs weiterhin bestätigen, so wäre es durchaus möglich, daß auch Vagus- unterfunktionen bei der Entstehung gerade von mobilen ST-Senkungen und T-Negativitäten eine gewisse Rolle spielten, wie es umgekehrt denkbar wäre, daß die oben schon herausgestellten, temporären „Besserungen" von pathologischen Linkstypkurven bei Hypertonikern wenigstens teilweise mit einer zeitweiligen Verringerung adrenergischer Einwirkungen auf den Herzstoffwechsel in Zu- sammenhang stünden. Bei den ebenfalls nicht ganz selten zu beobachtenden flüchtigen Befund-„Besserungen" in Belastungs-Elektrokardiogrammen von Hypertonikern würde dagegen ein vorübergehendes Überwiegen der druck- passiven, im „stress" — unter der Bedingung noch nicht allzu sehr sklerosierter Coronargefäße — temporär besser wirksamen hämodynamischen Regulation des Coronarkreislaufs zu diskutieren sein. Schließlich könnte auch die im Referat von WITZLEB zitierte myogene Automatik der Coronarwände zu den Entstehungs- bedingungen der mobilen EKG-Befunde beitragen.

VI. Abschließend sei noch erwähnt, daß unsere Beobachtungen die ältere Kritik von C. KORTH und H. SCHAEFER am Begriff der „chronischen Coronarinsuffizienz" bestätigen. „Coronarinsuffizienz" ist eine patho-physiologische Bezeichnung, und es haftet dem Vorgang tatsächlich, wie unser Überblick besonders deutlich zeigt, sehr oft etwas vom „Moment der Labilität" an. Wenn also in einer EKG-Serie bei kritischer Beurteilung absolut stationäre „Myokardschäden" als Folgen von chronisch anhaltenden coronaren Durchblutungsstörungen festgestellt werden, ist statt der Bezeichnung „chronische Coronarinsuffizienz" die Anwendung des sonst auch von uns vermiedenen Namens „Myokardschaden" immer noch besser. Oder es sollte — im Zusammenhang mit dem klinischen Befund — wie im amerikanischen Schrift- tum von „EKG-Veränderungen bei chronischer coronarer Herzkrankheit" gesprochen werden.

VII. Als letztes Problem soll noch dasjenige eines etwaigen Ursache-Wirkungs- verhältnisses von funktionellen und organischen Coronarinsuffizienzen kurz besprochen werden. Dabei sehen wir davon ab, daß natürlich auch die Coronar- sklerose als solche irgendwann und zunächst mit örtlichen Funktionsstörungen beginnen wird, ehe die morphologischen Befunde faßbar werden. Was uns hier und in unserem Zusammenhang zu erörtern noch notwendig erscheint, ist viel- mehr die sowohl theoretisch wie praktisch sehr wichtige Frage, ob die unter Mitbeteiligung (oder vorwiegendem Einfluß) extrakardialer „Efferenzen" ent- standenen, evtl. bei ein und demselben Patienten häufig wiederkehrenden funk- tionellen Coronarinsuffizienzen in einem kausalen Verhältnis engeren Sinnes zu späteren — bzw. auch zu gleichzeitigen — organischen Strukturstörungen an den Coronargefäßen stehen. Oder, anders ausgedrückt, wir fragen, ob im Einzel- fall fließende, wesenhaft kontinuierliche Übergänge zwischen einem vorwiegend extrakardial, funktionell und passager sich wiederholenden Stadium labiler Coronarinsuffizienz und einem ausschließlich intrakardialen, organischen und für dauernd bestehenden Zustand von coronarer Herzkrankheit anzunehmen sind.

Soweit sich dieses Problem vom klinischen Standpunkt entscheiden läßt, scheint es uns jetzt so geklärt, daß das Verhältnis zwischen (1.) vorwiegend extra- kardial entstandenen funktionellen Coronarinsuffizienzen einerseits und (2.) orga- nischen Coronardurchblutungsstörungen andererseits nur im Sinne einer fakultativ-fördernden „conditio", aber nicht im Sinne einer obligat wirksamen „causa" von (1.) für (2.) zu deuten ist. Auf die nähere Begründung und die klinisch-prognostische Bedeutung dieser These einzugehen, ist hier nicht mehr der Ort[1].

Zusammenfassung

1. Die QRS-unabhängigen, mehr oder minder flüchtigen Änderungen der ST-Strecke und der T-Zacke, die teils sowohl in den Standard- wie in den Brustwandableitungen, teils nur in den letzteren unter sehr verschiedenartigen Bedingungen zur Beobachtung kommen, werden formal als „mobile ST- und T-Veränderungen" zusammengefaßt. Nach der Art ihres Auftretens können diese Befunde in akzidentelle und essentielle ST- und T-Motilitäten unterteilt werden.

2. Auf Grund klinischer Erfahrungen wird unter Heranziehung neuerer pathophysiologischer Untersuchungen, insbesondere derjenigen von Raab, die Arbeitshypothese aufgestellt, daß die mobilen Veränderungen der ST-Strecke und der T-Zacke des EKG pathogenetisch in sehr vielen Fällen auf neurohormonal, und zwar vorwiegend adrenergisch bewirkte Korrelationsstörungen zwischen Herzarbeitsstoffwechsel und Coronardurchblutungsgüte zurückgeführt werden können.

3. Diese Arbeitshypothese hat praktische Bedeutung für die Differential-diagnose und die Beurteilung vieler Elektrokardiogramme, insbesondere von Kranken mit simultanen organisch-coronaren und funktionell-vegetativen (bzw. neuromyokardialen) Krankheitsvorgängen. Unter Hinweisen auf die klinische Anwendungsmöglichkeit der genannten Vorstellungen werden verschiedene entsprechende EKG-Serienuntersuchungen zum Beleg der Arbeitshypothese wiedergegeben.

4. Nach den mitgeteilten Befunden und deren vorgetragener Interpretation dürften organisch-coronare Krankheitsvorgänge auch bei vorhandener, ausgeprägter Vasolabilität von neurozirkulatorischen Störungen höchstens mitbedingt, nicht aber wesentlich mitverursacht werden.

Literatur

Alella, A.: Pflügers Arch. ges. Physiol. **259**, 422, 436 (1954).
Alella, A., C. Bone-Williams and L. N. Katz: Amer. J. Physiol. **183**, 570 (1955).
— C. Bone-Williams and L. N. Katz: Amer. J. Physiol. **183**, 570 (1955).
Blumgart, H. L., M. J. Schlesinger and P. M. Zoll: J. Amer. med. Ass. **116**, 91 (1941).
Büchner, F.: Dtsch. med. Wschr. **1957**, 1037—1042/1065.
Colucci, C. F.: Arch. Mal. Coeur **50**, 758 (1957).
Dagini, G.: Sem. Hôp. Paris **1955**, 793—798.
Delabar, H.: Untersuchungen zur Frage des Zusammenhanges von Herzhypertrophie, Vagustonus und ST-Senkung im EKG. Inaug.-Diss. Freiburg/Brsg. 1947.
Delius, L.: Arch. Kreislaufforsch. **11**, 1 (1942); Regensb. Jb. ärztl. Fortbild. Bd. III, 414 (1954).
— u. G. Homann: Dtsch. med. Wschr. **1953**, 23—27.
— u. E. Witzleb: Ärztl. Prax. **9**, Nr. 47 (1957).
Dietrich, C.: Beiträge zur vektoriellen Betrachtung der orthostatischen EKG-Veränderungen im Vergleich mit dem empirischen Eindruck. Inaug.-Diss. Freiburg 1954.

---

[1] *Anmerkung bei der Korrektur:* Die hier angedeuteten Probleme werden ausführlicher erörtert in einem Vortrag, der sich im Regensb. Jb. ärztl. Fortbildung, Bd. VII, Heft 2 (1958), im Druck befindet.

Eckenhoff, J. E., J. H. Hafkenschiel u. C. M. Landmesser: Amer. J. Physiol. 148, 582 (1947).
— — — u. M. Harmel: Amer. J. Physiol. 149, 634 (1947).
Eckstein, R. W., M. Stroud III, C. V. Dowling and W. H. Pritchard: Amer. J. Physiol. 162, 266 (1950).
Fejfar, Z., J. Widimsky: Čas. lék. čes. 93, 1188 (1954)
Feinberg, H. and L. N. Katz: Amer. J. Physiol. 193, 151 (1958).
Gardberg, M., and J. L. Rosen: Amer. Heart J. 53, 494, 711 (1957).
Gladewitz, H.: Untersuchungen über den Einfluß von Arzneimitteln, insbesondere vegetativen Pharmaka auf das EKG. Inaug.-Diss. Freiburg 1945.
— u. W. Berg: Verh. dtsch. Ges. Kreislaufforsch. 18, 107 (1952).
Graybiel, A.: Trans. Amer. Coll. Cardiol. 1, 60 (1951).
Gollwitzer-Meier, Kl., u. Chr. Kroetz: Pflügers Arch. ges. Physiol. 241, 248 (1938).
— — Klin. Wschr. 1940, 580 u. 616.
— — u. E. Krüger: Pflügers Arch. ges. Physiol. 240, 263 (1938).
Graybiel, A.: Trans. Amer. Coll. Cardiology 1, 60 (1951).
Gregg, D. E.: Verh. dtsch. Ges. Kreislaufforsch. 21, 22 (1955).
— Coronary Circulation in Health and Disease. Philadelphia 1950.
— u. R. E. Shipley: Amer. J. Physiol. 141, 382 (1944).
Grewin, K. E.: Acta med. scand. Suppl. 209, 1 (1948).
Heidenreich, O., u. L. Schmidt: Arch. exp. Path. u. Pharmakol. 227, 250 (1956); Pflügers Arch. ges. Physiol. 263, 315 (1956).
Heinecker, R.: EKG-Fibel. 2. Aufl., Stuttgart 1958.
Holzmann, M.: Klinische Elektrokardiographie. 3. Aufl. Stuttgart 1955.
Katz, A. M., L. N. Katz and F. L. Williams: Amer. J. Physiol. 180, 392 (1955).
Kienle, F.: Das Belastungs-Elektrokardiogramm und das Steh-EKG. Leipzig 1946.
Kleinsorge, H., u. G. Klumbies: Dtsch. med. Wschr. 74, 4. 37 (1949).
— H. Wittig u. E. Wolfram: Z. ges. inn. Med. 10, 275 (1955).
Klepzig, H., H. Reindell u. E. Tecklenborg: Dtsch. med. Wschr. 1957, 910—913.
Korth, C.: Klin. Wschr. 1947, 513; Klinische Elektrokardiographie. 6. Aufl. München-Berlin-Wien 1957.
Langendorff, O.: Erg. physiol. 1/II, 263 (1902).
Lepeschkin, E.: Das Elektrokardiogramm. 1. Aufl. Dresden u. Leipzig 1944; 3. Aufl., herausg. von F.P.N. Schenetten. Dresden und Leipzig 1957.
Levit, S. M., u. B. D. Dinmann: J. Amer. med. Ass. 157, 122 (1955).
Ljung, O.: Cardiologia 14, 191 (1949); hier s. weitere Literatur.
Maurice, P., J. L. Deaumont, A. Leupin et J. Lenègre: Arch. Mal. Coeur 48, (6), 551—556 (1955).
Nordenfeld, O.: Über funktionelle Veränderungen der P- und T-Zacken im Elektrokardiogramm. Lund 1941.
Opitz, E., u. O. Tilmann: Luftfahrtmed. 1, H. 3 (1936).
Pisa, Z., J. Hammer: Čas. lék. čes. 96, 337 (1957).
Raab, W.: Hormonal and Neurogenic Cardiovascular Disorders. Baltimore 1953; The Adrenergic Cholinergic Control of Cardiac Metabolism and Function, in: Fortschritte der Kardiologie, herausgeg. von R. Hegglin. Basel—New York 1956.
— Medizinische 1953, Nr. 1; 1957, Nr. 1.
Reindell, H., E. Schildge, H. Klepzig u. H. W. Kirchhoff: Kreislaufregulation. Stuttgart 1955.
Rochlin, J., and W. L. Edwards: Circulation 10, 843 (1954).
Rühl, A.: Z. Kreislaufforsch. 30, 393 (1938).
Rushmer, R. F., and T. C. West: Circulation Res. 5, 240 (1957).
Simonson, E., and C. A. McKinlay: Circulation 1, 1006 (1951).
Schaefer, H.: Das Elektrokardiogramm; Theorie und Klinik. Berlin-Göttingen-Heidelberg 1951.
— Wien. Z. inn. Med. 39, 46 (1958).
Schimert, G. jr.: Klin. Wschr. 1948, 449.

Schütz, E.: Physiologie des Herzens. Berlin-Göttingen-Heidelberg 1958.
Uhlenbruck, P.: Mkurse ärztl. Fortbild. Nr. 9 (1955).
Umbach, W., u. L. Scheffel: Acta neuroveg. (Wien) 12, 421 (1955).
Vogelbach, D.: Beiträge zur Frage der Entstehung und Beurteilung orthostatischer und ähnlicher EKG-Veränderungen. Inaug.-Diss. Freiburg 1952.
Wasserburger, R. H., and T. H. Lorenz: Amer. Heart J. 51, 66 (1956).
Widimsky, J., and Z. Fejfar: Vnitr. lék. 3, 406 (1957); ref. Kongreßzbl. inn. Med. 185. 88 (1958).
— M. H. Fejfarová u. Z. Fejfar: Cardiologia (Basel) 31, 381 (1957).
— Arch. Kreislaufforsch. 28, 100 (1958); dort s. weitere Literatur.
Witzleb, E.: Probleme der Koronardurchblutung in: II. Oeynhausener Gespräche. Berlin-Göttingen-Heidelberg 1958; dort s. weitere Literatur.
Wollheim, E.: Klin. Wschr. 1927, 2134; 1928, 1261; 1955, 1065.

Ergänzung bei der Korrektur:

Berne, R. M.: Circulation Res. 6 644 (1958).
Denison, A. B., and H. D. Green: Circulation Res. 6. 633 (1958).
Katz, L., N. and H. Feinberg: Circulation Res. 6, 656 (1958).